폐경클리닉 지침서

셋째판

폐경기 여성의 관리

Management of Menopausal Women

편찬대표 김정구 교수
(서울대학교 의과대학 산부인과학교실)

대한폐경학회 刊

군자출판사

폐경기 여성의 관리

첫째판 1쇄 발행 | 1994년 11월 10일
둘째판 1쇄 발행 | 2001년 11월 18일
셋째판 1쇄 인쇄 | 2007년 10월 30일
셋째판 1쇄 발행 | 2007년 11월 5일

지 은 이	대한폐경학회
편 찬 대 표	대한폐경학회 회장 김정구
발 행 인	장주연
편집디자인	권연정
표지디자인	이지선
발 행 처	군자출판사
등 록	제 4-139호(1991. 6. 24)

판권 소유

본 사	(110-717) 서울특별시 종로구 인의동 112-1 동원회관 BD 3층	
	Tel. (02) 762-9194/5	Fax. (02) 764-0209
대 구 지 점	Tel. (053) 428-2748	Fax. (053) 428-2749
광 주 지 점	Tel. (062) 228-0252	Fax. (062) 228-0251
부 산 지 점	Tel. (051) 893-8989	Fax. (051) 893-8986

www.koonja.co.kr

* 파본은 교환하여 드립니다.

ISBN 978-89-7089-963-3

정가 50,000원

폐경클리닉 지침서

폐경기 여성의 관리 (셋째판)

편찬 대표 김정구 교수

(서울대학교 의과대학 산부인과학교실)

편찬위원회

(가나다 순)

강병문 교수 울산대학교 의과대학 산부인과학교실
김 탁 교수 고려대학교 의과대학 산부인과학교실
박형무 교수 중앙대학교 의과대학 산부인과학교실
서창석 교수 서울대학교 의과대학 산부인과학교실
유은희 교수 경희대학교 의과대학 산부인과학교실
윤병구 교수 성균관대학교 의과대학 산부인과학교실
이동옥 교수 국립암센터 자궁암센터/암예방검진센터
이병석 교수 연세대학교 의과대학 산부인과학교실
이병익 교수 인하대학교 의과대학 산부인과학교실
이해혁 교수 순천향대학교 의과대학 산부인과학교실
정경아 교수 이화대학교 의과대학 산부인과학교실
최 훈 교수 인제대학교 의과대학 산부인과학교실

집필진

가나다순

강병문	울산의대 산부인과	윤병구	성균관의대 산부인과
김 탁	고려의대 산부인과	이규섭	부산의대 산부인과
김미란	가톨릭의대 산부인과	이동옥	국립암센터 산부인과
김석현	서울의대 산부인과	이병석	연세의대 산부인과
김선행	고려의대 산부인과	이병익	인하의대 산부인과
김승철	이화의대 산부인과	이임순	순천향의대 산부인과
김은중	가톨릭의대 산부인과	이정호	계명의대 산부인과
김장흡	가톨릭의대 산부인과	이지영	건국의대 산부인과
김정구	서울의대 산부인과	이철민	인제의대 산부인과
김진홍	가톨릭의대 산부인과	이택후	경북의대 산부인과
김현철	포천중문의대 산부인과	이해혁	순천향의대 산부인과
김흥렬	고신의대 산부인과	임용택	가톨릭의대 산부인과
류철희	전북의대 산부인과	정 혁	조선의대 산부인과
문신용	서울의대 산부인과	정경아	이화의대 산부인과
박기현	연세의대 산부인과	정우영	서울의대 내과
박노현	서울의대 산부인과	정혜원	이화의대 산부인과
박원일	을지의대 산부인과	조삼현	한양의대 산부인과
박일수	경북의대 산부인과	조수현	벨라주 여성의원
박형무	중앙의대 산부인과	조현희	가톨릭의대 산부인과
배상욱	연세의대 산부인과	진 건	단국의대 산부인과
서보경	고려의대 영상의학과	채희동	울산의대 산부인과
서창석	서울의대 산부인과	최 훈	인제의대 산부인과
손인숙	건국의대 산부인과	최영민	서울의대 산부인과
송용상	서울의대 산부인과	최웅환	한양의대 내과
오성택	전남의대 산부인과	허성은	건양의대 산부인과
유영옥	가톨릭의대 산부인과	허준용	고려의대 산부인과
유은희	경희의대 산부인과	황경주	아주의대 산부인과

폐경기 여성의 관리

셋째판을 내면서

최근 의학의 발달과 생활 환경의 변화로 여성의 평균 수명이 80세를 넘어 급속히 고령화 사회로 접어들었습니다. 이에 따른 평균 수명 증가로 폐경 이후에 나타나는 심혈관 질환, 당뇨병, 비만, 퇴행성 관절염, 골다공증, 요실금 등 비뇨기문제, 치매 등 정신질환 문제에 대한 관심도 증가하고 있습니다. 이에 발맞추어 폐경 여성을 보는 의사의 역할도 폐경 전후부터 시작되는 여성의 전반적 건강 관리로 전환되어야 합니다.

폐경여성의 건강 관리의 목표는 폐경 여성의 여러 가지 후유증을 미리 예방하고 노년기에 나타날 수 있는 여러 질환을 조기 발견 및 치료하여 건강하게 폐경기를 영위할 수 있도록 하는 것입니다. 대한폐경학회는 이러한 폐경기에 대한 종합적이고 전문적인 진료정보를 제공할 수 있는 학회가 되고자 합니다.

이와 같은 노력의 일환으로 대한폐경학회는 1994년 5월 폐경여성의 건강에 대한 계몽 및 교육을 위해 일반인들을 위한 폐경기 관리에 대한 안내 책자로서 '폐경기 건강' 이라는 지침서를 발간하였고, 2002년 둘째판, 2006년 셋째판을 발간한 바 있습니다.

또한 임상에서 진료를 하시는 여러 선생님을 위하여 폐경클리닉 지침서 '폐경기 여성의 관리' 를 지난 1994년 초판과 2001년 둘째판을 발행한 이래 2002년 WHI 연구 결과를 비롯한 최신 지견을 바탕으로 수정하고 보완하여 2007년 셋째판을 발행하게 되었습니다. 셋째판은 호르몬 치료의 긍정적, 부정적인 면을 객관적인 관점에서 기술하였고, 2007년까지 보고된 연구 결과를 일목요연하게 보실 수 있도록 정리하였습니다. 특히 전판과 마찬가지로 책자를 문답식 구성으로 편집하여 일선에서 쉽게 찾아볼 수 있도록 하였습니다.

아무쪼록 이 책이 일선에서 폐경여성을 진료하시는 선생님들께 벗이 되어 폐경여성의 진료에 있어 일차적인 참고 문헌으로 자리하기를 바라마지 않습니다.

이번 셋째판이 나오기까지 노력과 수고를 아끼지 않으신 각 대학의 여러 교수님들과 대한폐경학회 편찬위원회 여러분께 깊은 감사를 드립니다. 또한 참고 자료를 위해 수고를 아끼지 않은 여러 회사 관계자 및 이 책자의 발간을 위해 애써주신 군자출판사에도 감사의 말씀을 드립니다.

앞으로도 대한폐경학회는 세계화를 지향하며, 높아져 가는 국민의 건강에 대한 요구를 수용하고, 학계의 바람을 수렴하며, 무엇보다도 회원들의 의지를 올바로 이해하여 보다 나은 방향으로 나아가도록 하겠습니다.

2007년 10월

대한폐경학회 회장 김정구

권두사

최근 전반적인 의학 지식 및 기술의 향상으로 우리나라 여성의 평균 수명이 80세까지 늘어나게 되어 일생의 1/3을 폐경 후에 영위하게 되어 폐경 여성의 관리는 의학적으로나 사회적으로 중요한 관심사로 등장하게 되었습니다.

폐경이란 여성의 일생에서 월경이 종료됨을 의미하며, 의학적으로는 나이가 듦에 따라 여성 생식기인 난소가 노화되기 때문에 발생하는 생리적 현상입니다. 이러한 난소의 노화는 여성호르몬 (에스트로겐)의 결핍을 야기하고, 이에 따른 여러 신체적, 심리적 문제점을 일으킵니다. 여러 연구 결과에 의해 여성 호르몬 결핍은 폐경 증상뿐만 아니라 특히 골대사와 심혈관 질환에 악영향을 미친다는 사실이 밝혀지면서 폐경 여성의 의학적 관리가 사회경제적 문제로도 대두되고 있습니다.

외국의 경우 1960년대부터 폐경 여성의 의학적 관리가 중요하다는 개념이 일찍이 확립되었으며 이에 대해 많은 임상적 경험과 연구가 축적되어 폐경 이후 여성들이 폐경 전과 같은 건강한 삶을 영위하기 위해 호르몬 치료를 받는 것이 일반화되어 있습니다. 우리나라에서도 폐경 증상으로 고통받던 여성들이 호르몬 치료 후 호전되는 임상적 경험이 축적되어 폐경 여성에서의 호르몬 치료의 의미와 중요성이 널리 알려져 있으며, 1992년 대한 폐경학회가 창립된 이래 이에 대한 체계적인 연구가 활발히 진행되고 있습니다.

대한폐경학회에서는 1994년 5월 이래로 계몽, 교육적 차원에서 폐경 여성을 포함한 일반인들에게 호르몬 치료에 대한 혼돈과 오해를 줄이고, 폐경에 따른 신체적 변화와 이에 따른 문제점 및 해결책에 관한 과학적이고 구체적인 내용을 담은 폐경기 관리에 대한 안내 책자로서 '폐경기 건강' 이라는 지침서를 발간한 바 있습니다.

이에 힘입어 대한폐경학회에서는 임상에서 폐경 여성을 직접 치료하고, 관리하는 여러 선생님들을 위한 폐경클리닉 지침서를 발간하게 되었습니다. 특히 환자 진료시 실제적인 도움을 드릴 수 있도록 여러 궁금증에 관한 문답식 구성으로 편집하였습니다.

아무쪼록 이 지침서가 임상에서 많은 환자를 접하시는 개원의 및 임상의 여러 선생님께 다소나마 도움이 되어 항상 가까이 두시고 자주 찾는 좋은 참고서가 되기를 바랍니다. 끝으로 본 지침서의 내용 및 미비점에 대하여 많은 지적과 지도를 부탁드리며, 바쁘신 와중에도 정성껏 집필을 하여 주신 여러 교수님들과 편집위원 여러분께 진심으로 감사드리며, 자료를 위해 협조해 주신 여러 의약업계 회사 및 이 책자의 발간에 애쓰신 군자출판사에도 감사드립니다.

1994년 7월

대한폐경학회 회장 이진용

목차 Contents

제9장 호르몬 요법의 부작용과 위험성 ······127

제10장 호르몬요법의 금기증 ······163

Chapter / 1

폐경의 정의와 의의

요약 K.e.y.p.o.i.n.t

폐경 (menopause)은 난소의 난포 기능 소실로 인한 월경의 영구적인 중지를 의미하며 자연 폐경 (natural menopause)과 유도 폐경 (induced menopause)으로 구분됩니다. 자연 폐경의 경우 특별한 병리적, 생리적 원인 없이 자연발생적으로 지난 1년간 무월경 상태가 지속된 후에 폐경이 되었음을 알게 되는 것입니다. 대부분의 폐경은 노화 현상의 하나로 초래되는 자연 폐경이며 대개 50세 전후에 발생합니다. 그러나 자연발생적이 아닌 외인성 또는 의인성으로 초래되는 유도 폐경은 양측 난소 제거 수술로 인한 수술적 폐경 (surgical menopause)이 가장 흔하며 화학 요법이나 방사선 치료에 의한 난소 기능의 의인적 제거 (iatrogenic ablation)로 인해서도 초래될 수 있습니다. 폐경 후 여성이 점차 늘어나는 고령화 사회에서 건강한 노년을 준비하기 위해서는 폐경 여성의 건강 관리가 중요한 과제일 것입니다.

1-1 ▸▸ 폐경과 갱년기의 차이는 무엇입니까?

갱년기는 가임상태에서 비가임상태로 이행되는 단계이며 폐경은 난소의 난포 기능 소실로 인한 월경의 영구적인 중지를 의미합니다.

노화 현상의 하나로 초래되는 자연 폐경의 경우 특별한 병리적, 생리적 원인 없이 자연발생적으로 지난 1년간 무월경 상태가 지속된 경우로 대개 추후에 폐경이 되었음을 알게 되는 것입니다. 갱년기는 가임 상태에서 비가임 상태로 이행되는 단계를 의미하는 용어로서 특정 기간보다는 과정을 말하므로 폐경 주변기라는 의미로 사용되기도 합니다. 1999년, 국제폐경학회 (international menopause society) 산하 폐경 위원 회의 (Council of Affiliated Menopause Societies: CAMS)는 폐경과 관련하여 표준화된 정의를 내려 2001년, STRAW (Stages of Reproductive Aging Workshop)에서는 여성의 생식노화 (reproductive aging)를 7단계로 분류하였습니다 (그림 1-1).

최종월경일
▼

<table>
<tr><td>기(stages)</td><td>−5</td><td>−4</td><td>−3</td><td>−2</td><td>−1</td><td colspan="2">+1</td><td>+2</td></tr>
<tr><td rowspan="3">용어</td><td colspan="3">가임기 (reproductive)</td><td colspan="2">폐경 이행기
(menopausal transition)</td><td colspan="3">폐경기
(postmenopause)</td></tr>
<tr><td>초기</td><td>정상(Peak)</td><td>후기</td><td>초기</td><td>후기*</td><td colspan="2">초기*</td><td>후기</td></tr>
<tr><td colspan="3"></td><td colspan="3">폐경 주변기
(perimenopause)</td><td colspan="2"></td></tr>
<tr><td>기간</td><td colspan="3">다양</td><td colspan="2">다양</td><td>1년</td><td>4년</td><td>사망시까지</td></tr>
<tr><td>월경주기</td><td>다양
~
규칙적</td><td colspan="2">규칙적</td><td>다양한 월경주기
정상보다 7일 이상 차이남</td><td>월경주기 2회 이상 건너뜀
무월경 간격 60일 이상</td><td>무월경 12개월</td><td colspan="2">없음</td></tr>
<tr><td>내분비</td><td colspan="2">FSH 정상</td><td colspan="6">FSH 상승</td></tr>
</table>

* 혈관운동성 증상의 특징이 있음.
FSH(follicle stimulating hormone): 난포자극호르몬

그림 1-1. 여성의 정상 생식노화 (reproductive aging) 단계

1-2 ▸▸ 폐경이 되는 과정은 어떻습니까?

평균적으로 40세를 전후로 폐경 이행기를 거쳐서 50세 전후가 되면 폐경에 이르게 됩니다.

다른 폐경 증상이 나타나기 전에 이미 약 40세를 전후로 하여 난소 기능은 쇠퇴가 시작되어 폐경으로 접근해 가는데, 이 시기를 폐경 이행기라 하며 성 호르몬 변화가 가장 극적으로 일어나기 시작합니다. 폐경 주변기는 폐경 전후 몇 년 동안으로 난소 기능 저하와 이에 따른 에스트로겐 결핍 현상에 의하여 월경불순과 기타 폐경 증상이 동반되는 시기로서 폐경 이행기에서 폐경 후 1년까지를 의미합니다 (그림 1-1). 에스트로겐의 변화도 폐경되기 수년 전인 폐경 이행기의 시작으로부터 폐경 1년 후까지 가장 많은 변화를 보입니다. 난포자극호르몬 (follicle stimulating hormone: FSH)이 상승되어 월경주기가 변동되고 난포자극호르몬에 대한 난포의 저항이 커지는 현상이 나타나 무배란 주기가 흔히 동반되며 난소의 난포 기능 소실로 인해 월경이 영구적으로 중지되는 폐경에 이릅니다.

1-3 ▸▸ 폐경은 언제 옵니까?

폐경이 되는 평균 연령을 정확하게 알기는 어려우나, 2003년에 보고된 한국 폐경 여성의 조사에서는 평균 폐경 연령이 49.7세였습니다.

폐경 연령은 유전적으로 결정되고 인종, 사회 경제적 요인, 초경 연령, 과거 배란 횟수와는 무관한 것으로 알려져 있으며 흡연 여성과 자궁을 절제한 경우에는 폐경이 앞당겨지는 것으로 나타났습니다. 그 외, 난소기능에 영향을 주는 화학요법, 방사선요법 및 수술적 제거가 폐경의 원인이 됩니다.

1-4 ▸▸ 최근에 초경 연령이 감소하는 추세입니다. 이에 따라 폐경의 평균 연령이 상응해서 변화하고 있습니까?

그렇지 않습니다.

폐경의 평균 연령은 초기 그리스 시대 이래로 거의 변하지 않았고 50세 전후로 일정합니다. 최근 생활환경이 향상되면서 초경 연령이 감소하는 경향이 있지만 폐경 연령에는 특별한 영향을 미치지 않습니다. 폐경 연령은 초경 연령과 관계가 없습니다.

1-5 ▸▸ 폐경 여성은 점차 증가하고 있습니까?

그렇습니다.

최근 35년 동안 폐경 연령에 해당하는 여성 인구를 조사한 결과, 점차 증가하는 추세로 나타났습니다 (그림 1-2). 우리나라의 인구학적 구조가 1970년대에는 피라미드 구조였으나 평균 수명이 증가함에 따라 (표 1-1) 이후로는 점차 정방형 사회가 되어가고 있으며 이로 인하여 폐경 여성의 비율이 증가하고 있습니다.

1-6 ▸▸ 폐경 여성의 주요 사망 원인은 무엇입니까?

순환기계 질환, 악성 신생물, 외인성 사망 순입니다.

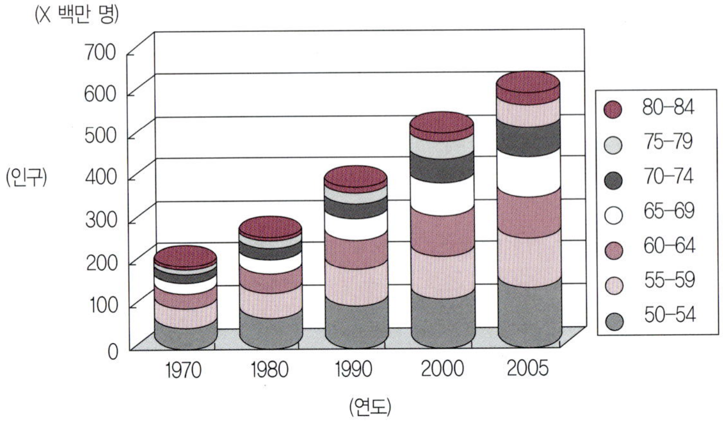

그림 1-2. 폐경여성의 분포 (1970년 ~ 2005년 통계청 조사)

표 1-1. 2001년 ~ 2005년 통계청 평균수명 도표

연도	전체	남자	여자
2001	76.5	72.8	80.0
2002	77.0	73.4	80.5
2003	77.4	73.9	80.8
2004	78.0	74.5	81.4
2005	78.6	75.1	81.9

2005년 통계청의 사망 원인 통계 연보에 의하면 우리나라 50세 이상 여성에서의 주요 사망 원인은 순환기계 질환이 28.5%로 가장 많았고 그 다음으로 악성 신생물에 의한 사망이 21.1%, 외인성 사망이 6.2%를 차지하였습니다.

1-7 ▸▸ 고령화 사회에서 폐경 관리의 의미는 무엇입니까?

여성은 전체 수명의 3분의 1이 넘는 30여 년 동안을 폐경 후에 보내게 되므로, 건강한 노년을 위한 준비 단계로서 폐경 여성의 건강 관리는 더욱 중요합니다.

폐경 여성에서 흔한 심혈관계 질환 및 만성 질환들을 예방함으로써 건강한 생활의 연장이 가능하도록 해야 합니다. 사망률에 근거할 때 노화로 인한 치명적인 만성 질환의 감소가 중요할 뿐 아니라 생명에 치명적이지 않으나 노화와 관련된 질환인 노인성 치매, 관절염, 골다공증, 비만, 요실금에도 관심을 기울여 폐경 여성의 삶의 질을 향상시키기 위한 의학적, 정신 사회학적 접근도 함께 시도하여야 합니다.

참고문헌

최훈, 이홍균, 박형무. 한국 폐경여성의 폐경에 대한 인식도 조사. 대한폐경회지 2003; 9: 36-43.

Gold EB, Bromberger J, Crawford S, Samuels S, Greendale GA, Harlow SD et al. Factors associated with age at natural menopause in a multiethnic sample of midlife women. Am J Epidemiol 2001; 153: 865-74.

Lobo RA. Treatment of the postmenopausal woman: Basic and clinical aspects. 2nd ed. Philadelphia: Lippincott Williams & Wilkins Press 43, 1999.

McKinlay SM, Brambilla DJ, Posner JG. The normal menopause transition. Maturitas 1992; 14: 103-15.

Shifren JL, Schiff I. Menopause. In: Berek JS, editor. Berek & Novak's Gynecology. 14th ed. Philadelphia: Lippincott Williams & Wilkins Press ; 2007. p.1323-42.

Siddle N, Sarrel P, Whitehead M. The effect of hysterectomy on the age at ovarian failure: identification of a subgroup of women with premature loss of ovarian function and literature review. Fertil Steril 1987; 47: 94-100.

Soules MR, Sherman S, Parrot E, Rebar R, Santoro N, Utian W, et al. Stages of Reproductive Aging Workshop (STRAW). J Womens Health Gend Based Med 2001; 10: 843-8.

Speroff L, Fritz MA. Menopause and the perimenopausal transition. In: Clinical gynecologic endocrinology and infertility. 7th ed. Philadelphia: Lippincott Williams & Wilkins Press ; 2005. p.621-88.

Utian WH. The international menopause society menopause-related terminology definitions. Climacteric 1999; 2: 284-6.

Chapter / 2

폐경 이행기 및 폐경의 내분비학적 변화

요약 K.e.y.p.o.i.n.t

폐경 이행기 (menopausal transition)란 월경주기의 규칙성이 사라지는 시기 (the first break in menstrual cyclicity)부터 폐경이 되는 시기까지를 말하며, 폐경 10-15년 전부터 시작된 난소의 노화로 가임력이 소실됨을 의미합니다. 이 시기의 주요 혈중 호르몬 변화는 난포자극호르몬(follicle stimulating hormone: FSH)의 지속적인 증가, 인히빈(inhibin)의 감소, 난소의 에스트라디올(estradiol: E_2) 및 에스트론(estrone: E_1) 분비 감소, 난소기질에서 남성호르몬의 감소, 이로 인한 황체형성호르몬(luteinizing hormone: LH)의 증가 및 무배란으로 인한 프로게스테론(progesterone)의 생성불능 등으로 요약됩니다. 폐경 자체만으로는 생식 관련 호르몬 외에 다른 내분비 계통에는 큰 변화를 초래하지 않는 것으로 알려져 있습니다. 폐경 이행기의 월경주기는 증가된 난포자극호르몬에 의해 난포 성장이 촉진되므로 난포기가 단축되어 주기가 짧아집니다. 이후 무배란이 자주 일어나 월경주기는 점점 불규칙해지고 전반적으로 길어집니다.

2-1 ▸▸ 폐경 이행기란 무엇입니까?

폐경 이행기 (menopausal transition)란 월경주기의 규칙성이 사라지는 시기 (the first break in menstrual cyclicity)부터 폐경이 되는 시기까지를 말하며, 폐경 10-15년 전부터 시작된 난소의 노화로 가임력이 소실됨을 의미합니다.

개개인에 따라 수개월에서 수년간 (평균 4년) 지속되기도 하는 폐경 이행기는 난소의 기능이 점차적으로 사라지면서 배란이 불규칙해지는 시기로, 마지막에는 여성의 생식기능이 완전히 정지되는 폐경기와 연결됩니다. 임상적으로 폐경 이행기의 시작은 규칙적이었던 월경주기가 불규칙해지거나 각종 에스트로겐 결핍증상이 나타나기 시작하는 시기로 볼 수 있습니다.

2-2 ▸▸ 난소는 왜 노화하고 언제부터 노화가 시작됩니까?

노화는 난포의 소실 (follicle depletion), 즉 생식세포의 소실 때문입니다. 난소의 노화는 폐경 10-15년 전부터 시작됩니다.

나이에 따른 생식세포의 점진적 소실은 모든 여성에서 동일하게 발생하지만, 생식세포가 소실되는 속도는 개인에 따라 차이가 있는 것으로 알려져 있고, 난소에 남아있는 전체 생식세포수가 약 25,000개가 되는 37-38세를 기점으로 가속화됩니다 (그림 2-1). 따라서 폐경이 되는 시점보다 10-15년 전부터 난소의 노화가 시작된다고 볼 수 있습니다. 또한 나이가 들어감에 따라 생식세포의 수적 감소뿐만 아니라 생식세포 자체의 노화도 일어나게 됩니다.

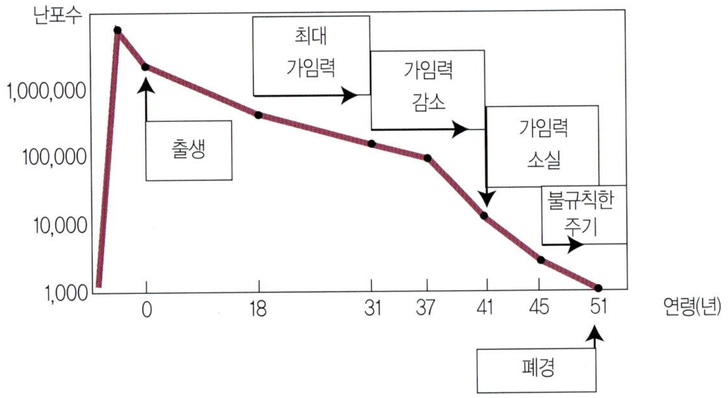

그림 2-1. 난포수의 감소와 생식능력의 변화

2-3 ▸▸ 난소의 노화 과정이란 무엇을 의미합니까?

가임력이 감소되고 임신초기 유산율이 증가되며 결국에는 생식기능의 정지를 의미합니다.

나이가 들면 생식세포 수의 감소로 인한 난소 반응이 저하되고 호르몬 분비능력 감소를 난포자극호르몬의 증가로 어느 시기까지는 보상하여 규칙적인 배란주기를 유지할 수 있습니다. 그러나 난소에 남아있는 생식세포 수가 위험 수위 밑으로 떨어지면 난포자극호르몬이 더욱 증가하여 규칙적이던 월경주기가 불규칙해지고 배란도 점차 일어나지 않게 됩니다. 또한 난소의 노화로 난자의 질이 떨어져 수정 능력이 감소하고, 배아의 염색체 이상도 빈번히 일어나 임신초기 유산율이 증가됩니다. 따라서 나이가 많아짐에 따라 난소 노화로 인해 가임력이 감소되고 결국에는 생식기능이 정지됩니다.

2-4 ▸▸ 폐경이 일어나는 이유는 무엇입니까?

폐경은 난포의 숫자가 줄어들어 난소에서 분비되는 여성호르몬이 감소되어 나타나는 현상입니다.

자연폐경 (natural menopause)은 난소의 기능저하에 의해 자연적으로 나타나는 현상입니다. 여성은 출생 시 약 100-200만개의 난포를 가지고 있습니다. 개인적인 차이는 있지만 일생동안 약 400개의 난포만이 배란되고 대부분 난포는 세포 자멸사 (apoptosis)에 의해 퇴화됩니다 (그림 2-1).
조기폐경 (premature menopause)은 40세 이전에 폐경이 되는 것으로 정의하며, 전체 여성의 1%에서 나타납니다. 대부분 원인불명이며 알려진 원인으로는 독성인자에의 노출, 염색체 이상, 자가면역 질환, 유전학적 원인 등이 있습니다. 유도 폐경 또는 인위적 폐경 (induced or artificial menopause)은 난소의 수술이나 방사선치료, 항암치료, 면역 억제제 등에 의해 발생되는 폐경을 말합니다.

2-5 ▸▸ 폐경 이행기에 나타나는 성호르몬 변화의 특징은 무엇입니까?

점진적인 난포자극 호르몬 분비 증가가 먼저 일어나고, 황체형성 호르몬, 에스트로겐과 프로게스테론의 농도는 한동안 유지되다가 폐경이 되면서 에스트로겐이 감소합니다. 또한 난소에서 분비되는 안드로겐 호르몬인 테스토스테론 (testosterone)과 안드로스텐디온 (androstenedione)은 나이가 증가함에 따라 급격히 감소하고, 음성 되먹임 작용 (negative feedback)으로 뇌하수체 난포자극호르몬의 분비를 저하시키는 인히빈 역시 감소합니다.

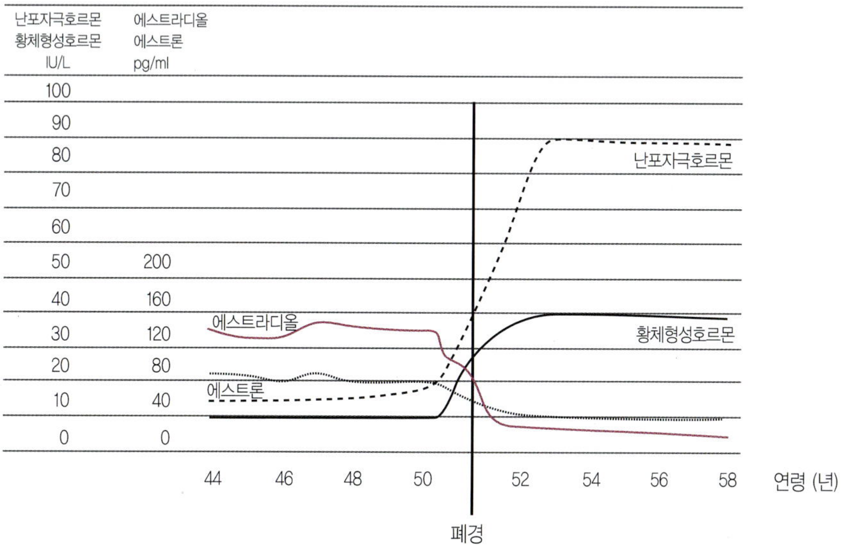

그림 2-2. 폐경 이행기 여성에서의 혈중 성호르몬 변화

표 2-1. 폐경 전후 혈중 성호르몬 농도의 변화

	폐경 전	폐경 후
Estradiol	40-400 pg/mL	10-20 pg/mL
Estrone	30-200 pg/mL	30-70 pg/mL
Testosterone	20-80 ng/dL	15-70 ng/dL
Androstenedione	60-300 ng/dL	30-150 ng/dL

나이가 들수록 점진적인 난포자극 호르몬의 분비는 증가하지만 황체형성 호르몬은 증가하지 않습니다 (monotropic FSH rising). 난포자극 호르몬의 증가는 월경주기 전반에 걸쳐 증가하는 반면, 황체형성 호르몬은 난포자극호르몬의 변화 이후부터 (약 50세) 상승하기 시작 합니다. 폐경 후 1-3년 내에 혈중 난포자극 호르몬의 농도는 10-20배 증가하고, 황체형성 호르몬의 경우는 3배 정도 증가합니다. 난포자극 호르몬의 농도가 황체형성호르몬에 비해 더 많이 증가하는 이유는 첫째, 난포자극 호르몬의 반감기가 4시간으로 반감기가 30분인 황체형성 호르몬에 비해 대사가 늦고, 둘째, 황체형성 호르몬은 난포자극 호르몬과 달리 인히빈 같은 특이적인 음성 되먹임 호르몬이 없기 때문입니다.

한편 정상배란 주기를 갖는 여성의 혈중 에스트라디올과 프로게스테론의 농도는 난포자극호르몬이 증가한 후에도 한동안 감소하지 않습니다. 폐경 이행기에 가까울수록 배란 전 에스트라디올 수치는 젊은 여성보다 좀더 일찍 증가합니다. 이는 난소의 과립막 세포에서 분비되어 뇌하수체 난포자극호르몬에 음성 되먹임 작용을 하는 인히빈이 감소하여 난포자극호르몬 분비를 증가시키고, 증가된 난포자극호르몬의 영향으로 우성 난포가 일찍 성숙하기 때문입니다. 폐경에 가까워지면서 무배란 주기가 증가하면 비로소 에스트로겐이 감소되기 시작하는데, 대체로 에스트로겐의 농도는 완전히 난포의 성장과 발육이 끝나는 시기의 약 6-12개월 전까지도 정상 수치를 나타냅니다 (그림 2-2). 프로게스테론은 배란이 규칙적인 동안에는 정상 수치를 유지하다가 나이가 들수록 배란이 되더라도 점차 낮아진다는 보고도 있습니다. 폐경 후의 혈중 안드로스텐디온 농도는 폐경 전에 비해 절반 수준으로 떨어지고, 디하이드로에피안드로스테론 (dehydroepiandrosterone: DHEA)은 젊은 여성에 비해 약 70%, DHEA-S (dehydroepiandrosterone sulfate)는 약 74% 감소합니다. 폐경 후 혈중 테스토스테론 농도는 변화가 없거나 약간 감소하는 정도입니다 (표 2-1).

2-6 ▸▸ 폐경 이행기의 생식관련 호르몬을 제외한 다른 내분비계 변화는 어떻습니까?

성호르몬을 제외한 갑상샘 호르몬, 부신피질 호르몬, 췌장 호르몬 등은 큰 변화가 없습니다.

일반적으로 생식관련 호르몬 외에는 폐경 자체만으로는 난소 이외의 다른 내분비 기관에는 큰 변화를 초래하지 않는 것으로 알려져 있습니다. 난소기능이 소실된 이후에도 유즙분비 호르몬 (prolactin), 갑상샘 자극호르몬 (thyroid stimulation hormone: TSH), 성장호르몬 (growth hormone: GH)의 분비와 부신피질자극호르몬 (adrenocorticotropic hormone: ACTH)의 역동적 분비 등에는 변화가 없습니다.

2-7 ▸▸ 난소의 노화 정도를 알 수 있는 검사방법이 있습니까?

난소의 기능을 평가할 수 있는 검사는 몇 가지가 제시되고 있습니다.

현재까지 폐경이 되는 나이를 정확히 예측할 수 있는 검사는 없지만, 대신 난소 기능의 예측 지표는 몇 가지가 제시되고 있습니다. 내분비학적인 지표로서 난포자극호르몬 (FSH), 에스트라디올 (E_2), 인히빈 (inhibin) B, 항뮬러관호르몬 (anti-Müllerian hormone; AMH) 등의 호르몬을 들 수 있습니다.

여성에서는 나이가 많아짐에 따라 점차적으로 난포자극호르몬의 분비가 증가하게 됩니다. 이는 난소 노화에 따른 난포 수의 감소에 대한 보상으로 증가하거나 혹은 인히빈 특히 인히빈 B의 분비 감소와 관련이 있습니다. 혈중 에스트로겐의 농도는 난포자극호르몬이 증가한 후에도 한동안 감소하지 않다가, 폐경에 가까워지면서 무배란 주기가 증가하면 비로소 에스트로겐 수치가 저하되기 시작합니다. 인히빈 B와 항뮬러관호르몬은 전동난포 (preantral follicle)와 작은 동난포 (antral follicle)의 과립막 세포에서 분비되는 것으로, 우성난포의 영향 없이 전체의 작은 동난포와 이보다 작은 난포들의 개수를 반영하므로 난소의 기능을 비교적 정확하게 예측할 수 있어 최근에 이에 대한 많은 연구들이 진행되고 있습니다.

유전학적 검사법에 대해서는 조기폐경의 가족성 발병에 근거한 연구가 있습니다. 대표적인 예로 취약 X증후군 (fragile X syndrome)의 가족력 정신 지체 유전자 1 (familial mental retardation 1: FMR1) 변이의 경우 조기폐경의 빈도가 일반인보다 높다는 보고가 있고, 그 외 난포자극호르몬 및 황체형성호르몬 수용체 유전자의 변이, 인히빈 유전자의 변이, 에스트로겐 대사와 관련된 효소의 단일 뉴클레오티드 다형성 (single nucleotide polymorphism) 등이 조기폐경과 관련이 있을 거라는 가능성이 제기되고 있습니다.

2-8 ▶▶ 폐경이 되는 나이를 앞당기는 중요한 원인 인자로는 어떤 것들이 있으며, 각각 원인 인자의 내분비학적 또는 유전학적 근거는 무엇입니까?

취약 X 증후군 등 유전학적 질환, 흡연, 난소수술 또는 자궁절제술을 받은 경우 등이 있습니다.

초경연령, 월경주기의 길이, 분만력, 피임제 복용력 등은 일생 동안 난소에서의 총 배란 주기와 밀접한 관계가 있으므로, 이러한 지표가 자연폐경 연령을 예측할 수 있는 지표로 사용될 수 있는지에 대한 많은 연구가 있었습니다. 일부 연구에서는 초경 연령이 빠를수록 폐경 연령이 앞당겨진다고 하였으나, 일부에서는 그 반대의 결과가 보고되기도 하였고, 월경 주기가 짧을수록 폐경 연령이 앞당겨진다는 보고도 있었습니다. 경구 피임제 복용력이 늦은 폐경 연령과 관련 있다는 보고도 있으나 아직 확립된 이론이 갖추어지지는 않은 실정입니다.

유전학적 원인으로 폐경이 앞당겨지는 경우는 주로 조기폐경과 관련이 많은데, 대표적인 질환으로는 앞에서 언급한 취약 X 증후군, 난포자극호르몬 수용체 이상이 있습니다.

내분비학적 또는 유전학적 원인 이외에 영향을 줄 수 있는 인자로는 흡연이 있습니다. 흡연 여성의 경우 비흡연 여성에 비해 약 1년가량 일찍 폐경이 오는 것으로 알려져 있습니다. 흡연 중 생성되는 다환의 탄화수소 (polycyclic hydrocarbons)가 난소의 생식세포에 독성효과를 주게 되고, 난포 탈진에 의한 에스트로겐 부족을 초래합니다. 또한 니코틴 (nicotine)과 아나바신 (anabasine) 등의 알칼로이드 (alkaloid) 성분들은 에스트로겐 생성을 방해하여 혈중 농도를 낮추고, 에스트로겐의 활성도를 저하시킵니다. 또한 난소 수술을 받은 경우에는 난소 피질의 난포를 직접적으로 감소시키거나 난소의 혈류를 감소시켜 조기폐경의 원인이 될 수 있고, 자궁절제술이나 자궁내막절제술을 받은 경우에도 난소의 혈류를 방해하여 조기폐경의 원인이 될 수 있다는 보고도 있습니다. 음주와 폐경 연령과의 관계를 알아본 연구에서는 전체 알코올 소비량과 폐경이 시작되는 나이와는 뚜렷한 상관관계가 밝혀지지 않았으나, 비흡연자 중에서 적포도주를 섭취할수록 폐경 연령이 늦어지는 경향을 보였습니다.

2-9 ▶▶ 폐경 이행기를 알 수 있는 신체적 증상이 있습니까?

신체적 증상으로 폐경 이행기를 알 수 있습니다.

난소가 노화되면서 나타나는 가장 특징적인 변화는 월경주기가 점차 짧아진다는 것입니다. 그러다가 폐경 수년 전부터는 월경주기가 불규칙해지면서 전반적으로 주기가 길어집니다. 또한 난포수의 감소로 인한 난소 반응의 저하와 에스트로겐 생산 감소로 인한 혈관운동 현상인 안면홍조, 식은땀, 불면증 등이 나타나지만, 배란여부에 따라 이와 같은 폐경 증상이 반복적으로 발생합니다. 또 정신 집중이 잘 안되고 우울증이나 불안감, 기억력 감퇴 등의 심리적 변화를 보이기도 하고, 빈뇨, 소변절박증, 이급후중(tenesmus) 등의 비뇨기 증세가 나타나기도 합니다. 호르몬 감소로 성욕 감퇴나 질 분비물의 감소로 성교통이 발생하여 성생활에 장애를 겪는 경우도 있고, 관절통, 두통, 어지럼증, 유방통 등의 비전형적인 신체증상도 함께 나타날 수 있습니다.

2-10 ▸▸ 폐경 이행기 동안 보이는 배란과 월경의 특징은 무엇입니까?

월경주기가 점차 짧아지다가 산발적인 배란이 일어나면서 주기가 길어져 불규칙한 월경양상을 보입니다.

우선 증가된 난포자극호르몬에 의해 난포의 성장이 촉진되어 난포기가 단축되므로 월경주기의 단축이 오게 됩니다. 이후 무배란성 주기가 자주 일어나고 산발적인 배란이 일어나면 월경주기는 점점 불규칙해 지면서 전반적으로 주기가 길어집니다. 월경주기가 길수록 배란이 덜 일어나며 이러한 월경의 불규칙성은 월경이 완전히 끝나는 폐경까지 약 2~8년간 지속됩니다. 폐경 이행기에는 월경주기뿐 만 아니라 월경양도 변하는데, 대부분의 경우 양이 감소하지만 약 18%에서는 출혈량이 증가하고 부정출혈을 일으켜서 빈혈을 유발하기도 합니다.

2-11 ▸▸ 폐경 이행기 동안 난소의 활동이 거의 없어지는 것으로 알고 있는데 폐경 후 어떻게 에스트로겐이 생성됩니까?

부신 피질과 난소에서 유래한 안드로겐이 말초조직 특히 근육과 지방조직에서 에스트로겐으로 방향화 (aromatization)되기 때문입니다.

폐경 이행기가 진행되면서 난소의 에스트로겐 분비가 급격히 감소합니다. 특히 에스트라디올 (E_2)의 감소가 에스트론 (E_1)에 비해 더 심한데, 이는 에스트론의 경우 근육과 지방조직을 포함한 말초 조직에서 안드로겐이 방향화되어 주로 생성되기 때문입니다. 물론 이러한 방향화도 나이가 들어가면서 점차 감소하게 됩니다. 폐경 후 에스트론의 농도는 평균 30 pg/mL이지만 지방조직이 많은 비만 여성에서는 방향화가 증가하여 이보다 높은 수치를 보일 수 있습니다.

2-12 ▸▸ 폐경 이행기 동안 자궁이나 난소는 어떻게 변합니까?

난포의 감소와 함께 난소의 무게도 줄고 크기도 위축됩니다. 자궁은 실제로 외형이나 조직학적으로 젊은 여성들과 별 차이를 보이지 않지만, 에스트로겐의 감소로 자궁의 크기는 작아지고, 자궁내막은 얇아집니다.

여성에서 폐경 발생의 가장 큰 원인은 난소 내부에서 일어나는 변화 때문입니다. 일생 동안 약 400회의 배란을 마친 난소에는 호르몬에 대한 반응성이 좋지 않은 소수의 난포만이 남게 되고, 그 수가 약 1000개 정도 되면 폐경이 됩니다. 나이가 많아짐에 따라 난포의 감소와 함께 난소의 크기도 변하는데 출생 후 난소의 중량은 점차 늘다가 35세부터는 급격히 줄기 시작하며 폐경 이행기가 되면 무게도 줄고, 크기도 작아집니다.

폐경 이행기의 불규칙적인 월경은 자궁내막의 이상에서 오는 것이 아니라 자궁 자체가 여성 내분비의 표적기관이기 때문에 나타나는 것으로 실제로 외형이나 조직학적으로 나이 많은 여성들의 자궁내막은 젊은 여성들과 별 차이를 보이지 않습니다. 또한 자궁내막의 분비 기능에도 차이가 없습니다. 이제까지 발표된 연구들을 종합해 보면, 초음파로 관찰된 자궁내막의 모양이나 혈관 분포, 조직학적인 특징, 에스트로겐이나 프로게스테론 수용체의 함유정도 등은 나이와 연관성이 없는 것으로 나타났습니다. 따라서 나이 많은 여성들의 자궁내막도 내인성 혹은 외인성 호르몬에 대해 젊은 여성들처럼 정상적으로 반응합니다.

2-13 ▸▸ 폐경 이행기에도 임신을 할 수 있을까요?

임신 가능성이 있습니다.

폐경 이행기에는 종종 배란이 되어 황체가 형성되고 정상적으로 기능하는 경우가 있습니다. 혈중 난포자극호르몬 농도가 20 mIU/ml, 황체형성호르몬 농도가 30 mIU/ml 이상인 경우가 아니면 예상치 않았던 임신이 성립될 수 있으므로 임신 계획이 없으면 피임을 하는 것이 안전합니다. 기록에 의하면 57세에 자연 임신된 예가 보고 되어 있습니다.

참고문헌

Burger HG, Dudley EC, Cui J, Dennerstein L, Hopper JL. A prospectivelongitudinal study of serum testosterone, dehydroepiandrosterone sulfate, and sex hormone-binding globulin levels through the menopause transition. J Clin Endocrinol Metab 2000; 85: 2832-8.

Coulam CB, Adamson SC, Annegers JF. Incidence of premature ovarian failure. Obstet Gynecol 1986; 67: 604-6.

Harlow BL, Signorello LB. Factors associated with early menopause. Maturitas 2000; 35: 3-9.

Harvard medical school. Perimenopause, hormones, and midlife health. Hormone researchers are shifting some of their attention from menopause to the years that precede it. Harv Womens Health Watch. 2006; 14: 1-3.

McKinlay SM, Brambilla DJ, Posner JG. The normal menopause transition, Maturitas 1992; 14: 103-15.

Murray A, Webb J, Grimley S, Conway G, Jacobs P. Studies of FRAXA and FRAXE in women with premature ovarian failure. J Med Genet 1998; 35: 637-40.

Phillips GS, Wise LA, Harlow BL. A prospective analysis of alcohol consumption and onset of perimenopause. Maturitas 2007; 20: 263-72.

Richardson SJ, Senikas V, Nelson JF. Follicular depletion during the menopausal transition: evidence for accelerated loss and ultimate exhaustion. J Clin Endocrinol Metab 1987; 65: 1231-7.

Santoro N, Brown JR, Adel T, Skurnick JH. Characterization of reproductive hormonal dynamics in the perimenopause. J Clin Endocrinol Metab 1996; 81: 1495-501.

Siddle N, Sarrel P, Whitehead M. The effect of hysterectomy on the age at ovarian failure: identification of a subgroup of women with premature loss of ovarian function and literature review. Fertil Steril 1987; 47: 94-100.

Speroff L, Fritz MA. Menopause and the perimenopausal transition. In: Clinical gynecologic endocrinology and infertility. 7th ed. Philadelphia: Lippincott Williams & Wilkins Press ; 2005. p.621-88.

Lobo RA. Menopause and aging. In: Strauss III JF, Barbieri RL, editor. Yen and Jaffe's Reproductive endocrinology, 5th ed. Elsevier Saunders Press ; 2004. p421-52.

te Velde ER, Scheffer GJ, Dorland M, Broekmans FJ, Fauser BC. Developmental and endocrine aspects of normal ovarian aging. Mol Cell Endocrinol 1998; 145: 67-73.

van Rooij IA, Tonkelaar I, Broekmans FJ, Looman CW, Scheffer GJ, de Jong FH, et al. Anti-mullerian hormone is a promising predictor for the occurrence of the menopausal transition. Menopause 2004; 11: 601-6.

Chapter / 3

폐경 이행기에서의 건강 관리

요약 K.e.y.p.o.i.n.t

약 40세부터 전신 신체검사를 받아야 하고 매년 유방검진, 부인과 진찰, 자궁경부암 검사, 성병에 대한 선별검사, 갑상샘 호르몬 검사 및 골밀도 검사를 해야 합니다. 이 시기에는 상대적으로 과도한 에스트로겐으로 인하여 자궁출혈이 생길 수 있지만 폐경여성에서는 자궁출혈이 없어도 악성질환을 배제하기 위해 초음파상 8mm 이상, 자궁출혈이 있는 경우는 5mm 이상의 내막두께를 보이면 자궁내막조직검사를 고려해야 합니다.

1. 폐경 이행기에 있어서의 건강 관리

3-1 ▶▶ 폐경 이행기에 건강상 특별히 주의해야 할 점은 어떤 것이 있습니까?

안면홍조, 우울증, 생식기 및 비뇨기계의 위축 등의 폐경증상 및 골다공증, 심장병, 치매 등의 발생도 증가합니다. 암의 발생이 증가하는 시기이므로 전반적인 암 검진도 필요합니다. 비정상 질 출혈이 있을 경우 악성질환을 배제하기 위해 반드시 철저한 검사를 해야 합니다.

여러 가지 폐경 이행기의 증상들은 대부분 불안정한 여성호르몬 분비로 인해 나타나는 것이므로 이로 인해 생길 수 있는 산부인과적 질환과 폐경 이행기의 평균 연령대에 호발하는 질환들을 모두 고려해야 합니다. 폐경 이행기 여성에서 무배란성 부정 출혈이 자주 발생하지만, 출혈을 일으킬 수 있는 다른 양성, 악성질환이 호발하는 시기이므로 월경이 비정상으로 길고 양이 많다든지 월경사이에 출혈이 있는 경우에는 반드시 철저한 검사를 해야 합니다. 이외에 여성호르몬의 비정상적 분비에 의한 산부인과 질환으로는 안면 홍조, 불안, 우울증, 수면 장애, 생식기 및 비뇨기계의 위축으로 인한 염증, 요실금 등 배뇨장애, 성교통 등에 의한 불만족스런 성생활 등을 들 수 있으며, 골다공증, 심장병, 치매 등의 발생도 많아집니다. 또한 굳이 여성호르몬의 영향을 받지 않더라도 이 연령대에는 암의 발생이 증가하는 시기이므로, 발생할 수 있는 산부인과 질환인 자궁경부암, 자궁내막암, 난소암, 유방암 등을 주기적으로 검진해야 하며 일반적으로도 대장암, 폐암과 고혈압, 당뇨병, 갑상선 질환, 시력 및 청력의 저하 등에 유의하여야 합니다.

3-2 ▸▸ 폐경 이행기 여성에서의 건강검진은 어떻게 시행하여야 합니까? (문항 11-16, 11-25, 25-7 참조)

약 40세부터 전신 신체검사를 받아야 하고 매년 유방검진, 부인과 진찰, 자궁경부암 검사, 성병에 대한 선별검사, 갑상샘 호르몬 검사 및 골밀도 검사를 해야 합니다.

폐경이행기 여성에서 건강관리의 구체적인 목적은 첫째, 급성 폐경이행기 증상들을 치료하고, 둘째, 고혈압, 심장병, 당뇨병, 암 등의 주요 만성질환의 조기 발견과 셋째, 시력, 청력, 치아 등의 변화에 적절한 조치를 하는 것입니다. 이를 위하여 약 40세경부터 전신 신체검사를 받아야 합니다. 매년 시행해야 할 검사로는 유방검진, 부인과 진찰, 자궁경부암 검사, 성병에 대한 선별검사 및 골밀도 검사가 있습니다. 여성에서 흔히 발생할 수 있는 갑상샘 질환을 확인하기 위해 40세 이후에는 갑상선 호르몬 검사를 매년 한 번씩 측정하다가 60세부터는 매 2년에 한 번씩 측정하면 됩니다. 50세 이후에는 대변 잠혈 검사를 매년 한 번씩 받는 것이 바람직합니다. 병원 방문시 필요한 예방접종을 시행하고, 식이습관의 변화, 신체적 활동, 외상의 예방, 직업, 결혼생활, 성생활, 가족문제, 배변기능의 변화, 흡연, 음주 및 약물복용 등에 대한 상담을 합니다. 또한 키와 몸무게를 측정하여 체질량지수 (body mass index: BMI)의 변화를 확인하고, 키가 예년보다 감소했다면 초기 골다공증을 진단하는데 도움이 될 수 있습니다 (표 3-1).

2. 폐경 이행기의 출혈

3-3 ▸▸ 폐경 이행기의 이상 질 출혈은 왜 흔히 생기는 것입니까?

상대적으로 과도한 에스트로겐으로 인하여 기능부전성 자궁출혈이 생기는 것입니다.

표 3-1. 건강 검진 프로그램의 한 예*

검사 종목	검사 시행 간격	비고
반드시 시행을 권장하는 검사		
병력 청취	포괄적인 병력 청취	
이학적 검사		
혈압	가능한한 방문시마다 매번 시행	
키	적어도 1년에 한번 이상 시행	
체중	적어도 1년에 한번 이상 시행	
유방 검진	적어도 1년에 한번 이상 시행	
복부 검진	적어도 1년에 한번 이상 시행	
골반 검진	적어도 1년에 한번 이상 시행	
자궁경부 세포진검사	매년 시행	
기본 혈액검사 및 소변 검사	매년 시행	
유방 촬영	1-2년마다 시행	
경우에 따라 시행이 권장되는 검사		
위내시경	1년마다 시행	
혈중 지질 검사	1년마다 시행	
대변 잠혈 검사	매년 시행	
이중 조영 바륨 검사	5년마다 시행	
대장내시경	3-5년마다 시행	
혈당 검사	45세 이후 매년 시행	
골밀도 검사	1-2년마다 시행	
갑상샘 자극호르몬 검사	40세 이후 매년, 60세 이후 2년마다	
골반 초음파	1-2년마다 시행	
위험인자가 있거나 의심되는 경우 시행되는 검사		
갑상샘 기능 검사		
심전도		
흉부 방사선 촬영		
요추 방사선 촬영		
난소암 종양표지물질 검사		
자궁내막검사		
유방 초음파 검사		
피부	의심 가는 부위 혹은 악성 종양 전구 병변 있을 때	

* 환자 개개인에 따라 달라질 수 있음

폐경이행기 여성에서는 무배란성 주기가 자주 발생하고 산발적인 배란으로 인해 월경 주기는 점점 불규칙해지면서 희발월경을 보이고 이상출혈도 흔히 발생합니다. 무배란성 주기는 난소의 난포 소실속도가 점차 가속되면서 결국 난포 공급에 차질이 생기면서 발생하게 됩니다. 이 경우 에스트로겐의 분비는 어느 정도 유지되고 있으나 배란이 되지 않아 생기는 프로게스테론 결핍으로 인해 자궁내막은 에스트로겐만의 자극(unopposed estrogen)을 받게 됩니다. 이로 인해 증식된 불안정한 자궁내막이 떨어져 나오면서 에스트로겐 파탄성 출혈 (estrogen breakthrough bleeding)이 발생합니다. 상대적으로 과도한 에스트로겐으로 인한 무배란성 기능부전성 자궁출혈이 생기는 것입니다. 이외에도 임신과 관련된 질환, 약물복용, 자궁과 난소의 기질적 병변들 (자궁근종, 선근증, 폴립 및 난소종양 등), 자궁내막증식증과 악성종양 (자궁경부암, 자궁내막암 등) 및 내과적 질환들 (갑상샘, 간, 신장, 혈액 질환 등)에 의해서도 발생할 수 있습니다.

3-4 ▸▸ 폐경 이행기에 들어서면서 자주 출혈이 있는 여성에서 양이 많지 않으면 그냥 두어도 됩니까?

안됩니다. 출혈량에 관계없이 철저한 검사를 시행하여야 합니다.

비록 불규칙한 출혈은 폐경 이행기 여성에서 자주 발생하지만 다양한 양성 및 악성 질환이 출혈을 일으킬 수 있기 때문에 월경이 오랫동안 지속된다든지 월경 사이에 출혈이 있는 경우에는 출혈양에 관계없이 철저한 검사를 시행하여야 합니다.

3-5 ▸▸ 폐경 이행기 때 질 출혈이 있으면 어떤 검사과정을 거쳐야 합니까?

임신여부를 우선 확인하고, 자궁경부세포진검사 및 초음파 검사를 시행하여 다른 기질적 병변을 확인하고 자궁내막조직검사를 시행해야 합니다.

질 출혈이 있을 경우 상세한 월경력 및 병력 청취를 통해 임신 관련 질환 및 내과적 질환여부를 확인하고 진찰을 통해 출혈의 양과 출혈부위를 확인해야 합니다. 자궁경부에 병변이 있으면 자궁경부세포진검사 및 질확대경검사를 하고, 초음파 검사로 출혈을 야기할 수 있는 여러 가지 골반장기의 기질적 질환을 감별진단하면서 자궁내막의 이상 유무도 확인합니다. 반드시 자궁내막조직검사를 시행해야 하고, 자궁경부 협착 혹은 위축이나 근종 등으로 자궁내막조직검사가 불가능한 경우에는 자궁내막소파수술로 조직검사를 하는 것이 좋습니다. 초기 조직검사 상 자궁내막증식증 소견이 없어도 2년 내에 병변이 발생하는 경우가 약 10%에서 있을 수 있으므로, 이상출혈이 지속될 경우에는 재검이 필요합니다.

3-6 ▸▸ 폐경이행기에 자궁내막증식증이 생길 수 있습니까?

생길 수 있습니다. 근본적으로 프로게스테론의 길항작용 없이 에스트로겐이 지속적으로 자궁내막을 자극해서 발생하며 폐경이행기 자궁출혈의 15%에서 자궁내막증식증이 관찰됩니다.

자궁내막증식증은 프로게스테론의 길항작용 없이 지속적인 에스트로겐의 자극 (unopposed estrogen stimulation)으로 증식기 자궁내막에서 발생하며, 정상적인 증식기 자궁내막보다 기질에 대한 선의 비율 (gland/stroma ratio)이 증가하며 세포의 배열도 불규칙합니다. 이러한 변화는 자궁내막암에 선행하거나 동시에 발생할 수 있으며 세포의 비정형성 (atypia)이 없을 때에는 양성질환으로 간주하여 원인을 제거하면 정상적인 자궁내막으로 돌아갈 수 있습니다. 자궁내막증식증은 세포핵의 비정형성과 구조적 변화를 고려하여 단순성 증식 (simple hyperplasia), 복잡성 증식 (complex hyperplasia), 단순 비정형성 증식 (simple atypical hyperplasia), 복잡 비정형성 증식 (complex atypical hyperplasia)으로 분류하며 각각 1%, 3%, 8%, 29%의 빈도로 자궁내막암으로 진행됩니다. 폐경이행기 여성에서 자궁내막증식증은 대부분 무배란 주기와 연관되어 발생하나 체내 활성 에스트로겐 치가 증가하는 비만, 당뇨, 신장, 간 질환을 비롯하여 에스트로겐을 분비하는 각종 난소종양, 부신겉질과다형성증 (adrenal cortical hyperplasia) 및 다낭성난소증후군 등으로도 발생할 수 있습니다.

3-7 ▸▸ 폐경이행기 질 출혈에 대한 치료는 어떻게 합니까?

환자의 상태와 출혈량에 따라 보존적 관찰, 경구피임제 혹은 프로게스틴, 에스트로겐 등의 약물치료 및 자궁내막소파수술, 내막절제술, 자궁적출술 등의 수술적 치료를 고려해야 합니다.

폐경이행기 질 출혈의 내과적 치료로는 환자의 상태와 출혈량에 따라 보존적 관찰, 비스테로이드성 프로스타글란딘 합성억제제, 경구용 피임제, 프로게스틴 제제의 주기적 혹은 지속적 치료, 프로게스틴 분비 자궁내장치 (levonorgestrel IUD: Mirena) 삽입 등이 있으며, 이외에 다나졸, 생식샘자극호르몬분비호르몬 작용제 (gonadotropin releasing hormone agonist: GnRH agonist)를 이용한 뇌하수체호르몬 억제 방법, 급성 다량 출혈 시 고용량의 에스트로겐과 프로게스틴 치료 등이 있습니다. 외과적인 치료 방법으로는 자궁내막소파수술, 자궁경을 이용한 자궁내막절제술 (endometrial ablation), 레이저 자궁내막절제술, 열풍선내막소작술 (thermal balloon endometrial ablation: ThermaChoice), 자궁적출술 등이 시행되고 있습니다. 일반적으로 자궁내막조직검사를 한 경우에는 자궁내막 소견에 따라 치료하는 것이 원칙입니다. 자궁내막검사 시 약 50%에서 정상으로 나오며, 약 30%에서는 위축성 자궁내막으로 나옵니다. 기타 1-2%에서 자궁내막암, 3%에서 자궁내막폴립, 15%에서 자궁내막증식증이 발견됩니다. 각 검사소견에 따라 치료를 하는 것이 원칙이지만, 정상이나 위축성 자궁내막인 경우 프로게스틴의 주기적 투여나 경구용 피임제가 도움이 됩니다.

참고문헌

Feldman S, Shapter A, Welch WR, Berkowitz RS. Two-year follow-up of 263 patients with post/perimenopausal vaginal bleeding and negative initial biopsy. Gynecol Oncol 1994; 55: 56-9.

Gracia CR, Sammel MD, Freeman EW, Lin H, Langan E, Kapoor S, Nelson DB. Defining menopause status: creation of a new definition to identify the early changes of the menopausal transition. Menopause 2005; 12: 128-35.

Johannes CB, Crawford SL. Menstrual bleeding, hormones, and the menopausal transition. Semin Reprod Endocrinol 1999;17:299-309.

Kaunitz AM. Gynecologic problems of the perimenopause: evaluation and treatment. Obstet Gynecol Clin North Am 2002; 29: 455-73.

Lurain JR. Uterine cancer. In: Berek JS, editor. Berek & Novak's gynecology. 14th ed. Philadelphia: Lippincott Williams & Wilkins Press ; 2007. p.1343-1401.

March CM. Bleeding problems and treatment. Clin Obstet Gynecol 1998; 41: 928-39.

Nachtigall LE. The symptoms of perimenopause. Clin Obstet Gynecol 1998; 41: 921-7.

Notelovitz M. Exercise and health maintenance in menopausal women. Ann N Y Acad Sci 1990; 592: 204-20.

Shifren JL, Schiff I. Menopause. In: Berek JS, editor. Berek & Novak's Gynecology. 14th ed. Philadelphia: Lippincott Williams & Wilkins; 2007. p.1323-40.

Soules MR, Sherman S, Parrott E, Rebar R, Santoro N, Utian W, et al. Executive summary: stages of reproductive aging workshop (STRAW). Fertil Steril 2001; 76: 874-8.

Speroff L, Fritz MA. Menopause and the perimenopausal transition. In: Clinical gynecologic endocrinology and infertility. 7th ed. Baltimore: Lippincott Williams & Wilkins Press; 2005. p.621-88.

Chapter / 4

폐경 증상

요약 K.e.y.p.o.i.n.t

폐경 증상은 발현되는 시기에 따라 급성, 아급성 증상 및 만성 후유증으로 나눌 수 있습니다. 급성 증상으로 안면홍조와 발한이 가장 흔하며 불면증, 심계항진, 불안감이 나타나기도 합니다. 안면홍조는 얼굴, 머리, 목 등으로 피부가 갑자기 붉게 변하며 불쾌한 열감이 나타나 전신으로 퍼져가는 느낌으로, 가끔 발한이 동반됩니다. 이들 증상은 그 자체가 신체적으로 해로운 증상이라고는 할 수 없겠으나 여러 가지 불편을 초래할 수 있고 이러한 증상에 사회-문화적 인자와 심리적 인자가 작용하여 다양한 양상을 보일 수도 있습니다. 아급성 증상은 비뇨생식기의 위축에 의한 증상과 교원질 소실에 의한 증상으로 나누어지는데 비뇨 생식기 증상은 거의 모든 여성에서 폐경 2-3년 후 발현되어 나이가 들면서 증상이 더욱 악화됩니다. 이러한 증상으로 인하여 이차적으로 성욕이 감퇴될 수 있으며 비뇨생식기의 기능 이상이 초래됩니다. 교원질 소실에 의한 증상은 피부의 탄력의 감소와 근 골격계의 통증 등이 있습니다. 만성 후유증은 골다공증, 심혈관 질환 및 알쯔하이머병입니다. 골다공증은 골절을 유발할 수 있는 골 강도의 손상을 의미하며 이러한 골다공증에 의한 골절은 척추, 손목, 고관절 부위에 호발하며 여러 가지 합병증을 일으킬 수 있습니다. 심혈관 질환은 폐경 여성에서 주요한 사망 원인의 하나이며 에스트로겐 결핍에 의한 혈중 지질 농도의 변화와 동맥혈관 벽의 변화로 인하여 그 위험성이 증가합니다. 알쯔하이머병은 퇴행성 치매의 가장 중요한 원인으로, 서서히 발병하여 8-10년간 진행하고 대부분 사고나 감염으로 사망하는 질환입니다. 자연적이든 수술에 의한 것이든 조기에 폐경이 되면 위험성이 더 높으므로 보다 특별한 주의가 필요합니다.

1. 급성 폐경 증상

1) 종류

4-1 ▸▸ 급성 폐경 증상으로는 무엇이 있습니까?

혈관운동증상과 정신적/심리적 증상입니다.

폐경 증상은 발현되는 시기에 따라 급성 증상, 아급성 증상, 만성 증상 및 후유증으로 구분할 수 있으며 (표 4-1) 이 중 급성 폐경 증상으로는 혈관운동증상과 정신적/심리적 증상이 있습니다.

표 4-1. 폐경 증상의 분류

급성 증상	혈관운동증상, 정신적/심리적 증상
아급성 증상	피부위축, 비뇨생식기증상
만성 증상 및 후유증	골다공증, 심혈관질환, 치매

연령에 따른 폐경 증상의 발현 시기는 그림 4-1과 같습니다.

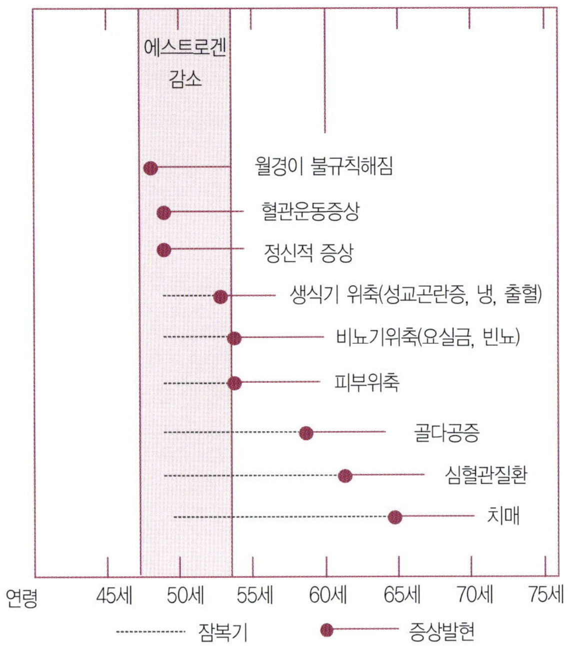

그림 4-1. 연령에 따른 폐경 증상의 발현 순서

2) 혈관운동증상

4-2 ▸▸ 혈관운동증상은 무엇이며 언제 나타납니까?

열성홍조와 발한이며 대부분 여성에서는 폐경 초기부터 나타납니다.

가장 흔한 혈관운동증상은 열성홍조와 발한입니다. 혈관운동증상의 원인은 체내 에스트로겐의 감소 때문에 나타나는 것으로 알려져 있으며 따라서 에스트로겐의 저하가 가장 급격하게 나타나는 폐경 초기에 잘 발생합니다. 혈관운동증상은 정도에 따라 경증, 중등증, 중증으로 구분합니다 (문항 6-1 참조).

4-3 ▸▸ 혈관운동증상의 발생기전은 무엇입니까?

아직 확실치는 않으나 에스트로겐의 감소에 의한 시상하부의 온도조절중추의 기능장애 때문인 것으로 추측됩니다.

혈관운동증상과 같은 급성 증상이 나타나는 정확한 병태생리학적 기전은 아직 확실치 않지만 가장 유력한 것은 낮아진 에스트로겐에 의해 시상하부의 온도조절중추에 장애가 발생한다는 이론입니다.

즉, 열성홍조를 경험하는 여성의 경우 낮아진 에스트로겐이 복잡한 신경내분비적인 기전 (시상하부의 신경전달물질의 변화 포함)을 유발하고 이것에 의해 기준체온점이 낮게 재조정 (reset of the thermostat) 되며, 열성홍조 증상이 없는 여성에 비해 온도평형구역 (thermoneutral zone)이 좁아지게 되어 열성홍조가 잘 발생할 수 있게 되는 것입니다.

열성홍조의 60%에서 열성홍조 발생 15분 전에 중심체온이 약간 증가한다고 알려져 있는데 이같은 중심체온 증가가 열 발산 (heat dissipation) 기전을 자극하여 이에 의해 표피혈관확장 및 발한 등의 증상이 나타날 수 있습니다.

시상하부의 온도조절기능에 관여하는 신경전달물질 중 가장 잘 알려진 것은 노르에피네프린 (norepinephrine)과 세로토닌 (serotonin)입니다.

카테콜에스트로겐 (cathecholestrogen)과 엔돌핀 (endorphin) 은 음성되먹임기전 (negative feedback)에 의해 시상하부의 노르에피네프린 생성을 억제하는데 에스트로겐이 감소하면 이 음성되먹임기전이 소실되어 결과적으로 노르에피네프린이 상승하게 되며 이것이 시상하부의 세로토닌 수용체의 상향조절 (up-regulation)을 일으켜 기준체온점의 재조정을 초래하게 됩니다.

4-4 ▸▸ 폐경 여성 중에서 폐경 증상이 나타나는 빈도는 얼마나 되며 이중 가장 흔한 증상은 무엇입니까?

89% 정도에서 폐경 증상을 경험하며 이중 안면홍조 증상이 가장 흔하게 나타납니다.

대한폐경학회에서 우리나라의 자연폐경여성 797명을 대상으로 조사한 바에 따르면 89%의 여성이 폐경 증상이 있었거나 경험하였다고 답하였으며 폐경 증상으로 안면홍조가 61%로 가장 많았습니다 (표 4-2). 안면홍조 등의 혈관운동증상이 있는 여성들 중 약 1/3은 이로 인해 심한 신체적 고통을 받게 됩니다.

표 4-2. 폐경 증상의 발현율

증상	발현율 (%)
안면홍조	61
심계항진	47
발한	44
건망증	48
우울	39
불면증	28
근육/관절통	46
피부건조	35
빈뇨	28
요실금	16
성교통및 성적 불쾌감	22

4-5 ▸▸ 혈관운동증상의 발현에 있어서 자연 폐경과 유도 폐경 사이에 차이점이 있습니까?

유도 폐경 시에 증상의 발현이 더 심합니다.

수술 또는 방사선 치료로 인한 유도 폐경은 자연 폐경의 경우에 비하여 혈관운동증상의 빈도가 높고 정도도 심합니다. 이 기전은 아직 명백히 밝혀지지는 않았지만 자연 폐경은 점진적인 혈중 에스트로겐 농도의 저하에 적응되어 열성홍조와 발한이 서서히 비교적 낮은 빈도로 나타나는 반면, 수술 후 급작스러운 폐경이 닥쳤을 때는 자연 폐경에 비해 에스트로겐이 더욱 급작스럽게 감소되므로 이러한 점진적인 조절이 되지 않아 더욱 급성이고 심한 정도의 증상을 나타내게 되는 것입니다.

4-6 ▸▸ 혈관운동증상은 얼마동안 지속됩니까?

대부분 1-2년 정도 지속됩니다.

증상을 보이는 여성의 대부분에서 1-2년간 증세가 지속되며 25%에서는 5년 이상 지속되는 것으로 알려져 있습니다.

4-7 ▸▸ 열성홍조란 무엇입니까?

얼굴, 목, 가슴부위의 피부가 붉게 변하면서 열감이 퍼져나가는 증상입니다.

열성홍조란 얼굴, 목, 머리 혹은 가슴 부위에서 불쾌한 열감이 시작되어 여러 방향으로 혹은 전신으로 전파되며 이와 함께 얼굴이 붉어지고 발한이 나타나는 증세를 말합니다. 일부 심한 경우에는 열성홍조와 동반하여 심계항진, 현기증, 혹은 실신까지 나타나기도 합니다.

4-8 ▸▸ 열성홍조의 빈도와 지속시간은 어떻습니까?

개인에 따라 다르게 나타나며 더울 때나 스트레스를 받을 때 더욱 자주 나타납니다.

열성홍조의 빈도는 개인차가 커서 한 달에 수회 나타나는 정도에서 한 시간에 수회에 이르기까지 매우 다양하며 증상의 지속시간도 수초에서 한시간 정도로 다양하게 나타납니다. 밤이나, 더울 때, 또한 스트레스를 많이 받는 상황에서 더욱 자주 나타나며 비교적 증상이 없는 무증상기가 지난 후에 다시 몇 주간에 걸쳐 증상기가 반복되는 경우가 많습니다. 증상의 평균 지속 시간은 약 3분 정도입니다.

4-9 ▸▸ 열성홍조시 발한이 동반되는 이유는 무엇입니까?

중심체온을 낮추기 위해서입니다.

열성홍조 발생시 중심체온이 상승되어 있으며 증상을 완화시키기 위해서는 중심체온을 낮추어야 하고 그러기 위해서는 발한 등을 통해 열을 발산시켜야 하기 때문입니다.

4-10 ▸▸ 열성홍조는 수면과 어떤 연관성이 있습니까?

폐경 여성에서 야간 안면홍조와 발한은 수면을 방해하며 정상 수면 리듬을 깨어지게 합니다.

재미있는 것은 뇌파검사를 해보면 수면 중에도 깨어 있는 상태로 기록되는 부분이 나타나지만 대부분의 경우 그 사실을 아침에 잘 기억하지 못하는 것이 보통이라는 것입니다.

4-11 ▸▸ 열성홍조에 영향을 주는 환경적 요인이 있습니까?

열성홍조는 불안, 흥분, 스트레스, 더운 날씨, 따뜻한 장소로의 이동, 매운 음식의 섭취 혹은 뜨거운 음료를 마실 때나 술을 마실 때 더 쉽게 유발될 수 있습니다.

4-12 ▸▸ 열성홍조가 있는 동안 일어나는 생리적 변화는 무엇입니까?

열성홍조 발생 전 피부온도와 혈류량, 중심체온 증가가 나타나며 이후 발한 증세가 나타납니다.

열성홍조를 호소하기 수초 전부터 피부온도와 혈류량의 증가가 나타나며 또한 중심체온의 증가가 나타납니다. 중심체온 증가 시 맥박은 분당 7-15회 정도 증가하며 대사율 (metabolic rate) 도 증가합니다. 열성홍조는 안면과 목에서 시작되어 열감이 전신으로 퍼져갑니다.

열성홍조 이후 대부분에서 발한이 나타나는데 발한으로 인해 열이 발산되면서 중심체온이 다시 감소하므로 열성홍조 증세가 사라지게 됩니다.

4-13 ▸▸ 열성홍조는 몸에 해롭습니까?

해롭지 않으나, 실제적으로 일상생활에 많은 지장을 초래할 수 있습니다.

폐경 증상 중 가장 흔한 증상이며 많은 여성들이 이러한 증상에 당황하여 자신들의 기능 장애를 느낌으로써 사회적 접촉을 회피하려 하기 때문에 직장 혹은 가정에서의 활동 능력에 영향을 줄 수 있습니다. 또한 열성홍조 증상이 심할 경우 실제적으로 일상생활에 많은 지장을 초래할 수 있습니다.

4-14 ▸▸ 남자와 터너증후군 여성의 경우 혈중 에스트로겐이 낮은데도 열성홍조가 없는 이유는 무엇입니까?

열성홍조를 일으키는 것은 낮은 에스트로겐이 아니라 에스트로겐의 감소 변화입니다.

열성홍조의 원인적 인자로 에스트로겐의 정확한 역할이 알려져 있지 않기 때문에 그 이유에 대해서도 명확히 규명되어 있지 않습니다. 하지만 열성홍조가 나타나기 위해서는 먼저 선행 조건으로 에스트로겐이 미리 존재하고 있어야 할 것으로 생각됩니다. 예를 들면, 터너 증후군의 경우 호르몬 치료를 전혀 받지 않는 경우에는 열성홍조가 발생하지 않으나 이 환자에서 호르몬 치료 후 중단한 경우에는 열성홍조가 발생합니다. 즉, 안면홍조를 일으키는 것은 낮은 에스트로겐이 아니라 에스트로겐의 감소 (fall of estrogen level) 때문입니다.

4-15 ▸▸ 열성홍조가 발생하는 다른 질환이 있습니까?

있습니다.

크롬친화세포종 (pheochromocytoma), 갑상샘기능항진증 (hyperthyroidism), 췌장 종양, 백혈병과 카르시노이드 증후군 (carcinoid syndrome)등에서도 열성홍조와 발한 등의 증상이 나타날 수 있습니다.

4-16 ▸▸ 혈관운동증상이 심리적 불편을 줄 수 있습니까?

폐경기에 흔히 나타나는 혈관운동증상은 되풀이되거나 그 정도가 심한 경우 심리적 불편을 초래할 수 있습니다.

우선 수면 중 자주 깨어나게 되므로 만성 수면 박탈과 피로가 나타나며 이에 따라 짜증, 기분의 변화, 우유부단함, 집중곤란 등의 증상이 나타날 수 있습니다. 이를 혈관운동증상에 의해 이차적으로 심리적 장애가 나타난다 하여 소위 도미노 이론이라고 합니다. 에스트로겐 치료로 혈관운동증상들이 호전되면 심리적 증상들도 함께 호전됩니다.

3) 심리적, 정신적 증상 및 제반 문제

4-17 ▸▸ 폐경과 관련되어 어떤 심리적 증상들이 나타납니까?

신경과민, 집중력 저하, 기억력 감퇴, 공격성, 긴장, 불면, 우울 (involutional melancholia), 짜증, 의욕상실, 우유부단함, 자신감의 상실 등이 있습니다.

폐경 여성의 약 25~50%에서 심리적 증상들이 나타나며 그 중 우울이 가장 흔히 나타나는 증상입니다.

4-18 ▸▸ 폐경이 우울증 (depression) 을 유발합니까?

폐경이 우울증을 유발하지는 않습니다.

대부분의 경우 폐경기에 나타나는 우울은 전형적인 내인성 우울증과는 차이가 있습니다. 즉, 폐경이 우울한 기분을 유발할 수는 있으나 우울증을 유발하지는 않습니다. 폐경기에 나타나는 우울한 기분은 내인성 우울증에서와 같이 지속적이지 않고 그 정도도 경미합니다. 생화학적으로도 폐경에 의해 본격적인 우울증이 유발된다고 보기 어렵습니다.

4-19 ▸▸ 에스트로겐 부족이 어떻게 심리적 증상을 유발합니까?

뇌에 직접 작용하는 일차적인 요인과 발한에 의한 수면부족 등으로 인한 이차적 요인으로 설명할 수 있습니다.

2가지로 설명할 수 있는데 첫째는 에스트로겐 부족이 직접적으로 중추신경계에 영향을 미친다는 것으로 뇌에는 에스트로겐 수용체가 있으며 특히 감정과 연관된 부위에 에스트로겐 수용체가 밀집되어 있다는 것이 이것을 뒷받침해주는 근거입니다. 둘째는 소위 도미노이론으로 즉, 반복적인 야간 발한에 의한 수면장애로 피로와 짜증 등의 심리적 증상이 유발된다는 것입니다.

2. 아급성 폐경 증상

1) 종류

4-20 ▸▸ 아급성 폐경 증상으로는 무엇이 있습니까?

아급성 증상은 크게 다음과 같이 두 종류로 분류될 수 있습니다 (표 4-1).
① 비뇨생식기의 위축에 의한 증상
② 결체조직으로부터 교원질 소실에 의한 증상

4-21 ▸▸ 아급성 폐경 증상은 언제 어떻게 나타납니까?

모든 여성이 증상을 호소하지는 않으나, 폐경 후 기간이 증가함에 따라 그 빈도가 증가합니다.

폐경 후 비뇨 생식기 위축의 유병률은 정확한 자료는 없으나 개인에서 정도의 차이가 있을 뿐 모든 여성에서 증상이 나타납니다. 에스트로겐의 결핍으로 인한 비뇨 생식기의 위축은 질염, 소양증, 성교통, 질협착, 빈뇨, 배뇨통, 요실금, 빈번한 요감염을 가져와 생활의 불편감과 삶의 질 (quality of life) 저하를 가져오게 됩니다. 또 결체조직의 교원질 소실에 의해 피부의 탄력성이 감소하고 두께가 얇아지며, 인대 및 연조직의 교원질 소실로 인하여 근 골격계의 통증을 호소합니다.

2) 위축성 증상

4-22 ▸▸ 에스트로겐 결핍으로 인해 질은 어떤 변화가 옵니까?

질은 점차 결체조직, 지방조직 및 수분을 저장할 수 있는 능력을 소실하게 되어, 점차 얇아지고 위축되어 질주름이 소실됩니다.

질 상피의 표피세포가 소실되어 외부자극에 취약한 상태가 되어 쉽게 출혈이 일어납니다. 에스트로겐 결핍상태가 계속 진행됨에 따라 질에 분포하는 혈관이 좁아지며 질 분비물이 감소하게 됩니다. 폐경이 점차 진행됨에 따라 질이 좁아지고 탄력성을 소실하게 되어 성교통을 유발합니다. 또한 질의 산성도를 잃어버리게 됨에 따라 질이 외부에서 침입하는 균에 취약한 상태가 되어 질염이 호발하게 됩니다.

4-23 ▸▸ 질의 위축성 변화가 성교 곤란을 초래하고 그로 인하여 성욕까지 떨어질 수 있습니까?

에스트로겐 결핍은 폐경 후의 성욕감퇴에 어느 정도 영향을 미치게 됩니다. (문항 16-14, 15 참조)

에스트로겐의 결핍에 따라 질이 위축되고 건조해지면 성교 곤란이 있게 되며, 따라서 성교 횟수가 줄게 되고 이는 위축과 성교곤란을 가중시켜 자연 성에 대한 관심의 저하를 가져오게 됩니다. 또한 폐경 후 요실금이 생겨 환자가 성교를 싫어하게 될 수도 있습니다. 그러나 이러한 에스트로겐 결핍에 따른 위축 증상만이 폐경 후 성욕감퇴의 모든 원인은 아닙니다. 성에 대한 요구라는 것이 하나의 복합 생리현상으로 정신적인 요소 또한 중요한데 예를들면 배우자와의 관계나 이전의 성에 대한 태도 등이 중요한 인자로 작용할 수 있습니다.

4-24 ▸▸ 에스트로겐 결핍으로 인해 방광과 요도에 어떤 변화가 옵니까?

폐경 이후 방광과 요도상피의 세포가 감소하고 얇아짐에 따라 위축성 변화가 오는 것으로 알려져 있습니다.

에스트로겐 결핍과 비뇨기계의 기능 이상과의 인과 관계에 대한 결론적 자료는 아직 부족한 실정이나 특히 방광삼각부와 요도에 에스토로겐 수용체가 존재하여, 폐경 이후 방광과 요도상피의 세포가 감소하고 얇아짐에 따라 위축성 변화가 오는 것으로 알려져 있습니다. 이러한 방광과 요도 상피의 위축은 감염에 취약한 상태를 가져오게 됩니다. 또한 에스트로겐 결핍상태는 요도 점막하 혈관층과 결체조직층에 영향을 끼쳐 요도의 폐쇄기전에 부정적인 영향을 가져와 요실금에 취약한 상태가 되며, 방광의 불안전성 또는 과운동성을 가져와 빈뇨, 야간뇨, 절박뇨를 보이는데 영향을 주는 것으로 알려져 있습니다 (문항 20-6 참조). 동물연구에 의하면, 에스트로겐이 결핍되면 방광과 요도의 수용체의 밀도와 민감도가 감소하며 신경자극에 대한 반응도가 떨어진다고 보고되고 있습니다.

4-25 ▸▸ 질 이외에 에스트로겐 결핍으로 영향을 받는 여성 생식 기관으로는 무엇이 있습니까?

자궁, 외부 생식기 및 유방 등이 있습니다.

이들 기관의 변화는 대부분 위축성 변화로 요약될 수 있습니다. 외음부는 점차 위축되고 음모는 감소하고 피부는 얇아지게 됩니다. 피하 조직이 감소함에 따라 소음순이 작아지고 색이 엷어지며 대음순은 위축됩니다. 이러한 변화는 성교통을 가중시킬 수 있습니다. 자궁은 점차 작아지고 그 벽은 얇아지며 자궁 경부도 크기가 감소합니다. 자궁 내막 또한 얇아지지만 중요한 것은 자궁 내막은 에스트로겐에 반응할 수 있습니다.

골반벽을 구성하는 조직들도 긴장도가 감소됨으로 인하여 자궁탈, 직장탈, 혹은 방광탈 등이 발생하게 됩니다. 유방은 유선 조직의 감소와 지방 침착과 결체 조직의 상대적인 증가로 퇴축이 일어나게 됩니다. 그러나 이러한 퇴축은 부위에 따라 위축의 정도가 다르고 개인에 따라 다양하게 나타날 수 있습니다.

3) 교원질 소실의 증상

4-26 ▸▸ 에스트로겐 결핍에 의해 피부에 어떠한 변화가 옵니까?

피부의 노화는 연령, 호르몬, 환경적인 요소 등에 의한 복합적인 현상으로 폐경으로 인한 에스트로겐의 결핍만으로 설명할 수는 없으나, 폐경 후 에스트로겐의 분비가 감소함에 따라 주름, 건조, 위축 등으로 나타납니다 (문항 18-2 참조).

폐경 후 에스트로겐 분비가 감소하면 피부의 수분, 히알루론산 (hyaluronic acid) 및 콜라겐이 감소하는 것으로 밝혀져 있습니다. 콜라겐 양의 감소는 폐경 초기부터 급격하게 나타나 폐경 후 첫 5년 동안 피부 콜라겐의 30%가 소실되며 그 후 20년 간 매년 2.1% 씩 감소한다고 보고되고 있습니다. 이러한 변화로 인해 피부는 외상에 약하게 됩니다. 또 피부의 수분과 수분을 조절하는 물질 및 히알루론산이 감소함에 따라 피부가 건조해지며 거칠어지는 현상을 초래합니다.

3. 만성 후유증

1) 종류

4-27 ▸▸ 에스트로겐 결핍의 만성 후유증은 무엇입니까?

골다공증, 심혈관 질환과 알쯔하이머병이 알려져 있습니다.

폐경이후 약 7-8년이 지나면 골다공증이 발생되며, 심혈관질환은 약 10년, 알쯔하이머병은 노화와 더불어 15년 후 발생이 증가됩니다.

4-28 ▸▸ 급성 폐경 증상이 있었던 여성에서 만성 후유증이 더 많이 발생됩니까?

아직 확실하지는 않으나 상관관계가 없다는 것이 일반적인 견해입니다.

2) 심혈관 질환

4-29 ▸▸ 심혈관 질환의 위험요인은 무엇입니까?

고지혈증, 고혈압 그리고 흡연이 중요하며 그 외 당뇨, 비만, 운동부족, 혈액 점성증가, 정신적인 스트레스 등이 있습니다.

교정 불가능한 인자로는 연령, 성별, 심혈관 질환의 가족력이 남성보다 더 큰 영향을 미칩니다.

4-30 ▸▸ 여성과 남성에서 심혈관 질환의 발생은 차이가 있습니까?

차이가 있습니다.

심혈관 질환은 우리나라 여성 사망의 세 번째 원인이며 그 빈도는 증가하는 추세이고, 미국 여성 사망의 주요 원인입니다. 폐경 전 여성들은 나이에 따른 심혈관 질환의 발생이 남성에 비해 10년 늦으며 이러한 차이는 내인성 에스트로겐의 보호 작용에 의한다고 생각되고 있습니다. 45-64세 사이의 남성은 같은 연령대의 여성에 비해 심혈관 질환 발생 빈도가 높습니다 (그림 4-2).

폐경이 되어 내인성 에스트라디올의 분비가 저하되면 성에 의한 유병율의 차이는 좁혀집니다. 대부분의 폐경 여성은 심혈관 질환에 연관된 증상이 없으며 심혈관 질환을 가진 여성 중 95%가 폐경 여성입니다.

4-31 ▸▸ 폐경전 여성에서 심혈관 질환의 발생이 낮은 이유는 무엇입니까?

폐경 전 여성에서는 내인성 에스트라디올이 노화에 의한 혈관 구조변화를 약화시키는 것으로 추정됩니다.

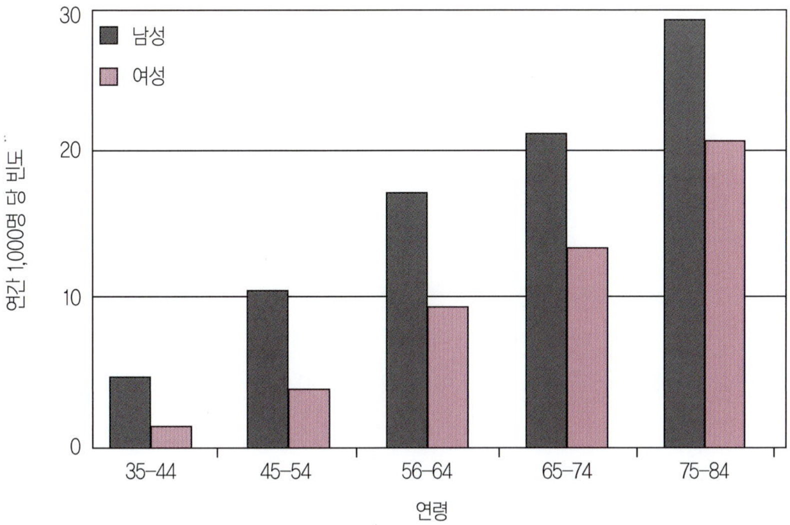

그림 4-2. 남성과 여성에서 연령에 따른 관상동맥 질환 빈도

노화에 따른 혈관 구조 변화란 혈관내피 기능장애, 동맥 내막 (intima) 평활근 세포의 성장촉진, 혈관 플라크 (plaque)의 빈도 증가 등입니다. 이러한 변화가 동맥경화를 유발하는데 관여합니다. 혈관 구조변화가 노화에 의한 것인지 폐경에 의한 것인지 구분하기 힘들지만 같은 연령의 남성과 폐경여성, 같은 연령의 폐경 전 여성과 폐경여성에서 심혈관 질환의 발생율을 비교하면 내인성 에스트라디올이 심혈관 질환의 발생을 지연시키고 있음을 암시합니다. 이와 더불어 여러 연구에 의하면 에스트라디올은 내막 평활근 세포 증식과 혈관내피 기능장애 등의 노화에 따른 혈관 구조변화를 억제하며, 콜레스테롤을 낮추고 혈관 긴장도를 호전시킵니다.

4-32 ▸▸ 에스트로겐 결핍과 심혈관 질환의 발생과 관계가 있습니까?

있습니다. 내인성 에스트라디올의 결핍은 심혈관 질환을 유발합니다.

난소 절제술을 받은 젊은 여성들의 부검연구에 의하면 심혈관 질환의 빈도가 높습니다. Framingham 연구에서도 자연 또는 수술에 의한 조기 폐경 여성에서 같은 연령의 폐경 전 여성에 비해 심혈관 질환의 가능성이 높다고 하였고, NHS (Nurses' Health Study)에서도 양측 난소절제술을 받은 여성이 호르몬 요법을 하지 않았을 경우 심혈관

질환의 위험성이 높다고 하였습니다. 젊은 나이에 폐경이 된 여성에서 심혈관 질환의 위험성과 이로 인한 사망 위험성이 높다고 하였습니다.

4-33 ▸▸ 에스트로겐이 심혈관 질환에 미치는 직접적인 효과는 무엇입니까?

에스트로겐의 수용체가 혈관 및 심장에 존재하며 이를 통한 다양한 직접 효과가 보고 되고 있습니다. 에스트로겐은 혈관 내 지질의 축적을 억제하며 항산화 작용으로 혈관 내에서 일어나는 저밀도 지단백의 산화변성을 저하시킵니다. 혈관 내피세포 및 평활근세포의 증식을 억제하며 교원질과 탄력소 (elastin)의 축적을 낮추고 혈관내피의 투과성을 조절하고 세포 부착 분자 (cell adhesion molecule: CAM)의 발현을 억제하여 염증반응을 약화시켜 동맥경화증을 억제합니다. 또한 혈관을 이완시키며 국소적 혈전용해를 향상시킵니다. 그리고 에스트로겐은 심장에 직접 작용하여 심근 수축력을 향상시키고 심장의 박동수를 감소시키는 효과를 보입니다. 이상의 작용기전으로 에스트로겐 결핍이 심혈관 질환의 발생과 진행에 영향을 줄 것이라 생각됩니다.

4-34 ▸▸ 폐경여성에서 심혈관 질환의 발생은 폐경의 형태에 따라 다릅니까?

다르지 않습니다.

폐경의 형태 (수술, 자연)보다는 폐경 후 기간이 잠복성 동맥경화의 증가에 관여합니다.

4-35 ▸▸ 폐경이 되면 지질대사는 어떻게 변합니까?

혈중 총 콜레스테롤, 저밀도 지단백 (low density lipoprotein: LDL) 콜레스테롤 그리고 중성지방 농도가 폐경 후 상승하며 고밀도 지단백 (high density lipopretein: HDL) 콜레스테롤 농도는 변화가 없거나 감소합니다.

총 콜레스테롤과 저밀도 지단백 콜레스테롤은 폐경 후 3년 이내에 증가하며, 난소절제술을 받은 여성에서는 수술 후 6주 이내에 총 콜레스테롤과 저밀도 지단백 콜레스테롤이 증가합니다.

4-36 ▸▸ 폐경이 되면 심혈관 질환은 어떻게 진행됩니까?

심혈관 질환의 진행은 폐경 연령과 잠복성 동맥경화의 정도에 따라 다를 수 있습니다.

35세 여성의 관상동맥에는 지방성 조흔 (fatty streaks)과 소량의 동맥경화 프라크 (plaque)가 있지만 폐경이 되어 10년 이상이 경과하는 동안 (45-55세) 동맥경화는 활발하게 진행되어 65세 이후에는 이로 인한 합병증이 발생하게 됩니다. 또한 폐경이 되면 혈관내피 기능장애와 동맥내막 두께가 증가합니다. 폐경 후 5-8년이 경과하면 프라크의 빈도와 동맥 내막 및 중막 두께가 증가 (intima-media thickening)하게 됩니다. 또한 폐경은 혈관내피 기능장애, 혈관 내피 의존성 이완의 감소, 혈류성 이완의 감소와 연관됩니다. 동맥 내막 두께는 연령과 관상동맥질환의 중증도에 따라 증가합니다. 양측 난소절제술을 받은 여성에서 동맥 내막 두께는 폐경 후 기간이 길어질수록 진행되며 15년이 되면 유의하게 증가합니다.

4-37 ▸▸ 폐경 여성에서 고혈압의 빈도가 높은 이유는 무엇입니까?

폐경 전 여성에 비해 폐경 여성에서 혈압저하 인자의 생성은 감소하고 전 혈압 인자의 합성은 증가된다고 합니다. 또한 폐경 여성은 나트륨에 대한 감수성이 증가되므로 이에 따른 신장 기능의 변화가 고혈압 발생에 기여한다고 합니다. 여성호르몬 결핍이 혈압에 미치는 영향에 관한 연구가 부족합니다.

4-38 ▸▸ 에스트로겐 결핍과 뇌졸중과의 관계는 어떠합니까?

여성호르몬 결핍과 뇌졸중 사이의 인과관계는 아직 확실치 않습니다.

3) 골다공증

4-39 ▸▸ 골의 재형성은 어떻게 일어납니까?

골의 재형성은 흡수와 형성의 일정한 순서에 의해 일어납니다 (그림 4-3).

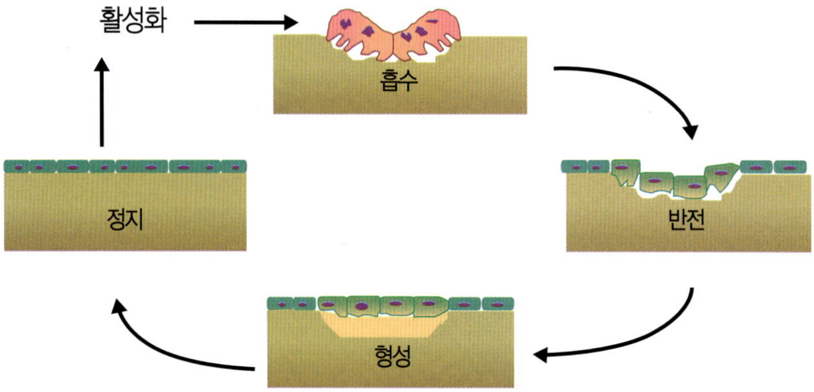

그림 4-3. 골 재형성과정

이러한 일련의 과정은 기초다세포 단위 (basic multi cellular unit: BMU) 또는 골재형성 단위 (bone remodeling unit: BRU)의 내골 표면에서 일어납니다. 이러한 과정을 살펴보면 골 흡수는 활성화 된 파골세포의 동원에 의해 시작되며 이들은 골 표면을 이루고 있는 세포에서 분비되는 단백분해효소 (proteinase)에 노출된 간질에 작용하게 되고 열공 (lacunae)을 형성합니다. 파골세포는 회선상의 막을 가지는데 리소좀 (lysosome) 효소를 열공내로 분비하고 이로써 간질의 흡수가 일어나는 것입니다. 골 흡수가 일어나고 나면 골 형성이 시작되는데 조골세포의 전구세포가 흡수된 골 공간으로 이동하여 파골 세포의 활동을 억제합니다. 전구세포로부터 분화되고 증식된 조골세포는 흡수된 골 공간을 새로운 골기질인 유골 (osteoid)로 채우게 됩니다. 휴식기에는 조골세포는 최대한 분화하여 골 흡수가 시작되기 전까지 새로 형성된 골 표면에 있게 됩니다. 이러한 골 생성 및 골 흡수의 연속적인 상호작용은 골격의 유지에 매우 중요합니다.

파골세포의 활성화는 다음과 같습니다. 조골세포 또는 기질세포에서 발현한 막 (transmembrane) ligand인 RANKL (receptor activator of nuclear factor-kB ligand)가 파골전구세포 막 (transmembrane)에 존재하는 수용체인 RANK와 결합되어 파골세포가 분화되면 골흡수가 일어나게 됩니다. OPG (Osteoprotegerin)는 RANKL과 결합하는 위장 수용체로 RANKL와 RANK의 결합을 방해하여 조골세포 생성을 억제합니다. OPG와 RANKL 조절에 관여하는 호르몬은 표 4-3 과 같습니다.

4-40 ▸▸ 골 형성과 골 소실에 있어 남성과 여성의 차이가 있습니까?

있습니다. 골 소실이 여성에서 남성보다 빨리 진행됩니다.

표 4-3 . RANKL 와 OPG 조절에 관여하는 호르몬

	RANKL	OPG
자극	Dexamethasone 1α25-$(OH)_2$ D_2 parathyroid hormone PGE_2	17β-Estradiol
억제	17β-Estradiol	Hydroxycortisone, Dexamethasone 1α25-(OH)2 D2 parathyroid hormone PGE_2

남성과 여성 모두 청소년기에 골량은 급속히 증가하기 시작하는데 남성의 경우 사춘기 시작이 느려 최대골량에 이르는 연령이 여성보다 느리나 사춘기전 성장기간 (prepubertal growth period)이 여성보다 2년 더 길기 때문에 최대골량은 남성에서 더 높습니다. 그러나 최대골량을 골용적 (bone volume)으로 교정한 용적당 골밀도의 최고치 (peak volumetric bone density)는 남성과 여성 사이에 차이가 없습니다. 성인에서 골량의 차이는 용적당 골밀도보다 피질 (cortical) 두께 (thickness) 및 폭 (width)의 차이에 기인합니다.

여성과 남성에서 골소실 양상은 다릅니다. 여성에서 골소실이 폐경기 이후 첫 4-8년간 급격히 발생한 후 완만해지는 2개의 phase가 있는데 반하여 남성에서의 골소실의 특징은 급격한 감소없이 서서히 지속적인 골소실이 나이에 비례해서 발생한다는 점입니다.

청년기에 최대골량에 도달한 후 골밀도는 남성과 여성 모두 중년기 (middle life)까지 비교적 안정된 상태로 유지되나 여성의 경우 폐경시 골소실의 일시적 가속화 단계를 거치면서 그 후 10-20년간 골소실이 뚜렷해지는데 (급속기) 이 시기에 소주골 (trabecular bone)의 20-30%, 피질골 (cortical bone)의 5-10% 정도가 소실됩니다. 이런 시기는 골소실이 천천히 무한정 일어나는 완만기 (slow phase)로 연결됩니다. 남성의 경우는 급격한 골소실 단계 없이 고령여성의 완만기와 비슷한 양상으로 감소합니다. 청년기 이후 소주골 소실은 여성의 경우 35-50%, 남성에서는 15-45%이고 피질골의 경우 여성에서 25-30%, 남성에서 5-15%가 소실됩니다.

노화에 따른 골의 미세구조적 측면에서의 변화에 남성과 여성 사이에 차이가 있을 수 있습니다. 척추체 (vertebral body)와 장골능선 (iliac crest)에서와 같은 소주골의 경우 소실되는 해면골의 절대 용적은 남성과 여성에서 비슷합니다. 소주 숫자 (trabecular number) 및 폭의 감소는 남녀 모두 일어나나 연령이 증가함에 따라 여성에서는 소주 숫자의 감소가 우세하며 남성에서는 소주 폭의 감소가 우세합니다. 또한 여성의 경우 특히 폐경시 골흡수가 일어나는 소주골 표면적이 증가합니다. 소주골의 평균 벽두께 (wall thickness)는 남성에서 여성보다 더 크게 감소합니다. 즉 여성의

경우 소주골의 천공 (perforation)이 주로 일어나는 반면 남성에서는 소주골의 얇아짐이 일어납니다. 한편 피질골의 경우 남성에서 골막하 확장 (subperiosteal expansion)이 여성보다 더 증가하는 반면 골내막 흡수 (endocortical resorption)가 여성에서 남성보다 더 크기 때문에 피질골 소실율은 여성보다 남성에서 더 낮습니다 (그림 4-4).

남성에서 여성보다 골의 유약성 (fragility)이 덜한데 이는 1) 성숙기에 척추체와 장골 (long bone)의 직경이 더 크고 2) 더 큰 해면골의 골량에 상대적인 순수 골소실이 덜 하며 (10% vs 25%). 3) 해면골 소실이 남성의 경우 해면골의 얇아짐에 의하여 일어나 그 연결성 (connectivity)가 유지되나 여성에서는 천공에 의하여 일어나 연결성이 소실된다는 점, 4) 남성의 경우 보상적 골막하 피질골 형성이 여성보다 커서 피질골 소실이 여성보다 적은 것 등으로 설명할 수 있습니다.

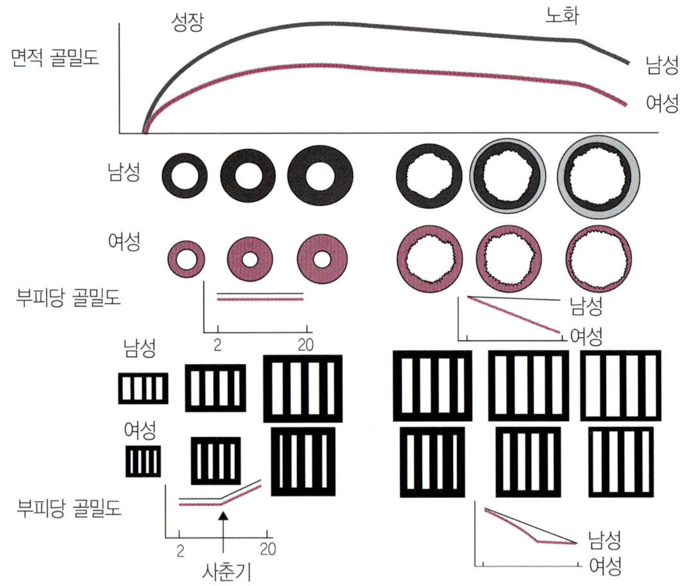

그림 4-4. 나이에 따른 골형성과 골흡수에 있어 남성과 여성의 차이 (피질골과 소주골)

성장기동안 뼈의 크기가 증가하므로 면적 골밀도는 증가합니다. 남성이 여성보다 뼈의 크기가 크므로 남성에서 면적 골밀도는 높습니다. 부피당 골밀도의 최고치는 성에 따른 차이가 없습니다. 장골에서 부피당 골밀도는 나이와 무관합니다. 척추골에서 부피당 골밀도는 사춘기때 증가합니다. 나이가 듦에 따라 피질골 내막의 흡수로 남성과 여성에서 비슷한 양의 골 소실이 생긴다. 남성이 여성보다 피질골 골막 (periosteum)형성이 남성에서 여성보다 크므로 실질적인 골 소실은 여성에서 남성보다 증가합니다. 소주골 소실은 여성에서는 중년기에 소주 (trabecula)의 완전한 소실에 의해서 천공이 주로 일어나며, 남성에서는 소주골의 지속적인 감소로 소주골의 얇아짐이 일어납니다.

4-41 ▸▸ 골다공증이란 무엇입니까?

2000년 미국 국립보건원 (National Institutes of Health: NIH)은 골강도 (bone strength)라는 개념을 사용하여 골다공증을 골강도의 약화로 인한 골절의 위험이 증가된 골격질환으로 정의하고 있습니다.

즉 골량보다는 골강도라는 상대적 개념을 부각시키고 있습니다. 골강도는 골량 (bone mass)과 골의 질 (bone quality)에 의해 결정됩니다 (그림 4-5).

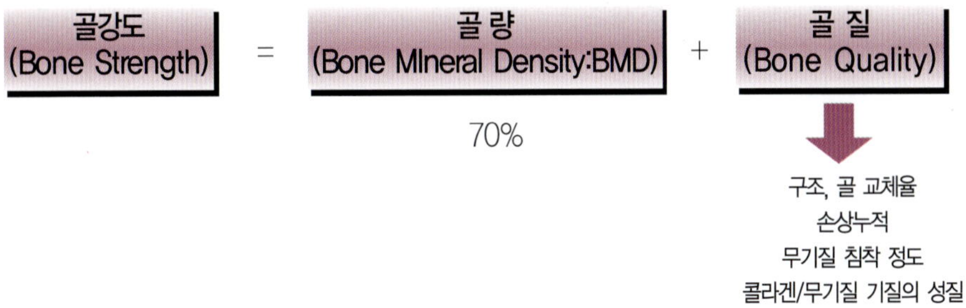

그림 4-5. 골강도 결정인자

4-42 ▸▸ 골 질 (bone quality)이란 무엇입니까?

골 질은 뼈가 물리적 저항 (mechanical resistance)을 견디는데 필요하며 골의 구조 (미세구조, 거대구조), 손상축적, 골 교체율, 무기질화 등 물질적 성질에 의해 결정됩니다 (그림 4-5).
3차원 미세화 전산화단층촬영법 (computed tomography: CT) 촬영법으로 골 구조를 평가하는 방법은 아직 임상에 적용되지 않고 있으며 골교체율을 측정하여 무기질화 정도를 평가하는 방법이 있습니다.

4-43 ▸▸ 골다공증은 어떻게 일어납니까?

골 흡수가 증가하거나 골 생성이 감소하면 골다공증이 일어납니다.

골 재형성 과정의 부조화는 이것이 골형성 과정이든 골흡수 과정이든 간에 다른 한쪽의 과잉을 초래하게 되고 결국 골격의 변형을 초래합니다. 골다공증은 가장 흔한 골 질환으로 특히 여성에서 호발하며 폐경 후 에스트로겐 결핍이 가장 중요한 원인입니다.

4-44 ▸▸ 에스트로겐 결핍은 어떻게 골다공증을 유발합니까?

에스트로겐 결핍을 초래하는 질병 또는 요인이 있는 경우 골소실이 발생합니다. 에스트로겐 결핍은 폐경 후 골다공증의 일차적인 병리적 요인이지만 에스트로겐 결핍으로 인한 골소실의 정확한 기전은 아직 밝혀지지 않았습니다. 에스트로겐 수용체는 조골세포, 파골세포, 골세포뿐 아니라 골 근처에 위치한 조혈세포와 혈관세포에서도 발견됩니다. 에스트로겐은 파골세포의 생존주기를 감소시키거나 파골세포의 형성을 조절하는 국소인자를 변하게 하여 골흡수를 억제할 수 있습니다. 에스트로겐 결핍은 일차적으로 소주골이 많이 포함된 골 부위 즉 척추골에서 골량의 감소를 유발합니다. 모든 폐경 여성에서 골소실이 있지만 그 정도는 다양합니다. 이는 개인에 따른 에스트로겐 수용체 작용의 차이 때문인 것으로 생각되나 아직 증명된 바는 없습니다. 이외에 성호르몬 결합글로불린 농도와 국소적으로 안드로겐에 의한 에스트로겐 생성의 차이도 고려할 수 있습니다. 에스트로겐은 골 형성과도 밀접한 관계가 있습니다. 일부 세포배양 실험결과 에스트로겐은 조골세포의 증식과 분화를 촉진시키며, 동물 실험상 일치되는 골 생성 효과가 보고되고 있습니다. 골조직에 대한 직접 효과 외에 에스트로겐은 칼슘 대사에 영향을 줍니다. 비타민 D 대사에 대한 영향을 통하여 칼슘의 장관 흡수를 증가시키고, 칼슘의 요 배설을 감소시키며, 부갑상샘 호르몬의 분비를 저하시킵니다.

최근에는 에스트로겐이 골세포에 대한 작용에 관한 연구가 많이 진행되었습니다. 에스트로겐이 결핍될 경우 뼈에서 친염증성 시토카인 (proinflammatory cytokine)인 인터루킨-1 (interleukin-1: IL-1), 인터루킨-6 (interleukin-6: IL-6), 종양괴사인자-α (tumor necrosis factor-α: TNF-α), 단핵구 집락자극인자 (monocyte colony-stimulating factor: M-CSF)와 프로스타글란딘 E2 PGE_2 (prostaglandin E_2)의 생산이 증가하는데 이들은 파골전세포 형성에 관여하여 골 흡수를 증가시킵니다. 에스트로겐은 TNF-β 생성을 촉진하여 파골세포의 작용을 약화시키고 사멸시킵니다. 에스트로겐은 파골세포 분화와 활성화에 필요한 RANKL (receptor activator of NF-κB ligand)를 무력화하는데 필요한 위장수용체인 OPG (osteoprotegerin)를 증가시키고 M-CSF와 RANK (receptor activator of NF-κB)를 감소시킵니다 (그림 4-6). RANKL와 RANK에 대한 에스트로겐의 작용이 직접적인지에 대해서는 논란이 있습니다.

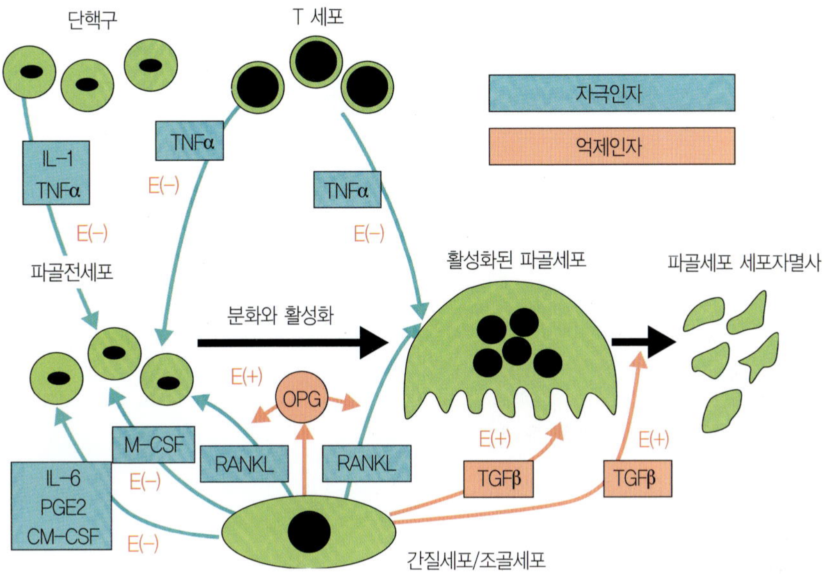

그림 4-6. 에스트로겐이 사이토카인 (Cytokine)을 통해 파골세포 형성과 기능에 미치는 작용.
오렌지색은 파골세포 분화, 푸른색은 파골세포억제에 관여하는 인자들임. 붉은색은 에스트로겐이 각 조절 인자에 작용하는 것임.

IL-1: interleukin-1(IL-6 : interleukin-6)
M-CSF: monocyte colony stimulating factor
OPG: osteoprotegerin
PGE_2: prostaglandin E_2
RANK: receptor activator of NF-κB
RANKL: receptor activator of NF-κB ligand
TGF-β: transforming growth factor-β
TNF-α: tumor necrosis factor-α

4-45 ▸▸ 폐경여성에서 골 소실은 얼마나 일어납니까?

30대 초반에 최대 골량에 도달하게 되며 그 후 연간 0.7%씩 골 소실이 발생됩니다. 폐경 후 에스트로겐 결핍의 결과로 골의 교체 속도가 증가하고 골 흡수와 형성에 불균형이 커집니다. 그 결과 연간 골 소실이 소주골의 3-5%, 전체 골의 1-1.5% 로 5년 동안 가속화됩니다. 그 후 골 소실은 연간 1% 이하로 점점 감소됩니다.

4-46 ▸▸ 남성에서도 에스트로겐 결핍으로 골소실이 초래됩니까?

초래됩니다.

남성에서 에스트로겐 알파 수용체 변이나 방향화 효소 결핍이 있는 경우 성장이 지연되고 골밀도가 현저하게 낮습니다. 남성과 여성에서 혈중 내 생체 유용한 에스트로겐 농도가 골밀도를 유지하는데 중요합니다.

4-47 ▸▸ 골다공증은 어떻게 분류합니까?

골다공증은 폐경에 의한 골다공증과 노인성 골다공증, 그리고 이차적 원인에 의한 골다공증으로 분류할 수 있습니다 (표 4-4).

표 4-4. 골다공증의 분류

폐경 (에스트로겐의 결핍)
노인성
이차성
내분비 (쿠싱증후군, 갑상선기능항진증, 부갑상선기능항진증, 고프로락틴혈증)
식이 장애
소화 장애 (흡수장애, 중증 간질환)
암 (전이성 암, 다발성)
약물복용 (항경련제, 부신피질 호르몬, 갑상선 호르몬)
골수 질환
유전 질환 [불완전골형성증 (osteogenesis imperfecta), 호모시스틴뇨증 (homocystinuria)]

4-48 ▸▸ 폐경과 노화에 의한 골다공증의 임상적 특징은 무엇이 있습니까?

폐경에 의한 골다공증과 노화에 의한 골다공증의 임상적 특징의 비교는 표 4-5와 같습니다.

표 4-5. 폐경에 의한 골다공증과 노인성 골다공증의 비교

	제1형	제2형
원인	폐경	노화
연령	51-75	70
성비(남:여)	6:1	2:1
골소실의 유형	주로 지주골 소실	지주골 및 피질골
골소실의 속도	빠름	느림
골절의 빈발부위	척추 및 요골 원위부	척추 및 골반부
부갑상선 기능	저하	증가
칼슘 흡수	저하	증가
25-수산화 비타민 D → 1,25 수산화 비타민 D	2차적 저하	1차적 저하

4-49 ▸▸ 폐경여성에서 골다공증 골절의 빈도는 어떻습니까?

북미에서 50세 백인 여성을 대상으로 한 역학 연구 결과 취약 골절 (fragility fracture)의 평생 위험도는 고관절 골절이 17.5%, 임상적으로 진단된 척추 골절이 15.6% 그리고 원위부 전완 골절이 16%로 측정 되었습니다. 호주 자료에 의하면 고관절 골절, 임상적인 척추 골절 그리고 다른 부위의 골절의 평생 위험도가 각각 17%, 9.6% 그리고 30.4%로 보고하였습니다. 우리나라의 경우 광주지역의 고관절골절 발생이 10년 전에 비해 3-4배 증가하는 양상을 보였으며 안성 및 안산 코호트 연구에서는 경골 골절이 20%, 요골 골절이 7.5%의 유병율을 보였습니다.

4-50 ▸▸ 전형적인 골다공증에 의한 골절은 무엇입니까?

척추, 손목, 고관절 부위의 골절입니다.

백인 여성의 경우 평생 동안 골다공증에 의한 골절의 위험은 50%로 보고되어 있으며 골절은 주로 척추, 손목, 고관절 부위에 생깁니다. 나이에 따른 골절 부위의 분포는 그림 4-7과 같습니다. 50세 이상의 여성에서 고관절과 척추관절의 골절 빈도는 나이가 증가하면서 급속히 증가하는데, 반면 손목 골절은 완만한 양상을 보입니다.

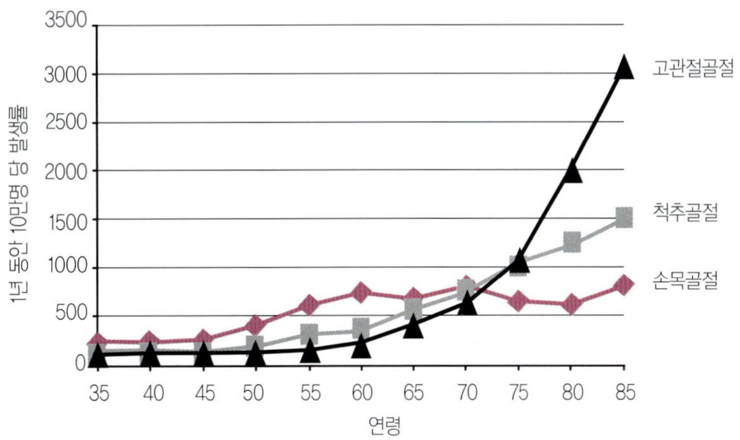

그림 4-7. 연령에 따른 골다공증성 골절의 빈도

4-51 ▸▸ 폐경 여성에서 손목골절의 빈도는 남성과 차이가 있습니까?

차이가 있습니다.

백인 여성에서 손목 골절의 발생률은 40세 에서 65세까지 선형으로 증가하며 이후에는 안정화되지만 (그림 4-7) 남성에서는 20세에서 80세까지 발생률이 일정합니다. 다른 골절보다도 성비의 차이가 두드러지며 여성에서 4배 정도 더 발생합니다.

4-52 ▸▸ 골다공증 골절의 주요 위험인자는 무엇이 있습니까?

골다공증 골절의 위험인자는 표 4-6과 같습니다.

표 4-6. 골다공증 골절의 위험인자

폐경기 여성
연령〉65세*
저 체중
이전 잦은 외상 골절*
골다공증의 가족력*
낮은 칼슘 섭취
오랜 부동 상태
빠른 골 손실과 연관된 약물과 질병
방사선학적 골밀도 감소
신장 (height) 감소
DXA (dual-energy x-ray absorptiometry) 이외의 방법으로 평가된 낮은 골량

* 골 밀도와 독립적인 위험인자

4-53 ▸▸ 고관절 골절로 초래될 수 있는 문제점은 무엇입니까?

환자의 30% 이상이 영구적인 장애를 가지게 됩니다. 골절 후 1년 이내에 12-20% 의 환자가 사망합니다. 생존자의 50% 이상에서 독립적인 생활을 못하며 장기간 간병인이 필요합니다.

4-54 ▸▸ 척추 압박골절로 초래될 수 있는 문제점은 무엇입니까?

신장 감소, 척추 후만증, 내부 장기의 밀집, 요통 (급성 또는 만성), 장기간 장애, 사망률 증가입니다.

4) 치매

4-55 ▸▸ 치매란 무엇입니까?

지적 능력과 사회적 활동을 할 수 있는 능력의 소실을 가져와 일상 생활의 장애를 초래하는 질환입니다

치매는 여러 질환에 의해 초래될 수 있는 하나의 증후군입니다. 치매는 크게 두가지로 분류되는데 원발성 퇴행성 치매와 이차성 혈관성 치매가 있습니다. 원발성 퇴행성 치매로는 알쯔하이머병, 루이체 치매 (Louise dementia), 전두측두엽 치매 (frontotemporal dementia)등이 있습니다. 치매의 증상은 원인 질환의 종류와 정도에 따라 다양하게 나타나는데 가벼운 기억장애부터 심한 행동장애까지 나타나게 됩니다. 치매를 진단하는 기준은 5개의 인지기능 영역에서 최소 두 개의 인지영역 (그 중 하나는 기억장애를 반드시 포함해야 함)의 기능저하가 객관적으로 증명되어야 합니다. 5개 영역은 기억장애, 언어장애, 시공간 능력 저하, 성격 및 감정의 변화 그리고 고차원적 기능장애 (추상적 사고 장애, 계산력 저하, 실행증 등)입니다.

4-56 ▸▸ 알쯔하이머병의 임상적 특성은 무엇입니까?

퇴행성 치매의 가장 중요한 원인으로 서서히 발병하여 진행하는 질환으로 대부분 사고나 감염으로 사망하는 질환입니다

알쯔하이머병은 현재 전 세계적으로 2400만 명 이상의 환자가 있는 질병으로서 65세 이상의 고령인구 군에서는 4-5세가 증가할 때 마다 그 환자수가 2배 가까이 늘어나며, 80세 이상 노인의 30%가 알쯔하이머병으로 발전하게 될 가능성이 있는 것으로 보고되고 있습니다.

알쯔하이머병은 크게 유전적 변이에 의해 발병하는 가족성 알쯔하이머병과 그 원인이 밝혀지지 않은 산발성 알쯔하이머병으로 나눌 수 있으며, 병리학적 특징으로는 신경섬유덩어리 (neurofibrillary tangle)와 노인반 (senile plaque)을 들 수 있습니다. 세포내부의 응집체인 신경섬유덩어리는 세포체 (cell body), 가지돌기 (dendrite), 미세섬유 (filament)에 위치하며, 미세관관련 단백질 (microtubule-associated protein) 인 "tau"가 응집되어 나타납니다. 또 세포외부의 단백질 축적은 노인반이라는 특징적인 구조를 형성하며 이는 주로 베타 아밀로이드 단백질 (beta-amyloid protein)로 구성되어 있습니다. 베타 아밀로이드 단백질은 알쯔하이머병의 주요 원인으로 알려져 있습니다. 현재 알쯔하이머병을 초기 단계에서 확진하는 진단방법이 없으며, 원인을 근본적으로 치료하는 치료제 역시 아직 개발되어 있지 않습니다.

4-57 ▶▶ 알쯔하이머병과 폐경은 관계가 있습니까?

여성의 알쯔하이머병이 폐경 이후 에스트로겐 결핍과 관련이 있음을 시사하는 보고가 많습니다.

역학연구에서 여성이 남성에 비해 알쯔하이머병의 발생율이 2-3배 정도 더 높습니다. 그 이유로 에스트로겐의 감소가 중요한 요인 중 하나로 지적되고 있습니다. 에스트로겐 결핍과 관련하여, 골다공증이 동반된 노령여성에서 인지기능의 감소가 더 심하며, 내인성 에스트로겐 생성이 상대적으로 많은 비만한 여성에서 위험도가 떨어지는 것으로 보고하고 있습니다.

4-58 ▶▶ 연령이 증가하면서 인지기능은 어떠한 변화를 보입니까?

정상적인 노화의 과정으로 60세 이후에 기억능이 감소하는 것으로 보고하고 있습니다.

단면조사연구에 의하면 60세 이후에 기억능이 점차 감소하여 40%가 일상생활에서 불편을 겪는다고 합니다. 특히 새로운 정보를 받아들이고 이를 다시 기억해내는 능력과 작동기억 (working memory: 계산 도중의 결과를 고속으로 기억하는 능력)이 현저히 영향을 받는 데, 이를 담당하는 뇌는 해마와 전두엽 피질에 해당됩니다. 즉 연령이 증가함에 따라 뇌의 해마와 전두엽 피질의 노화로 인하여 신경세포, 신경전달물질, 신경세포의 자극전달부, 신경세포망의 손실을 가져와 인지기능의 저하를 초래합니다. 이를 뇌영상 연구 (functional MRI)에서 확인할 수 있습니다.

4-59 ▸▸ 에스트로겐이 뇌신경계에 미치는 영향은 무엇입니까?

뇌의 발육 및 대사에 중요한 영향을 가져오며, 뇌하수체의 신경내분비기능, 기억과 인지기능, 기분조절에 영향을 미치는 것으로 알려져 있습니다.

에스트로겐은 태아의 뇌발육에 영향을 끼쳐 남녀의 뇌 구조가 다르게 분화되도록 합니다. 에스트로겐은 신경세포의 성장과 분화 및 재생에 중요한 역할을 하며, 신경 세포끼리의 연결을 촉진합니다. 에스트로겐은 콜린성 체계와 세로토닌 체계의 일부 신경전달물질의 생성과 대사에 영향을 끼쳐 뇌세포 상호전달체계에 중요한 영향을 가져오는 것으로 알려져 있습니다. 또 에스트로겐은 신경손상을 유발하는 상황에서 손상을 줄이고 보호하는 효과를 가져오는 것으로 보고되고 있습니다. 그 기전으로는 에스트로겐이 항산화제로 기능을 하며, 신경세포의 자연사멸을 조절하고, 뇌혈관에 직접 작용하여 혈관확장을 촉진함으로써 대뇌혈류량과 당운반을 증가시키며, 뇌내의 급성 염증반응에 대한 항염작용을 하여 뇌신경 보호효과를 가져오는 것으로 추측되고 있습니다. 또 알쯔하이머병의 중요 신경 병리 소견은 베타 아밀로이드 단백질이 축적되는 소견인데, 에스트로겐이 아밀로이드 전구체 단백질의 대사에 관여하여 베타 아밀로이드 단백질의 축적을 감소시키는 것으로 보고되고 있습니다.

뇌신경계에는 에스트로겐 수용체 α, β 둘 다 분포하고 있으며, 시상하부, 해마(hippocampus), 편도 (amygdala), 소뇌 및 대뇌피질에 선택적으로 분포하고 있는 것으로 보고되고 있습니다. 그리하여 에스트로겐이 이러한 구조물의 기능인 체온조절, 수면, 기분 및 인지기능에 영향을 끼치는 것으로 보고하고 있습니다.

4-60 ▸▸ 에스트로겐이 인지기능에 영향을 끼칩니까?

에스트로겐은 기억과 인지기능에 중심적인 역할을 하는 해마 및 변연계에 영향을 끼칩니다. 따라서 폐경 후 에스트로겐이 결핍될 경우 기억과 인지기능의 저하를 가져오는 것으로 보고되고 있습니다.

시-공간개념이 뛰어난 남성과 달리 여성은 언어능력이 우수한 것으로 보아 성호르몬에 따른 인지기능의 차이가 있는 것으로 받아들여지고 있습니다. 건강한 여성에서 생리주기에 따른 인지기능의 변화를 보면, 생리주기 중 에스트로겐이 높고 프로게스테론이 낮은 시기에 정교한 운동, 기억능이 좋아집니다. 또한 양측 난소절제술 후 무작위로 에스트로겐과 위약을 투여하여 기억능을 비교하였을 때 에스트로겐을 투여한 군에서 기억능이 감퇴하지 않았습니다.

해마는 감각계 및 시상하부로부터 받아들인 정보를 대뇌피질로 장기기억과 인지정보로 내보내는 역할을 하는 데, 컴퓨터의 명령 실행 기구 (processor)와 같은 역할을 합니다. 이러한 해마의 기능은 에스트로겐에 의해 조절됩니다. 그러므로 폐경 이후 에스트로겐의 결핍은 해마의 기능에 영향을 끼쳐 기억과 인지기능의 저하를 가져옵니다.

참고문헌

1. 급성 폐경 증상

박형무. 식물성에스트로겐. 군자출판사. 2005: 64-9.

최훈, 이홍균, 박형무. 한국 폐경여성의 폐경에 대한 인식도 조사. 대한폐경회지. 2003; 9: 36-43.

Badgio PC, Worden BL. Cognitive functioning and aging in women. J Women Aging 2007;1:291-300.

Berendson HH. The role of serotonin in hot flushes. Maturitas 2000; 36: 155-64.

Buchholz NP, Mattarelli G, Buchholz MM. Postorchiectomy hot flushes. Eur Urol 1994; 26: 120-2.

Byyny RL, Speroff L. A clinical guide for the care of older woman. Baltimore : Williams & Wilkins Press ; 1990. p87.

Cohen LS, Soares CN, Joffe H. Diagnosis and management of mood disorders during the menopausal transition. Am J Med 2005;118:54-8.

Dalal D, Zhukovsky DS. Pathophysiology and management of hot flashes. J Support Oncol. 2006; 4: 315-20.

Dennerstein L, Psychologic changes. In: Mishell DR. editor. Menopause: physiology and pharmacology. Chicago : Year Book Medical Publishers Press ; 1987.

Freedman RR, Norton D, Woodward S, Cornelissen G. Core body temperature and circadian rhythm of hot flashes in menopausal women. J Clin Endocrinol Metab 1995; 80: 2354-8.

Freedman RR. Pathophysiology and treatment of menopausal hot flashes. Semin Reprod Med. 2005; 23: 117-25.

Gath D, Iles S. Psychological effects of menopause. In : Drife JO, Studd JWW, editor. HRT and osteoporosis. London: Springer-Verlag Press; 1990.

Lobo RA. Menopause and aging. In: Strauss III JF, Barbieri RL, editor. Yen and Jaffe's Reproductive endocrinology, 5th ed. Elsevier Saunders Press; 2004. p.421-52.

Lowenthal MF, Thurner M, Chiriboga D. Four stages of life. San Francisco : Jossey-Bass Publishers. 1975.

Regestein QR. Hot flashes and sleep. Menopause 2006; 13: 549-52.

Rosenberg J, Larsen SH. Hypothesis: pathogenesis of postmenopausal hot flush. Med Hypotheses 1991; 35: 349-50.

Shanafelt TD, Barton DL, Adjei AA, Loprinzi CL, Pathophysiology and treatment of hot flashes. Mayo Clin Proc. 2002; 77: 1207-18.

Stearns V, Ullmer L, Lopez, JF, Smith Y, Isaacs C, Hayes D. Hot flushes. Lancet 2002; 360: 1851-61.

Whitehead M, Godfree V. Hormone replacement therapy. New York : Churchill Livingstone Press;1992. p.13.

Young T, Rabago D, Zgierska A, Austin D, Laurel F. Objective and subjective sleep quality in premenopausal, perimenopausal, and postmenopausal women in the Wisconsin Sleep Cohort study. Sleep 2003; 26: 667-72.

2. 아급성 폐경 증상

Al-Badr A, Ross S, Soroka D, Drutz HP. What is available evidence for hormone replacement therapy in women with stress urinary incontinence? J Obstet Gynecol Can 2003; 25: 567-74.

Barlow DH, Samsioe G, van Geelen JM. A study of European womens' experience of the problems of urogenital ageing and its management. Maturitas 1997; 27: 239-44.

Grady D, Brown JS, Vittinghoff E, Applegate W, Varner E, Snyder T, HERS Research Group. Postmenopausal hormones and incontinence: the Heart and Estrogen/Progestin Replacement Study. Obstet Gynecol 2001; 97: 116-20.

Grodstein F, lifford K, Resnick NM, Curban GC. Postmenopausal hormone therapy and risk of developing urinary incontinence. Obstet Gynecol 2004; 103: 254-60.

Longhurst PA, Kauer J, Leggett RE, Levin RM. The influence of ovariectomy and estradiol replacement on urinary bladder function in rats. J Urol 1992; 148: 915-9.

Shah MG, Maibach HI. Estrogen and skin. An overview. Am J Clin Dermatol 2001; 2: 143-50.

Stenberg A, Heiner G, Ulmsten U, Cnattingius S. Prevalence of genitourinary and other climacteric symptoms in 61-year-ols women. Maturitas 1996; 24: 31-6.

3. 만성 후유증

1, 2) 심혈관질환

Burke AP, Farb A, Malcom G, Vimani R. Effect of menopause on plaque morphologic characteristics in coronary atherosclerosis. Ann Heart J 2001; 141: 538-42.

Joakimsen O, Bonaa KH, Stensland-Bugge E, Jacobson BK. Age and sex differences in the distribution and ultrasound morphology of carotid atherosclerosis. The Tromso study. Arterioscler Thromb Vasc Biol 1999; 19: 3007-13.

Joakimsen O, Bonaa KH, Stensland-Bugge E, Jacobson BK. Population-based study of age at menopause and ultrasound assessed carotid atherosclerosis: the Tromso study. J Clin Epidemiol 2000; 53: 525-30.

Mack WJ, Slater CC, Xiang M, Shoupe D, Lobo RA, Hodis HN. Elevated subclinical atherosclerosis associated with oophorectomy is related to time since menopause rather than type of menopause. Fertil Steril 2004; 82: 391-7.

Maxwell SR. Women and heart disease. Basic Res Cardiol 1998; 93: 79-84S2.

Nagai Y, Matter EJ, Earley CJ, Kemper MK, Becker LC, Lakatta EG, et al. Increased carotid artery intimal-medial thickness in asymptomatic older subjects with exercise induced myocardial ischemia. Circulation 1998; 98: 1504-9.

Peters HW, Westendorp IC, Hak AE, Grobbee DE, Stehouwer CD,Hofman A, et al.

Menopausal status and risk factors for cardiovascular disease. J Intern Med 1999; 246: 521-8.

Strong JP, Malcom GT, Mc Mahan CA, Tracy RE, Newman WP 3rd, Herderick EE, et al. Prevalence and extent of atherosclerosis in adolescent and young adults: implications for prevention from the pathological determinants of atherosclerosis in youth study. JAMA 1999; 281: 727-35.

Tracy RE. Sex difference in coronary disease: two opposing views. J Chronic Dis 1996; 19: 1245-51.

Welty FK. Preventing clinically evident coronary heart disease in the postmenopausal women. Menopause 2004; 11: 484-94.

3) 골다공증

노성만, 정재윤, 윤택림, 이재준, 배봉현, 최진. 고관절에 관한 역학 연구: 1991년과 2001년 비교. 대한골대사학회

춘계학술대회 초록집, 2003.

하용찬, 김상림, 구경회, 윤택림, 김신윤, 이봉진 등. 제주도지역 고관절 주위 골절에 대한 역학 연구. 대한정형외과학회지 2004; 39: 131-6.

AACE Osteoporosis Task Force. AACE Osteoporosis guidelines Endocrine Practice 2003; 9: 545-64.

American College of Obstetrics and Gynecology. Osteoporosis. Obstet Gynecol 2004; 104(4) suppl: 66-76S.

Aubin JE, Bonnelye. Osteoprotegerin and its ligand: A new paradigm for regulation of osteoclastogenesis and bone resorption . Osteoporosis Int 2000; 11: 905-13.

Carani C, Qin K, Simoni M, Fauatini-Fustini M, Serpente S, Boyd J, et al. Effects of testosterone and estradiol in a man with aromatase deficiency. New Engl J Med 1997; 337: 91-5.

Chestnut CH, Bell NH, Clark GS, Drinkwater BL, English SC, Johnson CC et al. Hormone replacement therapy in postmenopausal women: Urinary N-telopeptide of type 1 collagen monitors therapeutic effect and predicts response of bone mineral density. Amer J Med 1997; 102; 29-37.

Christiansen C, Lindsay R. Estrogens, bone loss and preservation. Osteoporosis Int 1990; 1: 7-13.

Garnero P, Hausherr E, Chapuy MC, Marcelli L, Grandjean H, Muller C, et al. Markers of bone resorption predict hip fracture in elderly women: the EPIDOS prospective study. J Bone Miner Res 1996; 11: 1531-8.

Genant HK, Cann CE, Ettinger B, Gordan GS. Quantitative computed tomography of vertebral spongiosa: a sensitive method for detecting early bone loss after oophorectomy. Ann Intern Med 1982; 97: 699-705.

Jilak RL. Cytokines, bone remodeling, and estrogen deficiency: a 1998 update. Bone 1998; 23: 75-81.

Lewiecki EM, Kendler DL, Keibzak GM, Schmeer P, Prince RL, El-Hajj Fuleian G, et al. Special report on the official positions of the International Society for Clinical Densitometry. Osteoporos Int 2004; 15: 779-84.

Looker AC, Bauer DC, Chestnut CH, Grundberg CM, Hochberg MC, Klee G, et al. Clinical use of biochemical markers of bone remodeling-current status and future directions. Osteoporosis Int, 2000;11:467-80.

Melton LJ 3rd, Chrischilles EA, Cooper C, Lane AW, Riggs BL. How many women have osteoporosis? J Bone Miner Res 2005; 20: 886-92.

National Osteoporosis Foundation. Physician's guide to prevention and treatment of osteoporosis 2003. National Osteoporosis Foundation, Washington, DC.

NIH, Concensus Development Panel on Osteoporosis Prevention, Diagnosis, and therapy. Osteoporosis prevention, diagnosis, and therapy. JAMA 2001; 285: 785-95.

Riggs BL, Khosla S, Melton JL 3rd. Sex steroids and the construction and conservation of the adult skeleton. Endocrine Reviews 2002; 23:279-302.

Seeman E. Sexual dimorphism in skeletal size, density, and strength. J Clin Endocrinol Metab 2001; 86: 4576-84.

Smith EP, Boyd J, Frank GR, Takahashi H, Cohen RM, Specker R, et al. Estrogen resistance caused by a mutation in the estrogen receptor gene in a man. New Engl J Med 1994; 331: 1056-61.

Srivastava AK, Viet EL, Lewiecki EM, Maricic M, Abdelmalek A, Gluck O, et al. Clinical use of serum and urine bone markers in the management of osteoporosis. Curr Med Res Opin 2005; 21: 1015-25.

U.S. Preventive Service Task Force. Screening for osteoporosis in postmenopausal women: recommendation and rationale. Am Fam Phys 2002; 66:1430-2.

4) 치매

Behl C, Skutella T, Lezoulc'h F, Post A, Wildmann M, Newton CJ, et al. Neuroprotection against oxidative stress by estrogens : structure-activity relationship. Mol Pharm 1997; 51: 535-41.

Grodstein F, Chen J, Pollen DA, Albert MS, Wilson RS, Folstein MF. Postmenopausal hormone therapy and cognitive function in healthy older women. J Am Geratr Soc 2000; 48: 746-52.

Hashimoto S, Kato M, Dong Y, Murakami K, Terada S, Inoue M. Effects of hormon replacement therapy on seru amyloid P component in postmenopausal women. Maturitas 1997; 26: 113-9.

Henderson VW, Paganini-Hill A, Miller BL, Elble RJ, Reyes PF, Shoupe D, et al. Estrogen for Alzheimer's disease in women: randomized double-blind placebo controlled trial. Neurology 2000; 54: 295-301.

Henderson VW, Guthrie JR, Dudley EC, Burger HG, Dennerstein L. Estrogen exposures and menory at midlife: a population-based study of women. Neurology 2003; 60: 1369-71.

Majewska M, Harrison N, Schwartz R, Barker J, Paul S. Steroid hormone metabolites are barbiturate-like modulators of GABA receptor. Science 1986; 232: 1004-7.

Maki PM, Zonderman AB, Resnick SM. Enhanced verbal memory in nondemented elderly women receiving hormone replacement therapy. Am J Psychiatry 2001; 158: 227-33.

Mulnard RA, Cotman CW, Kawas C, van Dyck CH, Sano M, Doody R, et al. Estrogen replacement therapy for treatment of mild to moderate Alzheimer disease : a randomized controlled trial. Alzheimer Disease Cooperative Study. JAMA 2000; 284: 1007-15.

Phillips SM and Sherwin BB. Effects of estrogen on memory function in surgically menopausal women. Psychoneuroendocrinology 1992; 17: 485-95.

Polo-Kantola P, Portin R, Polo O, Helenius H, Irjala K, Erkkola R. The effect of short term estrogen replacement therapy on cognition: a randomized double blind cross over trial in postmenopausal women. Obstet Gynecol 1998; 91: 459-66.

Resnick SM, Metter EJ, Zonderman AB. Estrogen replacement therapy and longitudinal decline in visual memory. A possible protective effect. Neurology 1997; 49: 1491-7.

Rice MM, Graves AB, Mccurry SM, Larson EB. Estrogen replacement therapy and cognitive function in postmenpausal women without dementia. Am J Med 1997; 103: 26s.

Ritchie K, Lovestone S. The dementias. Lancet 2002; 360: 1759-66.

Robinson D, Friedman L, Marcus R, Tinklenberg J, Yesvage J. Estrogen replacment therapy and memory in older women. J Am Geriatr Soc 1994; 42: 919-22.

Wang PN, Liao SQ, Liu RS, Liu CY, Chao HT, Lu SR, et al. Effects of estrogen on cognition, mood, and cerebral blood flow in AD : a controlled study. Neurology 2000; 54: 2061-6.

Woolley CS, Weiland NG, McEwen BS, Schwartzkroin PA. Estradiol increases the sensitivity of hippocampal CA1 pyramidal cells to NMDA receptor-mediated synaptic input : correlation with dendritic spine density. J Neurosci 1997; 17: 1848-59.

Zandi PP, Carlson MC, Plassman BL, Welsh-Bohmer KA, Mayer LS, Steffens DC, et al. for the Cache County Memory Study Investigators. Hormone replacement therapy and incidence of Alzheimer disease in older women. The Cache County Study. JAMA 2002; 288: 2123-9.

Chapter / 5

폐경의 진단

요약 K.e.y.p.o.i.n.t

폐경의 진단은 임상적 증상이 중요하며 검사로는 난포자극호르몬 (follicle stimulating hormone; FSH), 에스트라디올 (estradiol: E_2)값의 측정으로 최종 진단을 할 수 있습니다. 자연폐경은 특별한 병리적, 생리적 원인 없이 자연발생적으로 지난 1년간 무월경 상태가 지속된 경우에 추후에 폐경이 되었음을 알게 되는 것입니다. 자궁절제술을 받으면서 난소는 보존된 환자의 경우에는 무월경으로 폐경을 확인할 수 없으므로 갱년기에 나타나는 일반적인 증상과 호르몬 검사를 이용하여 진단합니다.

5-1 ▸▸ 폐경을 어떻게 진단합니까?

양측 난소 모두 제거되거나 영구적으로 기능이 소실되어 월경이 끝난 지 12개월이 지나면 폐경으로 진단합니다.

난소 기능이 정상적인 가임기에서 폐경으로 넘어가는 과도기인 폐경 이행기는 폐경 전 평균 4년 전으로서, 불규칙적인 월경이 가장 특징적인 변화로 나타나며 이 시기의 호르몬 변화는 월경 전체 주기 동안 난포자극호르몬 (follicle stimulating hormone: FSH)의 혈중 농도가 증가되어 있음이 특징입니다. 증가된 FSH에 의해 월경주기의 변동이 오고 무배란 주기가 흔히 동반됩니다. 이후 무월경이 초래되고 이러한 상태가 1년간 지속된다면 폐경을 진단할 수 있습니다. 동반되는 전형적인 폐경 증상이 진단에 도움이 되고 호르몬 검사로 혈중 FSH, 에스트라디올 (estradiol: E_2)을 측정하여 진단할 수 있습니다.

5-2 ▸▸ 폐경을 진단하는데 도움이 되는 폐경 증상은 무엇입니까?

에스트로겐 감소로 인한 여러 가지 증상이 폐경을 진단하는데 도움이 됩니다. 혈관운동 증상으로 인한 안면홍조 및 발한, 불면증, 전신통, 불안감, 초조, 근심, 우울, 기억력 감퇴, 비뇨생식기계 위축에 의한 증상, 성교통, 성욕감퇴, 피부변화가 전형적인 증상입니다. 폐경 여성이 흔히 경험하는 안면홍조는 말초 혈관이 갑자기 확장되었다가 수축되는 자율신경의 부조화로 인해 머리, 목, 가슴 등에 갑작스럽게 발생하는 피부의 적색변화로 심한 발열감을 동반하고 때때로 발한작용으로 끝나게 됩니다.

5-3 ▸▸ 폐경 진단을 위한 호르몬 검사는 언제 필요합니까?

조기 폐경이 의심되거나 자궁절제술을 시행 받은 경우, 또는 진단이 불확실한 경우에 폐경 진단을 위한 호르몬 검사가 필요합니다. 혈중 난포자극호르몬 (follicle stimulating hormone: FSH)을 측정하는데 일반적으로 FSH가 30-40 mIU/ml 이상이면 폐경으로 진단합니다. 정확한 진단을 위해 일반적으로 반복 측정이 필요합니다.

참고문헌

최훈, 이홍균, 박형무. 한국 폐경여성의 폐경에 대한 인식도 조사. 대한폐경회지 2003; 9: 36-43.

Lobo RA. Treatment of the postmenopausal woman: Basic and clinical aspects. 2nd ed. Philadelphia: Lippincott Williams & Wilkins Press; 1999, p. 44.

McKinlay SM, Brambilla DJ, Posner JG. The normal menopause transition. Maturitas 1992; 14: 103-15.

Shifren JL, Schiff I. Menopause. In: Berek JS, editor. Berek & Novak's Gynecology. 14th ed. Philadelphia: Lippincott Williams & Wilkins Press ; 2007. p.1323-42.

Soules MR, Sherman S, Parrot E, Rebar R, Santoro N, Utian W, et al. Stages of Reproductive Aging Workshop(STRAW). J Womens Health Gend Based Med 2001; 10: 843-8.

Speroff L, Fritz MA. Menopause and the perimenopausal transition. In: Clinical gynecologic endocrinology and infertility. 7th ed. Philadelphia: Lippincott Williams & Wilkins Press ; 2005. p.621-88.

Utian WH. The international menopause society menopause-related terminology definitions. Climeteric 1999; 2: 284-6.

Chapter / 6

호르몬 요법의 적응증

요약 K.e.y.p.o.i.n.t

호르몬 요법은 우선적으로 폐경 여성에서 중등도 이상의 혈관운동 증상이 있는 경우 적응이 됩니다. 그 외 외음부, 질의 위축 등의 폐경 증상이 있을 경우 호르몬 요법의 적응증이 되나 이 때는 우선적으로 국소적 에스트로겐 요법을 고려합니다. 그 외의 적응증으로는 증상이 없는 여성들에서도 골다공증 예방 및 치료와 삶의 질 향상을 위하여 사용할 수 있으며, 조기 폐경 여성에서도 호르몬 요법이 사용됩니다.

1. 증상이 있는 폐경 여성

6-1 ▸▸ 혈관 운동장애가 있는 여성은 호르몬 요법의 적응증이 됩니까?

적응증이 됩니다.

미국 식약청 (FDA)에서는 중등도 이상의 (moderate to severe) 혈관운동 증상이 있는 경우에 호르몬 요법을 권하고 있습니다. 혈관운동 증상의 경증 (mild)은 열감만 있고 발한이 없는 경우이고, 중등증 (moderate)은 열감과 발한이 함께 있으면서 일상생활에 지장을 받지 않는 정도를 말하며 중증 (severe)은 열감과 발한으로 인해 일상생활에 지장을 받을 정도의 증상을 말합니다.

6-2 ▸▸ 비뇨생식기 위축증상이 있는 여성에서 호르몬 요법의 적응증은 무엇입니까?

미국 식약청 (FDA)에서는 환자 스스로 질 건조감, 가려움증, 자극감, 배뇨통 (dysuria),

성교시 질 출혈이나 통증 (vaginal pain or bleeding with sexual activity)을 중등도 이상 호소할 경우 (moderate to severe) 호르몬 치료의 대상이 된다고 하였습니다. 이때는 우선적으로 국소적인 에스트로겐 요법을 고려하여야 합니다 (문항 8-17 참조).

6-3 ▶▶ 경구용 호르몬 요법을 이용하는 폐경 여성에서 국소 비뇨생식기 치료를 요하는 경우가 있습니까?

있습니다.

전신 증상으로 인해 경구용 호르몬 요법을 받고 있는데도 비뇨생식기 위축 증상을 보이는 여성에서는 경구 호르몬 요법의 용량을 올리기보다 국소 비뇨생식기 치료를 추가하는 것이 효과적일 수 있습니다 (문항 8-20 참조).

6-4 ▶▶ 폐경 증상이 있는 폐경 주변기 여성에서 호르몬 요법을 사용할 수 있습니까?

그렇습니다.

증상이 폐경과 관련된 것인지 불분명할 때 시도할 수 있습니다. 호르몬 요법 전에 폐경 증상에 의한 안면홍조인지 다른 원인에 의한 안면홍조인지를 구별한 후 (문항 4-15 참조) 다른 원인에 의한 증상이 아닌 경우 사용할 수 있습니다.

6-5 ▶▶ 폐경 주변기 여성에서 호르몬 요법을 시행할 때 문제점은 무엇입니까?

불규칙한 질출혈이 초래될 수 있습니다.

정상적인 월경주기를 갖는 폐경 전 여성에서도 월경 7~10일전에 얼굴이 달아오르거나 수면 중 식은땀을 흘릴 수 있다는 것을 잊어서는 안됩니다. 이런 증후는 일부 여성에서 수 년간 지속되기도 합니다. 이런 여성에서는 내인성 에스트로겐이 유동적이므로 외부에서 에스트로겐을 투여한다면 월경주기에 따라 내인성 에스트로겐이 분비되어 불규칙한 질출혈이 초래될 수 있으며 끊을 경우 반동성 불면증이 나타날 수도 있습니다.

6-6 ▸▸ 폐경 주변기 여성에서 호르몬 요법을 시행할 때 장점은 무엇입니까?

최근의 연구결과, 폐경 이후 조기에 호르몬 요법을 시작하는 경우, 호르몬 요법을 사용하지 않는 대조군보다도 골다공증이나 심혈관계 위험이 오히려 낮은 경향을 보였습니다. 이런 관점에서 볼 때, 향후 추가적인 연구들이 있어야겠지만, 호르몬 치료를 시작한다면 폐경 주변기나 폐경 이후 조기에 시작하는 것이 나중에 시작하는 것보다 안전한 방법이 될 수 있을 것입니다.

2. 증상이 없는 폐경 여성

6-7 ▸▸ 증상이 없는 폐경 여성에서 호르몬 요법이 필요할 수 있습니까?

선별적으로 필요합니다.

폐경 여성에게 호르몬 요법을 시행하였을 때 에스트로겐 결핍에 따른 변화를 지연 또는 억제하여 골다공증 예방 · 치료 효과가 있는 것으로 보고되고 있습니다. 특히 골 소실이 많은 초기 폐경 여성과 골절의 위험이 높은 여성의 경우에는 골다공증의 예방과 골절 위험 감소를 위해서 호르몬 요법을 일차적인 치료로 권고합니다. 그러나 최근 여러 무작위 임상 연구들에서 호르몬 요법이 고령의 폐경여성에서는 심혈관 질환에 대한 예방 효과가 없거나 색전증, 뇌졸중 등의 발생 위험을 높이는 등 호르몬 요법에 따른 부작용을 보고하고 있습니다. 그러므로, 개개인에 따라 호르몬 치료의 이익과 위험, 그리고 다른 골다공증 약제 사용 등을 고려한 후 필요한 경우에 사용할 수 있습니다.

1) 골다공증

6-8 ▸▸ 골다공증의 위험이 높은 여성을 알아내는 방법에는 어떤 것이 있습니까?

위험 인자의 확인, 골밀도 측정, 골대사를 반영하는 생화학적 골교체 표지 검사 등이 있습니다.

대부분 치료방법은 현재의 골량을 유지하는 것으로, 감소된 골량을 증가시켜 골의 물리적인 강도를 정상으로 회복시키는 효과적인 방법은 없으므로 골량이 골절을 잘 일으킬 수 있는 한계까지 감소하기 전에 골다공증의 위험이 높은 여성을 찾아내어 이들에서 골다공증을 예방하는 것이 중요합니다. 그러나 골다공증은 골절이 생기기 전까지는 대부분 증상이 없으므로 이들 여성을 찾는 것은 어렵습니다. 따라서 골다공증의 위험이 높은 여성을 찾는 것은 골다공증의 위험인자 확인, 골밀도 측정, N-telopeptide, 뼈 특이 알칼리성 인산분해효소 (bone-specific ALP), 오스테오칼신 (osteocalcin)등 골대사를 반영하는 생화학적 표지자 검사 등의 간접적인 지표에 의존할 수밖에 없습니다.

6-9 ▸▸ 골다공증의 임상적 진단 기준은 무엇입니까?

골다공증의 진단은 원칙적으로 골 생검에 의한 조직학적 소견으로 내려야 하나, 임상에서는 특징적인 골절이 발생하거나 또는 골절이 생기기 전에는 비침습성 검사에 의한 골밀도의 감소로 진단합니다.

세계보건기구에서 정의한 골밀도에 기초한 골다공증의 기준은 다음과 같습니다.

- 정상 골밀도: T 점수 ≥ −1 (대조군의 −1 표준편차 골밀도 보다 높은 경우)
- 골감소증: −2.5 〈 T 점수 〈 −1.0 (대조군의 −2.5와 −1.0 표준편차 골밀도 사이)
- 골다공증: T 점수≤ −2.5 (대조군의 −2.5 표준편차 골밀도 미만)
- 심한 골다공증: T 점수가 −2.5 미만이면서 한 곳 이상의 골절을 동반한 경우

T 점수는 환자 골량과 젊은 성인의 평균 골량 사이의 표준편차를 의미하며 낮을수록 골절의 위험이 높습니다. Z 점수는 환자 골량과 연령과 체중이 같은 대조군의 평균 골량 사이의 표준편차를 의미하며 Z 점수가 −2.0이하이면 같은 연령군의 2.5%를 의미하므로 폐경에 의한 골소실외 다른 원인을 찾아보아야 합니다. 세계보건기구의 기준에 따른 해석은 단지 척추와 골반에서 측정된 이중 에너지 X-ray 흡수 계측법 (Dual energy X-ray absorptiometry;DXA) 결과에만 적용할 수 있습니다. DXA 결과의 해석은 다른 대조군을 이용할 경우 잘못될 수가 있습니다. 폐경 여성에서 골밀도 평가는 T 점수를 이용하나 폐경전 여성에서 골밀도 평가는 Z 점수를 이용합니다. 골다공증을 진단하기 위해 골밀도 검사를 시행하며, 정상과 골다공증의 골밀도 검사 소견은 다음과 같습니다 (그림 6-1).

6-10 ▸▸ 골량을 측정하는 방법은 무엇이 있습니까?

골량을 측정하는 방법은 골밀도를 측정하는 것으로 이를 위하여 일반적으로 이중 에너지 X-ray 흡수 계측법 (dual-energy x-ray absorptiometry: DXA), 정량적 초음파 검사, 정량적 전산화단층촬영법 (quantitative computed tomography: qCT) 촬영법 등이 사용되고 있으나 DXA를 이용하여 중심골 (대퇴부위와 척추)의 골밀도를 측정하는 것이 현재까지 골다공증의 진단의 표준방법입니다.

AP Spine Bone Density

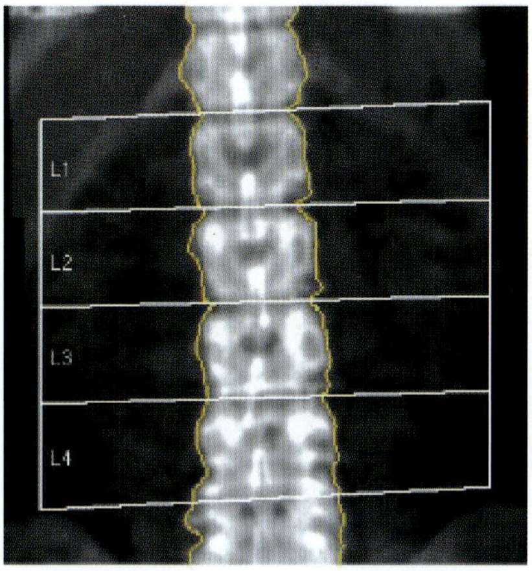

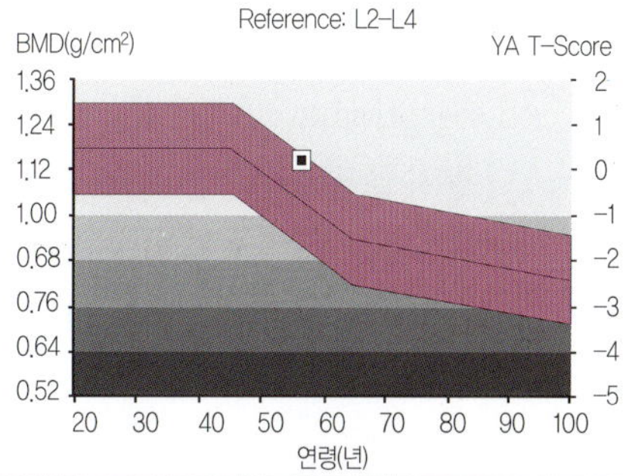

Region	1 BMD (g/cm²)	2 Young-Adult (%)	T-Score	3 Aag-Matched (%)	Z-Score
L1	0.956	90	-0.9	98	-0.2
L2	1.071	96	-0.4	103	0.3
L3	1.152	103	0.3	111	1.0
L4	1.193	107	0.6	115	1.3
L1-L3	1.064	97	-0.3	106	0.4
L1-L4	1.101	99	-0.1	107	0.6
L2-L4	1.143	102	0.2	110	0.9

A. 골밀도 검사소견상 정상

AP Spine Bone Density

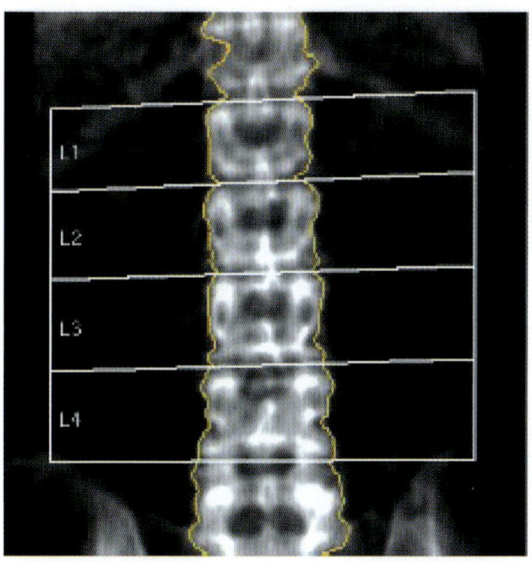

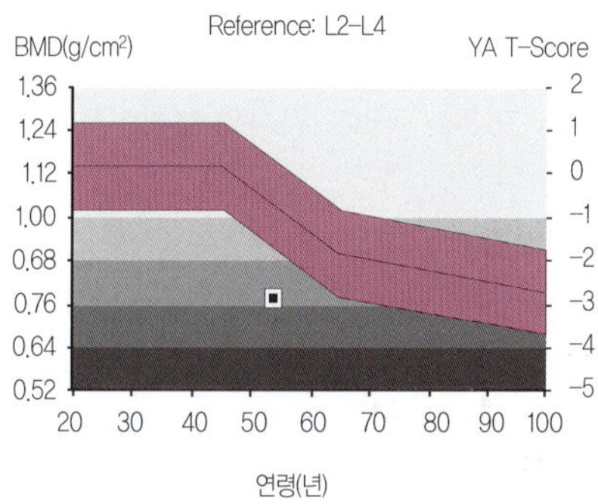

Region	1 BMD (g/cm²)	2 Young-Adult (%)	T-Score	3 Aag-Matched (%)	Z-Score
L1	0.629	59	-3.6	65	-2.8
L2	0.722	65	-3.3	70	-2.6
L3	0.608	72	-2.6	78	-1.9
L4	0.780	70	-2.8	76	-2.1
L1-L3	0.727	66	-3.1	72	-2.4
L1-L4	0.743	67	-3.1	73	-2.3
L2-L4	0.772	63	-2.9	75	-2.2

B. 골밀도 검사상 골다공증 소견

그림 6-1. 골밀도 검사의 소견

말단골 골밀도를 측정하는 방법인 초음파 검사나 말단골 DXA, 말단골 qCT 촬영법은 말단골 골밀도의 평가에만 국한되므로 중심골 DXA를 대체할 수 없습니다. 방사선 촬영으로 골다공증을 진단할 수 없으나 골절의 진단에는 유용합니다. 이외에 골밀도를 측정하는 방법에는 단일 에너지 X-ray 흡수 계측법 (single energy X-ray absorptiometry: SXA), 양광자골밀도 측정 (dual photon absorptiometry: DPA), 단광자골밀도 측정 (single photon absorptiometry: SPA), 방사선흡수법 (radiographic absorptiometry: RA), 말단골 qCT 촬영법, 초음파광역감쇠 (broad band ultrasound attenuation: BUA) 등이 있습니다.

6-11 ▸▸ 골밀도 측정의 적응증은 무엇입니까?

골밀도 측정의 적응증에 대해서는 의견이 다양합니다.

미국 골다공증 학회지침에 의하면 65세 이상의 모든 여성과 65세 미만의 폐경여성에서 하나이상의 골다공증 위험인자를 가진 경우, 45세 이후에 골절을 경험한 폐경 여성, 골다공증 치료를 고려해야 하는 경우에 골밀도 검사가 필요하다고 하였습니다.

표 6-1. 골밀도 검사의 보험인정기준

65세 이상의 여성, 70세 이상의 남성
고위험요소 1개 이상의 65세 미만의 폐경 후 여성
비정상적으로 1년 이상 무월경을 보이는 폐경전 여성
비외상성 골절
골다공증을 유발할 수 있는 질환이 있거나 약물을 복용 중인 경우
기타 골다공증 검사가 반드시 필요한 경우
고위험요소
① 저체중 (체질량지표 18.5 kg/m^{2}미만)
② 비외상성 골절의 과거력
③ 외과적 수술로 인한 폐경 또는 40세 이전의 자연폐경

미국 PSTF (preventive service task force)에서는 65세 이상의 여성과 위험인자를 갖는 60-65세 사이의 여성이 골밀도 검사가 필요하다고 분류하고 있습니다. 이런 경우 위험인자로 골절의 과거력이 있었던 경우, 골다공증 골절의 가족력이 있는 경우, 체중이 57.2kg 이하인 경우, 흡연하는 경우, 3개월 이상 스테로이드를 복용하는 경우, 45세 이전에 에스트로겐 결핍이 있는 경우, 갑상샘 기능항진증이나 흡수장애 등의 장기 질환이 있는 경우 등이 거론되었습니다. 이외에 골다공증 치료 및 예방 약제의 복용을 고려하거나 효과를 감시하기위해 골밀도 측정이 필요하다고 하였습니다. 우리나라 골밀도 검사의 보험인정기준은 표 6-1과 같습니다.

6-12 ▸▸ DXA로 측정한 골밀도로 골다공증 골절 위험도를 예측할 수 있습니까?

현재로서 가장 유용한 방법입니다.

일부 연구에 의하면 골밀도가 감소함에 따라 골다공증의 골절 위험도는 증가한다고 하였으며 골밀도가 1 표준편차씩 감소할 때마다 골절의 위험도는 1.5 – 2 배 정도 증가한다고 하였습니다. 위치에 상관없이 골절의 위험도를 나타내지만, 특정 국소 부위 측정이 그 곳의 골절위험도를 반영하는데 더 효과적입니다. 연령이 증가함에 따라 골관절염이 척추의 측정을 방해할 수 있습니다. 따라서 고령 환자에서는 골반의 측정이 더 유용하며 항상 시행해야 합니다. 골절 위험도가 인정되는 골밀도의 역치 값을 정의하기는 어려우며, 골밀도와 골절의 관계는 혈압과 뇌경색의 관계와 유사합니다. 이러한 골밀도를 기초로 한 정의의 사용은 조기 진단을 가능하게 하고 좀 더 빨리 예방을 시작할 수 있습니다.

6-13 ▸▸ 생화학적 골교체 표지자 측정은 골다공증 진단에 도움이 됩니까?

생화학적 골교체 표지자 측정만으로 골다공증을 진단하는 것은 부적절합니다.

골을 구성하는 생화학적 구성물을 개별적으로 분리할 수 있게 됨에 따라 골에서 기인한 특정 물질을 혈청이나 소변에서 측정하여 골교체의 문제점을 알 수 있게 되었습니다. 이러한 생화학적 골교체표지자를 각각 골형성 표지자와 골흡수 표지자로 구분합니다 (표 6–2).

골교체 생화학적 표지자의 측정이 골다공증을 진단하기 위해 필수적이지는 않지만, 각 개인의 대사 상태에 대한 정보를 제공할 수 있습니다. 각 개인에 있어 골다공증 골절의 위험도를 예측할 수도 있으며, 치료제에 대한 반응 정도를 알 수 있습니다. 그러나 위험인자와 골밀도 측정이 위험도를 평가하기에는 불충분하므로 골흡수 표지자를 향후 골절위험도를 평가하는데 보조적으로 사용할 수 있습니다.

건강한 여성과 질병이 있는 폐경 여성에서 중복되는 범위가 넓으므로, 단일 표지자로 골형성과 흡수의 상태를 평가하여 골다공증을 진단하는 것은 부적절합니다.

표 6-2. 생화학적 골교체 표지자

골형성표지자	골흡수표지자
Bone specific alkaline phosphatase (BSAP, 혈청) Osteocalcin (OC, 혈청) Procollagen type I carboxy terminal propeptide (PICP, 혈청) Procollagen type I n-terminal propeptide (PINP, 혈청)	Deoxypyridinoline (DPD 소변) Hydroproline (HPD, 소변) Pyridinoline (PYD, 소변) Amino-telopeptide (NTx, 혈청, 소변) Carboxy-telopeptide (CTx, 혈청, 소변) Bone sialoprotein (BSP, 혈청) Tartrate-resistant acid phosphatase (TRACP, 혈청)

6-14 ▸▸ 어떤 환자에서 골다공증의 예방과 치료를 위하여 호르몬 요법이 고려될 수 있습니까?

조기폐경이나 골절위험이 증가된, 특히 60세 이하의 여성에서 골다공증의 예방과 골절의 감소를 위한 적절한 일차 요법으로 생각됩니다.

국제폐경학회 (2007)도 골절의 위험이 있는 50-60세의 폐경 여성에서 골절의 예방을 위해 호르몬 요법을 사용하는 것을 권고하고 있습니다. 그러나 60세 이후에는 개개인의 상황에 따라 호르몬 요법의 득과 실을 고려하여 사용해야 하며, 골절의 예방만을 위해 기존 용량의 호르몬 치료를 시작하는 것은 권하지 않고 있습니다. 또한, 북미폐경학회 (2007)는 골다공증의 위험도를 감소시키기 위해 개개인에 따라 호르몬 치료의 이익과 위험을 고려하여 사용할 수 있으나 다른 골다공증 치료제를 먼저 고려할 것을 권고하고 있습니다.

2) 심혈관 질환

6-15 ▸▸ 심혈관 질환의 위험을 줄이기 위하여 호르몬 요법을 사용할 수 있습니까?

증상이 없는 여성에서 심혈관 질환의 1차 또는 2차 예방만을 위해서는 호르몬요법을 사용하지 않을 것을 권합니다 (문항 10-1 참조).

심혈관 질환의 위험을 줄이는 것이 호르몬 요법의 적응증은 아니지만 초기 폐경 여성에서는 관상동맥 질환의 위험이 감소한다는 보고가 있습니다 (문항 10-2 참조).

3. 조기 폐경 여성

6-16 ▸▸ 조기폐경의 정의와 임상적 중요성은 무엇입니까?

정의: 조기폐경이란 40세 이전에 난소기능을 상실하는 것을 말합니다.
중요성: 골, 유방, 심혈관계, 중추신경계, 비뇨생식기계, 피부 등 전신에 걸쳐 나타나는 폐경에 따른 병적 변화들이 조기에, 보다 심각하게 나타난다는 점에서 중요합니다.

조기폐경의 일반적 정의는 40세 이전의 난소기능 상실로 인한 무월경이 된 것을 말합니다. 물론, 일차성 무월경 및 의인성 (양측 난소절제) 무월경 환자들도 포함됩니다. 그들은 폐경이 언제 발생하였는지, 또 언제 병원을 찾았느냐에 따라, 광범위한 신체적 및 정신적 문제들을 갖게 됩니다. 즉, 에스트로겐 결핍이 조기에 초래되고, 또한 장기간 노출되기 때문에 골, 유방, 심혈관계, 중추신경계, 비뇨생식기계, 피부 등 전신에 걸쳐 나타나는 병적 변화들이 조기에, 보다 심각하게 나타나기 때문에 임상적으로 매우 중요한 것입니다. 즉, 심혈관 질환과 골다공증이 조기에 발생할 위험성이 높으므로 가능한 한 일찍 호르몬 요법을 시행해야 합니다.

양측 난소절제술 후 심혈관 질환에 이환될 확률이 증가하는 것은 이미 30년 전부터 알려져 왔으나, 최근 미국의 대규모 연구 결과 심혈관 질환은 호르몬 요법을 시행하지 않은 경우 2배 정도 증가하였으며, 치료를 시행하는 경우에는 증가하지 않았습니다. 골다공증도 마찬가지로 치료를 시행하지 않은 경우에 일찍 발생하는데 예를 들어 30세에 조기폐경이 온 경우, 골밀도는 나이보다 폐경 기간에 비례하여 감소합니다. 그러므로 조기폐경 환자는 심혈관 질환과 골다공증의 예방을 위하여 적극적인 호르몬 치료를 시도해야 합니다.

6-17 ▸▸ 조기폐경을 유발하는 원인으로는 무엇이 있습니까?

– 양측 난소절제술
– 조기 난소기능부전증: a) 성염색체 이상
b) 자가면역성 질환
c) 볼거리 (mumps)에 의한 난소염 (oophoritis)
d) 방사선 및 항암 화학요법
e) 불감성 난소 증후군

조기난소부전은 대부분 특발성으로 정확한 원인적 진단이 어렵고, 기본적 개념은 유전적인 요인에 의한 미분화난포 소실기전의 가속화로 설명하기도 합니다. 원인이 밝혀진 것은 성염색체 이상으로는 모자이시즘 (mosaicism)을 동반하거나 성 염색체의 특이 부위에 구조적 이상을 보이는 터너 증후군 (45,X 등)이 가장 흔한 원인이고, 방사선 치료나 항암제 사용에 의한 의인성 원인, 기타 자가면역질환, 볼거리 바이러스 (mumps)에 의한 난소감염, 후천면역결핍증후군 (acquired immunodeficiency syndrome: AIDS), 가족력 등이 원인으로 알려져 있습니다.

6-18 ▸▸ 자궁절제술을 시행한 여성에서는 폐경이 빨리 옵니까?

그렇습니다.

자궁절제술 후에 남아 있는 난소의 기능은 정상적으로 폐경에 도달한 여성보다 4.1년 정도 일찍 소실된다는 보고가 있습니다. 특히 자궁절제술 후 44세 이전에 난소기능부전이 나타나는 경우 상관관계가 높습니다. 작용기전은 아직 확실하지 않지만 아마도 수술로 인한 난소의 혈류 장애에 기인한다고 생각되며, 난관결찰술 후에도 위와 비슷한 결과보고가 있습니다. 또한 최근에는 자궁에서 난소 기능을 유지하기 위해 분비되는, 밝혀지지 않은 내분비적 인자가 존재한다는 주장도 있습니다.

6-19 ▸▸ 조기폐경 환자의 진단 및 평가 방법은 무엇입니까?

40세 이전의 무월경 여성에서 혈청 난포자극호르몬 치가 2회 이상 25-40 mIU/mL 이상이면 진단하게 됩니다.

조기폐경 환자의 진단 및 평가에 있어서 필요한 사항으로서는 병력청취 및 이학적 검사, 난포자극호르몬, 황체화호르몬, 에스트로겐의 측정, 그리고 염색체검사 등이 있습니다. 정상 핵형을 가진 조기난소부전 환자에서 갑상샘 및 부갑상샘기능 저하증, 당뇨, 악성빈혈, 부신 부전 등을 진단하기 위한 선별검사로 혈청 유리갑상샘호르몬 (free T4), 갑상샘자극호르몬 (thyroid stimulating hormone; TSH), 공복시 혈당, 부신피질자극호르몬 (adrenocorticotropic hormone: ACTH) 자극 시험, 칼슘, 인을 포함한 혈청 전해질, 혈청 비타민 B_{12}를 시행할 수 있으며, 자가 면역성 질환이 의심되면 자가항체 검사를 시행합니다. 30세 이전의 젊은 여성에서는 염색체 이상을 동반할 가능성이 크고, 일차성 무월경의 약 50%는 염색체 이상과 관련이 있습니다. 30세 이전의 조기폐경 여성에서는 염색체검사를 권하고 있습니다.

6-20 ▸▸ 조기폐경 환자들에게 호르몬 요법이 필요합니까?

필요합니다.

폐경 증상이 없는 경우에도 심혈관 질환과 골다공증의 예방 목적으로 호르몬 치료이 도움이 될 것으로 생각됩니다.

악성종양의 항암화학요법으로 인하여 조기폐경이 유발된 젊은 여성의 상당수는 심한 성적 장애와 여성다움의 상실에 대한 자괴감, 자신감의 결여를 보이며, 이러한 정신적, 육체적 갈등은 결과적으로 사회 활동에도 변화를 초래하게 됩니다. 또한 가임기 조기폐경 여성들은 불임을 호소할 수 있으며, 드물지만 이러한 여성에서 조기에 여성호르몬을 투여한 후 배란유도를 시행하거나, 드물게 자연배란 주기가 돌아옴으로서, 임신에 성공한 보고도 있습니다. 뿐만 아니라, 조기폐경이 되었던 많은 수의 여성은 60~65세에 골다공증에 의한 골절의 빈도가 유의하게 높았다는 미국 골다공증 학회의 보고도 있으므로, 이들에게 적절한 호르몬 치료가 매우 중요한 것입니다.

6-21 ▸▸ 현재 조기폐경 환자들이 호르몬 요법을 적절히 받고 있습니까?

적절히 받고 있지 못한 실정입니다.

미국의 일부 통계 분석에 의하면, 40세 이전에 자궁절제술 및 양측성 난소절제술을 시행한 환자 중에서 호르몬 요법을 받은 여성은 23%에 불과하며, 치료를 받은 환자들도 치료기간이 너무 짧았다고 보고하고 있습니다.

6-22 ▸▸ 조기폐경 환자에서 호르몬 요법은 어떻게 시행하고 기간은 얼마나 해야 합니까?

최소한 일반적인 폐경연령까지 치료를 지속해야 하며 이후에는 필요에 따라 결정할 수 있습니다.

이 질문에 대한 연구결과는 아직 없으나, 이론적으로 조기폐경으로 진단된 직후 치료를 시작해서 일반적인 폐경연령 (한국의 경우 50세)까지 치료를 지속하는 것이 안전한 것으로 인식되고 있으며, 그 이후에는 필요에 따라 연장할 수 있을 것입니다. 그러므로 조기폐경 환자는 적절하고도 충분한 기간의 호르몬치료를 시도함으로서, 호르몬 부족에 의한 여러 부작용을 사전에 예방하여야 합니다.

6-23 ▶▶ 조기폐경 여성을 경구피임제로 치료할 수 있습니까?

그렇습니다.

조기폐경 여성에서의 호르몬 치료는 경구 피임제과 호르몬 요법이 모두 가능합니다.

호르몬 요법으로는 난소 기능이 돌아오는 경우 임신이 가능하므로 임신을 원치 않는 경우에는 경구피임제를 사용할 수 있습니다. 단, 경구 피임제에 함유된 호르몬 농도가 호르몬제제에 비해 3-5배 높으므로 경구 피임제의 금기증이 없는 경우에서 선별하여 사용해야 합니다.

6-24 ▶▶ 속발성 무월경 환자들도 조기폐경처럼 치료대상이 됩니까?

속발성 무월경의 원인에 따라 치료 대상이 됩니다.

그 이유는 가임 연령의 여성이 저에스트로겐증으로 장기간 무월경이 있는 경우에 조기폐경에서와 같이 심혈관 및 근골격계에 변화를 초래하기 때문입니다. 그러므로 운동선수, 과도한 다이어트 및 섭식장애 환자 등에서 무월경이 지속된다면 치료대상이 됩니다. 또한 뇌하수체 기능부전증 환자에게도 장기적으로 저에스트로겐증이 지속될 경우의 결과에 대해서도 충분한 교육과 더불어, 호르몬 치료를 권유하여야 합니다.

6-25 ▶▶ 호르몬 요법을 원하지 않는 조기폐경 여성들에서 사용할 수 있는 보안대안요법은 무엇이 있습니까?

운동과 균형 잡힌 식생활, 비타민 혹은 칼슘, 또는 식물에스트로겐 및 유사한 보조식품을 포함하는 대안요법이 있으나 효과가 제한적입니다 (제 24장 참조).

저에스트로겐증으로 야기될 수 있는 변화들이 조기폐경여성들에서는 보다 조기에 심각하게 나타날 수 있으므로, 반드시 호르몬 요법을 받을 필요가 있습니다. 그러나 어떠한 이유에서든 호르몬 치료를 받을 수 없는 경우가 문제인데, 의학적인 이유가 아닌 경우에는 적절한 교육을 통하여 이해를 증진시킴으로서 호르몬 치료를 권할 필요가 있습니다. 호르몬 치료의 금기증 혹은 위험 인자를 가지고 있는 환자들에서는 적당한 운동과 균형 잡힌 식생활, 비타민 혹은 칼슘, 또는 식물에스트로겐 (phytoestrogens) 및 유사한 보조식품을 포함하는 대안요법을 이용할 수 있습니다. 그러나 이러한 노력들로 조기폐경 환자들에서 일어날 수 있는 정신적 및 신체적 병적 변화들을 예방하거나 호전시키기는 어렵고, 다만 완화, 지연 효과를 기대할 수 있을 것입니다. 결국, 조기폐경 및 그로 인한 관련 증상들이 있는 환자들에서는 각각의 문제들에 대한 특이적 치료를 시행하여야 합니다.

6-26 ▸▸ 조기 폐경 환자에서 난소 기능이 다시 돌아올 수 있습니까?

드물지만 그렇습니다.

조기폐경 환자는 원시난포의 부재로 임신이 어려운 것으로 알려져 왔으나, 정상 염색체 핵형을 보이는 조기폐경 환자 중 10~20%에서는 배란주기를 회복하고, 드물지만 자연 임신도 가능한 것으로 보고되고 있습니다. 조기난소부전 환자들에서 에스트로겐 치료 자체가 임신 가능성을 향상시킬 수 있을 것이란 기대가 있는 것도 사실이며, 따라서 호르몬 치료를 시작하는 조기폐경 여성들에게 그러한 가능성을 상담해줄 필요가 있습니다. 그럼에도 그들에서 배란유도를 통한 성공적인 임신 보고는 흔치 않습니다.

참고문헌

1. 증상이 있는 폐경 여성

Ettinger B. Vasomotor symptom relief versus unwanted effects: role of estrogen dosage. Am J Med 2005; 118: 74-8s

Fentiman IS, Allen D, Wheeler M, Rymer J. The influence of premenopausal hormones on severity of climacteric symptoms and use of HRT. Climacteric 2006; 9: 135-45.

Guidance for industry: Noncontraceptive estrogen drug products for the treatment of vasomotor symptoms and vulvar and vaginal atrophy symptoms-recommended

prescribing information for health care providers and patient labeling. FDA. 2005

Hsia J, Langer RD, Manson JE, Wu L, Heckbert SR, Allison M, et al. Conjugated equine estrogens and coronary heart disease. Arch Intern Med. 2006; 166: 357-65.

Peeyananjarassri K, Baber R. Effects of low-dose hormone therapy on menopausal symptoms, bone mineral density, endometrium, and the cardiovascular system: a review of randomized clinical trials. Climacteric 2005; 8: 13-23.

Rapkin AJ. Vasomotor symptoms in menopause: Physiologic condition and central nervous system approaches to treatment. Am J Obstet Gynecol 2006; 196: 97-106.

Rossouw JE, Prentice RL, Manson JE, Wu L, Barad D, LaCroix A, et al. Postmenopausal hormone therapy and risk of cardiovascular disease by age and years since menopause. JAMA 2007; 297: 1465-77.

Stefanick ML. Estrogens and progestins: background and history, trends in use, and guidelines and regimens approved by the US Food and Drug Administration. Am J Med 2005; 118: 64-73.

Susan L, Hendrix, Barbara B. Cochrane, Ingrid E. Nygaard et al. Effects of Estrogen With and Without Progestin on Urinary Incontinence. J Urol 2005; 293: 935-48.

2. 증상이 없는 폐경 여성

Anderson GL, Limacher M, Assaf AR. Bassford T, Beresford SA, Black H, et al. Effects of conjugated equine estrogen in postmenopausal women with hysterectomy: The Women' s health Initiative randomized controlled trial. JAMA 2004; 291: 1701-12.

Bates DW, Black DM, Cummings SR. Clinical use of bone densitometry: scientific review. JAMA 2002; 288: 1889-97.

Brown JP, Josse RG. 2002 Clinical practice guidelines for the diagnosis and management of osteoporosis in Canada. CMAJ 2002; 167: 1-34.

Cauley JA, Robbins J, Chen Z, Cummings SR, Jackson RD, LaCroix AZ, et al. Effects of estrogen plus progestin on risk of fracture and bone mineral density: the Women's Health Initiative randomized trial. JAMA 2003; 290: 1729-38.

Delaney MF. Strategies for the prevention and treatment of osteoporosis during early postmenopause. Am J Obstet Gynecol. 2006; 194: 12-23.

Eastell R, Hannon RA. Biochemical Markers of Bone Turnover. In : Lobo RA editor, 2nd ed. Treatment of the postmenopausal women : Basic and clinical aspects. Philadelphia : Lippincott Williams & Wilkins Press; 1999. p.293.

ESHRE Capri Workshop Group. Hormones and cardiovascular health in women. Hum Reprod Update 2006; 12: 483-97.

Ettinger B, Barrett E, Hoq LA, Vader JP, Dubois RW. When is it appropriate to prescribe postmenopausal hormone therapy? Menopause 2006; 13: 404-10.

Grady D, Herrington D, Bittner V, et al. Cardiovascular disease outcomes during 6.8 years of hormone therapy: Heart and Estrogen/progestin Replacement Study follow-up (HERS II). JAMA 2002; 288: 49-57.

International Menopause Society. IMS Updated Recommendations on postmenopausal hormone therapy. Climacteric 2007; 10: 181-94.

Mendelsohn ME, Karas RH. HRT and the young at heart. N Engl J Med 2007 Jun 21; 356: 2639-41.

Modified from Expert panel on detection, evaluation, and treatment of high blood cholesterol in adults (adult treatment panel III). JAMA 2001; 285: 2486.

National Osteoporosis Foundation. Physician's guide to prevention and treatment of osteoporosis. Washington, DC: National Osteoporosis Foundation. 2003.

North American Menopause Society. Estrogen and progestogen use in peri- and postmenopausal women: March 2007 position statement of The North American Menopause Society. Menopause 2007; 14: 168-82.

North American Menopause Society. Management of osteoporosis in postmenopausal women: 2006 position statement of The North American Menopause Society. Menopause 2006; 13: 340-6.

Reed SD, Newton KM, Lacroix AZ. Indications for hormone therapy: the post-women's Health Initiative era. Endocrinol Metab Clin North Am 2004; 33: 691-715.

Rossouw JE, Prentice RL, Manson JE, Wu L, Barad D, Barnabei VM, et al. Postmenopausal hormone therapy and risk of cardiovascular disease by age and years since menopause. JAMA 2007; 297: 1465-77.

Sayegh RA, Stubblefield PG. Bone metabolism and the perimenopause overview, risk factors, screening, and osteoporosis preventive measures. Obstet Gynecol Clin North Am 2002; 29: 495-510.

Speroff L, Kenemans P, Burger HG. Practical guidelines for postmenopausal hormone therapy. Maturitas 2005; 51: 4-7.

Srivastava AK, Vliet EL, Lewiecki EM, Maricic M, Abdelmalek A, Gluck O, et al. Clinical use of serum and urine bone markers in the management of osteoporosis. Curr Med Res Opin 2005; 21: 1015-26.

Stefanick ML. Estrogens and progestins: background and history, trends in use, and guidelines and regimens approved by the US Food and Drug Administration. Am J Med 2005; 118: 64-73.

Weiner MG, Barnhart K, Xie D, Tannen RL. Hormone therapy and coronary heart disease in young women. Menopause 2007; 15: 1-8.

http://www.fda.gov/womens

3. 조기 폐경 여성

김정구. 조기난소부전증 환자에서 순환자가항체에 관한 연구. 대한산부인과학회지. 1990; 33: 669-677.

대한폐경학회, 폐경기 건강. 서울;칼빈서적, 1996; 34-5.

Amos WL. Pregnancy in a patient with gonadotropin resistant ovary syndrome. Am J Obstet Gynecol. 1985; 153: 154-5.

Anasti JN. Premature ovarian failure: an update. Fertil Steril 1998; 70: 1-15.

Lobo RA. Benefits and risks of estrogen replacement therapy. Am J Obstet Gynecol 1995; 173: 982-9.

Nelson LM, Covington SN, Rebar RW. An update: spontaneous premature ovarian failure is not an early menopause. Fertil Steril 2005; 83: 1327-32.

Siddle N, Sarrell P, Whitehead M. The effect of hysterectomy on the age at ovarian failure: identification of subgroup of women with premature loss of ovarian function and literature review. Fertil Steril 1987; 47: 94-100.

Speroff L, Fritz MA. Menopause and the perimenopausal transition. In: Clinical gynecologic endocrinology and infertility. 7th ed. Philadelphia: Lippincott Williams & Wilkins Press ; 2005. p.621-88.

Utian WH, Jacobowitz RS. Management your menopause. New York: Prentice hall press 1999; 9: 227-42.

van Kasteren YM, Schoemaker J. Premature ovarian failure: a systematic review on therapeutic interventions to restore ovarian function and achieve pregnancy. Hum Reprod Update 1999; 5: 483-92.

Chapter / 7

호르몬 요법의 이점

요약 K.e.y.p.o.i.n.t

지난 2002년 7월 발표되었던 WHI (Women's Health Initiative) 연구 발표 이후 호르몬 요법에 대한 부정적인 시각이 과도하게 부각되었음에도 불구하고, 아직까지 폐경 증상의 치료로 호르몬 요법이 가장 효과적인 것으로 되어 있습니다.

특히, 급성 및 아급성 폐경 증상 중 혈관운동장애와 비뇨 생식기 위축증은 에스트로겐이 가장 좋은 치료 약제로 효과가 있습니다. 그리고 에스트로겐은 불안, 우울, 수면장애와 같은 증상도 개선시키고 교원질을 합성시켜 피부를 두껍게 하며 인대의 교원질 증가로 인하여 요통, 관절통의 빈도도 감소시킵니다. 또한 호르몬 요법은 에스트로겐의 장기적인 결핍의 후유증인 골다공증에 대한 예방 및 치료제로도 사용할 수 있습니다. 폐경 초기에 시작한 호르몬요법은 관상동맥질환과 알쯔하이머병의 예방에서 중요한 역할을 할 것으로 기대되나 연구가 더 필요한 상태입니다.

1. 급성 증상의 호전

1) 혈관운동 증상의 호전

7-1 ▸▸ 혈관운동 증상에 의한 증상의 치료에 있어서 에스트로겐의 이점은 무엇입니까?

안면홍조의 빈도를 감소시키고 수면효과를 증진시키며 흥분과 불안감 감소효과가 있습니다.

혈관운동 증상 중 대표적인 것은 안면홍조입니다. 이러한 안면홍조는 에스트로겐의 쇠퇴가 원인이므로 호르몬 요법으로 완치를 하는 것은 아니지만 증상을 완화시킬 수 있습니다. 그 효과는 95% 이상이라고 알려져 있습니다. 대부분 안면홍조가 밤에 자주 나타나므로 호르몬 요법이 수면 장애를 줄이고 흥분과 불안감 감소, 나아가 집중력 향상을 기대할 수 있습니다. 또한 인지 기능 향상과 기분 (mood)이 향상되고 감정 기복이 줄어들며, 수면 장애에 의한 낮 시간 동안의 피로감이 줄어듭니다.

7-2 ▸▸ 호르몬 요법 시작 후 안면홍조에 대한 효과는 언제 나타납니까?

폐경과 관련된 안면홍조에 완전한 효과를 얻으려면 4주 혹은 그 이상 기간이 필요합니다.

따라서 호르몬 요법 후 적어도 4주가 소요되므로 이 시기 이전에 반응이 없다고 해서 호르몬 요법의 용량을 증량할 필요는 없습니다. 호르몬 치료 효과 반응이 나타나는 기간은 호르몬 요법의 용량에 따라 매우 다양합니다.

7-3 ▸▸ 심한 안면홍조가 발생했을 때 에스트로겐 용량을 증량시켜야 합니까?

안면홍조 증상이 심할 경우에는 고용량의 에스트로겐 투여가 필요할 수도 있습니다.

안면홍조가 심할 경우에는 우선 표준용량의 호르몬 요법으로 치료를 시작할 수 있습니다. 하지만, 초기 치료에 효과가 없다면 호르몬 요법의 용량을 증가시킬 수도 있습니다.

1일 1회 기존용량의 호르몬 요법으로 효과가 없을 경우에는 호르몬의 대사가 더 빨리 되었을 가능성이 있으므로 우선 호르몬 요법의 용량을 절반으로 1일 2회 투여하거나, 혹은, 피부를 통한 호르몬 요법 중 패치 요법으로 투여 경로를 변경시키는 것을 고려할 수 있습니다. 이것은 피부 패치를 통한 호르몬 요법이 경구 호르몬 요법에 비하여 에스트로겐 치가 혈중에서 더 안정적으로 유지할 수 있게 하기 때문입니다. 또 다른 방법으로는 아직 우리나라에서는 시판되고 있지 않지만, 안면홍조의 치료제로 승인을 받은 경질 에스트로겐 링 (Femring®)이 있습니다. 하지만 위축성 질염을 치료하는 다른 경질 호르몬 제제들은 안면홍조를 완화시킬 정도의 효과는 없는 것으로 보입니다. 또한 심혈관계 질환의 위험성이 낮은 여성에서는 저용량 경구피임제를 사용하여 좋은 결과를 얻을 수도 있습니다.

이러한 치료에도 불구하고 증상이 지속되고 심할 경우에는 증상을 완화시키기 위하여 하루에 접합마에스트로겐 2.5 mg에 해당하는 용량까지 증량할 수 있습니다.

7-4 ▸▸ 티볼론은 혈관운동 증상에 효과적입니까?

효과적입니다.

티볼론은 에스트로겐, 프로게스테론, 안드로겐의 호르몬 성상을 지닌 합성 스테로이드제제로 유럽에서는 거의 30 여년 전 부터 폐경 후 골다공증의 예방이나 폐경 증상의 치료제로 사용되어 왔습니다. 폐경 증상에 대한 효과는 여러 연구들의 결과 매일 2.5 mg 복용 시 에스트로겐 요법과 유사한 정도로 열성홍조를 감소시켰습니다. 질 건조나 성교통에 대한 효과도 대부분의 연구에서 에스트로겐 치료와 유사하였습니다.

2) 심리적 증상 및 불면증의 호전

7-5 ▸▸ 폐경 여성이 느끼는 심리적 증상도 에스트로겐에 의해 반응합니까?

에스트로겐 투여로 안면홍조, 불면증, 우울, 불안, 초조, 자괴심, 염세적인 생각과 같은 심리적인 증상이 경감되는 것으로 보고되었습니다.

폐경 후에는 우울, 피로, 근심, 과민성을 더 많이 느끼게 되는데 이는 호르몬의 변화와 무관하지 않은 것으로 보입니다. 이 외에도 문화적 관습, 사회경제적 여건, 스트레스 등이 심리적 증상에 영향을 끼칩니다.

에스트로겐이 신경생리학적, 신경화학적 기능에 미치는 영향에 관하여 정확히 밝혀지지 않았으나, 에스트로겐 투여로 안면홍조, 불면증, 우울, 불안, 초조, 자괴심, 염세적인 생각과 같은 심리적인 증상이 경감되는 것으로 보고되었습니다. 일반적으로 높은 용량의 에스트로겐은 무드를 증가시키며, 프로게스토겐 제제는 이런 효과를 상쇄시키는 것으로 알려져 있습니다. 또한 에스트로겐은 항우울제의 효과를 높이는 것으로 알려지고 있습니다. 정신과 질병분류에서 폐경후 우울증 (postmenopausal melancholia)은 제외되었지만 폐경기의 경한 우울증은 에스트로겐의 투여로 호전되며, 중한 우울증에서는 항우울제의 이차적인 보조치료제로 사용될 수 있습니다.

7-6 ▸▸ 폐경 여성에서 에스트로겐이 수면에 어떠한 영향을 끼칩니까?

안면홍조 및 그와 연관된 각성이 없어지고, 취침 후 잠들기까지의 시간이 짧아지며, 수면 중 잠에서 깨는 것을 방지하고 급속눈운동 (rapid eye movement: REM) 수면을 연장시킵니다.

수면을 조절하는 중추는 시상하부에 있으며, 성호르몬을 포함한 여러 내부 및 외부 요인에 의하여 영향을 받는 것으로 알려져 있습니다. 폐경 후에는 안면홍조로 인해 REM 잠복기가 길고 수면의 효율성이 떨어지게 됩니다. 이러한 환자에게 에스트로겐을 투여하게 되면 안면홍조 및 그와 연관된 각성이 없어지고, 취침 후 잠들기까지의 시간이 짧아지며, 수면 중 잠에서 깨는 것을 방지하고 REM 수면을 연장시킵니다.

2. 아급성 증상의 호전

7-7 ▸▸ 비뇨 생식기계에 미치는 호르몬 요법의 이점은 무엇입니까?

에스트로겐은 위축성 질염을 치료하는데 효과적인데 이에는 국소적 요법이나 전신적 요법이 모두 효과적입니다. 국소적으로는 에스트로겐 질 크림이나 좌약, 질정 등이 질에 사용될 수 있으며 전신적인 요법과 같이 사용될 수도 있습니다. 국소적 요법이 위축성 질염에 기본적인 치료법인데 질크림, 질정, 좌약, 페사리, 링 등의 효과는 비슷합니다 (문항 8-17, 18 참조).

에스트로겐 효과는 질 내 pH측정으로 판단할 수 있으며 폐경 여성에서는 pH가 5.0에서 7.0까지 증가되는데 에스트로겐 요법으로 pH가 4.5 이하의 산성으로 유지 될 수 있습니다.

대부분 임상 의사들은 저용량의 에스트로겐 국소 투여가 전신적인 영향은 없다고 생각하지만 위축된 질 점막을 통하여 매우 빠르게 흡수될 수 있으며 질 점막이 두꺼워 지면서 에스트로겐의 흡수는 감소되는데 이에 3-4개월의 기간이 소요된다고 합니다. 일반적으로 비뇨생식기계 증상 치료를 목적으로 사용하는 저용량의 경질 에스트로겐 치료는 자궁내막에 안전하다고 알려져 있으므로 자궁내막에 대한 검사가 따로 필요 없지만 고용량 에스트라디올을 경질로 사용할 경우에는 자궁내막에 대한 검사가 필요할 것으로 생각됩니다 (문항 8-21 참조). 빈뇨, 절박뇨 및 반복적인 요로 감염을 보이는 폐경 여성에서도 에스트로겐의 경질 투여는 효과적입니다 (문항 8-20, 29 참조).

7-8 ▸▸ 에스트로겐 요법이 피부에 주는 이점은 무엇입니까?

에스트로겐 치료로 표피와 진피의 탄성섬유 재생으로 피부의 탄력성이 증가하고, 피부 콜라겐이 증가하며 외모와 피부느낌이 좋아지며 주름이나 피부 노화를 줄일 수 있습니다 (문항 18-4 참조).

7-9 ▸▸ 교원질 소실에 의한 증상들에 대한 호르몬요법의 효과는 무엇입니까?

교원질 소실로 관절통 및 근육통을 호소하는 여성들이 있는데 통증부위는 손목, 팔목, 어깨 등이 흔합니다. 이러한 증상들은 에스트로겐 요법으로 효과적으로 경감됩니다. 골관절염은 나이든 환자들에서 가장 흔한 관절염입니다. 원숭이 모델에서 에스트로겐 요법은 골관절염의 발생을 감소시키며 진행을 막는다고 합니다. 유방암 환자들에게 아로마타제 억제제 (aromatase inhibitor)를 사용하는 경우 에스트로겐 농도가 낮아져서 관절통을 호소하게 됩니다. 관절염의 진행을 막을 수 있는 치료법이 확실하지 않은 현 상황에서 호르몬 요법에 대한 연구가 계속 되어야 할 것으로 생각됩니다. 또한 호르몬 치료에 의한 교원질 소실 억제는 척추간 디스크의 높이를 유지시켜 척추골의 구조나 기능을 유지하여 골다공증성 척추 골절의 위험을 낮출 수 있는 것으로 평가됩니다.

구강과 치아에 대한 질환도 폐경 여성에서 흔히 볼 수 있는 문제입니다. 에스트로겐 치료는 구강 건조감, 작열감, 불편감 등을 매우 효과적으로 감소시켜줍니다. 또한 치주염이나 치주출혈도 감소시켜줍니다. 이러한 작용은 에스트로겐이 질점막에 작용하는 기전과 같은 기전으로 구강점막 상피에 좋은 영향을 주기 때문입니다. 치아 소실을 유발하는 치조골 (이틀뼈)의 손실도 골다공증과 연관이 있으며 에스트로겐 요법을 받는 여성에서 의미 있게 적게 발생하며 NHS (Nurses' Health Study)에서도 치아손실이 에스트로겐 치료를 받는 폐경여성에서 25% 감소되었다고 보고되었습니다. 호르몬 요법을 받는 여성에서는 목소리가 더 좋으며 목소리에 변화도 적게 생기는 것으로 보고되었습니다.

3. 만성 후유증의 예방

1) 골다공증의 예방 및 치료

7-10 ▸▸ 골다공증 예방목적으로 언제부터 호르몬 요법을 시작해야 합니까?

폐경 후 3년 이내에 시작하는 것이 효과를 극대화 할 수 있습니다.

에스트로겐은 폐경 후 언제 투여하여도 효과가 있으나, 골격계에 대한 효과를 극대화하기 위하여 폐경이 일어나기 직전이나 골소실이 가장 심한 폐경 직후에 투여하는 것이 좋으며 특히 폐경 후 3년 이내에 시작하는 것이 효과적입니다. 대부분의 경우 이 시기에는 폐경기의 급성 증상이 문제가 되는 시기이므로 골다공증의 예방효과와 급성증상의 완화를 위해 호르몬 요법이 절실히 요구되는 시기입니다. 급성증상이 없는 경우라도 유방암이나 심혈관계 위험도가 낮은 경우 경제적 장점과 골격계 이외의 이점을 고려하여 일차적으로 고려해 볼 수 있습니다. 치료의 목적은 폐경 후 처음 몇 년 동안 일어나는 골소실의 가속기를 방지하는 데에 있습니다. 폐경 초기 투여시 일시적인 골밀도의 증가를 관찰할 수 있으며, 폐경 후 3년 이내에 호르몬 투여를 시작하는 것이 이러한 효과를 극대화할 수 있습니다. 폐경 후 6년이 경과한 후 에스트로겐 투여시 이후부터의 골소실은 막을 수 있으나 치료시점 이전까지의 골소실은 막을 수 없습니다. 따라서 폐경 직후 투여를 시작하는 것이 바람직하나 여의치 못했을 경우, 바로 그 시점부터라도 투여를 시작하는 것이 이후의 골절 위험도를 방지할 수 있는 방법이라 하겠습니다.

7-11 ▸▸ 골다공증을 예방하기 위한 에스트로겐의 최소 용량은 얼마나 됩니까?

에스트로겐의 뼈에 대한 효과는 용량에 의존적이므로 충분한 혈중농도가 유지되어야, 골소실이 예방될 수 있습니다. 혈중 에스트라디올 농도는 에스트로겐을 경구 또는 패취형 젤에 의한 투여경로에는 상관없이, 초기 난포기 수준 (50~70 pg/mℓ)으로 유지시키면 골소실을 예방할 수 있습니다. 일일용량은 접합마에스트로겐 (conjugated equine estrogen: CEE)의 경우 0.625 mg, 발러릭산 에스트로겐 (estradiol valerate: EV) 및 17β-에스트라디올은 2 mg, 에칠기 에스트라디올 (ethinyl estradiol) 5 μg, 경피적 에스트로겐은 50 μg로 알려져 있었으나 최근 연구에서는 기존 용량의 1/2인 저용량 혹은 1/4인 초저용량 호르몬 요법에서도 골소실을 예방할 수 있었습니다.

7-12 ▸▸ 폐경 후 호르몬 요법시 골밀도의 증가는 어느 정도 나타납니까?

호르몬 요법시 골량을 보존할 수 있다는 사실은 잘 알려져 있습니다. 메타분석에 의하면 2년간의 호르몬 요법 시 위약군에 비해 척추부에서는 6.8%, 대퇴부 경부에서는 4.1% 증가하였습니다.

0.625 mg의 접합마에스트로겐을 사용한 PEPI (Postmenopausal Estrogen/Progestin Intervention) 연구에서는 3년간의 호르몬 요법 시 척추 골밀도는 3.5-5.0%, 대퇴부 골밀도는 1.7%의 증가를 보였습니다. WHI (Women's Health

Initiative) 연구에서는 폐경여성에서 에스트로겐-프로게스토겐 병합요법시 위약군에 비해 척추에서는 4.5%, 대퇴부에서는 3.7%의 증가를 보였습니다.

저용량의 호르몬 요법을 사용한 연구들에서는 0.3 mg의 접합마에스트로겐 사용 시에는 3.5년간 5.2%의 척추 골밀도 증가가 관찰되었고, 0.25 mg의 미분화 17-β 에스트라디올을 사용했을 경우 3년간 척추 골밀도는 2.8%, 골반 골밀도는 3.6% 증가하여 위약군에 비해 유의한 골밀도의 차이를 보였습니다.

질내 링 (vaginal ring: Femring®)을 이용한 경우에도 유의한 골밀도 증가를 보였는데, 질내 링을 통해 하루 0.05 mg, 0.1 mg의 에스트로겐을 1년간 투여한 결과 기저치와 비교해서 대퇴부에서는 각각 1.7%, 1.8%씩 증가했고, 척추에서는 각각 2.7%, 3.3% 증가했습니다. 하지만 이러한 고용량의 에스트로겐을 함유한 질내 링은 현재 국내에는 들어와 있지 않습니다.

7-13 ▸▸ 폐경 후 호르몬 요법 시 골절률도 감소됩니까?

척추골절률과 골반골절률 모두 감소됩니다.

폐경이후 여성에서 호르몬 요법 시 골절의 위험도를 유의하게 감소됩니다. WHI (Women's Health Initiative) 연구에 의하면 에스트로겐-프로게스토겐 병합요법군에서 골반 골절이나 척추 골절이 약 35% 감소하였고 에스트로겐 단독요법군에서도 골반 골절이나 척추 골절이 모두 약 40% 가량 감소했습니다.

메타분석에 의하면 호르몬 요법 시 27%에 달하는 골절의 위험도 감소를 보였으며 최근 들어서는 대퇴부 및 척추 골절이 34-39%정도 감소한다고 보고하였습니다. 최근의 2개의 대규모 관찰연구인 NORA (National Osteoporosis Risk Assessment) 연구와 MW연구 (Million Women's Study)에서도 이와 같은 결과를 보이고 있습니다. 약 20만명을 대상으로 했던 NORA 연구에서 에스트로겐을 복용중인 경우 새로운 골절의 위험도가 유의하게 감소되는 결과를 보이고 있습니다. MW의 관찰연구에서도 프로게스토겐 병합 여부, 호르몬의 종류, 투여방법에 따른 골절의 감소 정도에는 차이를 보이지 않았습니다. 저용량의 경우 골절의 감소에 대해서는 보고된 바 없습니다.

7-14 ▸▸ 티볼론의 골에 대한 효과는 무엇입니까?

티볼론은 골밀도를 증가시키고 골절률을 감소시킵니다 (문항 8-60 참조).

7-15 ▸▸ 호르몬 요법을 사용하다가 이를 중단하면 골밀도에는 어떤 영향을 줍니까?

호르몬 요법을 중단하면 골량의 소실이 나타나며 골절 예방 효과는 지속되지 않습니다.

호르몬 요법을 중단하면 1년 내에 3-6%의 골소실이 초래됩니다. 호르몬 요법을 중단하면 골절 예방 효과는 지속되지 않습니다. MW연구 (Million Women's Study)에 의하면 과거 사용자에서는 골절 보호 효과를 보이지 않았으며 투여 중지 1년 이내에 골절 발생률이 비사용군과 동일합니다. NORA (National Osteoporosis Risk Assessment) 연구에서도 척추, 대퇴부, 손목의 골절이 현사용군에서 감소됨을 보였고, 5년 이상 사용을 중단한 군에서는 감소되지 않았습니다.

7-16 ▸▸ 호르몬 요법을 중단할 경우 골절 예방을 위해서는 어떤 조치를 취하여야 합니까?

호르몬 외의 골다공증 예방 혹은 치료제의 사용이 필요합니다.

호르몬 요법 중단 시 골 소실은 재개되며 골절 보호 효과는 사라지기 때문에 예방적 조치가 필요합니다. 기본적으로 칼슘과 비타민 D, 운동, 식생활 개선, 낙상을 예방하여야 하며, 골밀도와 골절 위험인자에 근거하여 기타 골흡수 억제제를 사용할 필요가 있겠습니다 (제 15장 참조).

7-17 ▸▸ 고령 여성에서도 골다공증의 예방 및 치료를 위해 호르몬 요법을 할 수 있습니까?

고령 여성에서 골다공증의 예방 및 치료만을 위해서 기존 용량의 호르몬 요법을 권고하지 않습니다. 60세 이상의 여성에서는 호르몬 요법의 득과 실을 고려하여 투여를 결정해야 합니다.

골다공증의 예방 및 치료를 위해서 호르몬 요법은 일차적으로 폐경 증상이 있는 여성이 대상이 됩니다. 폐경증상이 없더라도 다른 골다공증 약제를 부작용 등의 이유로 사용할 수 없고 골다공증의 위험이 높으며 호르몬 요법의 금기증이나 위험성이 없는 여성에서는 골다공증의 치료 및 예방을 위해 호르몬 요법을 고려할 수는 있으나 고령 여성에서의 호르몬 요법은 색전증이나 심혈관 질환을 유발할 수 있으므로 주의해야 합니다. 여러 가지 임상적 문제를 고려해서 결정해야 하겠습니다. 그러나 최근 연구에 의하면 고령 폐경 여성에서 골다공증 예방을 위해 초저용량 호르몬 요법을 시행할 수도 있다고 합니다.

7-18 ▸▸ 호르몬 요법을 사용한 후 골밀도가 증가하지 않는 경우는 어떻게 합니까?

순응도를 확인하고 다른 골소실의 원인이 있는지 확인합니다. 다른 골소실의 원인으로는 글루코코티코이드 과다, 갑상샘기능항진증, 부갑상샘기능항진증, 칼슘, 인산, 비타민 D 결핍 등이 있습니다 (표 4-4 참조). 혈중 에스트로겐 농도를 측정하여 용량을 교정합니다. 혈중 에스트라디올 농도가 50-100 pg/mL 정도이면 비스포스포네이트 제제를 추가합니다. 그 이후에는 골대사 표지자, DXA를 측정하면서 2년 간 경과관찰을 할 수 있습니다.

7-19 ▸▸ 골격계에 대한 프로게스토겐의 영향은 무엇입니까?

프로게스토겐을 단독으로 사용할 경우 골밀도의 긍정적 효과에 대한 보고는 있으나 아직 그 기전은 명확하지 않습니다. HOPE (Heart Outcomes Prevention Evaluation) 연구에서 에스트로겐-프로게스토겐 병합요법은 에스트로겐 단독요법보다 높은 골밀도 증가를 보였고 WHI (Women's Health Initiative) 연구에서는 호르몬 치료가 골절률의 감소를 보였으며 이 때 프로게스토겐의 추가는 에스트로겐의 골에 대한 효과를 저해하지 않는 것으로 나타났습니다.

일반적으로 프로게스토겐도 종류에 따라 골밀도에 미치는 영향이 다를 것으로 생각되는데 젊은 여성에서 피임목적으로 프로게스토겐만 사용시 C21-프로게스틴(progestin)인 데포메드록시프로게스테론 아세테이트 (depot-medroxyprogesterone acetate)는 골밀도를 떨어뜨리는 반면 19-노르테스토스테론 (nortestosterone) 유도체인 레보노르게스트렐 (levonorgestrel)은 전완부 골밀도를 2.94% 증가시키는 현상이 관찰된 바 있습니다.

2) 심혈관 질환의 예방

7-20 ▸▸ 호르몬 요법이 동맥 혈관계에는 어떤 영향을 미칩니까?

에스트로겐 투여는 관상동맥을 포함한 동맥혈관을 이완시킵니다.

관상동맥질환의 병태생리는 아직 완전히 밝혀지지 않았으나 죽상동맥경화증 (atherosclerosis)과 함께 동맥수축, 혈전증, 염증, 산화 스트레스 등이 중요한데, 에스트로겐 투여는 관상동맥과 상완동맥을 이완시킵니다. 이에 대한 중요 기전으로 에스트로겐은 혈관 내피세포에서 산화질소 (nitric oxide), 프로스타싸이클린 (prostacyclin)을 증가시키고 엔도텔린-1 (endothelin-1)을 감소시킬 뿐 아니라 혈관 평활근세포의 칼슘 및 포타슘 통로를 조절합니다. 접합마에스트로겐 (conjugated equine estrogen: CEE)/미세프로게스테론 (micronized progesterone) 복합치료는 치료 전에 비하여 상완동맥의 혈류의존성 혈관확장을 증가시키나, 메드록시프로게스테론 아세테이트 (medroxyprogesterone acetate: MPA)는 CEE 효과를 억제할 수 있습니다.

7-21 ▸▸ 에스트로겐이 혈장 지질-지단백에 미치는 영향은 어떠합니까?

경구 에스트로겐은 고밀도 지단백 (high-density lipoprotein: HDL) 콜레스테롤은 증가시키고 총콜레스테롤과 저밀도 지단백 (low-density lipoprotein: LDL) 콜레스테롤은 감소시키며 중성지방을 상승시키고 적은 밀도의 저밀도 지단백 입자 (small dense LDL particle) 형성을 촉진합니다.

고밀도 지단백 콜레스테롤 농도는 호르몬요법으로 증가하나 약제에 따라 다른 양상을 보여 CEE 단독요법이 가장 큰 증가를 보입니다. 호르몬요법은 동맥경화증 위험인자 중 저밀도 지단백 콜레스테롤 및 혈중 섬유소원 (fibrinogen), 호모시스테인 (homocystein)과 지질단백 (lipoprotein) (a) [Lp(a)] 농도를 감소시키나 중성지방을 상승시키고 작은 LDL 입자 형성을 촉진시킵니다 (표 7-1 참조).

간 대사에 대한 영향이 훨씬 적은 비경구 에스트로겐 (패취, 겔, 임플란트)의 경우 혈중 LDL 콜레스테롤 농도는 감소하나 HDL 콜레스테롤은 변화가 없습니다. 그러나 중성지방, Lp (a) 그리고 섬유소원은 변화가 없거나 감소하며, LDL 입자 크기에 대한 영향은 없습니다.

표 7-1. 심혈관질환의 혈중 지표에 대한 호르몬치료의 영향

	Estrogen		Estrogen 효과에 대한
	경구용	비경구용	Progestogen 영향
LDL cholesterol	감소	감소	없음
중성 지방	증가	불변/감소	없음
HDL cholesterol	증가	불변	감소(medroxyprogesterone acetate); 없음 (micronized progesterone)
Small dense LDL	증가	불변	없음
Lipoprotein (a)	감소	불변/감소	없음
Fibrinogen	감소	불변/감소	없음
PAI-1	감소	불변	없음
Factor VII	증가	불변	감소
CRP	증가	불변/감소	없음

PAI-1: plasminogen activator inhibitor
CRP: C-reactive protein

7-22 ▸▸ 프로게스토겐 투여가 혈장 지질-지단백에 미치는 영향은 어떠합니까?

에스트로겐 투여시 고밀도 지단백 (high-density lipoprotein: HDL) 콜레스테롤 농도는 증가하나, 함께 투여된 메드록시프로게스테론 아세테이트 (medroxyprogesterone acetate: MPA)는 접합마에스트로겐 (conjugated equine estrogen; CEE) 효과를 억제할 수 있습니다. 미세화 프로게스토겐 (micronized progesterone)은 이러한 영향이 없습니다.

7-23 ▸▸ 폐경 여성에서의 호르몬 요법이 관상동맥질환의 위험도에 어떤 영향을 미칩니까?

현재의 객관적인 증거로는 폐경여성에서 관상동맥질환을 일차적 그리고 이차적으로 예방하기 위하여 호르몬 요법을 권유하지 않습니다. 그러나 최근의 보고에 의하면 호르몬 요법에 사용되는 제재에 따라 그리고 호르몬 요법을 시작하는 시기에 따라 위험도가 다른 것으로 보고되고 있습니다 (문항 10-1, 10-2 참조).

대부분의 관찰연구와 역학연구에서 정상기능을 하는 난소는 관상동맥질환에 방어적인 역할을 하며, 에스트로겐 결핍은 위험을 증가시켜 여러 연구를 종합한 메타 분석 결과에서 폐경여성에서 시행하는 호르몬 요법은 관상동맥질환의 발생과 사망을 각각

20%와 36% 감소시킨다고 보고하였습니다. 그러나 잘 고안된 무작위 대조군 연구 (WHI: Women's Health Initiative, HERS: Heart and Estrogen/progestin Replacement Study)에서는 이러한 예방 및 감소효과가 보고되고 있지 않습니다. 그리하여 폐경여성에서 관상동맥질환을 일차적 그리고 이차적으로 예방하기 위하여 호르몬 요법을 권유하지 않습니다.

또, WHI 연구에서 접합마 에스트로겐 (conjugated equine estrogen: CEE)과 메드록시프로게스테론 아세테이트 (medroxyprogesterone acetate: MPA) 2.5 mg/일 병합요법을 사용한 기간에 따라 관상동맥질환의 위험도가 달라지는 것을 보고하였는데, 사용 첫 해에 관상동맥질환의 위험을 81% 증가시켰습니다. 이는 WHI 연구 대상자의 연령이나 호르몬 요법의 시작 시기 등이 다른 연구와 달랐기 때문으로 생각됩니다. 이와 달리 접합 마에스트로겐 단독치료한 경우에는 이러한 경향을 보이지 않았습니다.

최근의 연구를 보면 호르몬 요법을 시작한 시기에 따라 관상동맥 질환의 위험도가 다른 것으로 보고하고 있습니다. 폐경된지 10년 이내에 호르몬 요법을 시작한 군에서 10년 이후에 호르몬 요법을 시작한 군에 비해 관상동맥혈관의 위험도가 통계학적으로 의미있게 낮으며, WHI 연구에서도 50-59세 여성만을 대상으로 분석하였을 때 심근경색, 관상동맥질환으로 인한 사망률이 낮은 것으로 보고하고 있습니다.

7-24 ▸▸ WHI (Women's Health Initiative) 연구에서 관찰연구와 달리 호르몬요법의 관상동맥질환 예방 효과를 관찰할 수 없었던 이유는 무엇입니까?

WHI 연구에 참여한 여성이 상대적으로 고령이고 과체중 여성이었습니다.

관찰연구와 달리 WHI 연구에 참여한 여성은 평균 연령이 63세로 상대적으로 고령이었습니다. 세부 분석 결과 접합마에스트로겐 (conjugated equine estrogen: CEE)/메드록시프로게스테론 아세테이트 (medroxyprogesterone acetate: MPA)군에서 폐경 기간이 20년 이상된 여성에서는 호르몬 투여로 관상동맥질환 위험이 71% 증가하는 반면, CEE군의 경우 50대 여성은 뚜렷한 감소 경향을 보였습니다 (상대위험도: 0.56, 95% 신뢰 구간: 0.30-1.03). 또한 평균 체질량지수 (body mass index: kg/m^2)는 CEE/MPA군과 CEE군 각각 28.5와 30.1이었으며, 체질량지수가 25 이상이 각각 70%와 79%로 대부분 과체중 여성이었습니다. 따라서 관찰 연구에서 암시되었던 결과를 얻었다고 생각되며, 일부에서는 WHI 연구는 일차 예방이라기보다는 이차예방에 가까운 연구라고 주장합니다.

7-25 ▸▸ WHI (Women's Health Initiative) 연구 결과 관상동맥 질환에 대한 에스트로겐 단독요법과 에스트로겐-프로게스토겐 병합 요법의 차이는 무엇입니까?

WHI 연구 결과 접합마에스트로겐 (conjugated equine estrogen: CEE) 0.625 mg/일 단독요법과 달리 접합마에스트로겐 (CEE)과 메드록시프로게스테론 아세테이트 (medroxyprogesterone acetate: MPA) 2.5 mg/일 병합요법은 사용 첫 해에 관상동맥질환의 위험을 81% 증가시켰습니다. 초기 위험에 대한 원인은 아직 확실치 않으나, MPA의 악영향에 의한 것일 가능성이 있습니다. 그러나 두 치료 모두 시간이 지남에 따라 관상동맥질환의 위험을 낮추는 경향을 보였습니다 (표 7-2).

표 7-2. 호르몬요법의 관상동맥질환에 대한 영향, WHI

호르몬요법군	/ 10,000 명 x 년			상대 위험
	위약	호르몬	차이	(95% 신뢰 구간)
conjutaged equine estrogen 군	56	53	−3	0.95 (0.79−1.16)
conjutaged equine estrogen / medroxyprogesterone acetate 군	33	39	+6	1.24 (1.00−1.54)

7-26 ▸▸ 호르몬 요법에 의해 관상동맥질환이 예방될 수 있는 기전은 무엇입니까?

예방 기전은 아직 완전히 밝혀지지 않았지만, 호르몬의 전신적인 효과와 심혈관에 대한 직접 효과로 나누어 설명할 수 있습니다.

에스트로겐에 의한 심장보호 효과는 20−30%가 혈중 지질변화로 설명이 됩니다 (7-21 참조).

또한 호르몬 요법시 당뇨병의 위험은 감소합니다. 혈압에 대한 호르몬치료의 효과는 일관된 보고가 없습니다. 또한 최근에는 혈관에 대한 직접 작용이 더 중요한 기전으로 대두되고 있는데, 에스트로겐 투여는 관상동맥과 상완동맥을 이완시킵니다. 경구 투여된 접합마에스트로겐 (conjugated equine estrogen: CEE)은 혈전 지표인 섬유소원과 플라스미노겐 활성제 억제제 1형 (plasminogen activator inhibitor type

1: PAI-1) 농도를 낮추나 혈액응고인자 VII은 증가시킵니다. 프로게스토겐은 섬유소원과 PAI-1에대한 접합마에스트로겐의 효과에 영향이 없으나 혈액응고인자 VII는 낮춥니다.

에스트로겐은 체외 (in vitro) 실험에서 세포부착분자 (cell adhesion molecule: CAM), 단핵구 화학유인물질 단백-1 (monocyte chemoattractant protein-1: MCP-1), 종양괴사인자-α (tumor necrosis factor-α: TNF-α), 인터루킨-6 (interleukin-6: IL-6)의 발현을 감소시키며, 동물 실험 결과 CEE 투여 후 대부분의 혈중 농도가 감소되며 프로게스토겐의 악영향은 없습니다. 호르몬 치료를 받는 경우 C-반응단백 (C-reactive protein: CRP)이 증가하나 이는 심질환 위험과 연관이 없는 것으로 보이며, 호르몬치료를 받는 경우에는 CRP 농도의 임상적 의미는 크지 않을 것으로 생각됩니다.

산화 변성된 저밀도 지단백 (low-density lipoprotein: LDL)은 혈관의 산화스트레스를 증가시켜 죽상동맥경화증을 진행시킵니다. 에스트로겐은 LDL의 동맥흡수와 산화 변성을 억제하고, 항산화제로 작용하여 자유라디칼 (free radical) 생성을 감소시킵니다. 프로게스토겐은 에스트로겐의 항산화효과를 저해하지 않습니다.

또한 에스트로겐은 심장에 대한 직접적인 효과를 가지고 있어 심박출량을 증가시키며 심박동수를 감소시켜 심장의 에너지대사와 호흡요구량을 감소시킵니다.

7-27 ▸▸ 호르몬 치료에 의하여 관상동맥질환의 예방 효과를 가장 크게 기대할 수 있는 대상은 누구입니까?

건강한 폐경 초기 여성에서 예방 효과가 가장 클 것으로 기대 됩니다.

최근 23개 임상시험에 대한 메타 분석 결과, 고연령군과 달리 저연령군 (폐경 기간 〈 10년 혹은 연령 〈 60세)에서 호르몬치료는 관상동맥질환의 위험을 32% 감소시킵니다. 또한 WHI (Women's Health Initiative)연구에서 동맥경화증의 최신 지표인 관상동맥 칼슘 축적을 비교한 결과 50대 접합마에스트로겐 (conjutaged equine estrogen; CEE) 투여군에서 유의하게 낮아 관상동맥질환의 예방 효과가 있는 것으로 나타났습니다.

따라서 폐경 초기 여성에서 효과가 가장 클 가능성이 높으나, 아직 이에 대한 연구가 더 필요한 상태입니다. 현재 관상동맥질환의 예방만을 위하여 호르몬 요법이 권장되지는 않습니다.

3) 인지기능

7-28 ▶▶ 폐경 여성에게 에스트로겐을 투여하였을 때 인지기능을 향상시킵니까?

비교적 잘 고안된 여러 무작위 대조군연구에서 에스트로겐 치료가 인지기능을 향상시키는 이점이 일관되게 관찰되지는 않았습니다

양측 난소절제술 후 즉시 에스트로겐 치료를 함으로써 단기 또는 지연 회상(recall)과 같은 기억능력을 향상시키거나, 위약군에 비해 해석능력이나 구두기억능이 더 좋았다는 연구가 있습니다. 이에 반해 폐경 이행기에 무작위로 에스트로겐과 위약을 투여한 여러 연구에서 별 다른 차이점을 발견할 수 없었다고 보고한 연구들도 있습니다. 이러한 상반되는 결과를 보이는 이유로는 기억 또는 인지기능을 측정하는 검사방법이 다양하며, 여러 연구에서 각각의 다른 검사방법을 사용하였으며, 또 실험에 참여한 개개인의 고유의 인지기능과 내인성 여성호르몬의 차이 또는 동시에 투여되는 프로게스토겐이 결과에 영향을 끼쳤을 것으로 추측됩니다.

7-29 ▶▶ 호르몬 요법이 알쯔하이머병의 발생을 예방시키고 진행을 늦출 수 있습니까?

알쯔하이머병을 가지고 있는 환자에게 에스트로겐을 투여하여 이차적인 예방효과를 보고자 하는 연구에서는 예방효과가 없는 것으로 보고되고 있습니다. 또한 건강한 여성에게 에스트로겐을 투여하여 알쯔하이머병을 일차적으로 예방하는 효과가 있는지를 보는 연구에서는 일관된 결과를 보이지 않고 있습니다.

미국 유타주 Cache county에서 1889명의 여성과 1357명의 남성을 대상으로 한 전향적 코호트 연구에서 호르몬 요법의 사용은 알쯔하이머병의 발생을 41% 감소시켰으며, 10년 이상 사용하였을 때 83% 감소시킨다고 하였습니다. 이와는 달리 현재 호르몬 요법을 10년 이하의 기간 동안에 투여하였을 때에는 알쯔하이머병의 발생을 예방하는 효과를 볼 수 없었습니다. 현재 사용자와 기왕의 사용자간의 호르몬 요법의 차이는 알쯔하이머병의 전임상적인 잠복기에 사용하는 호르몬 요법은 별 효과가 없는 것으로 결론을 내릴 수 있습니다. 즉 호르몬 요법이 알쯔하이머병을 예방하기 위해서는 폐경기 전후에 오랜 기간 사용하였을 때 알쯔하이머병을 예방하는 효과가 있는 것으로 미루어 보아 에스트로겐이 뇌를 보호하는 효과를 가지기 위해서는 에스트로겐이 급히 소실되기 시작하는 소위 "임계 기간 (critical period)"에 투여하였을 때 효과를 가져 올 수 있다는 것을 제시하고 있습니다 (표 7-3). 동물실험에서도 임계 기간이 있음을 보여주고 있습니다.

표 7-3. 과거 호르몬 사용자에서 사용시기에 따른 알쯔하이머병 위험

연령	상대 위험 (95% 신뢰구간)
50-63세	0.35 (0.19-0.66)
64-71세	0.86 (0.50-1.5)
72-99세	0.97 (0.57-1.6)
전체	0.70 (0.51-0.95)

7-30 ▸▸ 프로게스토겐이 인지기능에 영향을 끼칩니까?

확실하지 않습니다

동물실험 또는 세포배양실험에서 프로게스테론은 신경세포의 자연사멸을 조절하고 프로게스테론 대사물질인 4개의 수산기가 있는 프로게스토겐 (THP: tetrahydroprogesterone)에 의해 감마아미노 낙산 (GABA: γ-aminobutyric acid) 수용체와 작용하여 뇌신경 보호 효과를 가져오는 것으로 알려져 있습니다. 그러나 천연 프로게스테론과 달리 합성 프로게스토겐인 메드록시 프로게스테론은 그러한 효과가 없습니다. 일반적으로 프로게스테론은 사람에서 마취와 진정효과를 가져오는 것으로 알려져 있으나 호르몬 요법에서 그러한 효과가 입증되지 않고 있습니다.

4. 대장-직장암의 발생위험 감소

7-31 ▸▸ 폐경 여성에서 호르몬 요법이 대장-직장암의 빈도에는 어떠한 영향을 끼칩니까?

호르몬 요법은 대장-직장암의 발생위험 감소에 실질적인 도움이 되는 것으로 판단됩니다.

WHI (Women's Health Initiative) 연구에서 에스트로겐-프로게스테론의 병합요법 시행 5년 후에 대장-직장암 발생률이 약 38% 감소하였습니다. 그러나 에스트로겐 단

독요법에서는 감소되지 않았습니다. 또한 Blake 등은 에스트로겐을 투여 중인 환자가 대장-직장암으로 진단된다면 대조군에 비하여 사망률이 뚜렷이 낮으며 (위험도: 0.64, 95% 신뢰구간: 0.47-0.88) 투여기간이 5년 이상 경과된 경우 그 보호 효과가 더욱 높다고 보고하였습니다. 과거 에스트로겐을 투여 받은 적이 있는 경우 대장-직장암 발생을 다소 감소시키며 (위험도 0.92: 0.70-1.2), 5년 이상 투여한 경우 대장-직장암 발생은 더욱 뚜렷이 감소됩니다.

에스트로겐의 대장-직장암 발생위험 감소효과의 기전은 분명치 않으나, 에스트로겐이 담즙의 담즙산을 감소시키고, 콜레스테롤 농도를 증가시킨다고 알려져 있어 담즙에 의한 대장암의 발생 위험을 감소시키는 것으로 추정되고 있습니다. 그러나 에스트로겐의 담즙 성분에 미치는 이러한 영향은 담석 생성의 빈도를 증가시킬 수 있습니다.

참고문헌

1. 급성 증상의 호전

Burke GL, Legault C, Anthony M. Soy protein and isoflavone effects on vasomotor symptoms in peri- and postmenopausal women: the Soy Estrogen alternative Study. Menopause 2003; 10: 147-53.

Guttuso TJ, Kurlan R, McDermott MP, Kieburtz K. Gabapentin's effects of hot flashes in postmenopausal women: a randomized controlled trial. Obstet Gynecol 2003; 101: 337-45.

Hays J, Ockene JK, Brunner RL, Kotchen JM, Manson JE, Patterson RE, Aragaki AK, et al. Effects of estrogen plus progestin on health-related quality of life. N Engl J Med 2003; 348: 1839-54.

North American Menopause Society. Position statement. Treatment of menopause-associated vasomotor symptoms: position statement of The North American Menopause Society. Menopause 2004; 11: 11-33.

Rossouw JE, Anderson GL, Prentice RL, LaCroix AZ, Kooperberg C, Stefanick ML, et al. Risks and benefits of estrogen plus progestin in healthy postmenopausal women. Principal results from the Women's Health Initiative randomized controlled trial. JAMA 2002; 288: 321-33.

Shifren JL, Schiff I. Menopause. In: Berek JS, editor. Berek & Novak's Gynecology. 14th ed. Philadelphia: Lippincott Williams & Wilkins Press ; 2007. p.1323-42.

Utian WH, Collins P, Ettinger B, Gallagher JC, Gass ML, Gelfand MM, et al. Estrogen and progestogen use in peri- and postmenopausal women: September 2003 position statement of The North American Menopause Society. Menopause 2003; 10: 6-12.

2. 아급성 증상의 호전

Baron YM, Brincaat MP, Galea R, Calleja N. Intervertebral disc height in treated and untreated overweight post-menopausal women. Hum Reprod 2005; 35: 66-70.

Blakeman PJ, Hilton P, Bulmer JN. Oestrogen and progesterone receptor expression in the female lower urinary tract, with reference to oestrogen status. BJU Int. 2000; 86: 32-8.

Callens A, Vaillant L, Lecomte P, Berson M, Gall Y, Lorette G. Does hormonal skin aging exist? A study of the influence of different hormone therapy regimens on the skin of postmenopausal women using non-invasive measurement techniques. Dermatology 1996; 193: 289-94.

Cardozo L, Lose G, McClish D, Versi E. A systematic review of the effects of estrogens for symptoms suggestive of overactive bladder. Acta Obstet Gynecol Scand 2004; 83: 892-7.

Caruso S, Roccasalva L, Sapienza G, Zappala M, Nuciforo G, Biondi S. Laryngeal cytological aspects in women with surgically induced menopause who were treated with transdermal estrogen replacement therapy. Fertil Steril 2000; 74: 1073-9.

Castelo-Branco C, Cancelo MJ, Villero J, Nohales F, Julia MD. Management of post-menopausal vaginal atrophy and atrophic vaginitis. Maturitas 2005; 52: 46-52.

Dunn B, Damesyn M, Moore A, Reuben D, Greendale A, Does estrogen prevent skin aging? Results from the First National and Health Nutritional Examination Survey, Arch Dermatol 1997; 133: 339-42.

Grodstein F, Lifford K, Resnick NM, Curhan GC. Postmenopausal hormone therapy and risk of developing urinary incontinence. Obstet Gynecol 2004; 103: 254-60.

Hall G, Phillips TJ. Estrogen and skin: the effects of estrogen, menopause, and hormone replacement therapy on the skin. J Am Acad Dermatol 2005; 53: 555-68.

Ham KD, Loeser RF, Lindgren BR, Carlson CS. Effects of long-term estrogen replacement therapy on osteoarthritis severity in cynomolgus monkeys. Arthritis Rheum 2002; 46: 1956-64.

Hendrix SL, Cochrane BB, Nygaard IE, Handa VL, Barnabei VM, Iglesia C, et al. Effects of estrogen with and without progestin on urinary incontinence. J Urol 2005; 174: 1350-1.

Holzer G, Riegler E, Honigsmann H, Farokhnia S, Schmidt JB. Effects and side-effects of 2% progesterone cream on the skin of peri- and postmenopausal women: results from a double-blind, vehicle-controlled, randomized study. Br J Dermatol 2005; 153: 626-34.

Hormone replacement therapy aggravates postmenopausal urinary incontinence. Prescrire Int 2006; 15: 137-8.

Norderyd OM, Grossi SG, Machtei EE, Zambon JJ, Hausmann E, Dunford RG, et al. Periodontal status of women taking postmenopausal estrogen supplementation. J Periodontol 1993; 64: 957-62.

3. 만성 후유증의 예방

1) 골다공증의 예방 및 치료

Barrett-Connor E, Wehren LE, Siris ES, Miller P, Chen YT, Abbott TA, et al. Recency and duration of postmenopausal hormone therapy: effects on bone mineral density and fracture risk in the National Osteoporosis Risk Assessment (NORA) study. Menopause 2003; 10: 412-9.

Naessen T, Olsson SE, Gudmundson J. Differential effects on bone density of progestogen-only methods for contraception in premenopausal women. Contraception 1995; 52: 35-9.

North American Menopause Society. Estrogen and progestogen use in peri- and postmenopausal women: March 2007 position statement of the North American Menopause Society. Menopause 2007; 14: 168-82.

North American Menopause Society. Management of osteoporosis in postmenopausal women: 2006 position statement of the North American Menopause Society. Menopause 2006; 13: 340-67.

Prestwood KM, Kenny AM, Kleppinger A, Kulldorff A. Ultralow-dose micronized 17beta-estradiol and bone density and bone metabolism in older women: a randomized controlled trial. JAMA 2003; 290: 1042-8.

Recker RR, Davies KM, Dowd RM, Heaney RP. The effect of low-dose continuous estrogen and progesterone therapy with calcium and vitamin D on bone in elderly women. A randomized, controlled trial. Ann Intern Med 1999; 130: 897-904.

U.S. Preventive Services Task Force. Postmenopausal hormone replacement therapy for primary prevention of chronic conditions: recommendations and rationale. Ann Intern Med 2002; 137: 834-9.

2) 심혈관 질환의 예방

Curb JD, Prentice RL, Bray PF, Langer RD, Van Horn L, Barnabei VM, et al. Venous thrombosis and conjugated equine estrogen in women without a uterus. Arch Intern Med 2006; 166: 772-80.

Cushman M, Kuller LH, Prentice R, Rodabough RA, Psaty BM, Stafford RS, et al. Estrogen plus progestin and risk of venous thrombosis. JAMA 2004; 292: 1573-80.

Dubey RK, Oparil S, Imthurn B, Jackson EK. Sex hormones and hypertension.. Cardiovasc Res 2002; 53: 688-708.

ESPRIT team. Oestrogen therapy for prevention of reinfarction in postmenopausal women: a randomized placebo controlled trial. Lancet 2002; 360: 2001-8.

Grodstein F, Manson JE, Colditz GA, Willett WC, Speizer FE, Stampfer MJ. A prospective, observational study of postmenopausal hormone therapy and primary prevention of cardiovascular disease. Ann Intern Med 2000; 133: 933-41.

Hendrix SL, Wassertheil-Smoller S, Johnson KC, Howard BV, Koopersberg C, Rossouw JE. et al. Effects of conjugated equine estrogen on stroke in the Women's Health Initiative. Circulation 2006; 113: 2425-34.

Hsia J, Langer RD, Manson JE, Kuller L, Johnson KC, Hendrex SL, et al. Conjuated equine estrogens and coronary heart disease: The Women's Health Initiative. Arch Intern 2006; 166: 357-65.

Hulley S, Grady D, Bush T, Furberg C, Herrington D, Riggs B. Randomized trial of estrogen plus progestin for secondary prevention of coronary heart disease in postmenopausal women. JAMA 1998; 280: 605-13.

Humphrey LL, Chan BKS, Sox HC. Postmenopausal hormone replacement therapy and the primary prevention of cardiovascular disease. Ann Intern Med 2002; 9: 309-14.

Kanaya AM, Herrington D, Vittinghoff E, Lin F, Grady D, Bittner V, et al. Glycemic effects of postmenopausal hormone therapy: The Heart and Estrogen/progestin Replacement Study. Ann Intern Med 2003; 138: 1-9.

Koh KK, Son JW, Ahn JY, Lee SK, Hwang HY, Kim DS, et al. Effects of hormone replacement therapy on nitric oxide bioactivity and monocyte chemo attractant protein-1 levels. Int J Cardiol 2001; 81: 43-50.

Koh KK, Yoon BK. Controversies regarding hormone therapy: insights from inflammation and hemostasis. Cardiovasc Res 2006; 70: 22-30.

Manson JE, Hsia J, Johnson KC, Rossouw JE, Assaf AR, Lasser NL, et al. Estrogen plus progestin and the risk of coronary heart disease N Engl J Med 2003; 349: 523-34.

Margolis KL, Bonds DE, Rodabough RJ, Tinker L, Phillips LS, Allen C et al. Effect of oestrogen plus progestin on the incidence of diabetes in postmenopausal women: Results from the Women's Health Initiative hormone trial. Diabetologia 2004; 47: 1175-87.

Mikkola TS, Clarkson TB. Estrogen replacement therapy, atherosclerosis, and vascular function. Cardiovasc Res 2002; 53: 605-19.

Miller J, Chan BKS, Nelson HD. Postmenopausal estrogen replacement and risk for venous thromboembolism: A systematic review and meta-analysis for the U.S. preventive services task force. Ann Intern Med 2002; 136: 680-90.

Mueck AO, Seeger H, Wallwiener D. Medroxyprogesterone acetate versus norehisterone: effect on estradiol-induced changes of markers for endothelial function and atherosclerotic plaque characteristics in human female coronary endothelial cell cultures. Menopause 2002; 9: 273-81.

Nelson HD, Humphrey LI, Nygren P, Teutsch SM, Allan JD. Postmenopausal hormone replacement therapy: Scientific review. JAMA 2002; 288: 872-81.

Rossi R, Origliani G, Modena MG. Transdermal 17-βestradiol and risk of developing type 2 diabetes in a population of healthy, nonobese postmenopausal women. Diabetes Care 2004; 27: 645-9.

Salpeter SR, Walsh JME, Greyber E, Salpeter EE. Brief report: Coronary heart disease events associated with hormone therapy in younger and older women: A meta-analysis. J Gen Intern Med 2006; 21: 363-6.

Scarabin PY, Oger E, Plu-Bureau G. Differential association of oral and transdermal oestrogen-replacement therapy with venous thromboembolism risk. Lancet 2003; 362: 428-32.

Straczek C, Oger E, Yon de Jonage-Canonico MB, Plu-Bureau G, Conard J, Meyer G, et al. Prothrmobotic mutation, hormone therapy, and venous thromboembolism among postmenopausal women: Impact of the route of estrogen administration. Circulation 2005; 112: 3495-500.

The American college of obstetricians and gynecologists women's health care physicians. Venous thromboembolic disease. Obstet Gynecol 2004; 104: 118S-127S.

Varas-Lorenzo C, Garcia-Rodriguez LA, Perez-Gutthann S, Doque-Oliart A. Hormone replacement therapy and incidence of acute myocardial infarction. a population-based nested case-control study. Circulation 2000; 101: 2572-8.

Viscoli CM, Brass LM, Kernan WN, Sarrel PM, Suissa S, Horwitz RI. A clinical trial of estrogen-replacement therapy after ischemic stroke. N Engl J Med 2001; 345: 1243-9.

Wakatsuki A, Okatani Y, Ikenoue N, Fukaya T. Effect of medroxyprogesterone acetate on endothelium-dependent vasodilation in postmenopausal women receiving estrogen. Circulation 2001; 104: 1773-8.

Wassertheil-Smoller S, Hendrix SL, Limacher M, Heiss G, Kooperberg C, Baird A, et al. Effect of estrogen and progestin on stroke in postmenopausal women: The Women's Health Initiative: a randomized trial. JAMA 2003; 289: 2673-84.

Writing Group for the PEPI Trial. Effects of estrogen and estrogen/progestin regimens on heart disease risk factors in postmenopausal women: the Postmenopausal Estrogen/Progestin Intervention (PEPI) trial. JAMA 1995; 273: 199-208.

3) 인지기능

Brinton RD. Impact of estrogen therapy on Alzheimer's disease: a fork in the road? CNS Drugs 2004; 18: 405-22.

Farquhar CM, Marjoribanks J, Lethaby A, Lamberts Q, Suckling JA. Cochrane HT Study Group. Long term hormone therapy for perimenopausal and postmenopausal women. Cochrane Database Syst Rev 2005; 3: CD004143.

Henderson VW. Estrogen-containing hormone therapy and Alzheimer's disease risk: understanding discrepant inferences from observational and experimental research. Neuroscience 2006; 138: 1031-9.

Henderson VW, Benke KS, Green RC, Cupples LA, Farrer LA. Postmenopausal hormonal therapy and Alzheimer's disease risk: Interaction with age. J Neruol Neurosurg Psychiatry 2005; 76: 103-5.

LeBlanc ES, Janowsky J, Chan BKS, Nelson HD. Hormone replacement therapy and cognition: Systematic review and meta-analysis. JAMA 2001; 285: 2974-5.

Mulnard RA, Cotman CW, Kawas C. Dyck CH, Sano M, Doody SJ, et al. Estrogen replacement therapy for treatment of mild to moderate Alzheimer disease. JAMA 2000; 284: 2597.

Rice MM, Graves AB, McCurry SM, Gibbons LE, Bowen JD, McCormick WC, et al. Postmenopausal estrogen and estrogen-progestin use and 2-year rate of cognitive change in a cohort of older Japanese American women: The Kame Project. Arch Intern Med 2000; 160: 1641-9.

Rossouw JE, Anderson GL, Prentice RL, LaCroix AZ, Kooperberg C, Stefanick ML, et al. Risks and benefits of estrogen plus progestin in healthy postmenopausal women: principal results From the Women's Health Initiative randomized controlled trial. JAMA 2002; 288: 321-33.

Shumaker SA, Legault C, Rapp SR, Thal L, Wallace RB, Ockene JK, et al. Estrogen plus progestin and the incidence of dementia and mild cognitive impairment in postmenopausal women: The Women's Health Initiative Memory Study: a randomized controlled trial. JAMA 2003; 289: 2651-62.

Shumaker SA, Legault C, Kuller L, Rapp SR, Thal L, Lane DS, et al. Conjugated equine estrogens and incidence of probable dementia and mild cognitive impairment in postmenopausal women: Women's

Health Initiative Memory Study. JAMA 2004; 291: 2959-68.

Yoon BK, Kim DK, Kang Y, Kim JW, Shin MH, Na DL. Hormone replacement therapy in postmenopausal women with Alzheimer's disease: A randomized, prospective study. Fertil Steril 2003; 79: 274-80.

Zandi PP, Carlson MC, Plassman BL, Welsh-Bohmer KA, Mayer LS, Steffens DC, et al.. Hormone replacement therapy and incidence of Alzheimer's disease in older women: The Cache county study. JAMA 2002; 288: 2123-9.

4) 대장-직장암의 발생위험 감소

Blake J. Menopause: evidence-based practice. Best Pract Res Clin Obstet Gynaecol. 2006; 20: 799-839.

Chan JA, Meyerhardt JA, Chan AT, Giovannucci EL, Colditz GA, Fuchs CS. Hormone replacement therapy and survival after colorectal cancer diagnosis. J Clin Oncol. 2006; 24: 5680-6.

Chlebowski RT, Wactawski-Wende J, Ritenbaugh C, Hubbell FA, Ascensao J, Rodabough R, et al. Estrogen plus progestin and colorectal cancer in postmenopausal women. N Engl J Med 2004; 350: 991-1004.

Rossouw JE, Anderson GL, Prentice RL, LaCroix AZ, Kooperberg C, Stefanick ML, et al. Risks and benefits of estrogen plus progestin in healthy postmenopausal women. Principal results from the Women's Health Initiative randomized controlled trial. JAMA 2002; 288: 321-33.

Chapter / 8

호르몬 제제 및 호르몬 치료의 유형

요약 K.e.y.p.o.i.n.t

호르몬 제제는 에스트로겐 제제와 프로게스토겐 제제가 있으며 각각 천연물과 합성물이 있습니다. 호르몬 요법에는 에스트로겐 단독요법과 에스트로겐/프로게스테론 병합요법이 있는데 효과의 경우 에스트로겐에 의한 자궁내막 증식작용을 억제하기 위한 것입니다. 호르몬 요법에는 여러 가지 종류가 있으며, 투여 방법이나 용량, 사용되는 제제에 따라 환자에게 서로 다른 영향을 줄 수 있습니다. 따라서 환자 개개인의 과거력 및 특성을 잘 파악하여 개별화된 진료를 시행하는 것이 환자의 만족도를 증대시킬 수 있는 가장 좋은 방법입니다.

1. 에스트로겐

1) 종류

8-1 ▸▸ 현재 사용되는 에스트로겐에는 어떤 종류가 있습니까?

약제로 사용되는 에스트로겐에는 여러 종류가 있습니다 (표 8-1). 약제에 따라 생물학적인 효능에 차이가 있으므로 유의해서 사용해야 합니다. 천연 에스트로겐에는 에스트라디올 (estadiol), 에스트론 (estrone), 에스트리올 (estriol)이 있습니다. 이들은 혈중에서 폐경 전 난소에서 분비되는 것과 동일한 물질로 전환됩니다. 합성 에스트로겐은 혈중에서 에스트로겐 효과를 가지는 물질로 전환되나 구조식은 난소에서 분비되는 에스트로겐과 차이가 있습니다.

표 8-1. 에스트로겐의 종류

1) 천연 에스트로겐 : 자연에서 발견된 재료에서 추출 또는 합성	
천연원료에서 추출	Conjugated equine estrogen
천연원료에서 합성 : 콩이나 멕시코 참마 등을 이용하여 화학적으로 만들어냄	17β estradiol Estrone Estrone sulfate Synthetic conjugated estrogen
2) 합성 에스트로겐 : 인공적으로 합성	Ethinyl estradiol Diethylstilbesterol

8-2 ▸▸ 에스트로겐의 역가 평가는 어떻게 합니까?

경구용 에스트로겐을 사용할 때 상대적인 역가의 평가는 매우 중요합니다. 임상적으로는 표 8-2를 기준으로 하여 역가를 평가합니다.

표 8-2. 에스트로겐의 상대적인 역가

Estrogen	골밀도	간 단백	FSH
Estropipate (piperazine estrogen sulfate)	1.25 mg	1.25 mg	1.0 mg
Micronized estradiol	1.0 mg	1.0 mg	1.0 mg
Conjugated equine estrogen	0.625 mg	0.625 mg	1.0 mg
Ethinyl estradiol	5.0 μg	2-10 μg	5.0 μg
Estradiol valerate	1.0 mg	-	-
Esterified estrogens	0.625 mg	-	-
Transdermal estradiol	50 μg	-	-

에스트로겐이 핵내 에스트로겐 수용체와 결합한 후, 그 결합이 유지되는 시간은 에스트로겐의 종류에 따라 다른데 바로 이것이 그 에스트로겐 제제의 역가를 결정합니다. 에스트리올 (estriol)은 에스트라디올 (estradiol) 에 비해 20-30% 정도의 수용체 친화력을 가지고 있으며 매우 빠르게 세포에서 배출됩니다.

8-3 ▸▸ 천연 에스트로겐을 합성 에스트로겐보다 더 선호하는 이유는 무엇입니까 ?

합성 에스트로겐의 간 표지자 (hepatic marker)에 대한 효과가 천연 에스트로겐보다 상당히 강력합니다. 즉, 간에서 주로 생산되는 응고인자, 성호르몬 결합 단백질, 레닌 기질 (renin substrate)을 포함한 여러 혈중 단백질에 대해 미치는 영향이 너무 크기 때문에 폐경여성에서의 이런 변화는 바람직하지 않을 뿐더러 심지어는 주요한 임상적 질환을 유발할 가능성도 있기 때문에 호르몬 요법에서는 에스트로겐 제제로 천연 에스트로겐이 주로 사용되고 있습니다.

2) 투여경로

8-4 ▸▸ 에스트로겐의 투여 경로는 어떤 것이 있습니까?

에스트로겐의 투여방법은 경구 투여, 경피 투여, 경질 투여 등의 방법이 많이 사용됩니다. 경피 임플란트, 주사제, 비강내 투여 등의 방법도 있으나 흔히 사용되는 방법들은 아닙니다.

8-5 ▸▸ 에스트로겐의 경구 투여와 비경구 투여의 차이는 무엇입니까?

가장 중요한 차이는, 경구 투여한 에스트로겐의 경우 위장관을 거쳐 간문맥으로 흡수가 되기 때문에 간에 대한 작용 (hepatic effect)이 있다는 것 입니다.

간에 대한 작용은 혈중 지질의 변화를 유도합니다. 경구로 복용된 에스트로겐의 경우, 저밀도 지단백 (low density lipoprotein; LDL)을 감소시키고 아포단백 (apoprotein) A-I을 증가시키지만, 경피제제를 사용한 경우에는 이러한 변화가 관찰되지 않습니다. 경구투여한 용량의 30-90% 정도가 간을 거치면서 불활성화 되기 때문에, 경구투여시의 용량은 경피투여하는 방법보다 많은 용량이 필요합니다. 또한 환자마다 위장관 흡수율이나 간 대사율이 달라 같은 약을 먹더라도 효과가 다를 수 있습니다. 페노바비탈 (phenobarbital) 같은 약제를 함께 경구로 복용하는 경우에는, 간 효소가 활성화 되어 약효가 감소하기도 합니다.
투여경로의 장단점을 파악하고, 환자마다 상태를 파악하여 가장 부작용이 적고 효과적인 방법으로 사용하는 것이 좋겠습니다.

8-6 ▸▸ 경구 투여 또는 비경구 투여시 혈중 에스트라디올 치는 어떻게 다릅니까?

경구 복용시 간문맥의 에스트로겐 농도는 말초혈액의 농도보다 4배-5배 정도 높게 유지됩니다.

경구로 복용한 에스트라디올의 경우 간에서 대사된 후 혈중 에스트론: 에스트라디올의 비가 3:1 정도로 유지되는데, 이것을 비경구 경피 요법으로 투여하는 경우 1:1 로 유지됩니다.

(1) 경구 투여

8-7 ▸▸ 경구 투여의 장단점은 무엇입니까?

경구 투여는 복용이 편리하고 반감기가 짧은 반면, 매일 복용해야 하기 때문에 환자들의 순응도가 낮은 편입니다. 또한 오심이나 소화불량 등 위장관계 부작용이 있을 수 있으며 간에서 대사되면서 간에 대한 작용을 나타내기 때문에 간이 좋지 않은 환자나 고지혈증 환자, 당뇨병환자 등은 비경구 투여방법을 사용하는 것이 좋습니다.
각각의 투여경로에 따른 장단점은 표 8-3과 같습니다.

표 8-3. 에스트로겐의 투여경로에 따른 장단점

투여경로	장점	단점
경구투여	복용이 편리하다. 반감기가 짧다. 간에 대한 작용이 있다.	순응도가 낮다. 위장관 부작용이 있다.
경피투여 (패취/젤)	투여가 쉽다. 반감기가 짧다. 간에 대한 작용이 없다. 혈중농도가 일정하게 유지된다. 소량투여가 가능하며 부작용이 적다.	순응도가 낮다. 피부에 국소부작용이 있다. 고밀도 지단백 고밀도 지단백 콜레스테롤 농도를 높이지 못한다.
피하이식	순응도가 높다.	소수술 처치가 필요하다. 중간에 멈추기 어렵다. 프로게스토겐의 추가 투여가 필요하다.
경질제제	전신 부작용이 없다. 간에 대한 작용이 없다. 비뇨생식계에 직접적으로 영향을 준다.	전신적인 폐경증상에 효과가 없다. 골 보존효과가 없다.

8-8 ▸▸ 경구용 에스트로겐을 내과적 질환이 있는 여성에서는 사용할 수 있습니까?

경구용 에스트로겐은 간에서 대사가 되기 때문에 간에 문제가 있는 여성이나 고지혈증 환자, 당뇨병환자 등에서는 추천되는 방법이 아닙니다.

경구 투여 시 고밀도 지단백의 증가, 중성지방 (triglyceride; TG)의 증가, 저밀도 지단백의 감소효과가 경피 투여 보다 더 나타납니다. 경피 투여는 중성지방이 높은 여성이나 당뇨병 등의 내과적 질환이 있는 경우, 위장관장애가 있는 여성에서 사용합니다 (표 8-4).

표 8-4. 에스트로겐 투여경로의 선택

환자구분	경구	피하이식	경피	경질
일차치료제제	★		★	
증상이 있는 폐경여성	★	★	★	
위장관 장애가 있는 경우		★	★	
경구투여로 효과가 적은 여성		★	★	
위축성 질염	★			★
당뇨병환자		★	★	★
간질환자		★	★	★

(2) 경피투여

8-9 ▸▸ 경피 투여 중 에스트라디올 패취의 작용기전 및 사용방법은 무엇입니까?

패취의 얇은 막에는 구멍이 있으며, 이를 통해 에스트라디올이 흡수됩니다. 에스트로겐은 지용성이기 때문에 에탄올과 같은 운반 매개체가 없이는 표피에서 흡수되지 않습니다. 에스트라디올 패취는 얇고 투명한 층층의 구조물로 겉은 비투과성의 막으로 덮여 있습니다. 알코올에 녹아있는 고농도 에스트라디올은 중앙 용기에 들어있으며, 용기와 표피 사이에는 에스트라디올의 방출을 조절하는 투과성 막이 있습니다 (그림 8-1 참조). 이 패취는 외층의 접착성 막에 의해 피부에 붙어 있게 됩니다. 알코올은 막의 구멍을 통해 농도 경사에 따라 에스트라디올과 함께 확산됩니다. 각 패취의 종류에 따라 3일에서 7일 간 일정량의 에스트라디올을 방출합니다. 이 시간이 경과하면 용기 내의 알코올이 소모되기 때문에 더 이상 에스트라디올이 흡수되지 않습니다. 그러므로 매 3–7일 간격으로 패취를 갈아주어야 합니다. 에스트라디올의 운반속도는 패취와 접하고 있는 피부의 면적에 의해 결정되며, 3-7일 이내에 패취를 갈아준다고 해서 흡수되는 에스트라디올의 양이 증가하는 것은 아니므로 안전하게 사용이 가능합니다. 패취는 매일 방출되는 에스트라디올의 양에 따라 25, 50, 75, 100 ㎍용량으로 구분됩니다.

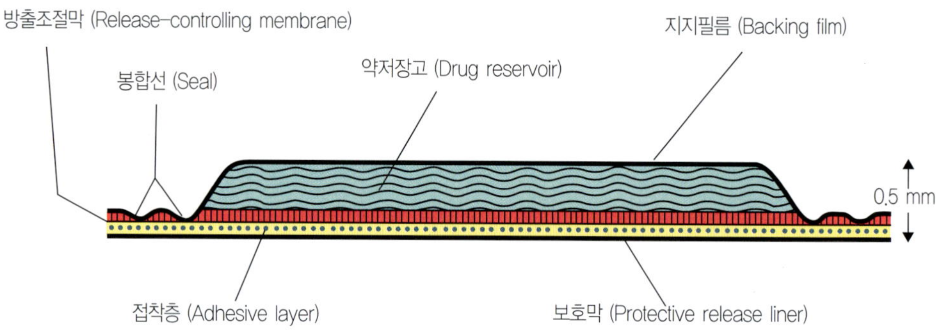

그림 8-1. 에스트로겐 패취의 단면도

8-10 ▸▸ 에스트로겐 젤 제제의 작용 기전 및 사용방법은 무엇입니까 ?

젤 제제 속의 에스트로겐은 에스트라디올의 형태로 함유되어 있습니다. 피부에 접촉하면 에스트라디올은 수동적 확산 (passive diffusion) 과정을 거쳐 혈액 내로 스며들어가게 됩니다. 피부의 각질층 (stratum corneum)을 거쳐 확산되는 속도가 속도 결정인자로 작용하게 됩니다. 혈중 에스트라디올의 농도는 사용 시작 후 첫 3-4일 간은 일정하지 않으나 매일 사용 시 일정 농도로 유지가 됩니다.

젤은 처방받은 용량만큼 사용하며, 피부가 얇은 팔, 손목, 어깨 등의 부위에 문지릅니다. 피부에 접촉 한 후 2-5분이면 마르지만 한 시간 이내에는 부위를 씻지 않는 것이 좋습니다. 피부와 피부의 접촉으로 다른 사람에게 영향을 주지는 않습니다.

8-11 ▸▸ 경피 투여의 장단점은 무엇입니까?

피부 국소자극이 가장 흔한 부작용입니다.

경피 투여의 장점으로는 투여 및 중단의 용이성, 짧은 반감기, 그리고 간효과 등이 있고, 단점으로는 피부 부작용이 있고 프로제스테론을 경구로 투여하여야 하며 투약 여부를 믿을 수 없는 점 등이 있습니다 (표 8-4).

경피 투여시 30%에서 부착부위의 홍반이나 자극 등이 나타납니다. 이러한 부작용에도 불구하고 이런 문제점을 감소시키기 위한 여러 방법이 있으므로 약 4%에서만 치료를 중단합니다. 대부분의 여성에서는 둔부가 가장 피부자극이 적은 부위입니다. 피부자극을 극복하기 위한 방법으로는 첫째, 패취 부착부위를 계속 바꾸거나 둘째, 표면의 알코올이 충분히 증발하도록 겉장을 벗긴 후 10~15초간 노출시킨 후 부착하거나 셋째, 환자에게 습하고 뜨거운 환경에 노출되지 않도록 하는 방법 등이 있습니다. 환자가 휴가 중일 때에는 패취를 제거한 후 몇 주간만 경구 투여로 전환하도록 합니다. 탈크(Talc)나 향수가 묻은 피부에 패취를 붙이면 피부 부작용의 위험성이 증가합니다. 경피적 프로제스토젠 제제도 이미 개발되어 시판되고 있습니다.

(3) 피하이식제

8-12 ▸▸ 에스트라디올 피하이식제란 무엇입니까?

에스트라디올 피하이식제는 체내에서 분해가 가능한 에스트라디올의 결정 침전물입니다. 피하이식제는 피하에 삽입되어 수 개월간 서서히 방출됩니다. 25 mg, 50 mg, 100 mg의 3 가지 종류가 있습니다. 용량이 큰 것이 더 오랫동안 효과를 나타냅니다.

8-13 ▸▸ 피하이식제의 장단점은 무엇입니까?

피하 이식제의 장점으로는 투약 여부가 확실하나 단점으로는 이식 시 소수술이 필요하고 투여 중단이 힘들며 프로게스토겐을 경구 투여하여야 하고 속성내성(tachyphylaxis)이 있는 점 등이 있습니다. 속성내성이란 피하이식제의 사용시 나타나는 현상을 가리키는 것이었으나 다른 투여 경로를 통하여서도 유발될 수 있습니다. 피하이식제의 첫 삽입 후 혈중 에스트라디올 (estradiol) 수치가 급격히 상승되었다가 수주 후 고원기를 보입니다. 환자는 에스트라디올치가 정상 폐경 전 수준에 있을지라도, 고원기 수치 이하로 감소할 때 증상의 재발을 경험하는 수가 있습니다. 결국 환자의 에스트로겐 농도는 생리적인 수준 이상으로 상승하나 환자는 역설적으로 에스트로겐 결핍 증상을 나타냅니다. 즉 환자는 피하이식제의 사용 첫 몇주 동안만 그 혜택을 누릴 뿐입니다. 속성내성의 치료는 매우 어려우며 근본적인 것은 혈중 에스트라디올 수치가 정상적인 폐경 전 수준으로 감소할 때까지 폐경 증상을 견디는 것입니다. 속성내성의 빈도는 알려져 있지 않으며 외과적 수술에 의해 조기폐경된 여성과 정신질환의 기왕력이 있는 여성에게 속성내성의 빈도가 높을 것으로 시사되고 있습니다. 1980년 대에 에스트로겐-프로게스테론 복합피하 이식제가 폐경에 쓰인 적이 있습니다. 테스토스테론과 같이 들어 있는 상품은 우리나라에는 없습니다. 에스트로겐-테스토스테론도 복합피하 이식제가 사용되는 경우도 있습니다만 외국에서도 잘 사용되지 않고 있습니다.

이식을 위한 소수술시 외래에서 국소마취 하에서 용이하게 시행할 수 있습니다. 이 과정은 의사라면 누구나 손쉽게 시행할 수 있는 것이지만 환자의 수가 적다면 장비의 구입, 유지 및 소독에 많은 비용이 들어 비용적인 면에서 비효과적일 수 있습니다. 피하이식제의 삽입 후에는 정기적인 추적관찰이 필요합니다. 또한 환자에게 부작용이 발생한다 할지라도 제거하기는 힘듭니다.

4~8개월간 작용이 지속되나 보고에 따라서는 마지막 삽입 후 3년까지 자궁내막을 자극할 정도의 에스트로겐 효과가 나타난 경우도 있었습니다. 이 기간 동안 자궁이 있는 여성에서는 자궁내막 증식증을 예방하기 위하여 매달 프로게스토겐을 투여해야 하며 쇠퇴성 출혈이 완전히 없어질 때까지 계속해야 합니다. 그 결과 치료를 중단하더라도 장기간 프로게스토겐을 투여하여야 합니다. 프로게스토겐병합투여시 쇠퇴성 출혈이 있으므로 치료를 중단하는 환자도 많이 있습니다. 그러나 충분한 설명을 환자에게 해 줌으로써 이는 해결될 수 있습니다. 피하이식제의 또 다른 단점으로는 속성내성이 있으며 이는 쇠퇴성 출혈에 비해 상당히 치료하기 힘듭니다 (표 8-4 참조).

8-14 ▸▸ 피하이식제 사용 시 일중 에스트라디올치의 변화는 어떻습니까?

이에 대하여는 답하기 힘듭니다. 왜냐하면 흡수와 대사에 있어서 개인 간의 차이는 차치하고라도, 혈중 에스트라디올 치는 투여용량, 재이식의 빈도, 그리고 총 투여기간에 따라 다를 수 있기 때문입니다.

50 mg의 피하이식제를 사용하면 4개월간 약 110 pg/ml의 혈중농도를 유지합니다. 6개월씩 3년간 50 mg의 피하이식제를 사용하면 평균 혈중 에스트라디올 치는 마지막 이식 후 6개월간 170 pg/ml를 유지합니다.

혈중 에스트라디올의 생리적인 농도 이상의 농도도 보고된 바 있으므로 에스트라디올치의 측정을 좀 더 규칙적으로 시행할 필요가 있을 것으로 사료됩니다. 50 mg 이식제제를 매 5~7개월마다 교체하는 경우 교체 시 혈중 에스트라디올은 150~250 pg/ml입니다. 피하이식제에 의한 혈중 에스트라디올치는 경구 또는 경피 투여보다는 상당히 높은 것 같습니다.

8-15 ▸▸ 피하이식제를 사용하는 환자에서 혈중 에스트라디올치가 높아진다면 이는 이로운 것입니까, 또는 해로운 것입니까?

이에 대해서는 알려져 있지 않습니다.

만약 에스트라디올의 골다공증, 심혈관 질환, 그리고 유방암에 대한 효과가 용량과 관련이 있다면, 이식제제는 골다공증과 심혈관 질환의 위험성에 대해 더 큰 이익을 제공하겠지만 유방암에 대한 위험성은 오히려 증가시킬 것입니다.

(4) 경질 투여

8-16 ▸▸ 경질 투여 제제는 어떤 경우에 사용합니까?

비뇨생식기계의 위축성 변화에 주로 사용합니다.

전신적인 에스트로겐 결핍증상이 없다면, 경질 에스트로겐을 국소적으로 사용하는 것이 가장 좋습니다. 많은 여성들이 폐경 후 수년 안에 이러한 증상을 경험합니다. 비뇨생식기계 위축성 변화로 인해 나타나는 증상은 빈뇨, 잔뇨감, 질 분비물 감소, 성교통, 긴박뇨 등입니다.

만일 환자가 안면홍조나 불면증 등의 전신증상이나 골밀도 감소가 없어 경구 제제를 먹을 필요가 없거나, 부작용이나 암에 대한 공포 등으로 거부하는 경우에는 질 크림이나 질정을 처방하는 것이 권장됩니다.

8-17 ▸▸ 경질 투여하는 에스트로겐 제제로는 어떤 것이 있습니까?

경질 제제로는 질 크림이나 질정의 형태가 있으며, 한국에서 판매는 아직 되지 않고 있으나 에스트링 (Estring)이라는 고리의 형태로 된 것이 있습니다.

에스트로피페이트 (estropipiate 1.5 mg/g) 크림은 일주일에 1–3회 정도 사용으로 효과가 있으며, 에스트리올 질정 (estriol 0.5 mg)은 일주일에 두 번 사용하면서 크림보다 사용이 간편한 장점이 있습니다. 고리의 형태로 된 에스트로겐 (7.5 ㎍/day, Estring) 은 매 3개월에 한번 씩 갈아주는데 천천히 적은 용량의 에스트라디올을 방출합니다. 해외에서 시판 중인 질정 (미분화 에스트라디올 25.8 ㎍, Vagifem)은 사용 첫 2주간은 매일, 그 다음에는 일주일에 두 번 사용합니다.

8-18 ▸▸ 에스트로겐 질 크림은 윤활제로도 사용될 수 있습니까?

사용 가능합니다.

에스트로겐 질 크림은 윤활제로 사용이 가능하나, 다량을 장기간 사용하는 경우 전신증상이 나타날 수도 있으므로 남용하는 것은 피해야 합니다. 또한 상당량의 에스트로겐이 배우자의 음경피부를 통해 흡수되어 전신 순환계로 들어가 배우자에서 여성형 유방을 나타낸 사례가 보고된 바도 있습니다. 따라서 윤활제로 지나치게 많이 사용하는 것은 피하시는 것이 좋겠습니다.

8-19 ▸▸ 이미 경구 에스트로겐을 사용하고 있는데 경질 에스트로겐 제제를 중복 사용해도 별 문제가 없습니까?

같이 사용할 수 있습니다.

경구나 경피 제제 등으로 전신요법을 받고 있는 여성들은 대부분 비뇨생식기계의 위축증상이 없습니다. 그러나 어떤 여성은 호르몬 요법을 받고 있음에도 불구하고 비뇨생식기계 위축증상을 보이기도 합니다. 이러한 여성에게는 에스트로겐 경질 투여를 병용하는 것이 좋은 효과를 얻을 수 있습니다.

8-20 ▸▸ 경질 에스트로겐 사용 시 자궁내막의 자극효과는 어떻습니까?

전신흡수량은 미약하나 장기간, 혹은 고용량을 사용할 때에는 주의를 요합니다.

표준용량의 경질 에스트로겐은 전신흡수량이 미약한 것으로 생각되나, 고용량의 경질 에스트로겐을 장기간 사용하는 것은 자궁내막증식증이나 자궁내막암의 위험성을 증가시킬 수도 있습니다. 그러므로 사용 시 지나치게 고용량이 장기간 사용되지 않도록 주의를 하는 것이 좋습니다. 또한 환자가 임의로 사용량을 늘리거나, 혹은 윤활제의 목적으로 경질 에스트로겐 제제를 남용한다면 전신 부작용이 발생 할 수 있으므로 처방 시 경고가 필요합니다.

많은 의사들이 경질 에스트로겐은 사용 후 혈관 내 에스트로겐 농도에 영향을 주지 않으며, 전신 부작용이 없을 것이라고 생각합니다. 그러나 그것은 사용하는 에스트로겐의 양과 방법에 달려 있습니다. 만약 질 크림을 6-12개월 이상 사용한 후에는 자궁내막의 상태를 평가하는 것이 좋습니다.

8-21 ▸▸ 경질 에스트로겐 제제의 사용량이 적절한지를 어떻게 평가할 수 있습니까?

질의 산도를 검사하거나 질세포 성숙지수 (maturation Index, MI) 를 조사하는 방법이 있습니다

질의 산도를 검사하는 것은 질 크림이나 질정의 효과를 가장 쉽고 싸게 판별할 수 있는 방법입니다. 질의 외측부위, 바깥쪽 1/3의 부분에서 측정한 산도가 산성 (<4.5) 이라면 에스트로겐의 효과가 충분히 나타나고 있는 것으로 생각해야 합니다.

또 다른 방법으로 질세포 성숙지수 (MI)를 조사하는 방법이 있습니다. MI 는 질의 상피세포의 변화를 보는 방법으로 자궁경부암 검사 시 자궁경부세포진 검사 (PAP smear)를 하면서 같이 시행합니다. MI 는 % 부기세포 (parabasal cell) : % 중간세포 (intermediate cell) : % 표면상피세포 (superficial cell)의 순서로 나타냅니다. 부기세포는 에스트로겐이나 프로게스테론의 영향을 받지 않는 세포로 가장 미분화된 세포입니다. 중간세포는 중등도의 성숙을 나타내는 세포로, 프로게스테론의 영향을 받습니다. 표면상피세포는 가장 성숙된 세포로 에스트로겐의 영향을 가장 많이 나타냅니다. 그러므로 부기세포가 우세하면 에스트로겐 결핍을 의미하며, 표면상피세포가 증가하면 에스트로겐의 공급이 원활함을 의미합니다. MI 는 개인차가 있을 수 있으며 한 개인에서도 매일 바뀔 수 있으므로 절대적인 수치로 평가 하기는 어려울 수 있으나, 폐경 환자의 호르몬 치료 전 후를 비교하여 에스트로겐의 용량이 적절한지를 평가할 수 있는 지표로 사용 가능합니다.

8-22 ▸▸ 경질 에스트로겐 제제의 사용량은 어떻게 조절할 수 있습니까?

질의 위축상태를 평가하면서 사용량을 조절합니다.

질의 상피가 얇아져 있을때 질을 통한 에스트로겐의 흡수율은 증가합니다. 치료를 하면서 질상피가 두꺼워짐에 따라 에스트로겐의 질내 흡수가 감소하게 됩니다. 치료 초기에는 국소 에스트로겐을 매일 질내 투여하며, 그 후 유지용량으로 일주일에 2-3회 정도 사용하는 것으로 충분합니다.

경질 제제를 사용하는 경우 환자의 안면홍조나 기타 에스트로겐 결핍으로 인한 전신 증상은 개선되지 않을 수도 있습니다. 그러나 혈중농도가 증가되지 않는다고 해도 경질 제제를 장기간 사용하는 경우에는 주기적으로 자궁내막이나 유방암에 대한 검사를 시행 할 것을 권장합니다.

8-23 ▸▸ 경질 투여의 장단점은 무엇입니까?

혈관운동장애 증상 때문에 에스트로겐을 투여하는 경우 경질 투여하는 것보다 다른 투여 경로가 더 많이 이용됩니다. 소화기 부작용 때문에 경구 투여가 불가능하고 피부 부작용 때문에 경피 투여가 불가능하며 피하이식제의 삽입을 꺼리는 환자가 있을 수 있습니다. 이런 환자들에게는 경질 투여가 적합하며 매일 투여하여야 합니다. 1일 1회 투여하는 에스트리올에 의한 에스트로겐 효과는 적으므로 매일 밤 2~4 g의 접합마에스트로겐의 경질투여가 추천되는 경향입니다. 이 용량의 투여 시에 자궁이 있는 여성에서는 경구 프로게스토겐을 병합투여할 필요가 있습니다. 한편 접합마에스트로겐을 1주 2회 투여하거나 에스트리올 정 또는 크림을 1일 1회 사용하는 경우, 하부 비뇨생식기의 증상을 완화시키지만 골보존 효과는 너무 적으며 다른 투여 경로에 비해 심혈관 질환에 대한 보호작용은 거의 없는 것 같습니다.

3) 투여용량

8-24 ▸▸ 에스트로겐 용량과 쇠퇴성출혈 (withdrawal bleeding)의 유발은 어떤 관계가 있습니까?

출혈양과 에스트로겐의 용량은 밀접한 관계를 가지고 있습니다.

저용량을 사용하는 경우 자궁내막의 증식효과가 미약하기 때문에 쇠퇴성출혈이 적을 수 있으며 표준용량을 사용하는 것에 비해 무월경이 발생할 가능성도 높습니다. 만약 환자가 쇠퇴성출혈의 양이 적은 것에 대해 걱정한다면 에스트로겐의 용량을 올려주는 방법도 있습니다.

8-25 ▸▸ 저용량 에스트로겐 제제는 어떤 경우에 사용하는 것입니까 ?

WHI (women's health initiative) 연구 이후 최근에는 저용량 에스트로겐 제제를 1차 선택으로 권장합니다.

저용량 제제란 기존용량 (접합마에스트로겐의 경우 0.625 mg)의 1/2 정도의 용량으로 사용하는 에스트로겐 제제를 말합니다.

저용량 제제는 에스트로겐의 투여량이 적기 때문에 에스트로겐의 복용으로 인해 나타날 수 있는 합병증을 최소화 하자는 의미에서 사용되기 시작하였습니다. 과거에는 혈중 대사속도가 감소하는 60세 이후의 여성이나 호르몬 요법을 5년 이상 받으신 분들의 경우 부작용 발생을 감소시키기 위해 저용량 제제의 사용을 권장하기도 하였으나 WHI 이후 최근에는 저용량 에스트로겐 제제를 1차 선택으로 권장합니다.

8-26 ▸▸ 국내 시판되고 있는 저용량 에스트로겐 제제에는 어떤 종류가 있습니까?

접합마에스트로겐의 경우, 표준용량이 0.625 mg 의 절반 용량인 0.3 mg 가 시판되었으나 중단되었습니다. 에스트라디올의 경우 1 mg 제제가 있습니다.

8-27 ▸▸ 저용량 에스트로겐의 효과와 부작용은 표준 용량에 비해 어떻습니까 ?

저용량이라고 효과가 절반으로 떨어지는 것은 아니며, 표준용량을 사용했을 때보다 부작용은 훨씬 적습니다.

저용량 제제의 안면홍조를 감소시키는 효과는 약 60-70% 정도로, 표준용량에서 나타나는 80-90%에 비해 다소 떨어집니다. 뼈에 대한 보호 효과는 에스트로겐의 용량에 비례하여 나타나는 것으로 생각되며, 저용량의 경우 효과가 있기는 하나 제제별로 큰 차이를 보입니다. 대개 저용량의 경우 칼슘보충을 함께 하는 쪽이 뼈에 대한 보호효과가 더 뛰어난 것으로 생각되고 있습니다. 유방통이나 유방 불편감 등의 부작용을 저용량 제제로 100% 제거할 수는 없습니다.

자궁내막의 자극 효과에 대해서는 아직 확실하지는 않습니다. 1년 정도의 단기간 사용 시에는 자궁내막 증식증을 유발하지 않는다는 보고도 있으며 그렇지 않다는 보고도 있습니다. 그러나 저용량이라고 해도 장기간 복용 시에는 위험도가 증가하는 것이 확실하므로 사용 시 프로게스테론을 병행하는 것이 안전합니다.

8-28 ▸▸ 에스트로겐 제제가 효과가 있는 것을 보려면 혈중 농도를 확인해야 합니까?

꼭 혈중 농도를 확인해야 하는 것은 아닙니다.

폐경 후 여성의 혈중 농도를 확인하는 것에는 두 가지 어려움이 있습니다. 하나는, 실험실이나 사용하는 기구에 따라 차이가 있을 수 있다는 것이며 두 번째는 투여된 에스트로겐이 여러 가지 대사물질로 바뀌는 과정이 개인마다 차이가 있을 수 있기 때문에, 어느 한 가지 대사물질을 측정하는 것 자체가 부정확 할 수 있다는 것입니다.

혈중 농도가 충분한데도 여러 가지 폐경 증상을 호소하며 용량을 높이기를 원하거나, 혹은 골밀도에 유의한 영향을 나타나지 않는 환자를 감별해 낼 때에는 혈중 에스트라디올 수치를 측정하는 것이 도움이 될 수 있습니다. 난포자극호르몬 (follicle stimulating hormone: FSH) 수치는 에스트로겐뿐만 아니라 인히빈 등 다른 요소에도 영향을 받기 때문에, 난포자극호르몬을 혈중 에스트로겐 측정의 도구로 사용하는 것은 정확하지 않습니다.

8-29 ▸▸ 초 저용량 에스트로겐 제제란 무엇이며 어떤 경우에 사용됩니까?

초 저용량 에스트로겐 제제란 표준 용량의 1/4 정도 되는 용량을 사용하는 것으로 경구, 경피, 경질을 통해 투여가 가능하며, 골밀도의 보호 목적으로 주로 사용됩니다.

가) 경구요법

Prestwood 등은 65세 이상의 여성을 대상으로 미세화 (micronized) 17β-에스트라디올 (E_2) 0.25 mg, 0.5 mg, 1.0 mg을 12주간 투여 후 골교체와 부작용을 관찰하였는데 1일 0.25 mg의 저용량의 17β-E_2는 골교체율의 감소에 있어 상용량의 호르몬 요법과 비슷한 정도이며, 부작용은 위약과 비슷한 결과를 얻었습니다. 0.25 mg 이상의 E_2 투여시에는 부작용의 빈도만 증가하고 골에 대한 부가적인 유익성은 증명되지 않음으로서 1일 미세화 17β-E_2 0.25 mg이 고령여성의 골다공증 치료에 효과적인 용량이라고 추정되고 있습니다.

나) 경피요법

① 에스트라덤 (estraderm):

중등증 혹은 중증 비뇨생식기 위축 증상을 가진 19명의 폐경여성을 대상으로 4

주간 estraderm (17β-에스트라디올을 1일 12.5 ㎍ 유리함)을 경피투여시, 위약군에 비해 질과 요도 점막세포의 성숙이 호전되고 질 pH를 유의하게 감소시켰다고 합니다.

② 메노스타 (menostar):

60-80세의 폐경 여성 417명을 대상으로 메노스타 팻취 (에스트라디올을 1일 14 ㎍씩 유리)를 프로게스토겐 병합 투여 없이 2년간 투여시 골밀도 및 골교체 표지자가 유의하게 감소되었다고 합니다.

다) 경질요법

60세 이상의 폐경 여성에서 질링 (vaginal ring: 7.5 ㎍/일)을 6개월간 사용시 전박 골밀도가 2.1% 유의하게 증가하고 12개월간 사용시 혈중 저밀도 지단백 콜레스테롤은 7% 감소한 반면, 자궁내막두께는 치료 전과 차이가 없었다고 합니다.

8-30 ▸▸ 폐경 후 수년이 지난 여성에서 호르몬 요법을 시작할 때 폐경 초기에 시작하는 양과 같은 용량으로 시작하여야 합니까?

폐경 후 몇 년이 지났느냐에 따라 용량이 결정되는 것은 아닙니다.

호르몬 요법의 용량의 결정은 치료하고자 하는 증상의 종류, 혹은 얻고자 하는 이득 효과에 따라 달라집니다. 즉, 호르몬 요법의 용량은 각각 개인별로 달라지는 것이지 폐경 후 몇 년인가에 따라 일률적으로 정해지지는 않습니다. 물론 일반적으로 고령의 폐경 여성의 경우 젊은 연령층 보다 적은 용량으로도 충분한 원하는 효과가 나타나는 경우가 많은데, 이는 연령에 따른 대사율이나 흡수율의 차이로 인한 것이지 폐경 후 기간에 따라 좌우되는 것은 아닙니다.

4) 투여방법

8-31 ▸▸ 폐경 여성에서 에스트로겐을 처방하는 방법에는 어떤 것이 있습니까?

에스트로겐을 투여하는 방법은 한 달에 21-25일씩 주기적으로 투여하는 방법 (cyclic), 한 달에 28-30일을 지속적으로 투여하는 방법 (continuous)의 두 가지가 있습니다.

호르몬 요법의 주목적은 폐경 후 부족한 에스트로겐을 보충해 주는 것 입니다. 폐경 전에의 난소는 주기성을 갖기는 하나 지속적으로 에스트로겐을 생성하며, 배란 전후로 고농도의 상승을 보입니다. 호르몬 요법으로는 폐경 전과 같은 배란 전 후의 에스트로겐 절정을 얻을 수 없습니다. 그러므로 지속적이고 효과적인 혈중 농도를 유지하기 위해서는 에스트로겐을 지속적으로 투여하는 방법이 더 추천되고 있습니다.

주기적으로 투여하거나 지속적으로 투여하는 방법이 골밀도 증가나 골절예방, 안면홍조 치료, 비뇨생식기계 위축증상 개선 등의 면에서는 별 차이가 없으며, 자궁내막보호 효과에서도 차이가 없다는 주장도 있습니다. 그러나 주기적으로 투여하는 경우, 휴약 기간 동안 두통, 폐경 증상, 혹은 폐경 전에 보였던 생리전증후군의 증상을 다시 보이는 경우도 있기 때문에 지속적인 투여 방법이 더 권장됩니다.

8-32 ▸▸ 에스트로겐 단독요법은 어떤 경우 시행합니까?

자궁이 없는 경우에는 원칙적으로 에스트로겐만 투여합니다.

자궁이 없는 경우에도 프로게스테론을 병용해야 하는 여성은 다음과 같습니다.

- 자궁내막증이 있던 여성
- 자궁내막양 종양이 있던 여성
- 자궁내막암이 있던 여성
- 부분전자궁절제술 (supracervical hysterectomy)을 받은 여성

2. 프로게스토겐 (Progestogen)

1) 종류

8-33 ▸▸ 프로게스토겐과 프로게스테론은 다른 호르몬입니까 ?

프로게스토겐이란, 프로게스테론 (progesterone)의 기능을 나타내는 일련의 스테로이드 호르몬들을 일컫는 말입니다. 일상적으로 프로게스토겐과 프로게스테론이란 용어는 서로 구별되지 않고 쓰이는 경우가 많으나 엄밀히 따지면 프로게스토겐은 프로게스테론 (인체에서 만들어지는 프로게스테론)과 프로게스틴 (progestin: 프로게스테론의 기능을 나타내나 구조식에서 차이를 보이는 합성물질)을 합친 개념입니다.

8-34 ▸▸ 현재 사용되는 프로게스토겐에는 어떤 종류가 있습니까?

프로게스토겐 제제들은 그 구조식의 특징에 따라 천연 (natural) 제제와 합성 (synthetic) 제제로 구별됩니다.

천연 프로게스테론 제제란, 식물 혹은 동물에서 추출해 낸 것으로 인체 내에서 생성되는 프로게스테론과 같은 구조를 하고 있는 물질을 말합니다. 실험실에서 합성해 내었더라도, 인체 내 프로게스테론과 같은 구조를 하고 있다면 이를 천연 프로게스테론 제제라고 일컫습니다. 식물에서 추출해 낸 전구물질에서 합성하여 프로게스테론을 만들어 내기도 합니다. 프로게스테론은 반감기가 매우 짧아 약물로 사용하는 데 문제가 있었습니다. 최근에는 반감기를 증가시키기 위해 미분화 (micronized) 된 것이 개발되어 사용되고 있습니다. 합성 프로게스테론은, 프로게스테론과 유사한 구조를 하고 있는 물질로, 식물에서 추출된 전구물질에서 만들거나 실험실에서 합성하여 만들어 냅니다 (표 8-5).

표 8-5. 프로게스토겐의 종류

Progesterone : Natural progesterone (micronized)
Progestin
A. progesterone 구조와 유사한 progestin
  1. Pregnane 유도체
    a. 아세틸화 (acetylated): 17 -hydroxyprogesterone 유도체
       Medroxyprogesterone acetate (MPA), Megestrol acetate (Megace)
       Cyproterone acetate, Chlormadinone acetate
    b. 비아세틸화 (nonacetylated): Dydrogesterone, Medrogestone
  2. 19-norpregnane 유도체 (또는 19-norprogesterone 유도체)
    a. 아세틸화: Nomegestrol acetate, Nestorone
    b. 비아세틸화: Demegestone, Trimegestone, Promegestone
B. Testosterone 구조와 유사한 progestin (또는 19-nortesterone 유도체)
  1. 에치닐화 (ethinylated)
    a. Estranges: Norethindrone (= norethisterone), Norethindrone acetate
       Norethynodrel, Lynestrenol, Ethynodiol diacetate
    b.18-ethylgonanes: Levonorgestrel, Norgestrel, Desogestrel, Gestodene, Norgestimate
  2. 비에치닐화 (nonethinylated): Dienogest, Drospirenone

8-35 ▸▸ 프로게스토겐의 종류가 굉장히 많은데, 어떤 것이 가장 좋은 프로게스토겐입니까?

모든 면에 있어 우세한 프로게스토겐이란 없습니다.

프로게스토겐의 사용 시 환자에게 나타나는 여러 가지 문제는 대개 사용된 프로게스토겐이 어떤 것이냐에 따라 그 성질에 의해 결정되는 경우가 많습니다. 그러므로 사용하는 약제에 포함된 프로게스토겐이 어떤 성질의 것인지를 알고 있는 것이 중요합니다. 구조식에 따라 나타나는 부작용에 차이가 있으며 효과에도 차이가 있습니다. 환자의 상태에 따라 맞는 프로게스토겐을 선택하는 것이 중요하다고 할 수 있습니다.

8-36 ▸▸ 여러 가지 프로게스토겐의 효과를 어떻게 평가할 수 있습니까?

프로게스토겐의 역가는 여러 방법으로 평가가 가능합니다 (표 8-6, 그림 8-2). 역가는 혈중 프로게스테론의 수치로 결정되는 것이 아니라, 간에서의 대사속도에 의해 결정된다고 봐야 합니다.

표 8-6. 프로게스테론의 역가

종류	수용체 결합율 (%)	월경지연효과 (mg)	쇠퇴성출혈 유도용량 (mg)
Progesterone	100	–	–
Levonorgestrel	95	–	–
Norethindrone	85	4(?)	2
MPA	78	22.5	–
Megesterol acetate	70	1.8	4–5
Norgestrel	49	0.125	0.5
Norethynodrel	5	5.3	5

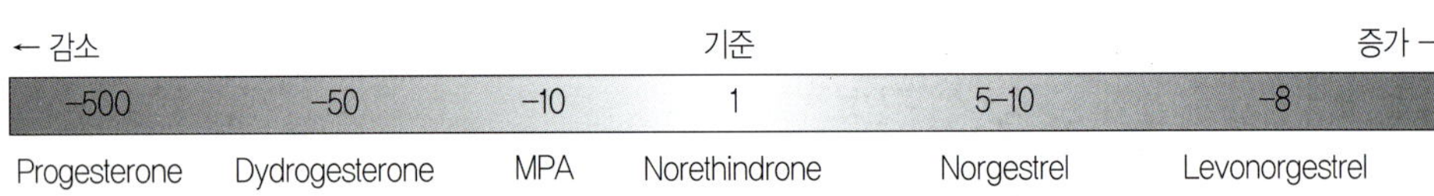

그림 8-2. 자궁내막의 생화학적 형태학적 양상을 기준으로 보았을 때 역가의 순서

8-37 ▸▸ 호르몬 요법시 에스트로겐에 프로게스토겐을 추가해야 하는 이유는 무엇입니까?

프로게스토겐은 에스트로겐에 의한 과 자극으로부터 자궁내막을 보호하기 위해 추가합니다 (문항 9-32 참조).

자궁이 있는 여성에서 에스트로겐을 단독으로 투여하였을 때 자궁내막증식증과 자궁내막암의 발생 위험성이 높아지며, 프로게스토겐은 이러한 에스트로겐 (unopposed estrogen)으로 인해 발생되는 문제를 예방해 줍니다. 프로게스토겐의 추가없이 에스트로겐만을 경구로 투여했을 때, 자궁내막 증식증이 18~32%정도 발생하는 것으로 알려져 있으며 에스트로겐 1년 단독 사용시 자궁내막암의 상태위험도 (relative risk)는 2.4, 10년 사용 시 8.0 으로 증가하는데, 프로게스토겐의 투여는 상태위험도를 0.8로 감소시켜 줍니다. 이러한 에스트로겐의 부작용은 경피 제제를 사용하거나, 저용량 제제를 사용하여도 상관없이 나타나며, 특히 8년 이상 장기간 사용하는 경우 위험성이 큰 것으로 알려져 있습니다. 그러나 질정으로 사용되는 기존 표준용량 에스트로겐 제제는 자궁내막암과 연관성이 없는 것으로 나타나고 있으나, 장기간 고용량의 질정을 사용하는 경우에는 혈중 에스트로겐 농도가 올라간다는 보고도 있으므로 사용 시 주의를 요합니다.

프로게스토겐의 자궁내막 보호효과는 사용한 기간, 용량과 밀접한 관계가 있습니다. 프로게스토겐의 사용 용량의 결정은, 호르몬 요법을 주기적으로 하는지 혹은 지속적으로 하는지, 사용되는 에스트로겐이 어떠한 제제며, 어떤 용량으로 사용되는 지에 따라 다릅니다. 프로게스토겐에 의한 자궁내막의 보호효과는 용량과 기간에 의존합니다. Norethindrone을 1일 5 mg씩 한 달에 5일간 투여하면 자궁내막 증식증은 9%로 감소하였고, 10일간 투여하면 2%, 13일간 투여하면 0%까지 줄었다는 보고가 있습니다. 그러나 용량을 줄여서 매달 12일간 투여했을 경우에는 자궁내막증식증이 관찰되었습니다. 그러므로 부적당한 양과 부적당한 기간일 경우 자궁에 대한 보호효과가 없습니다.

8-38 ▸▸ 프로게스토겐을 사용 할 때 부작용으로는 어떤 것이 있습니까?

사용하는 프로게스토겐의 성분에 따라 주의해야 할 사항이 달라지므로 환자에게 맞는 약제을 각 개인에 맞춰 처방하는 것이 중요합니다.

프로게스토겐과 연관되어 나타날 수 있는 부작용에는 부종, 유방 증상 (유방통, 유방 크기증가), 피부 및 모발 이상 (발적, 기미, 여드름, 다모증, 탈모), 두통, 정신적 영향 (감정기복, 불안함, 피곤, 우울)이 있습니다 (문항 9-7 참조). 유방통 등의 증상은 글루코코르티코이드 유사 기능을 갖는 메드록시 프로게스테론 아세테이트 (medroxyprogesterone acetate)에서 심하며, 여드름이나 탈모, 다모와 같이 안드로겐성 부작용은 19-노테스토스테론 (19-nortestosterone) 유도체 [(레보노르게스트렐 (levonorgestrel), 노르에틴드론 아세테이트 (norethindrone acetate)] 등에서 더 흔합니다. 안드로겐 활성도가 큰 프로게스토겐 일수록 당 대사에 악영향을 주기 때문에 당뇨 환자에서는 노르에틴드론

(norethindrone), 노르에틴드론 아세테이트 (norethindrone acetate), 노르게스트렐 (norgestrel), 레보노르게스트렐 (levonorgestrel) 등의 19-노테스토스테론 유도체를 사용하지 않는 것이 좋습니다.

기존의 프로게스토겐의 부작용을 줄이기 위해 천연 프로게스테론인 미세화 프로게스테론 (micronized progesterone) 제제가 사용되었으나, 어지러움이나 졸음 등이 심하게 나타날 수 있어 처음 사용하는 사람에서는 주의를 요합니다. 최근 개발되어 시판되고 있는 드로스피레논 (drospirenone) 제제는 스피로노락톤 (spironolactone)의 유사체 (analog)로, 염류코르티코이드 (mineralocorticoid) 기능과 함께 항 안드로겐의 작용을 가지며, 생화학적, 약리학적 성질은 프로게스테론과 매우 유사합니다. 따라서 수분 저류나 유방통, 고혈압, 여드름 악화 등 다른 프로게스토겐 제제에서 보이는 부작용이 없는 것이 가장 큰 장점이라고 할 수 있겠습니다.

2) 투여경로

8-39 ▸▸ 프로게스토겐의 투여 경로에는 어떤 것이 있습니까?

프로게스토겐 제제는 여러 가지 방법으로 투여가 가능합니다. 미국 FDA 에서 승인받은 방법으로는 경구투여 (정, 캡슐, 액체), 경피 투여 [경피 패치 (topical patch), 젤, 크림], 경질 투여 (젤), 자궁내투여 [자궁내장치 (intrauterine devise: IUD)], 설하 투여, 경주, 경직장, 피하임플란트 등으로 사용이 가능합니다. 그러나 이 중 호르몬 요법으로 사용이 가능한 방법은 경구, 경피, 자궁내 장치의 세 가지 방법뿐 입니다.

호르몬 요법 시에 가장 선호되는 방법은 경구투여입니다. 경피 투여의 경우 경구투여에 비해 용량을 75% 까지 감량시킬 수 있기 때문에 프로게스토겐으로 인한 부작용 역시 최소화 할 수 있는 장점이 있습니다.

3) 투여용량

8-40 ▸▸ 에스트로겐 투여 시 필요한 프로게스토겐의 적절한 용량은 얼마이며, 어떤 기준에 의해 결정합니까?

프로게스토겐의 용량 결정은 같이 사용되는 에스트로겐의 종류와 용량에 따라 결정됩니다.

프로게스토겐은 에스트로겐으로 인한 자궁내막 자극을 억제하기 위해서 사용됩니다. 그러므로 프로게스토겐의 사용 용량은 호르몬 요법을 주기적으로 하는지 혹은 지속적으로 하는지에 따라 달라지며, 사용되는 에스트로겐이 어떠한 제제이며 어떤 용량으로 사용되는 지에 따라 달라집니다. 프로게스토겐은 한달에 최소 12일 이상 사용해야 자궁내막 보호효과가 있습니다. 자궁내막에 대한 프로게스토겐의 효과는 조직학적인 검사나 생화학적인 검사에 의해 평가될 수 있습니다. 조직학적인 평가는 자궁내막 조직검사를 시행하여 현미경으로 조직양상을 관찰하거나, 전자현미경을 이용하여 미세구조를 관찰합니다. 생화학적인 검사로는 디옥시리보핵산 (deoxyribonucleic acid: DNA) 합성 억제 정도, 에스트로겐 수용체의 농도변화, 특정 효소의 변화를 정량하여 평가합니다.

8-41 ▸▸ 호르몬 요법시 프로게스토겐도 저용량 요법이 있습니까?

프로게스토겐의 용량을 결정하는 것은 에스트로겐의 용량이기 때문에, 에스트로겐이 저용량으로 사용되는 에스트로겐-프로게스토겐 병합요법 시에는 프로게스토겐의 용량도 저용량으로 사용됩니다.

에스트로겐-프로게스토겐 복합 제제의 경우, 두 성분의 용량을 절반으로 낮춘 저용량 제제가 사용되고 있으며, 에스트로겐과 프로게스틴의 용량을 다양화한 여러 제품들이 시판되고 있습니다.

WHI의 연구결과가 발표된 이후, 에스트로겐을 표준용량으로 사용하면서 프로게스토겐을 저용량으로 내려 사용하는 방법에 대한 연구가 이루어지고 있으나 이는 아직은 임상에 적용될 만한 단계는 아닙니다.

8-42 ▸▸ 프로게스토겐의 투여경로에 따른 투여용량은 각각 어떻게 됩니까?

프로게스토겐의 최소 필요량은 프로게스토겐의 투여경로, 투여방법 등에 따라 달라지며 기본적으로 함께 투여하는 에스트로겐의 용량에 따라 달라집니다.

표 8-7은 에스트로겐을 표준용량으로 사용할 때 자궁내막을 보호하기 위해 최소한으로 필요한 프로게스토겐의 사용량입니다.

표 8-7. 기존 표준용량의 에스트로겐과 사용할 때 자궁내막 보호를 위해 필요한 프로게스토겐의 1일 최소용량

	주기적 요법 (한달에 12일 이상 사용)	지속적 요법 (매일 사용)
경구 복용		
Medroxyprogesterone acetate (MPA)	5 mg	2.5 mg
Norethindrone (NET)	0.35 ~ 0.7 mg	0.35 mg
Norethindrone acetate (NETA)	2.5 mg	0.5 ~ 1.0 mg
Micronized progesterone	200 mg	100 mg
자궁내 장치		
Levonorgestrel		20 ㎍

4) 투여방법

8-43 ▸▸ **프로게스토겐이 단독요법으로 사용되는 경우가 있습니까?**

있습니다. 프로게스토겐은 혈관운동장애의 치료 목적으로 단독 투여되기도 합니다.

혈관운동장애의 가장 효과가 좋은 약제는 아직 에스트로겐이기 때문에, 에스트로겐을 사용할 수 없는 경우에 한하여 사용할 수 있습니다.

3. 에스트로겐-프로게스토겐 복합제제

8-44 ▸▸ **에스트로겐과 합성 프로게스토겐을 각각 처방할 경우 이점은 무엇입니까?**

에스트로겐과 합성 프로게스토겐을 각각 처방할 경우 이점은 처방의 탄력성으로서 첫째, 프로게스토겐 투여일자를 환자의 필요성에 따라 조절할 수 있고 둘째, 필요시 용량과 제제의 변경이 용이하다는 점입니다.

에스트로겐을 지속적으로 투여하고 프로게스토겐을 매달 1일부터 12일까지 투여하는 방법의 경우 쇠퇴성출혈이 보통 매달 11일 이후에 시작하며 4~6일간 지속됩니다.

만일 휴일, 특정 행사 등으로 이 시기의 쇠퇴성출혈을 피하고 싶으면 프로게스토겐 투여 시작을 7~10일 정도 일찍 혹은 늦춰서 투여하거나 아예 그 달에 프로게스토겐을 투여하지 않을 수도 있습니다. 그리고 쇠퇴성출혈이 프로게스토겐 투여시기 초기에 발생하면 프로게스토겐의 양을 늘리고, 투여중지 후 7~10일까지 출혈이 없으면 양을 줄여야 합니다.

8-45 ▸▸ 에스트로겐과 프로게스토겐을 각각 처방할 경우 단점은 무엇입니까?

에스트로겐과 프로게스토겐을 본인이 처방된 스케줄에 따라 지정된 용량을 복용하여야 하는데 기억력이 떨어지는 폐경 여성의 경우, 잊고 복용하지 않거나 처방된 스케줄 및 용량과는 다르게 복용할 수도 있습니다.

8-46 ▸▸ 복합 팩의 이점은 무엇입니까?

복합 팩의 이점은 사용자가 복용하기 편리하도록 조제되어 있다는 것입니다. 그러므로 정확한 용량의 적정 시기 투여를 기대할 수 있습니다.

8-47 ▸▸ 복합 팩의 단점은 무엇입니까?

복합 팩이 사용하기 간편하다는 장점이 있지만 프로게스토겐 투여시기를 변경하기가 어렵고 개인에 맞게 용량을 조절하는 것도 어렵습니다 그리고 트리시퀀스(trisequens)는 에스트라디올과 에스트리올을 포함하는데 에스트리올이 자궁내막증식의 위험을 줄일 수 있다는 생각 때문이었지만 최근에 잘못된 의견이었다는 것이 증명되었으며 또한 노르에틴드론 (norethindrone)이 저용량 (1 mg/일)으로서 10일간만 추가하게 되어 있습니다. 프로게스토겐을 10일간 추가할 경우 자궁내막증식증의 위험이 2%로 보고되고 있으므로 12일 이상 투여하는 것이 바람직하다고 생각됩니다.

4. 에스트로겐-프로게스토겐 병합요법

8-48 ▸▸ **에스트로겐-프로게스토겐을 투여하는 방법으로는 어떠한 것이 있습니까?**

주기적 병합요법, 지속적 병합요법, 간헐적 병합요법 등이 있습니다. 각기 장단점이 있고, 개개인의 사정에 따라 알맞은 용법이 있기 때문에 적당한 투여 방법을 선택하면 됩니다.

8-49 ▸▸ **주기적 에스트로겐-프로게스토겐 병합요법의 처방은 어떻게 합니까?**

현재 두 가지 방법이 널리 사용되고 있습니다 (그림 8-3).

첫 번째 방법은 에스트로겐을 매달 1일부터 25일까지 25일 간 투여하고 에스트로겐 투여일 마지막 12-14일간 프로게스토겐을 병합 투여하는 방법입니다. 둘째 방법은 에스트로겐을 한달 내내 지속적으로 투여하고 프로게스토겐은 매달 1일부터 12일까지 투여하는 방법입니다. 이 방법의 장점은 환자가 기억하기 쉬워 정확하게 복용 할 수 있으며 에스트로겐의 휴약 기간이 없어 안면홍조 등의 증상이 재발할 가능성이 없다는 것, 그리고 필요시 프로게스토겐의 복용 날짜를 변경할 수 있다는 장점이 있습니다.

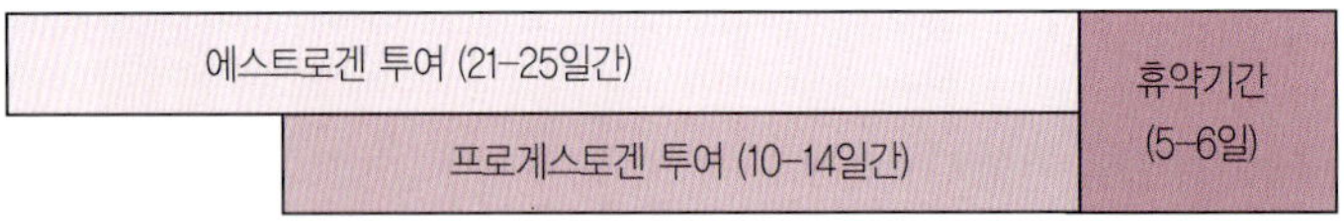

A. 에스트로겐 주기적 투여 방법

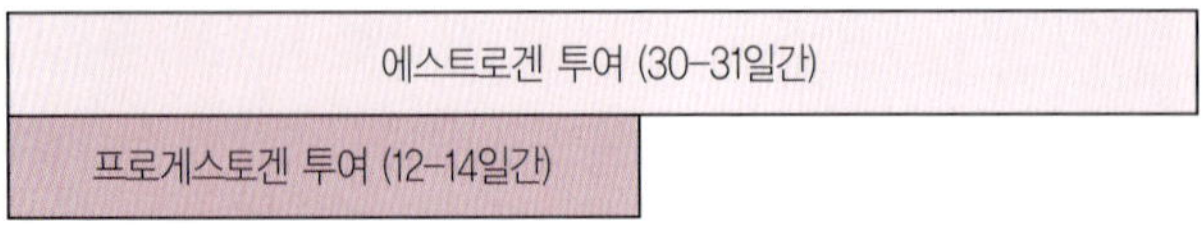

B. 에스트로겐 지속적 투여 방법

그림 8-3. 주기적 에스트로겐-프로게스토겐 병합요법에서 투여방법

8-50 ▶▶ 지속적 에스트로겐-프로게스토겐 병합요법의 처방은 어떻게 합니까?

표준 용량의 에스트로겐과 함께, 적은 용량의 프로게스토겐을 함께 휴약 기간 없이 지속적으로 투여 합니다 (그림 8-4). 프로게스테론의 용량이 감소하기 때문에 신경 과민, 피곤, 두통, 유방통, 복부팽만감 등의 증상이 거의 없습니다. 첫 6개월 동안은 파탄성 출혈 (breakthrough bleeding)이 있을 수 있으며 이로 인해 환자의 순응도가 감소하여 투약을 중단하는 경우도 있습니다. 그러나 12개월 이상 투약을 지속하면 출혈이 멈추는 경우가 대부분입니다.

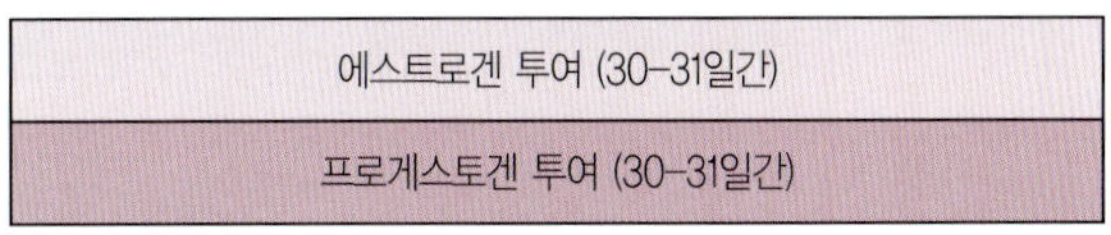

그림 8-4. 지속적 에스트로겐-프로게스토겐 병합 요법의 투여방법

8-51 ▶▶ 간헐적 에스트로겐-프로게스토겐 병합요법의 처방은 어떻게 합니까?

에스트로겐은 매일 투여하고 저용량의 프로게스토겐을 간헐적으로 투여하는 방식입니다. 이 방법은 좀 더 임상적 경험과 연구가 필요합니다 (그림 8-5).

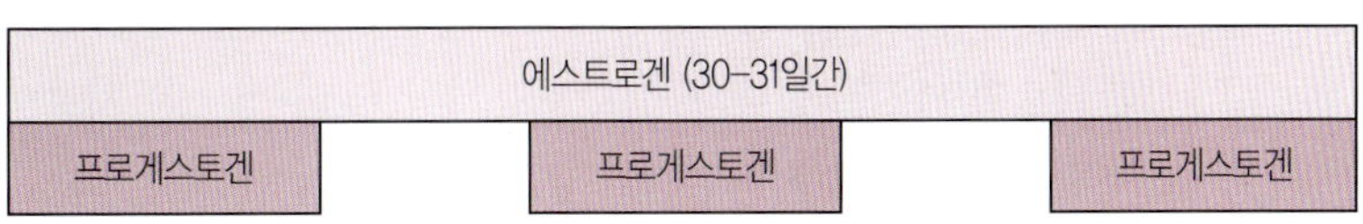

그림 8-5. 간헐적 에스트로겐-프로게스토겐 투여방법

5. 티볼론 (Tibolone)

8-52 ▸▸ 티볼론의 작용 기전은 무엇입니까?

티볼론 (tibolone) 은 합성 스테로이드로서 티볼론 자체는 활성도가 없으나 그 대사물인 3α-수산화 그리고 3β-수산화-티볼론 (3α-OH, 3β-OH-tibolonetibolone), Δ4-이소체 (Δ4-isomor) 세 가지가 에스트로겐 수용체, 프로게스테론 수용체, 안드로겐 수용체에 결합하여 조직에 따라 다른 작용을 하게 됩니다. 3α-OH, 3β-OH-tibolone은 에스트로겐 수용체에 결합하여 에스트로겐 작용제의 기능을 하게 되며 Δ4-isomor 는 프로게스토겐 수용체나 안드로겐 수용체에 결합하여 작용하므로 선택적 조직 에스트로겐 활성 조절자 (selective tissue estrogen activity regulator: STEAR)로 분류되기도 합니다.

8-53 ▸▸ 안면홍조에 대한 티볼론의 효과는 어떠합니까?

티볼론은 1일 2.5 mg 용량으로 안면홍조를 효과적으로 감소시킵니다.

티볼론은 1일 1.25 mg의 용량에서는 투여 시작 8주 후부터, 2.5 mg의 용량에서는 4주 후부터 위약에 비해 유의하게 안면홍조의 횟수와 중등도 (severity)를 감소시킵니다. 기존의 호르몬 요법과 비교해보면 17-β 에스트라디올 (estradiol: E2) 2 mg과 비교했을 때 안면홍조에는 비슷한 효과를 보이면서 리비도 (libido)와 기분 (mood)에는 좀 더 우월한 효과를 보입니다. 용량에 따른 효과의 차이를 보면, 1일 1.25 mg의 용량에서도 안면홍조가 조절되기도 하지만 결과적으로 증상 호전이 없어 약물을 끊는 환자 수가 2.5 mg의 용량으로 사용시 1%인데 반해 1.25 mg의 용량에서는 10%의 높은 빈도를 나타내게 됩니다.

티볼론은 젊은 여성에서 생식샘자극호르몬분비호르몬 작용제 (GnRH agonist) 투여 시 나타나는 안면홍조에 대해서도 보강처방 (add-back) 치료제로 사용할 경우 안면홍조를 조절하는데 효과적이었습니다.

8-54 ▸▸ 티볼론의 골에 대한 효과는 어떻습니까?

티볼론은 1일 1.25 mg 이상의 용량으로 사용 시 골밀도를 증가시키고 골절률을 감소시킵니다.

티볼론은 골에 대해서는 에스트로겐 수용체 작용제 (estrogen receptor agonist: ER agonist) 역할을 하여 폐경 여성에서 골교체인자를 감소시키고 골밀도를 증가시키며 골절률을 낮춥니다. 대규모 관찰연구인 MW 연구 (Million Women Study)에서도 티볼론은 골절률을 33% 감소시켜 에스트로겐 단독요법이 36%, 에스트로겐-프로게스토겐 병합요법이 42%의 골절률 감소효과를 보인 것과 비슷하였습니다. 아직 정확한 결과가 발표되진 않았지만 티볼론의 골절률 감소 효과를 보기 위한 LIFT (Long term Intervention on Fractures with Tibolone) 연구에서도 티볼론은 3년간 척추골절을 50% 정도 감소시키는 효과를 보였습니다.

티볼론이 골밀도 상승효과를 보이는 용량은 1일 1.25 mg 이상인 경우로 0.3 mg, 0.625 mg의 용량에서는 골밀도 상승효과를 보이지 않았습니다. 1일 1.25 mg 와 2.5 mg 용량 사이의 골밀도 상승효과는 유의하게 차이가 없다는 연구도 있으나, 2.5 mg 용량이 보다 우월한 결과를 보이기도 합니다.

8-55 ▶▶ 티볼론의 안면홍조나 골 외에 대한 효과는 어떻습니까?

티볼론은 기존의 호르몬 치료에 비해 유방통이나 질출혈을 적게 유발하고 기타 폐경 증상에는 비슷한 효과를 보이며, 성생활 측면이나 기분에는 기존 호르몬보다 좋은 효과를 보입니다.

티볼론은 기존의 호르몬 제제에 비해 유방통 (breast tenderness, mastalgia)과 유방촬영술 (mammography) 상 치밀 유방 (dense breast)을 적게 유발합니다. 유방촬영술 상 유방 밀도 증가가 유방암의 위험을 높이는지는 확실하지 않지만, 고밀도로 인해 유방촬영술 판독의 정확성을 떨어뜨릴 수 있는 점이 문제가 되며, 이런 점에서 티볼론은 유방에 있어 기존의 호르몬 제제에 비해 안전할 것으로 여겨집니다. 티볼론의 자궁내막과 유방에 대한 효과를 보기위한 THEBES (Tibolone Histology of the Endometrium and Breast Endpoints Study) 연구에서는 티볼론군에서는 3년간 1,598명의 환자 중 10명에서 유방암이 발생했고 접합마에스트로겐 (conjugated equine estrogen; CEE) / 메드록시프로게스테론 아세테이트 (medroxyprogesterone acetate: MPA) 군에서는 1,626명의 환자 중 8명에서 유방암이 발생하여 유의한 차이가 없었습니다. LIBERATE (Livial Intervention following Breast cancer: Efficacy, Recurrence and Tolerability Endpoints) 연구에서는 침윤성유방암의 발생을 억제하지는 못하였고 관찰연구인 MW 연구 (Million Women Study)에서는 약간 증가하는 경향을 보였습니다.. 그러나 최근 티볼론의 골절률에 대한 효과를 보기 위해 무작위대조시험으로 진행된 LIFT (Long term Intervention on Fractures with Tibolone) 연구에서 티볼론은 유방암의 위험을 68% 감소시켰습니다.

티볼론은 자궁내막에서는 주로 프로게스토겐의 작용을 하는 Δ4-이소체 (Δ4-isomor)로서 작용하기 때문에 자궁내막의 증식을 유발하지 않고 기존의 호르몬 제제에 비해 자궁출혈의 빈도가 적으며 자궁의 무게나 근종의 크기를 증가시키지도 않고 초음파 검사 상 자궁내막 두께도 증가시키지 않습니다. 이중맹검 무작위 연구인 OPAL (Osteoporosis Prevention and Arterial effects of tiboLone) 연구나 THEBES 연구에서는 티볼론이 기존의 CEE/MPA 병합요법에 비해 자궁내막증이나 자궁내막암의 위험은 높이지 않으면서 질출혈의 빈도는 유의하게 적었습니다.

그 외 티볼론은 두통이나 심계항진 (palpitation), 불면증 (insomnia), 어지러움 (dizziness), 허리통증 (backache) 등의 폐경 관련 증상도 호전시키고 기존의 호르몬 치료와 달리 안드로겐 역할도 하여 성생활 측면에서 질건조증이나 성교통 외에 성욕 (sexual desire), sexual arousal, 성만족도 (sexual satisfaction)까지 모두 향상시키고 클리토리스 (clitoris)나 질 (vagina)로의 혈류를 증가시키는 것으로 알려져 있습니다.

그 외 티볼론은 기분 (mood)에도 긍정적 효과를 보이고 체중변화나 체형 변화에 있어서 체중 증가를 막고, 허리둘레, 엉덩이 둘레나 복부 피하지방 두께를 줄이며, 제지방체중 (lean body mass)을 증가시키고 근력을 강화시킨다고 알려져 있습니다.

6. 국내에서 판매되는 여성 호르몬제제

8-56 ▸▸ 한국에서 판매되는 여성 호르몬제제는 어떤 것이 있습니까?

한국에서 판매되는 여성 호르몬제는 표 8-8과 같습니다.
각 호르몬제제에 대한 자세한 정보는 부록(p. 497-512)에 있습니다.

참고문헌

1. 에스트로겐

Akrivis C, Varras M, Thodos A, Hadjopoulos G, Bellou A, Antonious N, Action of 25 microg 17beta-oestrdiol vaginal tablets in the treatment of vaginal atrophy in Greek postmenopausal women: clinical study, Clin Exp Obstet Gynecol 2003; 30: 229-34.

Al-Azzawi F, Buckler HM, United Kingdom Vaginal Ring Investigator Group, Comparison of a novel vaginal ring delivering estradiol acetate versus oral estradiol for relief of vasomotor menopausal symptoms, Climacteric 2003; 6: 118-27.

Allison MA, Manson JE. Observational studies and clinical trials of menopausal hormone therapy: can they

표 8-8. 한국에서 판매되는 여성 호르몬제제

상품명	호르몬	용법	회사
에스트로겐			
경구투여 제제			
에스트로펨 정	Estradiol hemihydrate 1 mg, 2 mg	1정/일	녹십자
이브피아 정	Estradiol hemihydrate 1 mg, 2 mg	1정/일	삼일
프레미나 정	Conjugated equine estrogen 0.625 mg	0.3-1.25 mg/일	다림
프로기노바 정	Estradiol valerate 1 mg, 2 mg	1정/일	바이엘쉐링
국소 패취 제제			
콤비트란 0.2 패취	17 beta estradiol 13.4 mg norethindrone acetate 6.49 mg	2회/주	한독
클리마라 패취 50	estradiol hemihydrate 3.9 mg	1회/주	바이엘쉐링
경질 투여 제제			
에스젠 질크림	Estropipate 1.5 mg/g	1일 2-4 g 질내 도포	명문
오베스틴 질좌제	Estriol 0.5 mg	1정/일	한국오가논
콜맥스 연질캡슐	Promestriene 10 mg/cap	1정/일	삼일
콜맥스 질크림	Promestriene 10 mg/g	1일 1-2회 질내 도포	삼일
겔 제제			
에스트레바 겔	Estradiol hemihydrate 1.0325 mg/g	1.5 g/일	삼일
프로게스토겐 (경구 제제)			
루테닐 정	nomegestrol acetate 5 mg	5 mg/일	삼일
메노포제	Medroxyprogesterone acetate 2.5 mg, 5 mg, 10 mg	2.5-5 mg /일 혹은 10 mg 12-14일/월	삼일
에스티마 연질 캡슐	Micronized progesterone 100 mg	100-300 mg /일	다림
유트로게스탄 연질캅셀	Micronized progesterone 100 mg	100-300 mg /일	한화
에스트로겐/ 프로게스토겐 복합 제제			
경구 제제(주기적 병합요법)			
크리멘 28 정	Estradiol valerate 2 mg Cyproterone acetate 1 mg estradiol valerate 2 mg +levonorgestrel 0.15 mg 12일	1정/일 estradiol valerate 2 mg 16일/	바이엘쉐링
트리시퀀스 정	Estradiol hemihydrate 2 mg Norethisterone acetate 1 mg Estradiol hemihydrate 1 mg + norethisterone acetate 1 mg 10일/ estradiol hemihydrate 1 mg 6일	1정/일 estradiol hemihydrate 2 mg 11일/ estradiol hemihydrate 2 mg	녹십자
페모스톤 정 1/10	Estradiol hemihydrate 1.03 mg Dydrogesterone 10mg estradiol hemihydrate 1.03 mg +dydrogesterone 10 mg 14일	1정/일 estradiol hemihydrate 1.03 mg 14일/	중외
페모스톤 정 2/10	Estradiol hemihydrate 2.06 mg Dydrogesterone 10mg estradiol hemihydrate 2.06 mg +dydrogesterone 10 mg 14일	1정/일 estradiol hemihydrate 2.06 mg 14일/	중외
경구 제제 (지속적 병합요법)			
안젤릭 정	Estradiol hemihydrate 1.033 mg drospirenone 2 mg	1정/일	바이엘쉐링
액티벨 정	Estradiol hemihydrate 1.03 mg Norethisterone acetate 0.5 mg	1정/일	녹십자
크리안 정	Estradiol hemihydrate 2mg Norethisterone acetate 1mg	1정/일	바이엘쉐링
클리오제스트 정	17 beta estradiol hemihydrate 2 mg norethisterone acetate 1 mg	1정/일	녹십자
페모스톤 콘티	Estradiol hemihydrate 2.06 mg Dydrogesterone 5 mg	1정/일	중외
티볼론 제제			
리브론 정	Tibolone 2.5mg	1정/일	명문
리비알 정	Tibolone 2.5mg	1정/일	한국오가논

both be right? Menopause 2006;13:1-3.

Anderson GL, Limacher M, Assaf AR, Bassford T, Beresford SA, Black H et al. Effects of conjugated equine estrogen in postmenopausal women with hysterectomy: the Women's Health Initiative randomized controlled trial. JAMA 2004; 291: 1701-12.

Archer DF, EstroGel Study Group. Percutaneous 17beta-estradiol gel for the treatment of vasomotor symptoms in postmenopausal women. Menopause 2003; 10: 494-6.

Burger HG. Hormonetherapy in the WHI era. Aust N Z J Obstet Gynaecol 2006; 46: 84-91.

Gill S. Discontinuation of menopausal hormone therapy: what are the symptoms and how should they be managed?. Nat Clin Pract Endocrinol Metab. 2006;2:192-3.

Leichtnam ML, Rolland H, W hrich P, Guy RH. Testosterone hormone replacement therapy: state-of-the-art and emerging technologies. Pharm Res 2006; 23: 1117-32.

Lobo RA. Treatment of the postmenopausal women. 2nd ed. Lippincott Williams & Wilkins Press;. 1999. p.95.

Porch JV, Lee IM, Cook NR, Rexrode KM, Burin JE, Estrogen-progestin replacement therapy and breast cancer risk: the Women's Health Study (United States). Cancer Causes Contr 2002; 13: 847-54.

Prestwood KM, Kenny AM, Kleppinger A, Kulldorff M, Ultralow-dose micronized 17beta-estradiol and bone density and bone metabolism in older women: a randomized controlled trial. JAMA 2003; 290: 1042-8.

Richman S, Edusa V, Fadiel A, Naftolin F. Low-dose estrogen therapy for prevention of osteoporosis: working our way back to monotherapy. Menopause 2006; 13: 148-55.

Roy S, Caillouette JC, Roy T, Faden JS, Vaginal pH is similar to FSH for menopause diagnosis. Am J Obstet Gynecol 2004; 190: 1272-7.

Savvas M, Studd JW, Fogelman I, Dooley M, Montgomery J, Murby B. Skeletal effects of oral oestrogen compared with subcutaneous oestrogen and testosterone in postmenopausal women. BMJ 1988; 297: 331-3.

Savvas M, Studd JW, Norman S, Leather AT, Garnett TJ, Fogelman I. Increase in bone mass after one year of percutaneous oestradiol and testosterone implants in post-menopausal women who have previously received long-term oral oestrogens. Br J Obstet Gynaecol 1992; 99: 757-60.

Viscoli CM, Brass LM, Kernan WN, Sarrel PM, Suissa S, Horwitz RI. A clinical trial of estrogen-replacement therapy after ischemic stroke. N Engl J Med 2001; 345: 1243-9.

Weiderpass E, Baron JA, Adami HO, Magnusson C, Lindgren A, Bergstrom R et al. Low-potency oestrogen and risk of endometrial cancer: a case-control study. Lancet 1999; 353: 1824-8.

2. 프로게스토겐

Archer DF. The effect of the duration of progestin use on the occurrence of endometrial cancer in postmenopausal women. Menopause 2001; 8: 245-51.

Archer DF, Dorin M, Lewis V, Schneider DL, Picker JH, Effects of lower doses of conjugated and medroxyprogesterone acetate on endometrial bleeding, Fertil Steril 2001; 1080: 75-8.

Boggs P, Utian W. The North American Menopause Society develps consensus opinions. Menopause 1998; 5: 67-68.

King RJ, Whitehead MI. Assessment of the potency of orally administered progestins in women. Fertil Steril 1986; 46: 1062-66.

North American Menopause Society. Role of progestogen in hormone therapy for postmenopausal women. position statement of The North American Menopause Society. Menopause 2003; 10: 113-32.

Shau WY, Hsieh CC, Hsieh TT, Hung TH, Huang KE. Factors associated with endometrial bleeding in continuous hormone replacement therapy. Menopause 2002; 9: 188-94.

Wegienka G, Havstad S, Kelsey JL. Menopausal hormone therapy in a health maintenance organization before and after women's health initiative hormone trials termination. J Womens Health 2006; 15: 369-78.

Wildemeersch D, Schacht E, Wildemeerasch P, Performance and acceptability of intrauterine release of levonorgestrel with a miniature delivery system for hormonal substitution therapy, contraception and treatment in peri and postmenopausal women. Maturitas 2003; 44: 237-45.

3. 에스트로겐-프로게스토겐 복합제제

Archer DF, Furst K, Tipping D, Dain MP, Vandepol C. A randomized comparison of continuous combined transdermal delivery of estradiol-norethindrone acetate and estradiol alone for menopause. Combi Patch Study Group. Obstet Gynecol 1999; 94: 498-503.

Archer DF, Pickar JH, Bottiglioni F. Bleeding patterns in postmenopausal women taking continuous combined or sequential regimens of conjugated estrogens with medroxy progesterone acetate. Menopause Study Group. Obstet Gynecol 1994; 83: 686-92.

Grubb G, Spielmann D, Pickar J, Constantine G, Clinical experience with trimegestone as a new progestin in HRT. Steroids 2003; 68: 921-6.

Rubinacci A, Peruzzi E, Modena AB, Zanardi E, Andrei B, De Leo V, et al. Effects of low-dose transdermal E2/NETA on the reduction of postmenopausal bone loss in women. Menopause 2003; 10: 241-9.

Vereide AB, Arnes M, Straume B, Maltau JM, Orbo A, Nuclear morpho-meric changes and therapy monitoring in patients with endometrial hyperplasia: a study comparing effects of intrauterine levonogestrel and systemic medroxyprogesterone. Gynecol Oncol 2003; 91: 526-33.

Wells M, Sturdee D, Barlow DH, Ulrich LG, O'Brien K, Campbell MJ, et al. Effect on endometrium of long term treatment with continuous combined oestrogen-progestogen replacement therapy: follow up study. Br Med J 2002; 325: 239-43.

4. 에스트로겐-프로게스토겐 병합요법

Montplaisier J, Lorrain J, Denesle R, Petit D. Sleep in menopause: differential effects of two forms of hormone replacement therapy. Menopause 2001; 8: 10-3.

Notelovitz M, Cassel D, Hille D, Furst KW, Dain MP, VandePol C, et al. Efficacy of continuous sequential transdermal estradiol and norethindrone acetate in relieving vasomotor symptoms associated with menopause. Am J Obstet Gynecol 2000; 182: 7-10.

Persson I, Adami HO, Bergkvist L, Lindgren A, Pettersson B, Hoover R, et al. Risk of endometrial cancer after treatment with oestrogens alone or in conjunction with progestogens: results of a prospective study. BMJ 1989; 298: 147-51.

Shulman LP, Yankov V, Uhl K. Safety and efficacy of a continuous once-a-week 17beta-estradiol/levonorgestrel transdermal system and its effects on vasomotor symptoms and endometrial safety in postmenopausal women: the results of two multicenter, double-blind, randomized controlled trials, Menopause 2002; 9: 195-9.

Speroff L, Symons J, Kempfert N, Rowan J, for the Study Investigators. The effect of varying low-dose combinations of norethindrone acetate and etinyl estradiol on the frequency and intensity of vaso-motor symptoms. Menopause 2000; 7: 383-9.

Rowan JP, Simon JA, Speroff L, Ellman H. Effects of low-dose norethindrone acetate plus ethinyl estradiol (0.5 mg/2.5 microg) in women with postmenopausal symptoms: updated analysis of three randomized, controlled trials. Clin Ther. 2006; 28: 921-32.

Utian WH, Shoupe D, Bachmann G, Pinkerton JV, Pickar JH. Relief of vasomotor symptoms and vaginal atrophy with lower doses of conjugated equine estrogens and medroxyprogesterone acetate. Fertil Steril 2001; 75: 1065-71.

5. 티볼론

Archer DF, Hendrix S, Ferenczy A, Felix J, Gallagher JC, Rymer J, et al. Tibolone histology of the endometrium and breast endpoints study: design of the trial and endometrial histology at baseline in postmenopausal women. Fertil Steril 2007; 88: 866-878.

Cummings SR. LIFT study is discontinued. BMJ 2006; 332: 667.

Cummings SR, Bilezikian JP, Christiansen C, Eastell R, Ettinger B, Delmas P, et al. The effects of tibolone in older women : Results of the LIFT trial. 34th European symphosium on calcified tissue. Copenhagen, Denmark, 2007 5-9, May.

Hammar M, Christau S, Nathorst-B拓s J, Rud T, Garre K. A double-blind, randomized trial comparing the effects of tibolone and continuous combined hormone replacement therapy in postmenopausal women with menopausal symptoms. Br J Obstet Gynaecol 1998; 105: 904-911.

Helmond FA, Kloosterboer HJ. Safety and tolerability of Livial. In: Genazzani AR, editor. Hormone Replacement Therapy Cancer. The Current Status of Research and Practice Boca Raton: The Parthenon Publishing Group Press; 2002. p.252-256.

Huber J, Palacios S, Berglund L, Hänggi W, Sathanandan SM, Christau S. Effect of tibolone and continuous combined hormone replacement therapy on bleeding rates, quality of life and tolerability in postmenopausal women BJOG 2002; 109: 886-893.

Langer RD, Landgren BM, Rymer J, Helmond FA. Effects of tibolone and continuous combined conjugated equine estrogen/medroxyprogesterone acetate on the endometrium and vaginal bleeding: results of the OPAL study. Am J Obstet Gynecol 2006; 195:1320-7.

Landgren MB, Bennink HJ, Helmond FA, Engelen S. Dose-response analysis of effects of tibolone on climacteric symptoms. BJOG 2002; 109: 1109-1114.

Rymer J. Robinson J, Fogelman I. Ten years of treatment with tibolone 2.5 mg daily: effects on bone in postmenopausal women. Climacteric 2002; 5: 390-398.

Taskin O, Yalcinoglu AI, Kucuk S, Uryan I, Buhur A, Burak F. Effectiveness of tibolone on hypoestrogenic symptoms induced by goserelin treatment in patients with endometriosis. Fertil Steril 1997; 67: 40-45.

Chapter / 9

호르몬 요법의 부작용과 위험성

요약 K.e.y.p.o.i.n.t

에스트로겐과 프로게스토겐은 수많은 조직에 영향을 주어 이로운 작용을 하지만 한편으로는 해로운 작용을 할 수도 있습니다. 폐경 여성에 있어 호르몬 요법은 폐경 증상의 치료 및 골다공증 예방에 효과가 있어 현재까지 폐경 여성의 삶의 질을 향상시키는 최선의 치료 방법 중 하나로 널리 인정되고 있습니다. WHI 연구가 발표된 후 호르몬 요법의 위험도가 부각되고 많은 폐경 여성들이 특히 암에 대한 공포 때문에 호르몬 요법을 시작하지 않거나 치료 도중 투여를 중단하는 경우가 많은 실정입니다. 지금까지의 연구결과를 토대로 볼 때 자궁내막암의 경우 프로게스토겐을 병합하였을 때 위험도는 증가하지 않는 것으로 보고되고 있습니다. 직장 대장암에서도 에스트로겐-프로게스토겐 병합요법 시 오히려 위험도는 감소하며 그 밖의 다른 부인암들의 발생 위험성은 우려할만한 영향을 미치지 않는 것으로 보입니다. 유방암의 경우 에스트로겐-프로게스토겐 병합요법 시 장기간 사용하게 되면 위험도가 증가하나, 에스트로겐 단독요법 시에는 유방암의 위험도가 증가하지 않는 것으로 발표되었습니다. 그러나 아직 호르몬 요법이 여러 가지 여성암에 미치는 영향에 대해서는 앞으로 더 많은 연구가 필요하리라 봅니다. 따라서 환자에게 호르몬 요법 사용으로 인한 부작용과 위험 가능성, 그리고 얻을 수 있는 장점에 관한 충분한 설명 후에 사용여부를 결정하여야 하며 투여 중 발생되는 문제점에 따라 이를 조절해 주고 치료 시 충분한 검사 및 추적관찰을 시행해야 하겠습니다.

1. 에스트로겐에 의한 부작용

9-1 ▸▸ 에스트로겐 투여 후 흔한 부작용은 무엇입니까?

일반적으로 에스트로겐 투여 시 나타날 수 있는 부작용은 다음과 같습니다.

① 위장관계 : 오심, 구토, 팽만감, 담즙정체성 황달

② 중추신경계 : 두통, 현기증

③ 비뇨생식계 : 질분비물의 증가, 자궁근종의 성장

④ 유방 : 크기의 증가, 유방압통, 유즙분비
⑤ 근 및 피부 : 기미, 탈모, 발진
⑥ 눈 : 눈의 자극, 곡률반경의 경사짐 (steepening), 콘택트렌즈에 대한 불내성

그 외의 부작용으로는 하지경련, 사지통증, 체중의 증가 혹은 감소, 수분의 정체와 부종 및 이로 인한 천식, 간질, 편두통, 심장 혹은 신장 질환의 악화, 성욕의 변화 등이 있습니다. 폐경 후 에스트로겐 요법 시 그중 가장 흔히 나타나는 부작용으로는 하지경련, 유방압통, 사지통증, 수분의 정체, 눈의 자극, 오심, 질 분비물의 증가 등의 일곱 가지의 증상이 있습니다. 에스트로겐 투여 시 이러한 증상들이 나타나는 빈도는 하지 경련 (21%)과 유방압통 (13%)을 제외하고는 비교적 낮습니다. 위약을 투여한 경우와 비교했을 때, 접합마 에스트로겐 (conjugated equine estrogen)을 투여 시에는 이러한 증상들이 더 흔히 보고되기는 하나, 하지경련을 제외하고는 그 발현 빈도의 차이는 매우 작습니다.

에스트로겐 투여 시 흔히 나타나는 하지경련은 흔히 양측으로 종아리에 나타나며 처음 2~3주 동안 흔히 나타나고, 밤에 더욱 심해지는 특징을 가지고 있습니다. 에스트로겐이 하지경련을 일으키는 기전은 아직 밝혀져 있지 않으나 경구피임제에 사용되는 합성 에스트로겐은 심부 정맥혈전증을 유발시킨다는 사실로 인해 하지경련 증상은 임상적으로 매우 큰 주목을 받았습니다. 만약 증상이 일측성으로 나타난다면 심부 정맥혈전의 가능성을 배제해야 합니다.

유방압통은 12~30%에서 나타나는데 천연 혹은 합성 에스트로겐의 사용에 관계없이 그 빈도는 동일합니다. 이것은 에스트로겐과 프로게스토겐에 의한 유방조직의 자극과 연관되며 프로게스토겐기 (progestogen phase)때 더욱 심해집니다. 그러나 치료 1-2개월 후에는 대부분 소실됩니다.

에스트로겐은 체내에 수분정체를 유발시켜 천식, 간질, 편두통, 심장 혹은 신장질환들을 악화시킬 수 있는데 수분정체가 심할 경우 이뇨제의 간헐적 투여가 치료에 도움이 됩니다 (문항 12-24 참조). 오심과 구토는 에티닐 에스트라디올 (ethinyl estradiol)의 사용 시 6~10%에서 관찰되나 천연 에스트로겐을 사용하는 여성에서는 흔치 않습니다. 그 외의 매우 심각한 부작용으로는 비정상 자궁 출혈, 담낭질환, 혈액응고장애들을 들 수 있습니다.

9-2 ▸▸ 에스트로겐 요법이 고혈압을 유발합니까?

일부 연구에서 혈압의 상승이 보인다는 결과도 있으나 대다수의 연구에서 소폭의 혈압감소, 또는 별 변화가 없는 것으로 보고하고 있습니다.

고혈압의 발생은 나이, 체중 및 생활습관 등의 여러 인자들과 연관이 있습니다. 따라서 일부 폐경 여성, 특히 비만 여성에서는 호르몬 투여와 상관없이 고혈압이 발생합니다. 생리적으로 에스트로겐이 혈압의 상승과 관련이 있다는 증거는 충분지 않습니다. 월경주기 동안 에스트라디올이 최대로 형성되는 월경 중기 때에 혈압이 상승한다는 증거가 없으며 호르몬 요법 시 측정한 혈중 에스트라디올의 농도는 월경 중기의 농도보다 낮기 때문에 호르몬 요법 시에 나타나는 고혈압의 원인이 에스트로겐이라는 주장은 합리적이지 못합니다.

에스트로겐이 혈압에 미치는 영향은 에스트로겐의 유형, 용량, 투여경로 뿐 아니라, 환자의 나이나 비만도등 여러 가지 요인에 다소 달라질 수 있습니다.

9-3 ▸▸ 호르몬요법 중에 고혈압이 생긴 경우는 어떻게 해야 합니까?

폐경여성에 투여하는 소량의 에스트로겐은 거의 혈압 상승을 일으키지 않으나, 극히 소수에서 특이체질 반응 (idiosyncratic reaction)으로 나타날 수 있습니다. 이는 레닌-안지오텐신계 (renin-angiotensin axis)의 활성에 의해 야기되며, 일시적이고 투여를 중단하면 곧 정상으로 돌아옵니다. 호르몬요법 중에 레닌 기질 (renin substrate)의 증가로 혈압이 증가된다고 하는 견해도 있지만 호르몬요법 중에 증가되는 레닌 기질은 혈압 상승에 관여하는 레닌과 종류가 다르며, 증가된 경우에 있어서도 1-2% 정도만이 고혈압을 일으키는 것으로 알려져 있습니다. 또한 에스트로겐은 혈관수축을 억제하며, 혈관을 확장시켜서 혈류를 증가시키는 효과가 있습니다. 그러므로 호르몬요법 중에 고혈압이 생기는 경우는 드물며 극히 소수에서는 특이체질 반응으로 혈압이 상승할 수 있다는 것을 항상 환자에게 치료 전에 주지시킬 필요가 있으며, 투여를 중단하면 정상으로 돌아온다는 것도 알려주어야 합니다.

9-4 ▸▸ 호르몬 요법이 혈액응고로 인한 위험성을 증가시킵니까?

상대적 위험도는 증가하지만 절대적 위험도는 크지 않습니다.

정맥혈전색전증의 빈도는 매우 낮아, 폐경 후는 년 간 10,000명당 1명 정도, 폐경 전에는 0.4명 정도로 추정되며 나이가 증가함에 따라 증가합니다. 여러 연구 결과상 호르몬 요법이 정맥혈전증의 위험도를 약 2배가량 증가시키며, 특히 치료를 시작한 첫해와 둘째 해에 그 위험이 증가시키는 것으로 조사되었습니다. WHI 연구에 의하면 에스트로겐 프로게스토겐 병합요법에서는 그 위험도는 2.11로 의의 있게 증가하였으며 에스트로겐 단독요법군에서는 상대적 위험도가 1.33으로 증가하였으나 통계학적인 의의는 없었습니다 (표 9-1).

표 9-1. 정맥혈전색전증 결과 - WHI 연구

	상대위험도	
	Conjugated equine estrogen/ medroxyprogesterone acetate vs. 위약 (95% 신뢰구간)	Conjugated equine estrogen vs. 위약 (95% 신뢰구간)
정맥혈전색전증	2.11 (1.58-2.82)	1.33 (0.99-1.79)
심부정맥혈전증	2.07 (1.49-2.87)	1.47 (1.04-2.08)
폐색전증	2.13 (1.39-3.25)	1.34 (0.87-2.06)

중요한 것은 정맥 혈전증의 위험은 처음 호르몬 치료 후 첫 1-2년에 주로 일어난다는 것입니다.

그러나 실제로 정맥 혈전증이 일어나는 경우는 매우 드물며, 만약 상대적 위험도가 2배 증가한다고 하면 정맥 혈전증은 1년에 10,000명중 2명에게 일어난다는 것입니다. 게다가 정맥 혈전증은 사망률이 1%정도이며, 대부분의 치명적인 경우는 정맥 혈전증이 외상, 수술, 중증질환과 동반되었을 경우에 발생합니다. 따라서 수술을 할 예정인 환자에서 수술 후 운동성의 장애가 예상되는 경우에는 수술 4주 전부터 호르몬 치료를 중단할 것이 권고되며 수술 범위나 환자의 특성에 따라 중단 기간은 조절할 수 있을 것입니다.

폐경여성에서 사용되는 저용량의 에스트로겐은 정맥혈전의 위험성을 증가시키지 않는다는 것이 현재까지 일관된 견해였으나 최근 보고된 4개의 임상연구에서는 심부 정맥혈전증과 폐색전증의 위험도가 2~4배 증가되며 그 위험도는 초기 사용 시 특히, 첫 1년 동안 유의하게 증가하며 사용기간이 증가함에 따라 그 위험도가 감소하였고 용량이 증가함에 따라 그 위험도가 증가하는 소견을 보였습니다. 또한 WHI 연구결과 에스트로겐-프로게스토겐 병합투여 시 나이가 증가할수록 위험도가 증가하는 것으로 나타났습니다. 즉 50-59세에는 상대적 위험도가 2.27, 60-69세에는 4.28, 70-79세에는 7.46으로 나이가 많을수록 위험도가 증가하였습니다. 또한 체질량지수가 증가할수록 정맥혈전증의 위험도가 증가합니다. WHI 연구에서 에스트로겐 단독사용과 에스트로겐-프로게스토겐 복합사용간에는 유의한 차이가 없었으며, 투여 경로에 있어 ESTER (EStrogen and THromboembolism Risk) 연구에 의하면 경구투여보다는 경피 투여 방법이 정맥혈전증의 위험도가 더 안전한 것으로 조사 되었습니다.

9-5 ▸▸ 에스트로겐이 담낭질환의 위험을 증가시킵니까?

호르몬 요법 시 간에서 대사된 호르몬에 의해 담즙의 성분이 변화하여 담낭질환의 위험도가 증가되는 것으로 알려져 있습니다.

이에 대한 두 개의 대규모 연구 결과에 의하면 WHI (Women's Health Initiative) 연구결과 자궁절제술을 시행 받고 에스트로겐만 투여 받은 경우와 자궁이 있으면서 에스트로겐과 프로게스테론을 투여 받은 두 경우 모두에서 위약군에 비해 담낭질환에 의한 수술의 위험도가 높았습니다. 구체적인 수치를 보면, 에스트로겐 단독요법군의 경우 10,000명당 연간 78명의 담낭질환이 발생한 데 비해 에스트로겐-프로게스토겐 병합요법 군의 경우 55명, 위약군의 47명, 35명에 비해 각각 유의한 차이를 보였으며 담낭질환 및 그에 의한 수술에 대한 상대위험도는 에스트로겐 단독요법의 경우 1.67 (95% 신뢰구간: 1.35-2.06), 에스트로겐-프로게스토겐 병합요법의 경우 1.80 (95% 신뢰구간: 1.42-2.28) 으로 나타났습니다. 에스트로겐 요법의 투여 경로에 대한 경우, 경구적 요법과 경피적 요법 모두 담낭질환의 증가와 관련이 있는 것으로 보고되었으며 경피적 요법이 경구적 요법에 비하여 담석의 위험에 대해서는 비교적 안전한 것으로 생각되고 있습니다.

9-6 ▸▸ WHI (Women's Health Initiative) 연구에서 에스트로겐 단독요법 시 위험도가 의의있게 증가하는 질환은 무엇입니까?

뇌졸중입니다.

2004년 자궁절제술을 시행 받은 10,739명의 폐경여성을 대상으로 에스트로겐 단독요법에 대한 WHI 연구 결과가 발표되었습니다. 그 결과, 뇌졸중의 위험도는 증가한 반면 고관절을 비롯한 골절의 위험은 감소하였으며 심혈관 질환에는 특이적인 영향을 미치지 않은 것으로 나타났습니다. 유방암의 경우 발생 위험도가 증가하지 않았습니다. 이에 대한 결과를 요약하면 다음 표 9-2와 같습니다.

표 9-2. WHI 연구의 에스트로겐 단독요법 결과

질병	위험도 (95% 신뢰구간)
심혈관질환	0.91 (0.75-1.12)
뇌졸중	1.39 (1.10-1.77)*
정맥혈전증	1.33 (0.99-1.79)
유방암	0.77 (0.59-1.01)
직장암	1.08 (1.75-1.55)
고관절 골절	0.61 (0.63-0.79)

* : 위약군과 비교했을때 통계학적으로 위험도가 증가 또는 감소하는 경우

2. 프로게스토겐에 의한 부작용

9-7 ▸▸ 프로게스토겐의 부작용으로는 무엇이 있습니까?

프로게스토겐으로 인해 나타날 수 있는 대표적인 부작용으로 질 출혈, 두통이나 기분의 변화, 피로감, 유방의 압통, 부종 등이 있으며 드물게 피부 발진, 여드름이 있습니다.

또한 프로게스토겐은 심혈관 질환과 관련된 위험 인자에 영향을 미치기도 하는데 프로게스토겐이 갖는 안드로겐 속성 (androgenic property)에 의해 당 내성의 변화가 생겨 결과적으로 인슐린 저항성의 증가를 가져올 수 있고 에스트로겐에 의한 고밀도지단백 콜레스테롤 (HDL cholesterol)의 상승효과를 일부 상쇄하기도 합니다.

이러한 프로게스토겐의 부작용은 크게 생리적인 것과 심리적인 것, 그리고 대사성 부작용으로 나누어 볼 수 있는데 정리하면 표 9-3과 같습니다 (문항 8-38 참조).

표 9-3. 합성 프로게스토겐의 부작용

생리적	심리적	대사적
여드름	불안	지질변화
지성 피부	흥분하기 쉬움 (irritability)	인슐린 저항성의 증가
복부 경련	공격성	혈관 저항성의 증가
수분 정체	침착하지 못함 (restlessness)	
두통	공황발작 (panic attack)	
현기증	우울한 기분	
유방 압통	집중력 산만	
안면홍조	건망증	
불면증	무기력 (lethargy)	
피로	감정의 불안정	
체중증가	무관심	
사고 호발경향 (accident-prone)	정신착란	
요통	결정하기 어려움	
서투름 (clumsiness)	불합리성	
고장 (flatulence)	과민성	
전신통증	쉽게 눈물 흘림	

9-8 ▸▸ 프로게스토겐의 부작용이 나타날 사람들을 예측할 수 있습니까?

예측할 수는 없습니다.

다만 평소에 프로게스토겐의 부작용과 유사한 증상을 가지고 있는 환자들, 예를 들면 편두통이나 우울증이 있는 환자에서는 증상이 심해질 수 있으므로 주의 깊은 상담과 관찰이 필요할 수 있습니다. 과거 월경전증후군 (premenstrual syndrome)을 경험한 여성은 폐경 후 에스트로겐-프로게스토겐 병합요법을 받게 되면 다시 월경전증후군과 유사한 증상을 경험하기 쉽습니다. 가임기 동안 월경전증후군을 경험한 여성에서는 호르몬 요법 시 프로게스토겐의 부작용을 보다 쉽게 경험하는 것처럼 보입니다. 그러한 사람들은 호르몬에 쉽게 영향을 받을 수 있는 사람으로 간주되어 왔습니다. 따라서 에스트로겐 보충 요법 시 주기적으로 프로게스토겐을 첨가하면 유방 통증, 복부 팽만감 등의 신체적인 증상뿐 아니라 우울증, 신경과민, 분노, 긴장 등의 증상을 다시 경험할 수가 있습니다. 환자는 월경전증후군의 증상이 다시 나타나는 것을 피하여 호르몬 요법을 피하는 경향이 있습니다. 이러한 경우에는 에스트로겐의 여러 가지 장점을 고려하여 에스트로겐 단독요법을 시행할 수 있으나 자궁내막의 이상을 확인하기 위하여 매년 자궁내막 검사를 시행하여야 합니다.

그러나 월경전증후군 환자가 폐경기 문제를 더욱 쉽게 가질 것이라는 것을 증명할 만한 자료는 아직 없습니다.

9-9 ▸▸ 프로게스토겐의 부작용의 빈도와 심한 정도는 용량과 비례합니까?

호르몬 요법 시 프로게스토겐을 사용하는 여성의 약 30%에서는 여러 부작용이 나타날 수 있는데, 이들 부작용은 사용된 프로게스토겐의 용량과 비례합니다.

특히 중추신경계 증상은 고용량을 투여했을 때 나타나므로 최근의 경향인 저용량 호르몬 요법에서는 이러한 부작용의 빈도는 극히 낮을 것으로 생각됩니다.

에스트로겐 보충요법 시 다른 용량의 프로게스토겐 즉 노르에티스테론 (norethisterone)을 2.5 mg과 5 mg을 추가함으로써, 용량에 따른 효과를 비교하여 보았습니다. 2.5 mg을 사용하였을 경우에는 통증, 집중력, 행동 변화, 수분 정체 및 부정적인 감정 등에서 위약을 사용한 경우와 유의한 차이가 없었으나, 5 mg을 사용한 경우에는 유의한 부작용이 관찰되었습니다. 이러한 부작용으로 인해 일부 폐경 여성에서는 호르몬 요법 시 프로게스토겐의 사용이 제한을 받기도 하는 것으로 나타나고 있습니다.

9-10 ▸▸ 프로게스토겐의 종류에 따라 부작용의 차이가 있습니까?

프로게스토겐의 종류에 따라 부작용에 차이를 보입니다.

현재 임상적으로 사용하고 있는 합성 프로게스틴의 종류는 크게 프로게스테론 유도체와 테스토스테론 유도체로 분류할 수 있는데, 프로게스토겐의 작용은 특정 수용체와의 작용에 따라 달라지므로 프로게스테론 유도체인 메드록시프로게스테론 아세테이트 (medroxyprogesterone acetate: MPA) 또는 디드로게스테론 (dydrogesterone) 등의 프로게스토겐은 유방 압통이나 부종과 같은 부작용이 좀 더 흔하고, 테스토스테론 유도체인 노르에티스테론 (norethisterone), 노르게스트렐 (norgestrel) 등의 프로게스토겐은 안드로겐 속성 때문에 여드름이나 다모증, 또는 탈모증과 같은 부작용뿐 아니라 당 대사의 변화나 콜레스테롤-지단백의 대사 변화가 더 흔한 것으로 보고되고 있습니다. 최근에 개발된 화학적으로 스피로노락톤 (spironolactone)과 유사하고 항 무기질 코르코이드 활성을 가진 드로스피레논 (drospirenone)과 같은 프로게스토겐은 수분 정체가 적어 체중증가와 같은 부작용이 적은 것으로 나타나고 있습니다.

9-11 ▸▸ 체중감소의 효과가 있는 새로운 프로게스토겐은 모든 환자에게 사용해도 안전합니까?

모든 환자에게 안전하지는 않으며 사용에 주의를 요하는 환자들이 있습니다.

새로 개발된 프로게스토겐인 드로스피레논 (drospirenone)은 스피로노락톤 (spironolactone)의 유도체로 프로게스테론 수용체와 무기질 코르티코이드 수용체, 안드로겐 수용체에 높은 친화력을 갖고 결합하여 프로게스테론에 대해서는 작용제로, 안드로겐과 무기질 코르티코이드에 대해서는 길항제로 작용하게 됩니다. 따라서 신장을 통한 나트륨 뇨배설에 의한 세포 외액의 소실을 야기하여 체중감소 및 혈압 강하의 효과가 있을 것이라 예상되었습니다. 고혈압은 뇌졸중이나 심혈관 질환에 대한 독립적 위험인자이므로 폐경 후 여성에서 특히 중요한 문제인데, 실제로 0.5 mg의 드로스피레논과 1 mg의 17β-에스트라디올이 복합된 호르몬제를 폐경 여성에게 투여했을 때, 혈압감소의 효과가 투여 1주 후부터 시작되어 6주 후 10%의 혈압감소 효과가 있음이 확인되었습니다.

이러한 드로스피레논과 같은 제제를 사용할 때 반드시 주의할 점은 칼륨을 체내에 축적하는 성질이 있으므로 고칼륨혈증이 유발될 수 있는 조건, 즉 신부전, 부신기능 부전환자 및 간기능 장애가 있는 환자에게 금기이며, 고혈압 치료제로 안지오텐신 변환효소 (angiotensin converting enzyme) 억제제나 안지오텐신-II 수용체 길항제, 칼륨 보존성 이뇨제를 복용하는 환자, 그리고 비스테로이드성 소염제 (non-steroidal anti-inflammatory drugs: NSAIDs), 헤파린 (heparin)을 상용하는 환자에게 처방하는 경우에는 주의를 요합니다.

9-12 ▸▸ 프로게스토겐의 부작용이 나타난 경우 해결책은 무엇입니까?

프로게스토겐 용량 또는 투여기간을 줄이거나, 다른 프로게스토겐으로 바꾸는 방법, 그리고 프로게스토겐의 투여 경로를 변경하는 방법 등이 있을 수 있습니다. 만약 여기에 반응하지 않는다면 에스트로겐 단독요법을 고려하여야 하겠습니다 (표 9-4).

가) 프로게스토겐 용량의 감소

에스트로겐-프로게스토겐의 병합 제제 중 자궁 내막의 보호에 필요한 용량 이상의 프로게스토겐이 함유되어 있는 약제의 사용에 의해 원하지 않는 부작용이 야기된다면 프로게스토겐 용량이 적은 다른 에스트로겐-프로게스토겐 병합 제제를 사용할 수 있겠습니다.

최근 개발된 장주기 호르몬 요법은 프로게스토겐의 투여를 연간 4회만을 투여할 수 있으나 1회 투여주기 당 고용량의 프로게스토겐이 투여된다는 단점이 있으며, 장기간 사용시 자궁내막의 안정성에 대해서는 좀더 연구가 필요한 상태입니다.

일부 여성은 프로게스토겐의 부작용을 매달 7~10일 정도는 견딜 수 있으나, 그 이상은 참을 수 없어하는 경우가 있습니다. 이러한 여성에게는 프로게스토겐을 더 짧은 기간 동안 사용할 것이 권장됩니다. 그러나 이 경우 환자와 의사는 프로게스토겐 사용 기간이 감소함에 따라 자궁내막의 안정성이 또한 줄어든다는 사실을 잘 알아야겠습니다. 호르몬 요법 시 프로게스토겐을 7일 간만 사용한다면 약 4%에서 자궁내막 증식증이 나타나게 되고 10일간 사용하게 되면 2%에서 나타나게 됩니다.

나) 다른 프로게스토겐으로 대치

어떤 프로게스토겐의 부작용은 화학적 구조 및 종류와 연관되어 있습니다. 예를 들면 여드름, 지성 피부, 다모증 등은 테스토스테론 유도체인 노르에티드론 (norethindrone), 노르게스트렐 (norgestrel) 등의 프로게스토겐을 사용했을 경우 더욱 흔히 나타납니다. 이러한 경우 프로게스테론 유도체인 메드록시프로게스테론 아세테이트 (medroxyprogesterone acetate: MPA)나 디드로게스테론 (dydrogesterone) 등의 프로게스토겐으로 교체함으로써 이러한 문제점을 해결할 수가 있습니다. 그 외의 다른 프로게스토겐의 부작용, 예를 들면 유방 압통, 우울감 등에서는 프로게스토겐을 변화시켰을 때의 반응은 예측하기가 어렵습니다. 이유는 확실하지는 않지만 노르게스트렐 (norgestrel)을 노르에티드론 (norethindrone)으로 바꿀 경우에 부작용이 없어지기도 합니다. 따라서 테스토스테론 유도체를 프로게스테론 유도체로 바꾸기도 하고, 또한 같은 종류의 프로게스테론 유도체 내에서 변화를 시도해보기도 합니다. 특정 프로게스토겐에 대한 반응은 예측할 수가 없기 때문에 부작용이 초래된 경우에는 프로게스토겐을 바꾸어 볼 필요가 있으며 가끔씩은 프로게스토겐을 2-3차례 바꾸어야 성공적으로 부작용을 없앨 수가 있습니다.

수분정체와 관련된 부작용을 위해서는 화학적으로 스피로노락톤 (spironolactone)과 유사하고 항 무기질 코르코이드 활성을 가진 드로스피레논 (drospirenone)과 같은 프로게스토겐이 향후 유용할 것입니다. 또한 야생 얌을 포함한 식물로부터 유래된 천연 프로게스테론 제제의 유용성에 대한 연구가 진행되고 있으나 아직 실용화 단계는 아닙니다.

다) 프로게스토겐 투여 경로의 변화

레보노게스트렐 (levonorgestrel: LNG) 방출성 자궁내장치 (intrauterine system: IUS)에 의한 혈중농도는 경구투여나 피하이식제에 의한 혈중농도보다 낮고 일정하며 자궁내막의 보호에 있어서 매우 효과적입니다. 프로게스토겐 방출성 자궁내장치는 천연 프로게스테론을 방출하므로 프로게스토겐의 신체적 정신적 부작용을 피하기 위해서는 LNG-IUS보다 더욱 좋은 방법일 것으로 생각되나, 현재로서는 우리나라에서 사용이 가능하지 않습니다.

프로게스토겐 젤 (gel)의 경질투여 시 자궁일차통과효과 (uterus first pass effect)를 보여 자궁내막의 억제는 효과적이나 혈중 프로게스테론 대사물질은 낮아서 최소한의 전신성 부작용을 보입니다. 향후 프로게스토겐 젤의 경질투여는 경구사용 시 프로게스토겐에 불내성을 보이는 여성에서 좋은 대체제가 될 수 있겠으나 아직은 연구가 더 필요한 상태입니다.

프로게스토겐의 경피적 투여 역시 이론적으로는 간일차통과효과 (liver first pass effect)를 피함으로써 보다 적은 부작용을 기대할 수 있으며, 피하이식제나 주사제의 depot 프로게스토겐 역시 간일차통과효과 (liver first pass)를 피할 수 있으나 폐경기 호르몬 요법 시 이러한 프로게스토겐의 사용에 대해서는 아직 연구가 많지 않습니다.

라) 기타

첫째, 티볼론 (tibolone)은 합성 스테로이드 제제로서 에스트로겐, 프로게스토겐, 안드로겐 속성을 가지고 있으며 대체로 출혈을 야기하지 않는 특성을 보임으로써 프로게스토겐에 불내성을 보이는 여성에서 좋은 대체제가 될 수 있습니다.

둘째, 프로게스토겐을 완전히 배제한 에스트로겐 단독요법을 사용함으로써 프로게스토겐의 부작용을 완전히 없앨 수 있겠습니다. 그러나 이 경우 자궁내막 증식증 및 자궁내막암의 위험성이 크므로 출혈 여부에 관계없이 매년 자궁내막 검사를 받아야 하겠습니다.

표 9-4. 프로게스토겐 부작용의 처치

Progestogen 용량, 사용 기간의 감소
다른 Progestogen으로 대치
Progestogen 투여 경로의 변화
기타
Tibolone
Estrogen 단독 요법

3. 호르몬 요법의 위험성

1) 뇌졸중

9-13 ▸▸ 호르몬 요법은 뇌졸중의 발생 위험을 증가시킵니까?

호르몬 치료는 허혈성 뇌졸중의 빈도를 증가시킬 수 있습니다. 뇌졸중은 연령과 관련이 있는 것으로 알려져 있고 서양의 경우 허혈성 뇌졸중이 더 많으며 우리나라의 경우 허혈성 뇌졸중의 빈도가 증가하는 경향이 있습니다.

HERS (Health Evaluation and Referral Service; hemorrhagic fever with renal syndrome) 연구에서는 에스트로겐-프로게스토겐 병합요법이 뇌졸중의 위험도를 감소시키지 못한다고 보고하였고 WHI (Women' s Health Initiative) 연구에서 역시 에스트로겐-프로게스토겐 병합요법이 뇌졸중의 위험도가 증가한다고 보고하였습니다. 에스트로겐 단독 투여에 관한 WHI연구 (2004)에서도 WHI연구 (2002)와 유사한 결과를 보였는데 뇌졸중의 위험도가 1.39 (95% 신뢰구간: 1.10-1.77)로 통계적으로 의미 있는 증가를 보였습니다. 이후 최근 관련학회의 권고안을 살펴보면 북미폐경학회 (Position Statement of NAMS)에서는 폐경 여성에서 에스트로겐 단독요법과 에스트로겐-프로게스토겐 병합요법은 모두 허혈성 뇌졸중의 빈도를 증가시키며, 뇌졸중의 일차적 혹은 이차적인 예방을 위해서 추천될 수 있는 호르몬요법은 없으며, 특히 뇌졸중의 위험요인을 가진 여성에게는 특히 호르몬요법을 시행해서는 안된다고 하였으며, IMS (International menopause society, Updated recommendations on postmenopausal hormone therapy) 역시 뇌졸중의 위험도는 연령과 관련성이 높으며 호르몬요법은 60세 이후의 고령여성에서 뇌졸중의 위험도를 증가시키는 것으로 보고하였습니다. 특히 고혈압이 있는 여성에서는 뇌졸중의 위험도가 유의하게 증가되는 것으로 보고되고 있습니다. 하지만 뇌졸중은 파괴적인 질환임을 고려할 때, 뇌졸중의 위험도를 확인하고 다양한 위험 요인 (고령, 흡연, 당뇨, 고혈압, 비만, 심실세동 등)의 평가 및 고위험군 여성에서의 대체 전략을 고려해야 합니다. 호르몬요법을 시행하기

전 환자에게 심혈관질환 또는 혈전증의 병력, 증상 등이 있는지 확인하고, 의심스러우면 심전도검사 등 필요한 검사를 시행해야합니다.

2) 암

(1) 유방암

9-14 ▶▶ 에스트로겐은 유방세포에 어떤 작용을 합니까?

유방세포의 발달과 성장을 돕는 작용을 합니다.

인체조직에서 에스트로겐의 작용은 유전체 작용 (genomic action)과 비유전체 작용 (nongenomic action)으로 크게 대별되는데 유전체 작용은 핵내에서 에스트로겐 수용체와 결합한 후 유전자 전사에 의해서 작용을 나타내는 것이고 비유전체작용은 세포막에 있는 수용체와 결합하여 세포질 내에 있는 신호전달체계를 활성화시켜 작용을 나타내게 됩니다. 유방 세포에서도 에스트로겐은 이러한 두가지 작용을 다 가지고 있습니다. 유전체 작용은 에스트로겐 수용체 (estrogen receptor: ER)-α와 ER-β 두 개의 수용체를 통하여 유방조직의 발달을 촉진시키는데 특히 유관 부분 (ductal portion)의 성장을 촉진시키며 프로게스테론 수용체의 생성을 유도 하여 에스트로겐은 유방조직의 발달에 필수적인 호르몬입니다. 유방세포 내에서 에스트로겐은 transforming growth factor-β (TGF-β)와 같은 성장억제 인자의 생성을 감소시키고 표피성장인자 (epidermal growth factor, EGF)나 TGF-α와 같은 성장촉진 인자의 생성을 증가시키며 c-myc, c-fos, ras와 같은 종양 유전자들을 만들어서 유방조직이 비정상적으로 성장할 수 있는 잠재력을 제공하고 있습니다. 비유전체 작용으로는 세포고사를 유도하는 작용을 억제시키는 작용이 있어서 이 또한 유방조직이 비정상적으로 성장할 수 있도록 유도하는 작용이 있습니다. 하지만 정상 월경 주기에서 유방의 에스트로겐 수용체는 황체기에는 그 수가 감소하지만 프로게스테론 수용체는 계속 높은 농도로 유지되며 유방 세포는 이 황체기 동안 세포 분열이 가장 활발하며 이는 혈중 프로게스테론 농도와도 연관이 있는 것으로 알려져 있어서 에스트로겐이 유방조직의 성장에 영향을 미치는 것은 사실이나 유방조직의 비정상적인 성장이 에스트로겐에 의한 유일한 작용 때문으로만 설명하는데는 무리가 있습니다. 에스트로겐이 수용체와 결합하는 정도는 에스트로겐의 농도뿐만 아니라 형태에 따라 영향을 받게 되는데 에스트라디올 (estradiol)은 에스트론 (estrone)이나 에스트리올 (estriol)보다도 ER에 가장 강력한 결합력을 가지고 있습니다.

9-15 ▶▶ 에스트로겐이 유방암의 생성과 관련이 있습니까?

에스트로겐과 유방암이 어떤 연관이 있는지 아직도 많은 논란이 있으며 전체 에스트로겐의 양, 프로게스테론의 존재 유무, 유리 에스트라디올 (estradiol) 의 양, 에스트로겐에 대한 노출 기간 등 여러 복잡한 요인이 작용할 것으로 보입니다.

유방암이 여성에서 많이 발생하고 에스트로겐에 노출이 많을수록 유방암 위험도가 증가하며 유방암 조직이 대부분 에스트로겐 수용체 (estrogen receptor: ER)를 가지고 있는 점 등은 유방암이 에스트로겐 의존적인 종양으로 생각되고 있습니다. 에스트로겐과 유방암과의 인과관계를 연구한 동물실험에서는 에스트라디올은 유선 조직의 종양, 유방암을 발생시키기도 하였고, 에스트로겐의 대사물인 카테콜 (catechol) 에스트로겐을 ER을 표현하는 쥐에게 주입하였을 때 유방의 종양이 발생하였다 하나 에스트로겐의 한 종류인 에스트리올 (estriol)은 에스트라디올 (estradiol)에 대한 일종의 길항작용을 나타내어 유방암을 발생시키기보다는 오히려 다른 발암 요인에 대하여 유방암을 억제시키는 것으로 보고된 바도 있습니다.

또한 장기간 에스트로겐 복용이 유방암과 어떤 연관이 있는지에 대해서는 많은 관찰역학 연구 (observational epidemiologic study)와 무작위임상실험 (randomized clinical trial) 연구가 진행되었습니다. 51개의 관찰 연구를 메타분석 (meta-analysis)한 연구 결과에서 5년 이상 장기간 에스트로겐과 프로게스토겐 병용요법 또는 에스트로겐 단독 요법을 받은 경우 유방암의 상대 위험도 (relative risk)가 1.35로 증가하였으며 위험도는 현재 복용 중이거나 호르몬을 중단한 지 4년 이내인 경우에는 증가하였으나 복용을 중단한지 5년 이상 경과하면 위험도가 증가하지 않아 외인성 에스트로겐이 유방암에 미치는 영향은 가역적인 것으로 추측되었습니다. WHI (Women's Health Initiative)를 포함한 몇몇 연구에서 장기간 에스트로겐 단독 사용이 유방암의 위험을 증가시키지 않는다는 결과를 보여 폐경 여성에서 에스트로겐 사용이 유방암을 일으키는지 아닌지에 대한 결론을 내리기에는 연구 결과가 부족한 실정입니다.

9-16 ▶▶ 프로게스테론의 유방조직에 대한 효과는 어떻습니까?

유방세포의 증식을 억제하기도 하고 때로는 자극하기도 합니다.

프로게스테론이 정상 유방상피세포나 유방암 세포에 어떤 영향을 주는지에 대해서는 광범위한 연구들이 있었고 그 결과는 세포의 증식을 억제하기도 하고 때로는 자극하는 양상도 보여 주어 다양한 실험 결과로 나타났습니다. 프로게스테론은 유방상피세포의 증식을 자극하지 않으나 프로게스토겐은 세포내에서 c-myc, c-jun, c-fos과 같은 종양유전자의 발현을 증가시키고 p53과 같은 종양억제유전자의 발현을 억제시켜서 유방상피세포의 증식을 자극합니다. 하지만 같은 프로게스토겐 제제라 하더라도 농도와 투여 시간에 따라 유방세포의 증식을 억제하기도 하고 때로는 자극하기도 합니다. 게스토덴 (gestodene)이나 케토데소게스트렐 (ketodesogestrel) 등은 유방세포의 증식을 촉진시키는데 프로메게스톤 (promegestone), 노메게스트롤 아세테이트 (nomegestrol acetate), 메드로게스톤 (medrogestone) 등은 17β-수산화스테로이드탈수소효소 (hydroxysteroid dehydrogenase)와 술파타아제 (sulfatase)를 억제하여 유방세포에서 에스트라디올의 형성을 감소시키고 프로메게스톤과 메드로게스톤 등은 술포전이효소 (sulfotransferase)를 활성화시켜 에스트로겐을 불활성화 시키기도 하는데 이러한 결과는 프로게스테론이 유방암 억제와 연관이 있을 수 있다는 실험 결과를 보여 주고 있습니다.

9-17 ▸▸ 프로게스토겐 제제가 유방암의 발생과 관련이 있습니까?

있다라고 단언하기에는 증거가 불충분합니다.

기존에 발표된 많은 관찰 연구에서 호르몬 요법 시에 프로게스토겐을 추가할 경우 에스트로겐 단독군 보다 2-4배 유방암 발생 위험도가 증가하는 것으로 알려져 있고 WHI 연구에서도 프로게스토겐을 추가할 경우 유방암 발생의 위험도가 1.24 (95% 신뢰구간: 1.01-1.54)로 증가한다고 보고하였습니다. 또한 몇 개의 예외는 있지만 주기적 요법 보다는 지속적 병합요법이 유방암 발생의 위험도가 더 큰 것으로 보고되어 있습니다. 이러한 연구 결과들은 '에스트로겐이 프로게스토겐에 의해 증강된다' 는 가설과 잘 일치하고 있습니다.

하지만 프랑스에서 발표된 두 개의 코호트 연구 중 Lignieres 등의 연구에 의하면 합성 프로게스틴 (progestin)을 8.9년간 투여했을 때 유방암의 발생 위험이 증가하지 않았다고 발표하였습니다. 또 다른 연구로는 E3N-EPIC 코호트 연구가 있는데 경구 미세화 프로게스테론 (micronized progesterone)은 합성 프로게스틴 (synthetic progestin) 제제와는 다르게 유방암의 발생을 증가시키지 않는다고 발표하였습니다. 실험 연구 결과에서도 프로게스테론이 유선의 생성과 분화에 중요한 역할을 하지만 장시간 프로게스테론에 노출되면 자궁내막 상피세포를 위축시키는 것처럼 유방의 상피세포 성장을 둔화시켰고 정상 유방 조직을 이용한 체외 연구 결과에서도 프로게스테론이 유방 증식을 억제하는 것으로 확인되었습니다.

유방암 환자의 혈중 프로게스테론 수치는 정상인보다 높지 않으며 임신 중 고농도의 에스트로겐과 프로게스테론이 유방암 발생을 증가시키지 않고 피임을 위해 메드록시프로게스테론 아세테이트 (medroxyprogesterone acetate: MPA)를 장기간 사용하여도 유방암 발생이 증가하지 않는 점 등은 프로게스테론과 유방암 발생의 연관성에 있어 의문을 갖게 하는 연구 결과들입니다.

9-18 ▸▸ 프로게스토겐 제제에 따라 유방암 발생 위험에 차이는 있습니까?

합성과 천연 프로게스테론에 따라 차이가 있습니다.

MW 연구 (Million Women Study)에 의하면 합성 프로게스토겐인 메드록시프로게스테론 아세테이트 (medroxyprogesterone acetate: MPA), 노르에틴드론 (norethindrone), 노르게스트렐 (norgestrel) /레보노르게스트렐 (levonorgestrel)에서 모두 유방암 발생 위험도가 증가한다고 보고하였습니다. 하지만 아직 프로게스토겐 제제나 용량에 따른 유방암 발생 위험도에 대하여 전향적인 임상 연구가 부족하여 어느 제제가 유방암에 안전한지 확실히 확립된 바는 없습니다. E3N-EPIC 코호트 연구에서는 천연 프로게스테론을 사용하였을 경우에 합성 프로게스틴을 사용했을 때보다 유방암 발생이 오히려 감소되어 현재까지는 합성 프로게스틴의 종류에 따른 차이는 알 수가 없지만 합성보다는 천연 프로게스테론이 유방암 발생을 줄일 것으로 생각되고 있습니다.

9-19 ▸▸ 폐경기 호르몬 요법이 유방암 위험도를 증가시킵니까?

에스트로겐 단독요법은 유방암이 오히려 감소하는 경향을 보이고 있는 반면에 에스트로겐과 프로게스테론 복합요법을 7년까지 사용할 경우 유방암의 위험도는 증가하지 않습니다. 또한 프로게스토겐을 장기간 사용한 경우에는 유방암의 발생 빈도를 증가시킬 가능성이 있는 것으로 보고된 바 있습니다.

폐경 후 호르몬 치료와 유방암과의 연관성은 예전부터 많은 논란이 있어 왔으며 연구 결과도 연구 대상, 방법, 연구 지역 등에 따라 다양한 결과를 보여주고 있습니다. 에스트로겐 단독요법을 사용한 관찰연구 45개와 에스트로겐과 프로게스테론 병합요법을 사용한 관찰연구 20개를 분석한 결과를 보면 모두 일관성 있게 유방암과의 연관성을 보여주고 있지 못하였습니다 (그림9-1). 그러나 최근 호르몬 요법과 유방암발생에 관한 무작위대조시험 (randomized controlled trial: RCT)의 메타 분석을 보면 에스트로겐 단독요법을 사용한 4개의 RCT를 이용한 메타분석(그림 9-2A)에서는 상대위험도가 0.79 (95% 신뢰구간: 0.61-1.02)로 유방암이 오히려 감소하는 경향을 보이고 있고 에스트로겐과 프로게스테론 병합요법을 사용한 4개의 RCT를 이용한 메타 분석(그림 9-2B)에서는 상대 위험도가 1.24로 의미 있게 증가하는 경향을 보이고 있습니다 (그림 9-2). 따라서 현재까지의 근거중심 (evidence-based)에 의거한 결론은 에스트로겐 단독요법은 유방암이 오히려 감소하는 경향을 보이고 있는 반면에 에스트로겐과 프로게스테론 병합요법은 유방암의 위험도가 다소 증가하는 경향을 보이고 있습니다. 대표적인 WHI (Women's Health Initiative) 연구에서는 5.2년 동안 관찰한 연구 결과 복합 호르몬 제제를 복용한 군에서 침윤성 유방암 발생 위험도가 약 1.24배 정도 증가하였으나 에스트로겐 단독 제제에서는 6.8년간 관찰한 결과 감소하는 경향이 있는 것으로 확인되었습니다. 하지만 WHI 연구의 경우 유방암에 대한 위험도는 모두 통계적 유의성을 가지지는 못하였고 연구 시작 이전에 호르몬 요법을 받은 여성이 포함되어 있는 것을 보정하지 않은 결과임을 감안하면, 병합요법 군에서는 실제로는 7년 후부터 유방암 위험의 증가현상이 나타날 것으로 생각됩니다. 그러나 유방암의 발병율을 절대위험도로 보면 1만 명당 비투여군에서는 31명, 병합요법 투여군에서는 39명으로 8명이 늘어난 정도입니다. 이런 비율로 따지면 1만 명당 8명에서 유방암 부작용이 나타난 것이므로 나머지 9천9백92명의 여성은 평균 5.2년 동안 여성호르몬을 복용했어도 추가로 유방암이 생기지 않았다는 뜻입니다. 또한 이전에 호르몬 요법을 시행한 적이 없는 여성에서 에스트로겐 단독요법을 시행할 경우 유방암의 위험도가 감소하였습니다 (위험도 : 0.65, 95% 신뢰구간: 0.46-0.92)그러나 저용량의 에스트로겐-프로게스토겐 병합요법이 유방암의 위험을 증가시키는 지에 대해서는 아직 확실한 연구 결과가 없습니다.

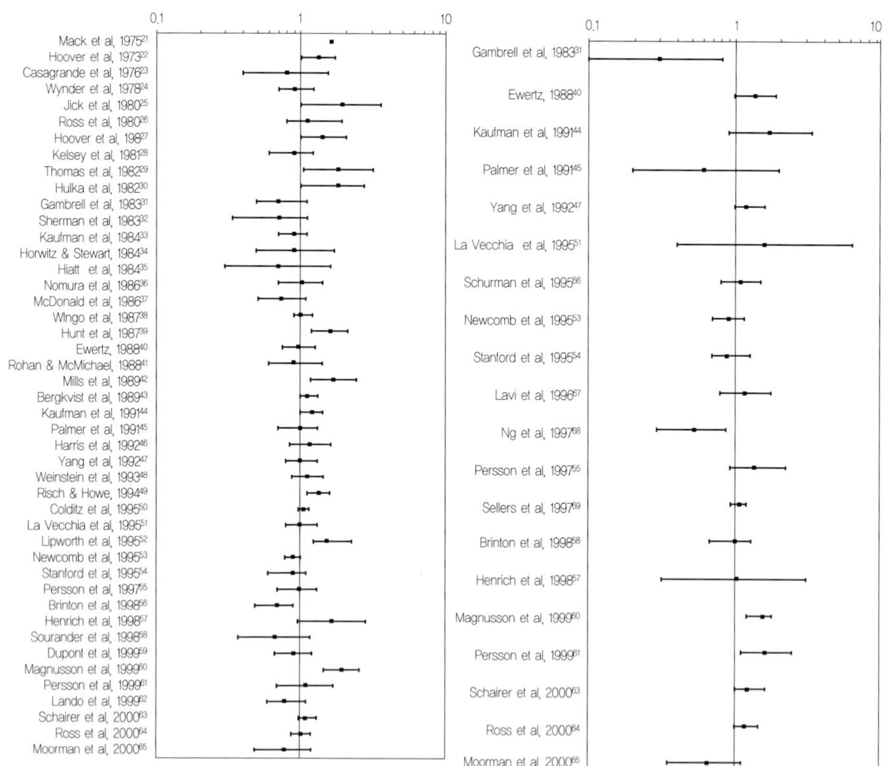

A. 에스트로겐 단독요법을 사용한 관찰연구 45개

B. 에스트로겐과 프로게스테론 복합요법을 사용한 관찰연구 20개

그림 9-1. 폐경 후 호르몬 치료자에서 유방암의 위험성

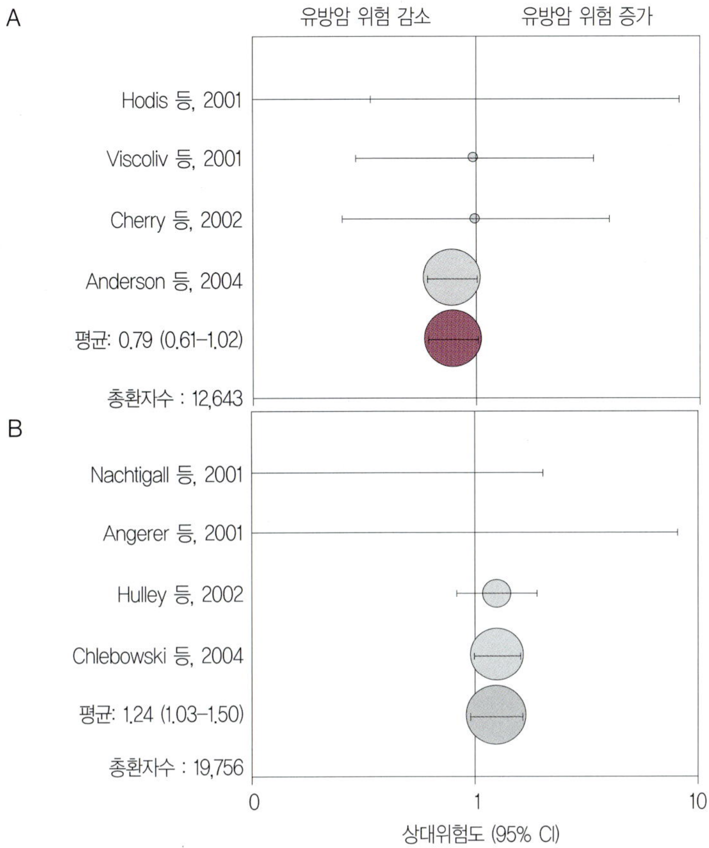

그림 9-2. 호르몬 요법과 유방암발생에 관한 무작위대조시험 (randomized controlled trial: RCT)의 메타 분석

9-20 ▸▸ 티볼론은 유방암 위험도를 증가시킵니까?

증가시키지 않습니다 (문항 8-53 참조).

9-21 ▸▸ 우리가 흔히 사용하는 경구호르몬 피임제가 유방암을 일으킵니까?

유방암을 일으키지 않습니다.

경구 호르몬 피임제와 유방암과의 연관성에 대해서는 많은 논란이 있어 왔고, 앞으로도 있을 가능성이 높지만 현재의 결론은 연관이 없다는 것입니다. 경구 피임제 복용의 과거력, 복용 기간, 피임제의 호르몬 용량은 유방암 위험도에 영향을 주지 않습니다. 또한 35세 이상 64세 미만의 여성을 대상으로 미국에서 시행된 대규모 환자대조군 연구에서는 피임제 복용과 유방암 발생이 전혀 연관이 없다고 확인되었습니다. 젊은 여성에서 피임제를 복용한 경우나 가족력이 있는 경우, 경구 피임제 복용 자체가 유방암 발생 위험도를 더 증가시키지는 않는 것으로 되어 있습니다. 스웨덴에서 시행된 연구에서도 피임제 복용과 유방암 발생과는 서로 연관이 없는 것으로 확인되었습니다.

9-22 ▸▸ 호르몬 요법시 유방촬영술 소견에 어떤 변화를 초래합니까?

가역적인 유방밀도의 증가를 유도합니다.

호르몬 치료를 하면 17-73%에서 유방촬영술상 유방의 밀도가 증가됩니다.

유방 밀도의 증가는 호르몬 요법시 사용하는 regimen과도 밀접한 연관이 있는데 에스트로겐 단독으로 사용하는 경우보다는 에스트로겐-프로게스토겐 병합요법을 하는 경우 더 크며 프로게스토겐을 주기적으로 복용하는 경우와 지속적으로 복용하는 경우를 비교하였을 때 지속적으로 복용하는 경우와 용량이 많을수록 밀도의 증가는 더욱 컸습니다. 미세화 프로게스테론 (micronized progesterone), 메드록시프로게스테론 아세테이트 (medroxyprogesterone acetate: MPA), 노르에틴드론 아세테이트 (norethindrone acetate) 순으로 유방밀도가 증가되며 호르몬 요법을 시작한 첫 해에 유방 밀도가 가장 많이 증가합니다. 빠른 경우에는 치료시작 후 1개월째부터 유방밀도가 증가되는 경우도 있습니다. 유방밀도의 증가가 유방암 발생의 위험요인으로 생각되지는 않으나 유방촬영술 상 유방 밀도의 증가는 유방암의 발견을 늦추어 진단이 늦어질 가능성이 있어서 주의를 요합니다. 최근 연구에 의하면 패취를 사용하는 경피 투여의 경우 유방 밀도의 증가는 경구 병합요법보다 덜 한 것으로 알려져 있습니다. 증가된 유방밀도는 호르몬요법을 중단 후 2-3주부터 원상태로 회복되기 시작합니다 .

9-23 ▸▸ 유방암 고위험 환자에서 호르몬 요법시 유방암의 빈도가 증가합니까?

증가하지 않습니다

유방세포는 일차적으로 에스트로겐의 자극으로 인해 증식, 분화하므로 초경을 시작하면서부터 임신을 하고 폐경되는 일생 동안 에스트로겐에 노출되는 총 기간이 가장 중요한 위험 인자가 됩니다. 따라서 이른 초경, 늦은 폐경, 폐경 후의 비만 등은 위험인자가 될 수 있고 이와 반대로 이른 첫 만삭분만, 모유 수유, 육체적 활동 등은 보호인자가 됩니다. 또한 유방암은 환경요인이나 개인의 생활습관과도 밀접하게 관련되어 있는데 고지방식, 과체중과 비만, 알콜 등은 유의하게 유방암의 발생을 증가시킵니다. 그 외에도 방사선, 흡연, 가족력 등이 위험인자가 될 수 있습니다. Sheele 등의 연구에 의하면 유방암 발생의 위험인자를 갖고 있는 사람에게 호르몬 치료를 시행하였을 경우 상승효과는 관찰할 수 없었으며 유방암 발생의 위험도를 증가시키지도 않는다고 하였습니다. 다른 연구에서도 위험인자가 있는 여성에서 호르몬 요법을 하면 유방암 발생이 증가한다는 것을 증명한 것이 없으므로 환자의 상태와 득실을 판단하여 호르몬 요법을 하는 것이 권장됩니다.

9-24 ▸▸ 비만한 여성에서 호르몬 요법 시 일반 폐경 여성에 비해 유방암이 더 증가합니까? (문항 21-2 참조)

호르몬 요법이 비만여성에서 유방암의 위험성을 증가시키지 않습니다.

52개 관찰연구를 메타분석한 결과에 의하면 체질량지수가 22.5 kg/m^2 이하인 폐경 여성에서 호르몬 요법을 시행할 경우에 유방암의 발생위험도가 1.73인데 비해서 체질량지수가 25 kg/m^2 이상인 폐경 여성에서 호르몬 요법을 시행할 경우에는 유방암의 발생위험도가 1.02로 호르몬 요법과 연관된 유방암 발생 위험도는 체중이 증가함에 따라 점진적으로 감소하였다고 보고하고 있습니다. 이것은 체질량지수가 높으면 높을수록 유방암 위험도에 대한 에스트로겐의 효과가 약해지기 때문으로 생각되고 있습니다. 또다른 연구에서도 에스트로겐 단독 요법 시 체질량지수가 24.5 kg/m^2 이상인 여성에서는 유방암의 위험성이 증가하지 않았지만 체질량지수가 24.5 kg/m^2 이하인 여성에서만 유의하게 유방암의 위험성이 증가하였다고 보고하여 비만한 여성이 호르몬 요법을 받을 경우 유방암이 더 증가하지는 않습니다.

9-25 ▸▸ 유방에 양성질환이 있으면 호르몬 요법시 유방암의 빈도가 증가합니까?

반드시 그런 것은 아닙니다

Hoover등은 1891명의 여성을 12년간 추적 관찰한 결과 기존의 양성 유방질환이 있는 경우 특히 양성 유방질환이 호르몬 치료과정 중 발생했을 경우 유방암의 위험도가 의미 있게 증가한다고 하였습니다. Seller등은 양성 질환 중에서도 섬유선종이나 섬유낭종성 질환과 같이 비증식성질환은 문제가 없으나 경화성샘증, 관내유두종과 비정형성 상피증식증과 같은 증식성 병변이 있는 경우에는 호르몬 요법시 유방암 위험성이 증가할 수 있으므로 주의를 요한다고 보고하였습니다. 그러나 Dupont 등의 연구에 의하면 양성 유방질환이 있는 10,366 예에서 호르몬 요법 후 유방 생검 조직을 확인한 결과 호르몬의 사용은 오히려 유방암의 위험도를 감소시킨다고 하였으며, 또한 비정형성 상피증식증이 있는 환자에서도 에스트로겐을 사용했을 경우 유방암의 위험도를 증가시키지 않았습니다. Byrne 등의 9,494명을 대상으로 한 NH 연구 (Nurses' Health Study) 역시 비정형성 상피증식증이 있어도 호르몬 치료의 사용기간과 관계없이 유방암의 위험도가 증가하지는 않았습니다.

9-26 ▸▸ 유방암의 가족력이 호르몬 요법 시 위험 요인으로 작용합니까?

위험요인으로 작용하지 않는다는 일치된 견해는 없지만 주의해서 사용하는 것이 바람직합니다.

Steinberg 등은 유방암의 가족력이 있는 경우 호르몬 치료시 유방암에 걸릴 상대적 위험도가 3.4로 유의하게 증가한다고 하였으나 Colditz 등은 가족력이 있다하더라도 유방암의 발생위험도가 증가하지 않는다고 하였으며, 1997년 호르몬 요법과 유방암의 관련에 대한 대규모의 역학 연구에 의해서도 유방암의 가족력과 호르몬 요법 후 유방암의 발생 사이에는 아무런 관련성을 찾을 수 없었다고 보고하고 있습니다. Rippy 등의 연구에서도 유방암의 가족력이 있는 여성에게 호르몬 치료를 할 경우 유방암의 위험도가 추가로 더 증가하지는 않는다고 보고하고 있습니다. 따라서 최근의 연구들에서는 유방암의 가족력이 있다고 해서 호르몬 요법을 하지 못할 이유는 없다고 결론지었습니다.

유전성 유방암은 전체 유방암의 5-10%로 알려져 있으며 보통 상염색체 우성으로 유전되며 적어도 5개 이상의 유전자가 관련되어 있다고 알려져 있습니다 (표 9-5). BRCA1과 BRCA2 가 그 예이며 다른 유전자도 계속 발견되고 있습니다. BRCA1과 BRCA2유전자의 변이가 있는 경우 일생에 있어 유방암에 걸릴 확률은 60-85%이며 난소암의 위험도는 15-40%입니다. 따라서 BRCA1과 BRCA2 유전자의 변이가 있는지를 확인하는 것도 유방암의 위험도를 예측할 수 있는 검사가 될 수 있습니다. 그러나 가족력이 있는 경우 BRCA1과 BRCA2 유전자의 알려진 변이가 없더라도 유방암의 위험도가 있습니다.

표 9-5. 유전성 유방암의 원인 유전자

증후군	유전자	유전성 유방암의 비율(%)
유방난소암 증후군	BRCA 1/2	25-35
장기특이성 유방암 증후군	BRCA 1/2	25-35
Li-Fraumani 증후군	TP53	〈1
Peutz-Jeghers 증후군	LKB1	〈1
Cowden's 증후군	PTEN	〈1
Muir-Torre 증후군	MSH2, MLH1	〈1

9-27 ▶▶ 호르몬 요법 시 진단된 유방암은 그렇지 않은 경우에 비해 예후에 차이가 있습니까?

차이가 있습니다.

호르몬 요법 중 발견된 유방암의 조직학적 특성에 대한 연구에 따르면 호르몬 요법 중 발견된 유방암은 도관상피내암이 더 흔하며, 종양의 크기가 작고 림프절 전이 및 침윤암의 빈도가 더 적어서 생존율이 더 좋았다고 하였습니다. 또한 호르몬 검진을 받는 여성은 정기적으로 유방암 검진을 받기 때문에 조기에 유방암을 진단할 수 있는 장점이 있습니다. WHI (Women's Health Initiative) 연구에서는 이와 반대되는 결론을 내렸으나, WHI 연구에서는 발견되지 않은 유방암을 가지고 있을 가능성이 있는 고령의 폐경 환자를 대상으로 하였고 연구 이전에 호르몬 요법을 시행했던 과거력이 있는 환자가 포함되었던 부분을 간과했다는 문제점이 있습니다.

9-28 ▶▶ 유방암 환자에서 호르몬 요법시 유방암의 재발율을 증가시킵니까?

유방암이 있었던 환자에서 호르몬 요법을 하였을 경우 재발율에 대한 연구가 1000명 이상에서 진행 되었는데, 호르몬 요법을 하였다고 해서 재발이 증가하지는 않았습니다. 한 연구에 의하면 77명의 상피내에서 임상 3기까지의 유방암을 가진 여성을 대상으로 24-82개월간 에스트로겐과 프로제스토겐을 복용하였을 때 재발율이 증가하지 않았습니다. 오스트리아의 연구에서는 오히려 호르몬제를 복용한 군에서 사망율과 재발율이 감소한다고 하였습니다. 또한 증례 대조군 연구에서도 호르몬 요법이 유방암의 재발율과 사망률을 감소시킨다고 하였습니다. 미국의 M.D. Anderson Cancer Center에서 진행 중인 최근의 연구에 의하면 임상 1-2기의 유방암 환자에게 에스트로겐을 사용했을 경우 5년간 추적한 결과 질병의 재발에 아무런 영향도 주지 않았다고 하였습니다. Stockholm 연구에 의하면 상대 위험도는 0.82 (95% 신뢰구간: 0.35-1.9) 였습니다. 그러나 HABITS 연구 (hormonal replacement therapy after breast cancer-is it safe?)에 의하면 호르몬 치료군에서 26명, 치료하지 않은 군에서 7명의 유방암이 진단되어 2003년 연구가 중단된 적이 있습니다. 이중 치료군에서 3명이 유방암으로 사망하였고 치료하지 않은 군에서는 4명이 사망하였습니다. 저자들은 기존의 연구가 위험도가 낮은 여성들만을 대상으로 했기 때문이라고 주장하였습니다. HABITS는 이중 맹검 위약 대조군 연구가 아니며, 결과에 너무나 많은 의문점과 불명확성을 내포하고 있습니다.

9-29 ▸▸ 유방암을 제외하고 호르몬 요법과 관련하여 생길 수 있는 암으로는 무엇이 있습니까?

호르몬 요법이 발생 빈도에 영향을 미칠 가능성이 있다고 생각할 수 있는 암으로 유방암과 자궁내막암이 주된 관심의 대상이 되고 있으며 기타 난소암, 자궁경부암, 외음부암 등의 부인암과 대장 직장암, 악성 흑색종, 수막종 (meningioma) 등과의 관련성 여부에 대한 연구 결과들이 있습니다.

(2) 자궁내막암

9-30 ▸▸ 에스트로겐 단독요법은 자궁내막암의 발생 위험을 증가시킵니까?

자궁이 있는 여성에서의 에스트로겐 단독요법은 자궁내막암의 위험을 증가시킵니다.

자궁내막암은 에스트로겐 의존성 종양으로 자궁이 있는 여성에서 에스트로겐 단독요법 (estrogen therapy, ET)은 자궁내막암의 발생 빈도를 증가시킵니다. 에스트로겐을 단독으로 사용한 폐경 여성에서 자궁내막암의 발생 위험도는 2.0~12.0 정도로 보고되고 있어 에스트로겐 단독요법이 자궁내막암 발생과 인과 관계를 가지고 있음을 알 수 있습니다.

9-31 ▸▸ 에스트로겐 요법의 기간과 사용된 약제의 용량 및 종류가 자궁내막암의 발생위험에 미치는 영향은 어떻습니까?

투여 기간과 용량에 비례하여 자궁내막암의 발생위험이 증가합니다.

Nelson 등은 에스트로겐 단독요법의 사용 기간이 길수록 자궁내막암의 위험도는 증가하고 에스트로겐 단독요법 투여를 중단한 후에도 5년 이상 위험도는 증가된 채로 남아 있었다고 보고하였습니다. 메타분석 (meta-analysis) 연구에 의하면 에스트로겐의 투여기간이 1년 미만의 경우 자궁내막암의 상대 위험도는 1.4였으나, 10년 이상 사용한 경우 9.5로 증가하여 에스트로겐의 투여기간이 길수록 자궁내막암의 위험도가 증가됨을 알 수 있습니다.

사용한 에스트로겐 용량이 자궁내막암의 발생 위험성에 미치는 영향은 아직 확실하지 않은데, 경구용 접합 마 에스트로겐을 하루 1 mg 이상 사용한 경우는 그 발생 위험성이 1 mg 이하인 경우와 비교하여 2~6배 정도 증가한다는 보고가 있으나 이와는 반대로 0.3 mg 사용군이 0.625 mg 사용군보다 약 2배 높은 상대 위험도를 보였다는 보고도 있습니다.

에스트로겐의 종류가 자궁내막암의 발생 위험성에 미치는 영향에 대한 연구는 거의 이루어지지 않았으나. 일반적으로 사용되는 에스트로겐 활성도의 정도가 중요한 것으로 알려져 있습니다. 접합 마 에스트로겐의 경우 합성 에스트로겐보다 더 높은 자궁내막암의 위험도를 보였는데, 이는 아마도 합성 에스트로겐이 자궁내막 세포의 분열을 적게 유발하기 때문으로 생각하고 있습니다.

STEAR (Selective Tissue Estrogenic Activity Regulator) 제제인 티볼론의 경우 자궁내막에서는 프로게스테론의 효과를 나타내어 자궁내막의 증식을 일으키지 않고 위축을 일으키므로 자궁내막암의 위험을 높이지 않을 것으로 생각되었으나, MW 연구 (Million Women Study)의 결과로는 자궁내막암의 위험을 높이는 것으로 보고되었습니다. 하지만 최근 발표된 전향적이중맹검무작위연구인 THEBES (Tibolone Histology of the Endometrium and Breast Endpoints Study) 연구에서는 티볼론은 기존의 호르몬 제제에 비해 자궁내막에 대해 안전한 것으로 나타났습니다.

9-32 ▸▸ 프로게스토겐을 에스트로겐 요법에 첨가할 경우 자궁내막암의 발생 위험도는 어떻게 달라집니까?

프로게스토겐을 에스트로겐에 병합할 경우 자궁내막암의 위험도는 감소합니다 (문항 8-37 참조).

에스트로겐 단독 사용 시의 자궁내막암에 대한 위험도를 낮출 수 있는 방법은 프로게스토겐을 병합하여 사용하는 것입니다. Nelson 등은 메타 분석 (meta-analysis) 연구에서 에스트로겐-프로게스틴 병합요법 (estrogen and progestin combined therapy: EPT)을 받은 경우 주기적이든 지속적이든 비사용군에 비해 자궁내막암의 발병률은 증가하지 않았다 (상대위험도: 0.8, 95% 신뢰구간: 0.6–1.2)고 보고하였습니다. WHI (Women's Health Initiative) 연구나 HERS (Heart and Estrogen/progestin Replacement Study)에서도 에스트로겐–프로게스토겐 병합요법이 자궁내막암을 증가시키지 않는다고 하였습니다.

Archer는 자궁내막암과 호르몬 요법에 대한 문헌들을 검토한 보고에서 에스트로겐–프로게스토겐 병합요법을 5년 이상 사용하고 프로게스토겐을 매 주기 당 10일 미만으로 투여했을 경우 위험도는 1.8이었으며, 지속적 에스트로겐–프로게스토겐 병합요법 혹은 주기적 에스트로겐–프로게스토겐 병합요법에서 프로게스토겐을 매 주기 당 10일 이상 사용한 경우는 비사용자에 비하여 자궁내막암의 발생을 증가시키지 않는다고 하였습니다. 이러한 사실은 10일 미만의 불충분한 프로게스토겐 투여에 문제가 있는 것으로 볼 수 있으며, 프로게스토겐의 용량보다는 투여 기간이 자궁내막암의 예방에 더 중요하다고 할 수 있습니다. 최근 영국에서 보고 된 MW 연구 (Million women study)에서도 호르몬 요법을 사용하지 않았던 여성에 비해서 지속적 에스트로겐–프로게스토겐 병합요법를 사용한 군이 자궁내막암의 위험도가 낮았으며 (상대위험도: 0.71, 95% 신뢰구간: 0.56–0.90), 주기적 에스트로겐–프로게스토겐 병합요법을 사용했던 군은 위험도의 변화가 없었고, 에스트로겐 단독요법군에서 위험도가 증가하였습니다 (상대위험도: 1.45, 95% 신뢰구간: 1.02–2.06). 따라서 에스트로겐 단독요법은 자궁이 있는 여성에서는 사용하지 말아야 합니다. 주기적인 프로게스토겐의 추가는 10일 미만이면서 5년 이상 사용한 경우 자궁내막암 발생 위험도가 증가하므로 프로게스토겐은 매 주기 당 12–14일 이상 투여하여야 합니다.

9–33 ▸▸ 에스트로겐 요법과 관련된 자궁내막암의 경우 그렇지 않은 경우와 임상적 차이를 보입니까?

차이가 있습니다.

에스트로겐 단독요법 시작 후 발생하는 자궁내막암의 경우 발병 초기에 발견되며, 병리 조직학적으로 분화 정도가 좋고, 근육층으로의 침윤이 거의 없으며, 5년 생존률이 거의 95%에 이르는 점 등으로 보아 암의 활성도는 떨어진다고 생각됩니다. 또한 에스트로겐 단독요법 시작 후 6개월 이내에 발생 위험성이 증가하는 사실로 보아 아마도 에스트로겐은 자궁내막암의 발생에 관여한다기보다는 이미 형성되어 있던 암전기 세포집락 (premalignant cell clone)의 성장을 촉진시키는 역할을 한다고 생각되어지고 있습니다. 이러한 이유 외에도 에스트로겐 단독요법 후 발생된 자궁내막암의 예후가 좋은 이유로는 에스트로겐 단독요법을 선택하는 여성들이 사용하지 않는 여성에 비하여 더 건강하며 정기적으로 검진을 함으로써 조기에 발견될 수 있기 때문인 것으로 생각됩니다. 비록 에스트로겐 단독요법시 발생하는 자궁내막암의 경우 예후가 좋다고는 하지만, 에스트로겐 단독요법이 자궁내막에 미치는 영향은 심각하게 고려되어야 합니다.

(3) 난소암

9-34 ▸▸ 호르몬 요법은 난소암의 발생 위험을 증가시킵니까?

현재로서는 폐경 여성에서의 호르몬 치료가 난소암의 위험성을 증가시킨다는 뚜렷한 증거를 찾을 수 없으며, 난소암의 위험성 문제로 호르몬 치료가 금기되지는 않습니다.

호르몬 치료에 따른 난소암 위험의 증가에 대해서는 의견이 분분합니다. 폐경 전 여성에서의 경구 피임제 사용이 난소암의 위험을 줄이는 것은 잘 알려져 있으나 폐경 후 여성에서는 에스트로겐 단독사용이 난소암, 특히 자궁내막양 세포암 (endometrioid cell), 투명세포암 (clear cell carcinoma)의 위험을 증가시킨다고 보고한 연구자가 있습니다 (표 9-6).

표 9-6. 상피성 난소암의 소분류별 호르몬 치료의 위험성

		위험도 (95% 신뢰구간)		
	증례군 수/대조군 수	장액성	점액성	자궁내막양
Purdie 등	793/855	1.3 (0.8-2.0)	0.8 (0.3-2.2)	2.6 (1.3-4.9)
Riman 등	655/3899	1.0 (0.6-1.6)	0.8 (0.2-2.4)	1.2 (0.7-2.1)
Risch 등	367/564	2.0 (1.0-4.0)	0.6 (0.1-4.2)	2.8 (1.2-6.9)
Weiss 등	207/613	1.6 (1.0-2.6)	0.7 (0.3-1.4)	3.1 (1.0-9.8)
Lacey 등	44,241	2.2 (0.8-6.1)	-	5.5 (1.9-16.2)

하지만 이들 연구를 비롯한 여러 역학 연구들의 메타분석에서는 호르몬 치료가 난소암의 위험을 높이지 않거나 (상대위험도: 1.1, 95% 신뢰구간: 0.9-1.3), 약간의 위험을 높일 뿐인 것으로 나타났으며 (상대위험도: 1.15, 95% 신뢰구간: 1.05-1.27), 최근의 WHI 연구 결과도 폐경기 호르몬 치료가 난소암의 위험을 높이지는 않는 것으로 나타났습니다 (표 9-7). 생체외 연구 (in vitro study)에서 에스트로겐의 난소종양세포의 성장에 대한 효과도 연구마다 결과가 다르며, 자연 주기 때 난소 내 에스트로겐의 농도는 혈중 농도의 100배 이상으로 측정되는 것을 감안하면 에스트로겐 자체가 난소 상피세포의 발암기전에 작용한다고 생각하기는 힘들 것 같습니다. 현재로서는 폐경기 여성에서의 호르몬 치료가 난소암의 위험성을 증가시킨다는 뚜렷한 증거를 찾을 수 없으며, 난소암의 위험성을 문제로 호르몬 치료가 금기되지는 않습니다.

표 9-7. 호르몬 치료와 난소암 위험성

	연구 방법	증례군 수/대조군 수	호르몬 치료유형	에스트로겐 지속 이용 위험도	에스트로겐 5 -10년 사용 위험도	에스트로겐 10년 이상 사용 위험도
Whittemore 등	통합 분석	1232/5115	ET	0.9 (0.7-1.3)	1.0 (0.6-1.8)	0.9 (0.4-1.9)
			EPT	1.1 (0.9-1.4)	0.9 (0.6-1.4)	1.4 (0.7-2.5)
Garg 등	메타 분석			1.2 (1.1-1.3)	1.0 (0.8-1.3)	1.3 (1.0-1.6)
Negri 등	통합 분석	1470/3271		1.7 (1.3-2.2)	-	-
Fernandez 등	통합 분석	1614/6976		1.0 (0.8-1.3)	-	-
Riman 등	환자-대조군	655/3899	ET	1.4 (1.0-2.0)	1.8 (0.9-3.8)	2.1 (1.0-4.5)
			EPT sq	1.5 (1.2-2.0)	1.1 (0.5-2.3)	2.1 (1.0-4.5)
			EPT cont	1.0 (0.7-1.4)	0.9 (0.4-2.0)	1.8 (0.4-8.8)
Persson 등	코호트	22,579		0.9 (0.8-1.1)	-	-
Rodriguez 등	코호트	211,581		1.2 (1.1-1.4)	-	2.2 (1.5-3.2)
Lacey 등	코호트	44,241	ET	1.6 (1.2-2.0)	1.6 (1.0-2.6)	1.8 (1.1-3.0)
			EPT	1.1 (0.6-1.7)	-	-
Folsom 등	코호트	31,381		1.7 (1.1-2.8)	2.5 (1.4-4.5)	-

괄호 안은 95% 신뢰구간을 표시한 것임.

ET: 에스트로겐 단독요법, EPT: 에스트로겐, 프로게스토겐 병합요법, EPT sq: 에스트로겐, 프로게스토겐 주기적 병합요법, EPT cont: 에스트로겐, 프로게스토겐 지속적 병합요법

9-35 ▸▸ 난소암의 기왕력이 있는 환자에서 호르몬 요법을 할 수 있습니까?

할 수 있습니다.

몇몇 후향적 연구에서 난소암 환자에서 호르몬 치료를 하였을 때 생존기간에 영향을 주지 않는 것으로 나타났으며, 59세 이하의 난소암 환자를 대상으로 한 4년간의 전향적 연구에서도 확인되었습니다. 이 연구는 130명의 침윤성 상피세포 난소암 (invasive epithelial ovarian cancer) 환자를 대상으로 수술 후 6-8주에 무작위 선정하여 접합 마에스트로겐 conjugated equine estrogen: CEE) 0.625 mg 치료군과 호르몬 치료를 하지 않은 대조군 간의 결과를 본 것으로 무병생존율이나 생존율 (overall survival)에서 차이를 보이지 않았고 호르몬 치료군에서 삶의 질 (quality of life)의 향상이 뚜렷하였다고 합니다.

(4) 자궁경부암

9-36 ▸▸ 호르몬 요법은 자궁경부암 발생 위험을 증가시킵니까?

그렇지 않습니다.

현재까지 호르몬 요법이 자궁경부암의 발생을 증가시킨다는 증거는 없습니다. Smith 등과 Ferency 등의 연구에 의하면 에스트로겐과 프로게스토겐의 병합요법은 인유두종바이러스의 감염여부 및 자궁경부암 발생과 아무런 상관관계가 없었다고 보고하였습니다. Adami 등의 폐경 후 에스트로겐을 사용한 23,244명의 스웨덴 여성을 대상으로 한 코호트 (cohort) 연구를 보면, 에스트로겐을 사용한 여성의 자궁경부암 발생 상대위험도는 0.8로 자궁경부암 발생 빈도는 증가하지 않는 것으로 보고되고 있습니다. 이 연구에서 에스트로겐의 사용기간은 분석되지 않았으나, 접합 에스트로겐 또는 에스트라디올을 사용한 여성에서의 자궁경부암 발생의 상대위험도는 0.6이었으나, 다른 에스트로겐 (주로 에스트리올)을 사용한 여성의 경우 상대위험도는 1.3으로, 사용한 에스트로겐에 따른 발생위험도의 차이를 보이고 있습니다. Hunt 등도 평균 67개월간의 호르몬 요법을 받은 4,544명을 대상으로 한 연구에서, 자궁경부 상피내암 및 침윤암 발생의 상대위험도는 0.5로 자궁경부암의 발생빈도는 증가하지 않은 것으로 보고하고 있습니다.

결론적으로 호르몬 요법이 자궁경부암의 발생을 증가시킨다는 증거는 없으며, 오히려 감소시킨다는 내용이 우세합니다. 그러나 이러한 감소효과는 호르몬 요법이 직접 자궁경부암의 발생에 어떤 보호 작용을 한다기 보다는 자주 정기검진을 한 결과라고 해석하고 있습니다. 그러나 Lacey 등의 증례-대조군 연구 (case-control study)에서는 에스트로겐-프로게스토겐 병합요법이 자궁경부암의 위험을 특별히 증가시키지 않으나 에스트로겐 단독 요법의 경우 자궁경부 선암 (cervical adenocarcinoma)의 위험을 높일 수 있는 것으로 나타나기도 하였습니다 (위험도: 2.7, 95% 신뢰구간: 1.1–6.8).

9–37 ▸▸ 자궁경부암의 병력이 있는 환자에서 호르몬 요법은 가능합니까?

가능합니다.

근치적 자궁적출술시 양측 난소를 제거한 젊은 여성에서는 장기간의 호르몬 요법이 필요하므로 이러한 문제가 관심의 대상이 되고 있는데, 여러 연구들에 의하면 호르몬 요법은 자궁경부암의 재발에 영향을 미치지 않는 것으로 알려져 있습니다. Polch는 120명의 I–II기 자궁경부암 환자를 수술 및 방사선 치료 후, 호르몬요법을 받은 환자 80명과 받지 않은 환자 40명을 비교 분석한 결과, 5년 무병 생존률은 두 군 간에 유의한 차이를 보이지 않았으며 오히려 방사선 치료로 인한 직장, 방광, 질 등의 장기 합병증이 호르몬 요법을 받은 환자 군에서 유의하게 적은 것으로 보고하고 있습니다(17% vs 45%, $p<0.01$). 방사선 치료만 받고 자궁을 적출하지 않은 자궁경부암 환자에서는

에스트로겐 치료에 프로게스토겐을 병합하여 사용하는 것이 권장됩니다.

결론적으로 자궁경부암으로 치료를 받은 환자에게 에스트로겐과 프로게스토겐의 병합요법은 가능하다고 판단됩니다. 그러나 Disaia 등은 편평상피암은 에스트로겐에 민감하지 않으나 선암은 간혹 에스트로겐에 반응하여 세포의 유사분열이 증가할 수 있으므로, 편평상피암 환자에게만 호르몬 요법을 시행하고 자궁경부 선암 환자에게는 시행하지 않는 것이 바람직하다고 보고하였습니다. 이에 대하여는 앞으로 연구가 더 이루어져야 할 부분으로 생각됩니다.

9-38 ▸▸ 자궁경부 상피내 종양 환자에서 호르몬 요법은 가능합니까?

할 수 있습니다.

호르몬 요법이 자궁경부암의 발생위험성을 증가시키지 않을 뿐만 아니라 자궁경부 상피내 종양의 발생 위험성도 증가시킨다고 보기 어렵습니다. 또한 호르몬 요법이 자궁경부 상피내 종양의 암으로의 진행에 영향을 미친다는 증거도 없습니다. 그러므로 호르몬 요법을 시작하기 전이나 시행 중에 세포진 검사 상 이상이 발견되면 이는 호르몬 요법과 무관하며 정기적인 검사 및 치료를 시행하는 것이 바람직하다고 봅니다.

(5) 외음부암

9-39 ▸▸ 호르몬 요법이 외음부암의 위험을 증가시킵니까?

그렇지 않습니다.

정상 외음부 조직 및 외음부암 조직 모두에서 에스트로겐과 프로게스토겐 수용체가 존재하지만 다른 호르몬 의존성 조직에 비하여 그 발현은 미약한 것으로 알려져 있습니다. 세포배양을 통한 연구에서 프로게스토겐은 인유두종바이러스의 발현 및 세포의 악성화에 기여할 수 있다는 이론적 배경에서 생각할 때 호르몬 요법과 외음부암의 발생은 연관성이 있을 것으로 추측할 수 있으나 실제로 발생빈도가 낮기 때문에 호르몬 요법과 외음부암 발생의 연관성에 관한 연구는 어려운 실정입니다. Newcomb 등의 증례-대조군 연구에 의하면 폐경 후 에스트로겐 사용자 군을 비사용자 군에 비교할 때, 외음부 상피내암 및 침윤암 발생의 상대위험도는 1.0이었으며 에스트로겐의 사용기간과도 연관성이 없었다고 합니다. Brinton 등의 연구에서도 에스트로겐의 사용 기왕력이 있는 폐경여성에서 외음부 상피내암 및 침윤암 발생의 상대위험도는 1.0으로 발생 위험이 증가하지 않는 것으로 보고하고 있습니다. 한편 Sherman 등은 환자-대조군 연구에서, 에스트로겐 단독요법을 사용한 경우 외음부 상피내암 및 침윤암 발생의 상대위험도가 각각 1.2 (95% 신뢰구간: 0.7-2.1), 1.2 (95% 신뢰구간: 0.6-2.3)로 보고하였으며, 병합 호르몬 요법을 받은 경우에는 외음부 침윤암 환자가 한 명도 없었다고 하였습니다. 이는 병합 호르몬 요법이 외음부암의 발생을 줄일 수 있을 것이라는 연구 결과로 볼 수 있으나, 향후 더 많은 병합 호르몬 요법을 받은 여성을 대상으로 한 장기적 추적연구, 분석이 필요하리라 생각됩니다. 결론적으로 현재까지의 역학적 연구들에 의하면 폐경 후 에스트로겐 단독요법의 사용은 외음부암의 발생에 영향을 미치지 않는 것으로 판단됩니다.

(6) 악성 흑색종

9-40 ▶▶ 호르몬 요법이 악성 흑색종의 발생위험을 증가시킵니까?

논란이 있어 단정하기 어렵습니다. 다만 악성 흑색종을 치료 중인 환자는 호르몬 요법의 사용을 2년 간 중단하는 것이 좋습니다.

호르몬 요법이 악성 흑색종의 발병률에 미치는 영향에 관한 연구는 아직 미흡합니다. 악성 흑색종은 국내에서는 비교적 드문 질환인데, 폐경기인 50대 초반에 주로 발병하고 80% 이상이 피부에 국한되며 수술적 치료로 90% 이상 완치를 기대할 수 있어 5년 생존률은 83% 까지 보고되고 있습니다.

악성 흑색종의 약 50%에서 에스트로겐 수용체 (estrogen receptor)가 발견되며 피임약은 흑색종을 악화시킬 수 있다고 알려져 왔습니다. Holly 등은 호르몬 요법이 악성 흑색종의 발생을 증가시킨다고 보고하였지만, Durvasula 등은 Holly 등의 연구가 일조량을 보정하지 않았고 호르몬 투여기간에 따른 영향을 평가하지 않았다는 점을 지적한 바 있습니다. 다른 연구에서도 호르몬 투여에 따른 악성 흑색종 발생위험의 증가는 미미한 것으로 보고되고 있습니다. 실험적으로 에스트로겐 수용체를 가진 흑색종 세포주에 에스트로겐을 첨가하여도 증식력에 변화가 없으며, 햄스터 흑색종에서는 에스트로겐이 흑색종의 성장을 오히려 억제한다고 보고되고 있습니다.

결론적으로 악성 흑색종의 병력이 있는 환자에서의 호르몬 요법이 안전한지는 아직 단정 짓기 어려우며, 호르몬 요법으로 종양이 재활성화 될 가능성은 완전히 배제될 수 없다는 것을 염두에 두어야 하겠습니다. 또한, 악성 흑색종으로 치료받는 환자는 2년 간 피임약 또는 호르몬 요법의 사용을 중단하는 것이 바람직할 것입니다.

(7) 기타 부인암

9-41 ▸▸ 호르몬 요법 시에 질암 및 난관암의 발생 빈도를 증가시킨다는 증거가 있습니까?

현재까지의 여러 역학적 연구에서 호르몬 요법과 질암, 난관암과의 연관성은 없는 것으로 알려져 있습니다.

산전에 디에틸스틸베스테롤 (diethylstilbesterol)을 사용한 후 태어난 여아에서 질의 투명세포선암 (clear cell adenocarcinoma)의 빈도가 증가했다는 보고가 있지만 현재까지는 호르몬 요법을 시행한 여성에서 질암의 빈도가 증가한다는 실제적인 증거는 없습니다. 난관암은 매우 드물기 때문에 호르몬 요법과의 인과 관계를 밝히는 것이 어렵지만 호르몬 요법의 사용이 증가한 지금까지도 그 이전과 발생 빈도에 별 변화가 없는 것으로 미루어 보아 아마도 큰 영향은 없을 것으로 추측하고 있습니다.

참고문헌

1. 에스트로겐에 의한 부작용

Anderson GL, Limacher M, Assaf AR, Bassford T, Beresford SA, Black H, et al. Effects of conjugated equine estrogen in postmenopausal women with hysterectomy. JAMA 2004; 291: 1701-12.

Barrett-Connor E, Slone S, Greendale G,Kritz-Silverstein D, Espeland M, Johnson SR, et al. The postmenopausal Estrogen/Progestin Interventions study:primary outcomes inadherent women. Maturitas 1997; 27: 261-74.

Campbell S, Whitehead MI. Estrogen therapy and menopausal syndrome. Clin Obstet Gynecol 1977; 31.

Chetkowski RJ, Meldrum DR, Steingold KA, Randle D, Lu JK, Eggena P, et al. Biological effect of transdermal estradiol. N Engl J Med. 1986; 314: 1615.

Church TS, Earnest CP, Skinner JS, Blair JS. Effect of different doses of physical activity on cardiorespiratory fitness among sedentary, overweight or obese postmenopausal women with elevated blood pressure: a randomized controlled trial. JAMA 2007; 297: 2081-91.

Crane MG, Harris JJ, Winsor WIII. Hypertension, oral contraceptive agents and conjugated estrogens. Ann Intern Med. 1971 ; 74 : 13-21.

Cushman M, Kuller L, Prentice R, Roabough RJ, Psaty BM, Stafford RS, et al. Estrogen plus progestin and risk of venous thrombosis. JAMA 2004; 292: 1573-1580.

Eggena P, Barrett JD, Shionoiri H, et al. The influence of estrogens on plasma renin substrate. In. Sambhi MP.(rods.) Heterogenecity of renin & renin substrate. New York. Elsevier Science Publishing(North-Holland) Press; 1981. p.256.

Espeland MA. Effect of postmenopausal hormone therapy on body weight & waist & hip girths. J Clin Endocrinol Metab. 1997: 82; 1549-56.

Gambacciani M, Ciaponi M, Cappagli B, Piaggesi L, De Simone L, Orlandi R, et al. Body weight, body fat distribution, and hormone replacement therapy in early postmenopausal women. J Clin Endocrinol Metab

1997; 82:414-7.

Genazzani AR, Gambacciani M. Effect of climacteric transition and hormone replacement therapy on body weight and body fat distribution. Gynecol Endocrinol 2006; 22: 145-50.

Guthroe JR, Dennerstein L. Taffe JR. Central abdominal fat and endogenous hormones during the menopausal transition. Fertil Steril 2003; 79: 1335-4.

Stephenson J. FDA orders estrogen safety warning: agency offers guidance for HRT use. JAMA 2007; 207: 2081-91.

Kritz-Silverstein D, Barrett-Connor E. Long-term postmenopausal hormone use, obesity, and fat distribution in older women. JAMA 1996; 275: 46-9.

Lauritzen CH. The female climacteric syndrome. significance, problems, treatment. Acta Obstet Gynecol Scand Suppl 1976 ; 51: 47-61.

Lebech PE. Effects and side effects of estrogen therapy. In : van Keep PA, Greenblatt RB, Albeaux-Fernet M. editord. Consensus on menopause Research. Baltimore : University Park Press; 1976. p.44.

Mashchak CA, Lobo RA, Dozono- Takano R, Eggena P, Nakamura RM, Brenner PF et al. Comparison of pharmacodynamic properties of various estrogen formulations. Am J Obstet Gynecol 1982 ; 144 : 511-8.

Mashchak CA, Lobo RA. Estrogen replacement therapy and hypertension. J Reprod Med 1985 ; 30 : 805-10.

Norman RJ, Flight IHK, Rees MCP. Estrogen and progestogen hormone replacement therapy for perimenopausal and postmenopausal women: weight and body fat distribution (Cochrane review). In The Cochrane Library, 3, 2001. Oxford: Update software

Palacios S, Foidart J-M, Genazzani AR. Advances in hormone replacement therapy with drospirenone, a Unique progestogen with aldosterone receptor antagonism. Maturitas 2006; 55: 297-307.

Pfeffer RI, vanmen Noort 5. Estrogen use and stroke risk in postmenopausal women. Am J Epidemiol 1976 ; 103 : 445-56.

Poehlman ET, Toth MJ, Gardner AW. Changes in energy balance and body composition at menopause : A controlled longitudinal study. Ann Intern Med 1995 : 123 ; 673-5.

Reubinoff BE, Wurtman J, Rojansky N, Adler D, Stein P, Schenker JG et al. Effect of hormone replacement therapy on weight, body composition, fat distribution, and food intake in early postmenopausal women : A prospective study. Fetril Steril 1995 : 64 ; 963-8.

Rossouw JE, Anderson GL. Prentice RL. Risks and benefits of estrogen plus pogestin in healthy postmenopausal women:principal results from the Women's Health Initiative randomized controlled trial. JAMA 2002; 288: 321-333.

Scott JZ, Cumming DC. Menopause. Current problems In Obstetrics and Gynecolog. Year book Medical Pub. lispers Inc Press; 1985. p.71.

Shionoiri H, Eggena p, Barrets JD, Thananopavarn C, Golub MS, Eggena Z et al. An increase in high molecular - weight renin substrate assosiated with estrogenic hypertension. Biochem Med. 1983; 29: 14-22.

Speroff L, Fritz MA. Postmenopausal hormone therapy. In: Clinical gynecologic endocrinology and infertility. 7th ed. Philadelphia : Lippincott Williams & Wilkins Press; 2005. p.686-778.

Whitehead M, Godfree V. Hormone replacement therapy. 1st ed. New York' Churchill Livingstone Press; 1992. p.127.

2. 프로게스토겐에 의한 부작용

Campagnoli C, Abba C, Ambroggio S, Peris C. Pregnancy, progesterone and progestins in relation to breast cancer risk. J Steroid Biochem Mol Biol 2005; 97: 441-50.

Henzl MR, Edwards JA. Pharmacology of progestins: 17-hydroxyprogesterone derivatives and progestins of the first and second generation. In: Sitruk-Ware R, Mishell Jr DR, editors. Progestins and antiprogestins in clinical practice. New York: Marcel Dekker Press; 2000. p.101-32.

Krattenmacher R. Drospirenone: pharmacology and pharmacokinetics of a unique progestogen. Contraception 2000; 62: 29-38.

Muhn P, Fuhrmann U, Fritzemeier KH, Krattenmacher R, Schillinger E. Drospirenone: A novel progestogen with antimineralocorticoid and antiandrogenic activity. Ann N Y Acad Sci 1995; 761: 311-31.

North American Menopause Society. Role of progestogen in hormone therapy for postmenopausal women: position statement of The North American Menopause Society. Menopause 2003; 10: 113-32.

Pollow K, Jucham N, Elger W, Jacobi N, Hoffmann G, Mbus V. Dihydrospirorenone (ZK30595): a novel synthetic progestogen. Characterization of binding to different binding proteins. Contraception 1992; 46: 561-74.

Preston RA, Alonso A, Panzitta D, Zhang P, Karara AH. Additive effect of drospirenone/17-beta-estradiol in hypertensive postmenopausal women receiving enalapril. Am J Hypertens 2002; 15: 816-22.

Sitruk-Ware R. Progestogens in hormonal replacement therapy: new molecules, risks, and benefits. Menopause 2002; 9: 6-15.

Shulman LP. A review of drospirenone for safety and tolerability and effects on endometrial safety and lipid parameters contrasted with medroxyprogesterone acetate, levonorgestrel, and micronized progesterone. J Womens Health 2006; 15: 584-90.

White WB, Hanes V, Chauhan V, Pitt B, Effects of a new hormone therapy, drospirenone and 17-beta-estradiol, in postmenopausal women with hypertension. Hypertension 2006; 48: 246-53.

White WB, Pitt B, Preston RA, Hanes V. Antihypertensive effects of drospirenone with 17beta-estradiol, a novel hormone treatment in postmenopausal women with stage 1 hypertension. Circulation 2005; 112: 1979-84.

3. 호르몬 요법의 위험성

1) 뇌졸중

Anderson GL, Limacher M, Assaf AR, Bassford T, Beresford SA, Black H et al. Effects of conjugated equine estrogen in postmenopausal women with hysterectomy: the Women's Health Initiative randomized controlled trial. JAMA 2004; 291: 1701-12.

Hendrix SL, Wassertheil-Smoller S, Johnson KC, Howard BV, Kooperberg C, Rossouw JE et al. Effects of conjugated equine estrogen on stroke in the Women's Health Initiative. Circulation 2006; 113: 2425-34.

North American Menopause Society. Estrogen and progestogen use in peri- and postmenopausal women: 2007 position statement of The North American Menopause Society. Menopause 2007; 14: 168-82.

Pines A, Sturdee DW, Birkhauser MH, Schneider HPG, Gambacciani M, Panay N. IMS Updated Recommendations on postmenopausal hormone therapy. Climacteric 2007; 10: 181-194.

Simon JA, Hsia J, Cauley JA, Richards C, Harris F, Fong J et al. Postmenopausal hormone therapy and risk of stroke: The Heart and Estrogen-progestin Replacement Study (HERS). Circulation 2001; 103: 638-42.

Wassertheil-Smoller S, Hendrix SL, Limacher M, Heiss G, Kooperberg C, Baird A et al. Effect of estrogen plus progestin on stroke in postmenopausal women: the Women's Health Initiative: a randomized trial. JAMA 2003; 289: 2673-84.

Wrighting group for the Women's Health Initiative Investigators. Risks and benefits of estrogen plus progestin in healthy postmenopausal women: principal results from the Women's Health Initiative randomized controlled trial. JAMA 2002; 288: 321-333.

2) 암

(1) 유방암

Bakken K, Alsaker E, Eggen AE, Lund E. Hormone replacement therapy and incidence of hormone-dependent cancers in the Norwegian Women and Cancer study. Int J Cancer 2004; 112: 130-4.

Biglia N, Gadducci A, Ponzone R, Roagna R, Sismondi P. Hormone replacement therapy in cancer survivors. Maturitas 2004; 48: 333-46.

Conde DM, Pinto-Neto AM, Cabello C, Santos-Sa D, Costa-Paiva L, Martinez EZ. Quality of life in Brazilian breast cancer survivors age 45-65 years: associated factors. Breast J 2005; 11: 425-32.

Fernandez E, Gallus S, Bosetti C, Franceschi S, Negri E, La Vecchia C. Hormone replacement therapy and cancer risk: a systematic analysis from a network of case-control studies. Int J Cancer 2003; 105: 408-12.

Genazzani AR, Gadducci A, Gambacciani M. Controversial issues in climacteric medicine II. Hormone replacement therapy and cancer. Climacteric 2001; 4: 181-93.

Holmberg L, Anderson H. for the HABITS steering and data monitoring committees. HABIT (hormone replacement therapyafter breast cancer- is it safe?), a randomized comparison: trial stopped. Lancet 2004; 363: 453-55.

Persson I, Yuen J, Bergkvist L, Schairer C. Cancer incidence and mortality in women receiving estrogen and estrogen-progestin replacement therapy- long-term follow-up of a Swedish cohort. Int J Cancer 1996; 67: 327-32.

Persson I, Weiderpass E, Bergkvist L, Bergstrom R, Schairer C. Risk of breast and endometrial cancer after estrogen and estrogen-progestin replacement. Cancer Causes Control 1999; 10: 253-60.

Schoultz EV, Lares E. Menopausal hormone therapy after breast cancer: The Stockholm randomized trial. J Natl Cancer Inst 2005; 97: 533-5.

(2) 자궁내막암

ACOG committee opinion. Hormone replacement therapy in women treated for endometrial cancer. Int J Gynaecol Obstet 2001; 73: 283-4.

Anderson GL, Judd HL, OKunitz AM, Barad DH, Beresford SA, Pettinger M. Effects of estrogen plus progestin on gynecologic cancers and associated diagnostic procedures. JAMA 2003; 290: 1739-48.

Archer DF. The effect of the duration of progestin use on the occurrence ofendometrial cancer in postmenopausal women. Menopause 2001; 8: 245-51.

Ayhan A, Taskiran C, Simsek S, Sever A. Does immediate hormone therapy affect the oncologic outcome in endometrial cancer survivors? Int J Gynecol Cancer 2006; 16: 805-8.

Bakken K, Alsaker E, Eggen AE, Lund E. Hormone replacement therapy and incidence of hormone-dependent cancers in the Norwegian Women and Cancer Study. Int J Cancer 2004; 112: 130-4.

Barakat RR, Bundy BN, Spirtos NM, Bell J, Mannel RS. Randomized double-blind trial of estrogen replacement therapy versus placebo in stage I or II endometrial cancer: a Gynecologic Oncology Group Study. J Clin Oncol 2006; 24: 587-92.

Beral V, Bull D, Reeves G. Endometrial cancer and hormone-replacement therapy in the Million Women Study. Lancet 2005; 365: 1543-51.

Chapman JA, DiSaia PJ, Osann K, Roth PD, Gillotte DL, Berman ML. Estrogen replacement in surgical stage I and II endometrial cancer survivors. Am J Obstet Gynecol 1996; 175: 1195-200.

Creasman WT, Hoel D, DiSaia PJ. WHI: now that the dust has settled. Am J Obstet Gynecol 2003; 189: 621-62.

Creasman WT, Henderson D, Hinshaw W, Clarke-Pearson DL. Estrogen replacement therapy in the patient treated for endometrial cancer. Obstet Gynecol 1986; 67: 326-30.

Grady D, Gebretsadik T, Kerlikowske K, Ernstr V, PetittiD. Hormone replacement therapy and endometrial cancer risk: a meta-analysis. Obstet Gynecol 1995; 85: 304-13.

Harman SM, Brinton EA, Clarkson T, Heward CB, Hecht HS, Karas RH. Is the WHI relevant to HRT started in the perimenopause? Endocrine 2004; 24: 195-202.

Lee RB, Burke T. W, Park RC. Estrogen replacement therapy following treatment for stage I endometrial carcinoma. Gynecol Oncol 1990; 36: 189-91.

Loizzi V, Cormio G, Vicino M, Fatizzi N, Bettocchi S, Selvaggi L. Hormone replacement therapy on ovarian and uterine cancer risk and cancer survivors: how shall we do no harm? Int J Gynecol Cancer 2005; 15: 420-5.

McDonnell BA, Twiggs LB. Hormone replacement therapy in endometrial cancer survivors: new perspectives after the heart and estrogen progestin replacement study and the women's health initiative. J Low Genit Tract Dis 2006; 10: 92-101.

Pink D, Lindner T, Mrozek A, kretzschmar A, Thuss-Patience PC, Corken B. Harm or benefit of hormonal treatment in metastatic low-grade endometrial stromal sarcoma: Single center experience with 10 cases and review of the literature. 2006; 101: 464-9.

Reed SD, Voigt LF, Beresford SA, Hill DA, Dogherty JA, Weiss NS. Dose of progestin in postmenopausal-combined hormone therapy and risk of endometrial cancer. Am J Obstet Gynecol 2004; 191: 1146-51.

Reich O, Regauer S, Urdi W, Lahousen M, Winter R. Expression of oestrogen and progesterone receptors in low-grade endometrial stromal sarcomas. Br J Cancer 2000; 82: 1030-4.

Suriano KA, McHale M, McLaren CE, Li KT, Re A, DiSaia PJ. Estrogen replacement therapy in endometrial cancer patients: a matched control study. Obstet Gynecol 2001; 97: 555-60.

Women's Health Initiative Steering Committee. Effects of conjugated estrogen in postmenopausal women with hysterectomy. JAMA 2004; 291: 1701-12.

Writing Group for the Women's Health Initiative Investigators. Risks and benefits of estrogen plus progestin in healthy postmenopausal women. JAMA 2002; 288: 321-3.

(3) 난소암

Anderson GL, Judd HL, Kaunitz AM. Effects of estrogen plus progestin on gynecologic cancers and associated diagnostic procedures: the Women's Health Initiative randomized trial. JAMA 2003; 290: 1739-48.

Auranen A, Hietanen S, Salmi T, Grenman S. Hormonal treatment and epithelial ovarian cancer risk. Int J Gynecol Cancer 2005; 15: 692-700.

Bernstein L. the risk of breast, endometrial and ovarian cancer in users of hormonal preparations. Basic Clin Pharmacol Toxicol 2006; 98: 288-96.

Biglia N, Gadducci A, Ponzone R, Roagna R, Sismondi P. Hormone replacement therapy in cancer survivors. Maturitas 2004; 48: 333-46.

Brinton LA, Lamb EJ, Moghissi KS, Scoccia B, Althuis MD, Mabie JE, et al. Ovarian cancer risk after use of ovulation-stimulating drugs. Obstet Gynecol 2004; 103: 1194-203.

Eeles RA, Tan S, Wiltshaw E, Fryatt I, A'Hern RP, shepherd JH. Hormone replacement therapy and survival after surgery for ovarian cancer. BMJ 1991; 302: 259-62.

Garg PP, Kerlikowscke K, Subac L, Grady D. Hormone replacement therapy and the risk of epithelial ovarian carcinoma: a meta-analysis. Obst Gynecol 1998; 92: 472-9.

Guidozzi F, Daponte A. Estrogen replacement therapy for ovarian carcinoma survivors: A randomized controlled trial. Cancer 1999; 86: 1013-8.

Lacey JV, Mink PJ, Lubin JH, Sherman ME, Troisi R, Hartge P. Menopausal hormone replacement therapy and risk of ovarian cancer. JAMA 2002; 288: 334-41.

La Vecchia C. oral contraceptives and ovarian cancer: an update, 1998-2004. Eur J Can Prev 2006; 15: 117-24.

Loizzi V, Cormio G, Vicino M, Fatizzi N, Bettocchi S, Selvaggi L. Hormone replacement therapy on ovarian and uterine cancer risk and cancer survivors: how shall we do no harm? Int J Gynecol Cancer 2005; 15: 420-5.

Mahdavi A, Pejovic T, Nezhat F. Induction of ovulation and ovarian cancer: a critical review of the literature. Fertil Steril 2006; 85: 819-26.

Purdie DM, Bain CJ, Siskind V, Russell P, Hacker NF, Ward BG. Hormone replacement therapy and risk of epithelial ovarian cancer. Br J Cancer 1999; 81: 559-63.

Riman T, Dickman PW, Nilsson S. Hormone replacement therapy and the risk of invasive epithelial ovarian cancer in Swedish women. J Natl Cancer Inst 2002; 94: 497-504.

Rodriguez C, Patel AV, Calle EE, Jacob EJ, Thun ML. Estrogen replacement therapy and ovarian cancer mortality in a large prospective study of US women. JAMA 2001; 285: 1460-5.

Rossing MA, Daling JR, Weiss NS, Moore DE, Self SG. Ovarian tumors in a cohort of infertile women. N Engl J Med 1994; 331: 771-6.

Ursic-Vrscaj, M, Bebar S, Zakelj MP. Hormone replacement therapy after invasive ovarian serous cystadenocarcinoma treatment: the effect on survival. Menopause 2001; 8: 70-5.

(4) 자궁경부암

Anderson B, LaPolla J, Turner D, Chapman G, Buller R. Ovarian transposition in cervical cancer. Gynecol Oncol 1993; 49: 206-14.

Biglia N, Gadducci A, Ponzone R, Roagna R, Sismondi P. Hormone replacement therapy in cancer survivors. Maturitas 2004; 48: 333-46.

Chambers SK, Chambers JT, Holm C, Peschel RE, Schwartz PE. Sequelae of lateral ovarian transposition in unirradiated cervical cancer patients. Gynecol Oncol 1990 39: 1559.

Cooper GS, Thorp JM. FSH levels in relation to hysterectomy and to unilateral oophorectomy. Obstet Gynecol 1999; 94: 969-72.

David M. Gershenson. Fertility-sparing surgery for malignancies in women. J Natl Cancer Inst 2005; 34: 43-7.

Derksen JGM, Brolmann HAM, Wegerinck MAHM, Vader HL, Heintz APM. The effect of hysterectomy and endometrial ablation follicle stimulating hormone(FSH) levels up to 1 year after surgery. Maturitas 1998; 28; 133-8.

DiSaia PJ. Are estrogens contraindicated in patients with gynecological cancer? Int J Gynecol Obstet 1991; 1: 1.

Ferenczy A, Mansour N, Franco E. Human papillomavirus infection in postmenopausal women with and without hormone therapy. Obstet Gynecol 1997; 90: 7-11.

Janson PO, Janson I. The acute effect of hysterectomy on ovarian blood flow. Am J Obstet Gynecol 1977; 127: 349-52.

Lacey JV, Brinton LA, Bames WA. Use of hormone replacement therapy and adenocarcinomas and squamous cell carcinomas of the uterine cervix. Gynecol. Oncol 2000; 77: 1491-54.

Ploch E. Hormonal replacment therapy in patients after cervical cancer treatment. Gynecol Oncol 1987; 26: 169-77.

Smith EM, Johnson SR, Figuerres EJ. The frequency of human papillomavirus detection in postmenopausal women on hormone replacement therapy. Gynecol Oncol 1997; 65: 441-6.

(5) 외음부암

Biglia N, Gadducci A, Ponzone R, Roagna R, Sismondi P. Hormone replacement therapy in cancer survivors. Maturitas 2004; 48: 333-46.

Persson I, Weiderpass E, Bergkvist L, Bergstrom R, Schairer C. Risks of breast and endometrial cancer after estrogen and progestin replacement. Cancer Causes Control 1999; 10: 253-60.

Sherman KJ, Daling JR, McKnight B, Chu J. Hormonal factors in vulvar cancer. A case-control study. J Reprod Med 1994; 39: 857-61.

Wren B. Hormonal therapy and genital tract cancer. Curr Opin Obstet Gynecol 1996; 8: 38-41.

(6) 악성 흑색종

Bertrand G. Melanotic adenocarcinoma of the uterus. Neuroendocrine tumor of the uterus. Ann Pathol. 1988; 8: 295-304.

Durvasula R, Ahmed SM, Vashisht A, Studd JW. Hormone replacement therapy and malignant melanoma: to prescribe or not to prescribe? Climacteric 2002; 5: 197-200.

Feucht KA, Walker MJ, Das Gupta TK, Beattie CW. Effect of 17 beta-estradiol on the growth of estrogen receptor-positive human melanoma in vitro and in athymic mice. Cancer Res. 1988; 48: 7093-101.

Holly EA, Cress RD, Ahn DK. Cutaneous melanoma in women: ovulatory life, menopause, and use of exogenous estrogens. Cancer Epidemiol Biomarkers Prev. 1994; 3: 661-8.

Holly EA, Weiss NS, Liff JM. Cutaneous melanoma in relation to exogenous hormones and reproductive factors. J Natl Cancer Inst. 1983; 70: 827-31.

Holman CD, Armstrong BK, Heenan PJ. Cutaneous malignant melanoma in women: exogenous sex hormones and reproductive factors. Br J Cancer. 1984; 50: 673-80.

Osterlind A, Tucker MA, Stone BJ, Jensen OM. The Danish case-control study of cutaneous malignant melanoma. III. Hormonal and reproductive factors in women. Int J Cancer. 1988; 42: 821-4.

(7) 기타 부인암

Levgur M. Estrogen and combined hormone therapy for women after genital malignancies: a review. J Reprod Med 2004; 49: 837-48.

Onnis A, Marchetti M. Hormonal replacement therapy and gynecological cancer. Clin Exp Obstet Gynecol 1999; 26: 5-8.

Chapter / 10

호르몬요법의 금기증

요약 K.e.y.p.o.i.n.t

여성 호르몬요법의 절대적 금기증으로는 ① 유방암 또는 자궁내막암을 앓고 있거나 의심이 되는 환자, ② 진단되지 않은 비정상 생식기 출혈 환자, ③ 활동성 혈전색전증 환자, ④ 중증의 간질환을 앓고 있는 환자 등이 있습니다. 상대적 금기증으로는 ① 심장질환을 앓고 있는 환자, ② 편두통이 있는 환자, ③ 간질환의 기왕력이 있는 환자, ④ 자궁내막암의 기왕력이 있는 환자, ⑤ 혈전색전증의 기왕력이 있는 환자 등이 있는데 이러한 여성에서는 잠정적인 위험과 이득을 철저히 평가하여야 하고 만일 사용시에는 그전에 환자로부터의 동의서가 필요합니다.

1. 심혈관계 질환

아직까지는 호르몬 요법과 심혈관계 질환과의 관계에 대한 논란이 많으며, 심혈관계의 예방 목적만을 위해 사용하는 것은 피해야 합니다. 각 폐경학회의 여성 호르몬요법과 심혈관계 질환에 대한 입장은 다음과 같습니다.

- ♣ 대한폐경학회 (2007): 심혈관 질환만을 예방할 목적으로 사용할 필요는 없다. 뇌졸중 위험도가 증가하므로 신중하게 투여한다.
- ♣ 북미폐경학회 (NAMS, 2007): 단지 심혈관계 보호 목적으로 에스트로겐 단독 요법 또는 에스트로겐과 프로게스토겐 병합 요법을 권장하지 않는다. 그러나 젊은 폐경 초기의 여성에서는 아직 확실치 않다.
- ♣ 미국 식품의약품안전청 (FDA, 2005): 심장 질환의 예방을 위해 호르몬요법을 사용

해서는 안 된다.

♣ 국제폐경학회 (IMS, 2007): 폐경이행기나 폐경 초기에 호르몬 요법을 시작하여 장기 투여한 경우 심혈관계 보호작용이 있을 수 있다.

♣ 유럽폐경학회 (EMAS, 2006): 에스트로겐 병합요법을 심혈관계 질환 예방 목적으로 사용하지 말아야 한다. HERS (Heart and Estrogen/Progestin Replacement Study)와 WHI (Women's Health Initiative) 연구를 근거로 에스트로겐 병합요법은 심장 보호 작용을 하지 못하며 폐경 후 기간이 오래 경과된 여성과 특히 기저 질환이 있는 여성에서의 심혈관계 질환의 조기 발생 위험도를 높일 수 있다.

1) 관상동맥 질환

10-1 ▸▸ 관상동맥 질환의 예방만을 위해 호르몬요법을 할 수 있습니까?

관상동맥 질환의 1차 또는 2차 예방만을 위해서는 호르몬요법을 시행하지 않을 것을 권합니다 (문항 7-23 참조).

폐경 여성에서 에스트로겐의 결핍으로 지질변화 및 혈관구조변화에 따른 동백 경화의 진행, 고혈압 발생 등이 증가하며, 이에 따라 심혈관 질환이 증가하게 됩니다. 폐경 여성에게 여성 호르몬요법을 시행하면 에스트로겐 결핍에 따른 이러한 변화를 지연 또는 억제하여 심혈관 질환의 예방 효과가 있는 것으로 보고되어 왔으며 심혈관질환의 예방 목적으로 여성 호르몬요법을 시행할 것을 권고 하였습니다. 그러나 최근 WHI (Women Health Initiative) 연구에서 에스트로겐과 프로게스토겐을 병합 사용한 여성에서 심근경색증의 발생 위험도가 증가되었으며 (상대위험도 1.32) 자궁적출술을 받은 여성에서 에스트로겐 단독 요법을 사용한 경우에는 심근경색증의 발생위험도가 증가되지 않은 것으로 보고하였습니다. 그 외 HERS (Heart and Estrogen/Progestin Replacement Study) 등 대단위 임상연구의 보고들을 분석한 결과에 따르면 여성 호르몬요법의 관상동맥 질환 예방에 대한 효과는 아직 확실치 않습니다. 또한 여성호르몬 투여 시기 (문항 10-2 참조), 투여 경로에 따른 관상동맥 질환 발생의 차이를 보고하고 있습니다. 즉 경구 에스트로겐 투여보다 경피 에스트로겐 투여가 심혈관 질환의 예방에 보다 효과적이라는 보고가 있습니다. 현재 이에 대한 해답을 얻기 위해 다기관, 무작위 이중맹검 연구인 KEEPS (Kronos Early Estrogen Prevention Study)가 2010년까지 5년간 진행되고 있습니다.

10-2 ▸▸ 여성호르몬 치료를 시작하는 연령과 관상동맥 질환 사이에 연관성이 있습니까?

연관성이 있습니다.

최근 보고되고 있는 임상 연구들을 메타 분석한 결과들에 의하면, 초기 폐경 여성 (폐경 후 10년 이내)에서 호르몬요법을 시행한 경우 호르몬요법을 시행하지 않은 여성에 비해 관상동맥 질환 발생을 28-35% 유의하게 감소시키며, 후기 폐경 여성 (폐경 후 10년 이상)에서는 호르몬요법이 심혈관 질환에 대한 예방 효과를 주지 않는다고 보고하였습니다. 또한 후기 폐경 여성에서 호르몬요법 첫해에는 심혈관 질환 발생이 증가하나 (상대위험도 1.47) 그 이후로는 감소 또는 변화가 없다고 보고하였습니다. 또한 나이 많은 폐경여성 (평균연령: 63.6세)을 대상으로 한 WHI (Women's Health Initiative) 연구결과를 연령에 따라 분석한 것에 의하면 에스트로겐과 프로게스토겐 병합요법과 에스트로겐 단독요법 모두에서 폐경이행기와 초기 폐경 여성에서는 심혈관 질환의 발생 위험도가 증가되지 않았다고 합니다. 또한 WHI 연구의 대상군과 달리 젊은 폐경 여성을 대상으로 한 NHS (Nurses Health Study) 연구 (55세 미만 대상)에서 에스트로겐과 프로게스토겐 병합요법과 에스트로겐 단독요법 모두에서 호르몬을 투여하지 여성에 비해 관상동맥 질환의 발생 위험도가 감소함을 보고하였습니다. 즉 혈관의 손상 정도가 적은 초기 폐경 여성에서는 호르몬 치료가 심혈관 질환에 이롭다는 "기회의 창 이론 (window of opportunity theory)"과 상반되지 않는 결과들이 보고되고 있습니다.

결론적으로 아직까지 폐경 여성에서 관상동맥 질환의 예방을 위한 호르몬요법과 이의 영향에 대해서는 논란이 있습니다. 그러므로 여성 호르몬요법 시는 환자 개개인에 따라-치료시작 연령, 폐경 후 기간, 위험 인자 여부, 가족력, 다른 증상 동반 여부 등-호르몬사용 여부와 사용 기간을 결정해야 하며, 오직 관상동맥 질환의 예방 목적으로 사용하는 것은 피해야 합니다.

2) 고혈압

10-3 ▸▸ 고혈압 환자 또는 고혈압의 가족력이 있는 사람에서 호르몬요법은 안전합니까?

잘 조절되는 고혈압 환자의 경우 안전합니다 (문항 22-16 참조).

3) 고지혈증

10-4 ▸▸ 고지혈증으로 약물 치료 받고 있는 사람에서 호르몬요법은 안전합니까?

고지혈증으로 약물 치료 받고 있는 환자에서도 안전하게 사용할 수 있습니다.

무작위 연구들을 메타 분석한 연구들에 의하면 젊은 폐경 여성에서 여성 호르몬요법을 사용한 경우, 저밀도 지단백 (low density lipoprotein: LDL)-콜레스테롤, 지단백 (a) [lipoprotein (a): Lp (a)] 등의 감소와 고밀도 지단백 (high density lopoprotein: HDL)-콜레스테롤의 증가, 혈관벽의 저항 감소를 통한 혈류량의 증가 등의 효과를 보인다고 합니다. 이러한 효과는 주로 에스트로겐에 의하며 에스트로겐의 투여 경로에 그 효과 정도가 다른 것으로 보고하고 있습니다. 경구 투여, 그 중에서도 결합에스트로겐 (conjugated estrogen)을 투여한 경우 지질계에 미치는 효과가 가장 크며 경피 투여의 경우 경구에 비해 그 작용 정도가 작다고 보고되고 있습니다. 그러나 경구 투여의 경우 "간통과효과 (hepatic pass effect)"에 의해 중성지방과 C반응단백 (C-reactive protein: CRP)을 증가시키고 단백 S (protein S)를 감소시키는 효과를 동반함으로 심혈관계 질환의 위험도를 증가시키는 작용을 하나, 경피 투여의 경우 간대사를 거치지 않으므로 이러한 부작용이 나타나지 않습니다. 결론적으로 고지혈증으로 치료 받고 있는 여성이라도 다른 심혈관 질환의 동반이 없고 잘 조절 되고 있는 환자에서 폐경증상이나 골다공증의 호전 등을 위해 여성 호르몬요법이 필요한 경우 사용할 수 있습니다.

10-5 ▸▸ 호르몬요법 중에 고지혈증이 생긴 경우는 어떻게 해야 합니까?

고지혈증의 치료를 병행해야 합니다.

콜레스테롤 수치가 1 mg/dL 올라갈 때마다 심장병의 발생위험은 2-3% 증가한다는 것을 고려할 때 고지혈증에 대한 치료 목표가 상향 조정 되고 있습니다. 미국심장학회에서 발표한 미국 국립 콜레스테롤 교육 프로그램에 의하면 흡연, 고혈압, 낮은 혈중 HDL 콜레스테롤 (<40 mg/dL), 가족력, 연령 (남성≥ 45세, 여성≥ 55세)이 위험인자로 제시되었고 이중 2개 이상의 위험인자가 있을 때부터 적극적으로 치료할 것을 권장하고 있습니다. 1개 이하의 위험인자를 가진 저위험군에서는 LDL-콜레스테롤 160 mg/dL 미만을, 2개 이상의 다수 위험인자를 가진 중등도 위험군에서는 130 mg/dL 미만을, 관상동맥질환과 그에 상응하는 위험인자를 지닌 고위험군에서는 100 mg/dL

미만을 목표 수치로 제시하였습니다 (문항 22-18, 표 22-10 참조). 또한 HDL-콜레스테롤 수치도 기존의 35 mg/dL에서 40 mg/dL로 상향조정하였습니다. 한국 지질동맥경화학회에서도 미국 국립 콜레스테롤 교육 프로그램 지침에 따라 고지혈증을 치료할 것을 권고하고 있습니다. 그러므로 호르몬요법중 고지혈증이 발생한 경우 우선적으로 식이요법, 운동, 약물치료 (statin계 제제) 등을 병행하여 고지질혈증을 조절하여야 하며, 혈압 변화 여부를 주기적으로 검사하여야 합니다. 또한 여성 호르몬요법의 지속 여부는 환자의 상태, 즉 여성 호르몬을 사용하는 목적, 환자의 연령, 다른 질병의 동반 여부, 고지혈증의 조절 등에 따라 결정해야 합니다.

4) 혈전색전증

10-6 ▸▸ 뇌졸중의 기왕력이 있는 여성에서 호르몬요법은 안전합니까?

안전하지 않습니다.

최근 WHI 연구를 포함한 무작위 대단위 임상 연구들만을 메타 분석한 연구들에 의하면 에스트로겐 단독 또는 에스트로겐과 프로게스토겐 병합요법 모두 뇌졸중의 발생 위험도를 증가시킨다고 합니다. 그러므로 대한폐경학회에서는 뇌졸중의 기왕력이 있는 환자에서 호르몬요법의 시행을 금할 것을 권고 합니다.

10-7 ▸▸ 혈전색전증의 기왕력이 있는 환자에서도 호르몬요법을 시행 할 수 있습니까?

경구 투여하는 호르몬요법은 금기사항입니다.

최근 보고된 대단위 무작위 임상 연구들을 메타 분석한 연구들에 의하면 에스트로겐과 프로게스토겐 병합요법을 받은 여성에서 호르몬요법을 받지 않은 여성에 비해 혈전색전증의 발생 위험이 증가한다고 하나 WHI (Women Health Initiative) 연구 중 에스트로겐만 사용한 환자들에서는 비사용군에 비해 혈전색전증의 발생 위험도에 차이가 없는 것으로 보고되고 있습니다. 한편, 호르몬요법시 그 투여 경로에 따라 정맥 혈전증의 위험도에 미치는 영향이 다른 것으로 보고되고 있습니다. 에스트로겐을 경구가 아닌 경피로 투여하면 "간통과효과 (hepatic pass effect)"를 피할 수 있게 되어 경구 투여 시 보이는 지혈효과를 피할 수 있게 되어 정맥 혈전증에 미치는 위험도가 미미할 것으로 추측이 되나,

아직까지 경피적 호르몬요법의 대단위적 연구가 시행되지 않았습니다. ESTHER (Estrogen and Thromboembolism Risk) 연구와 몇몇 관찰적 연구 등에서 경구 투여 시 경피 투여에 비해 정맥 혈전증의 위험도가 유의하게 높았다고 보고하고 있으나 이런 연구들에는 경피 투여 환자의 수가 너무 적다는 문제점이 있습니다. 이에 대한 해답을 얻기 위해 현재 KEEPS (Kronos Early Estrogen Prevention Study)가 진행 중입니다. 결론적으로 경구로 투여되는 에스트로겐과 프로게스토겐 병합요법은 혈전색전증의 위험도를 증가시키나 에스트로겐 단독요법은 증가시키지는 않는 것으로 보고되고 있습니다. 그러므로 혈전색전증의 기왕력이 있는 환자에서 에스트로겐과 프로게스토겐 병합요법을 경구 투여로 사용하는 것은 금지하여야 합니다. 기타 다른 폐경 증상들로 호르몬요법이 필요한 경우 혈전응고장애에 대한 검사 후 환자에게 충분한 주의를 환기시키고 호르몬요법의 이익과 위험을 스스로 평가하도록 하며 그 이득과 손실을 고려하여 조심스럽게 시행하여야 하며, 호르몬요법시 투여 경로를 경구가 아닌 경피 등으로 하는 것이 좋습니다.

5) 정맥염 · 정맥류

10-8 ▸▸ 표재성 혈전정맥염 (superficial thrombophlebitis)의 기왕력이 있는 환자에서 호르몬요법을 할 수 있습니까?

할 수 있습니다.

환자가 폐경증상을 심하게 호소할 경우에는 혈액응고장애가 없는 것을 확인한 후 환자에게 충분한 주의를 환기시키고 호르몬요법의 이익과 손실에 대하여 환자와 함께 고려한 후 최소량을 투여하거나 일반적 대증요법에 추가하여 호르몬제제의 비경구적 투여를 권장하고 있습니다.

10-9 ▸▸ 정맥류가 있는 환자에서 호르몬요법은 금기가 됩니까?

금기가 되지 않습니다.

정맥류는 체질적 또는 장시간 서있는 작업을 가진 여성에서 특히 경구 피임제 투여시 보고되고 있습니다. 에스트로겐은 모세혈관 투과성의 증가, 혈관확장, 부종 및 신혈관 생성 등의 작용이 있고, 프로게스토겐은 혈관의 긴장성을 이완시켜 혈류정체를 일으키는 것으로 여겨지고 있는데 이는 호르몬의 용량이나, 사용 기간과 밀접하게 관계하는 것으로 보고되고 있습니다. 폐경 시에 투여되는 소량의 생리적 에스트로겐은 이러한 현상이 매우 미미하며 또한 혈액 응고계에 변화를 일으키지 않는 것으로 보고되고 있습니다. 그러나 한 소규모 연구에 의하면 정맥류가 있는 여성에서 호르몬요법 [경피 17 β-에스트라디올 (estradiol) + 경구 메드록시프로게스테론 아세테이트 (medroxyprogesterone acetate (MPA)]시 정맥 혈전증의 위험도가 경하게 증가한다고 보고하고 있습니다. 정맥류가 호르몬요법의 금기증은 되지 않으나 호르몬요법을 시행하는 경우 정맥류에 대한 초음파 검사 등 정기적 검사를 시행하는 것이 필요합니다.

6) 흡연

10-10 ▸▸ 흡연 여성에서 호르몬요법을 할 수 있습니까?

할 수 있습니다.

흡연은 심혈관 질환의 발생 위험을 증가시킵니다. 35세 이상의 여성에서 경구 피임제를 복용할 경우 흡연 여성이 비흡연 여성에 비해 심혈관 질환의 발생 위험도가 3-20배 증가한다고 보고되고 있습니다. 그러나 이러한 위험도는 경구 피임제의 에스트로겐 함량을 줄임으로 감소하고 있습니다.

한편 호르몬요법시 경구로 에스트로겐 투여한 경우 흡연은 혈관운동성장애, 지질대사, 골다공증에 대한 에스트로겐의 유익한 효과를 감소시키나 경피 투여시 간통과효과 (hepatic bypass effect)로 이러한 감소가 일어나지 않습니다. 따라서 흡연자체가 심혈관 질환의 위험요소이며, 이로 인해 경구 투여 호르몬 요법 효과를 감소시키는 결과를 초래할 수 있기 때문에 호르몬 요법이 필요한 경우 가능한 한 저용량을 경피 투여하거나 흡연에 의한 위험 인자의 제거를 위해 금연을 병행하는 것이 필요합니다.

2. 대사성, 내분비 질환

1) 당뇨병

10-11 ▸▸ 당뇨병 환자에서 호르몬 치료가 가능합니까?

당뇨병은 호르몬 치료의 금기가 아닙니다. 또한 호르몬 치료는 인슐린 민감도를 증가시켜 제 2형 당뇨병의 발병을 감소시킨다고 알려져 있습니다. 임상적으로도 NHS (Nurses Health Study), HERS (Heart and Estrogen-Progestin Replacement

Study), WHI (Women Health Study) 등 대규모의 호르몬 요법 연구에서 당뇨병의 발생빈도는 호르몬 치료를 받는 여성이 치료를 받지 않는 경우에 비해 감소한다고 일관되게 보고되고 있습니다. (문항 22-7 참조)

제 2형 당뇨병을 가진 폐경 여성에게 매일 에스트라디올 2 mg을 투여하면 인슐린 민감도 (insulin sensitivity)에 변화 없이 당 내성이 호전되고, 간에서 당의 합성이 감소하게 됩니다. 그러나 에스트라디올을 경피로 투여하는 경우, 간을 우회하기 때문에 당 내성이나 지질, 지단백에 영향이 없습니다. 프로게스토겐을 병합투여 하면 고인슐린 혈증과 인슐린 저항성을 유발하는 경우도 있는데 이는 프로게스토겐의 종류에 따라 다양하게 나타납니다. 따라서 고인슐린혈증과 인슐린 저항성을 최소화하기 위해서는 지단백 대사에 대한 영향을 최소화할 수 있는 제제의 선택이 필요합니다.

당뇨병 여성에서 호르몬요법에 관한 연구는 적은 편이지만, 메드록시프로게스테론 아세테이트 (medroxyprogesterone acetate: MPA), 레보노르게스트렐 (levonorgestrel) 등은 인슐린 저항성을 유도하여 당 불내성을 초래하나, 노르에티스테론 아세테이트 (norethisterone acetate)는 그 정도가 덜하고, 디드로게스테론 (dydrogesterone)은 에스트로겐에 의한 당 및 지질 대사에 있어서의 유익한 효과가 그대로 유지되는 것으로 보입니다. 따라서 당뇨병이 있는 폐경 여성에서 당 대사를 호전시키기 위해서는 에스트라디올이 일차 선택제로 고려될 수 있으나, 자궁이 있는 경우는 에스트라디올 (2 mg/일)과 디드로게스테론 (10 mg/일) 또는 노르에티스테론 아세테이트 (1 mg/일)를 투여하는 것이 좋은 방법이라고 생각됩니다.

당뇨병을 가진 폐경 여성에서 호르몬 요법은 이득이 더 많습니다. 호르몬 요법을 시행하는 당뇨병환자에서 당조절 등의 정기적 추적검사 이외에 추가적 검사는 거의 필요하지 않으나 경우에 따라 중성 지방의 측정이 필요할 수 있습니다. 그러나 향후 각 호르몬 종류와 투여방법에 따른 대규모의 당뇨병 환자군을 대상으로 한 전향적인 연구가 필요합니다.

2) 간질환

10-12 ▶▶ 간질환은 호르몬요법의 금기가 됩니까?

간질환의 종류와 정도에 달려 있습니다. 심한 활동성 간질환이 있을 때 (즉, 간기능 검사가 비정상인 경우) 호르몬 요법은 보류해야 하나 단지 최소한의 간기능 장애를 보이는 Gilbert증후군과 같은 경우 호르몬 요법은 금기가 되지 않고 비경구 투여가 이용될 수 있습니다.

이것은 대부분의 에스트로겐이 간에서 파괴되고 대사되므로, 손상된 기관에 더 이상의 부담을 주는 것은 바람직하지 않다는 가정에 기초를 두고 있습니다. 현재까지 호르몬 치료는 간질환의 발생과 연관성이 없는 것으로 알려져 있고 만성 간질환 환자에서 에스트로겐 치료 후 임상적, 생화학적 담즙정체 없이 골밀도의 호전이 보고되고 있습니다. 최근 연구에서는 일부 환자에서 간효소의 증가가 있었으나 에스트로겐 중단 이후 특별한 악영향은 나타나지 않았으며 간이식을 받은 환자에서도 경피적 에스트로겐의 특별한 위험성은 나타나지 않았습니다.

최근 WHO에서 발표된 만성 간질환 환자의 호르몬 치료에 대한 지침에서도 에스트로겐 50 μg의 경피적 투여가 추천되고 있습니다. 또한 황달 등의 가족력이나 임신성 담즙저류 등의 과거병력이 있는 경우에도 간기능을 추적하면서 조심스럽게 사용이 가능합니다. 호르몬 요법 시행 시 간기능의 추적관찰 방법은 다음과 같습니다. 호르몬 요법 시행 전에 빌리루빈, 간효소 (aspatate transaminase, γ-glutaryl transpeptidase, alkaline phosphatase)를 검사하고 1개월 후에 검사를 반복하며 이때 빌리루빈 기저치가 계속 정상으로 유지되고 γ-glutaryl transpeptidase, alkaline phosphatase가 100% 이상 증가되지 않으면 호르몬요법을 시행하고 이후에는 6개월마다 검사합니다. 만약 100% 이상 증가하거나 빌리루빈도 상승한다면 1개월마다 적어도 세 번 추적검사를 해야 하고 계속 호전되지 않으면 치료를 중단해야 합니다. 결론적으로 만성 간질환 환자에서 호르몬요법을 무조건 금기증으로 생각하는 것보다는 호르몬 치료로 얻을 수 있는 이득을 생각하여 호르몬요법을 시행하는 것이 유리하며 사용할 때에는 경피 투여가 바람직합니다.

3) 갑상샘 질환

10-13 ▸▸ 갑상샘 질환은 호르몬 요법의 금기증입니까?

갑상샘 질환은 호르몬요법의 금기증이 아닙니다.

갑상샘 기능항진증이나 저하증은 나이가 들면서 약간 증가하나 폐경이 갑상샘 기능에 미치는 영향은 거의 없는 것으로 보입니다. 또한 갑상샘종양도 폐경에 의해서 영향을 받지 않는 것으로 보입니다. 정상 폐경여성에서 에스트로겐을 경구투여하면 되먹임 (feedback) 기전에 의해 갑상샘 기능이 별 영향을 받지 않으나, 갑상샘 기능저하증이 있는 여성에서는 에스트로겐을 투여하게 되면 유리 T4 (free T4)가 감소되어 T4의 요구량이 증가하게 됩니다. 따라서 갑상샘 기능저하증으로 갑상샘 호르몬 치료를 받고 있는 여성에서 호르몬 치료를 시작할 경우 갑상샘 기능 (thyroid stimulating hormone: TSH, free T4, thyroxin binding globulin: TBG)의 주기적인 검진이 반드시 필요하며 갑상샘기능의 정상상태 (euthyroid state)를 유지하기 위해 갑상샘 호르몬의 용량 조절이 필요할 수 있습니다. 경피용 에스트로겐은 갑상샘 기능에 영향이 적기 때문에 T4를 투여하는 갑상샘 기능저하증 환자에서는 더 적합한 방법입니다. 프로게스토겐은 제제에 따라 다르나 안드로겐 계열의 레보노르게스테렐 (levonorgestrel)이나 노르에틴드론 (norethindrone) 등은 TBG를 약간 감소시키는 반면 그 외의 프로게스토겐은 영향을 주지 않습니다.

3. 부인과 질환

1) 자궁근종

10-14 ▸▸ 자궁근종 환자가 호르몬요법을 받는 데는 문제가 없습니까?

자궁근종이 있는 폐경 여성에서 호르몬요법은 금기증이 아닙니다. 그러나 드물게는 자궁근종환자에서 폐경 후 호르몬요법을 시행할 때 자궁근종의 크기가 커질 가능성이 있으므로, 주기적인 골반의 진찰과 초음파 검사를 필요로 합니다.

자궁근종은 에스트로겐과 프로게스틴 수용체가 있으며 이에 영향을 받는 양성종양이므로 폐경 후 호르몬요법과의 상관성에 대하여 많은 논란이 되어왔습니다. 과거의 연구결과를 보면 자궁근종 환자에서 폐경 후 호르몬요법을 시행했을 경우 자궁근종의 수와 크기가 증가했다고 하였으나, 이 연구에서 사용한 호르몬의 용량은 현재 통상적으로 사용되고 있는 호르몬 용량보다 훨씬 높은 고용량 이었습니다. 일반적으로 현재 폐경여성에게 처방되는 표준 용량의 경구용 에스트로겐-프로게스토겐 복합제제, 티보론 등의 호르몬 제제는 자궁근종의 크기나 수를 변화시키지 않는다고 알려져 있습니다.

2) 자궁내막증

10-15 ▸▸ 자궁내막증 환자가 호르몬 요법을 받을 수 있습니까? 이 경우 재발 위험은 어떻습니까?

호르몬 요법의 금기증은 아닙니다.

자궁내막증은 에스트로겐에 의해 영향을 받기 때문에 폐경 후 호르몬 치료시 자궁내막증의 재발 위험성을 고려해 보아야 합니다. 자궁내막증 병소는 수술로서 완전히 제거된 것처럼 보일지라도 호르몬요법시 자궁내막증이 다시 재발되는 경우를 가끔 볼 수 있습니다. 특히 수술 후 복강 내 잔여 자궁내막증 병소가 있는 경우, 장, 방광, 요관 등에 병변이 있었던 중증 자궁내막증 환자는 수술 후 6개월 정도의 기간을 둔 후 에스트로겐-프로게스토겐 복합요법을 하는 것이 좋을 것으로 생각됩니다. 에스트로겐 단독 치료 시 자궁내막증의 과거력이 있는 폐경 여성에서 자궁내막증이 재발한다고 보고되고 있으며, 또한 자궁내막증 환자에서 선암 (adenocarcinoma) 등과 같은 악성종양으로 변할 수 있다고 알려져 있으므로 에스트로겐-프로게스토겐 복합요법이 추천됩니다. 자궁내막증은 수술 후 호르몬 치료가 비교적 안전하지만 불완전하게 자궁내막증이 제거되었거나 복강 내 자궁내막증의 크기가 큰 경우 재발율이 높아 호르몬 치료를 하는 경우 신중하게 결정하고 면밀한 추적이 필요합니다.

10-16 ▸▸ 과거에 자궁내막증을 가졌던 환자의 경우 호르몬 요법 중에서 가장 좋은 방법은 무엇입니까?

자궁내막증의 병태 생리가 이소성 자궁내막 조직에 대한 에스트로겐의 자극으로 설명되고 프로게스토겐은 자궁내막 증식에 억제적 효과를 갖고 있으므로 이론적으로는 에스트로겐과 프로게스토겐의 지속적 병합요법 등이 좋을 것으로 생각됩니다. 티볼론(tibolone)은 조직 특이적 작용이 있어 자궁내막증의 과거력이 있는 폐경 여성은 경피 에스라디올에 비하여 티볼론 (tibolone) 사용이 비교적 안전하다는 보고도 있습니다.

3) 자궁내막증식증

10-17 ▸▸ 자궁내막증식증은 호르몬요법의 금기증입니까?

자궁내막증식증은 지속적인 에스트로겐의 자극에 의한 자궁내막의 이상 증식을 말하는 것으로 크게 낭성 증식증과 비정형 증식증으로 나눌 수 있습니다. 낭성 증식증은 대개 양성으로서 악성으로 진행될 가능성은 1% 미만이지만, 비정형 증식증은 악성으로 전환될 가능성이 훨씬 높습니다. 경한 비정형 증식증의 경우 10-15%에서, 중등도의 경우 25%에서, 심한 비정형 증식증의 경우 50%에서 악성으로 전환된다고 하며, 10년 정도의 긴 추적 보고 결과들을 보면 거의 100%에서 악성으로 전환된다고 합니다.

낭성 증식증의 여성에서 호르몬 요법은 에스트로겐-프로게스토겐 복합요법으로 시행하며, 6개월의 치료 후 자궁내막의 정상여부를 확인하기 위해서 추적 자궁내막 조직검사를 시행해야 합니다. 추적관찰 후 자궁내막증식증이 지속 될 경우에는 자궁절제술을 고려해야 합니다. 비정형 증식증의 경우에는 자궁내막암으로 전환될 가능성이 높으므로 호르몬 요법을 시행하기 전에 자궁절제술을 먼저 시행하는 것이 바람직합니다.

4) 유방암, 난소암, 자궁내막암

10-18 ▸▸ 유방암을 앓았던 환자의 호르몬요법은 어떠한 경우에 가능합니까? 또한 호르몬요법을 한다면 어떤 방법으로 시행합니까?

유방암환자에서 폐경 증상 등으로 호르몬요법이 필요하다고 한다면 먼저 생활습관 교정, 선택적 세로토닌 재흡수 억제제 (selective serotonin reuptake inhibitor) 등의 비호르몬 치료를 먼저 시도해보며 효과가 없을 경우 호르몬 요법을 고려해야 합니다.

현재로서 유방암을 치료받은 여성에서 호르몬요법에 대한 명확한 지침이 없으나 에스트로겐 수용체 음성, 임파절 전이가 없는 경우 등으로 재발위험이 낮으며, 유방암의 병기가 1기이고 임파선 전이가 없는 환자로서 치료 후 최소한 5년간 암재발의 증후가 없는 경우, 에스트로겐 수용체 음성인 경우, 타목시펜 (tamoxifen) 등을 사용하는 경우 호르몬요법을 시행하는 것이 가능하다고 할 수 있습니다. 유방암 환자에게 호르몬요법의 안전성 연구는 주로 재발의 위험이 낮고 심한 폐경 증상을 호소하는 환자를 대상으로 하였는데 이들 연구의 결과는 호르몬요법이 유방암의 경과에 영향을 미치지 않는다고 했으나, 타 연구들의 결과는 상반됩니다. 치료가 끝난 유방암 환자에서 호르몬요법 시 재발의 위험성에 대하여 여러 연구 결과가 발표되었지만 확실한 위험성은 아직까지 증명된 바 없습니다 (문항 9-28 참조). 과거 사용자나 현재 사용자중 단기간 (5년 이내) 호르몬 치료를 받은 경우 유방암의 위험이 증가하지 않는다고 보고하고 있습니다. 그러나 호르몬요법을 장기간 시행 할 경우 유방암의 위험이 크지는 않지만 일부에서 증가한다는 보고가 있습니다. 호르몬요법과 유방암과의 상관관계는 확실치 않지만, 폐경 증상을 호소하는 여성을 약 2600 여명의 유방암 환자를 대상으로 티볼론의 효과와 안전성을 보는 LIBERATE (Livial Intervention following Breast cancer: Efficacy, Recurrence and Tolerability Endpoints) 연구의 1차 결과가 나오는 2007년 말경 알 수 있을 것입니다.

그러므로 환자에게 호르몬 요법시의 위험성을 충분히 설명하고 치료를 시작해야 하며, 단기간 저용량의 호르몬 요법을 시도할 수도 있습니다.

10-19 ▸▸ 난소암을 앓았던 환자의 경우 호르몬요법의 금기증입니까?

금기시할 이유는 없습니다.

현재까지의 대부분의 연구에서 에스트로겐-프로게스토겐 복합요법과 난소암의 인과관계는 결론이 나지 않은 상태입니다. 또한 많은 연구에서 난소암으로 수술을 받은 여성이 호르몬 요법시 위험도가 증가된다는 보고는 없습니다. 따라서 난소암으로 수술하여 폐경이 된 여성, 특히 폐경 증상이 심한 젊은 여성에서 호르몬요법을 시행하는 것이 좋다고 생각됩니다. 그러나 호르몬요법이 난소암 중 자궁내막양암 (endometrioid cell carcinoma), 투명세포암 (clear cell carcinoma) 등의 일부의 위험도를 증가시킨다는 보고도 있어 (문항 9-34 참조) 이 경우에는 주의를 요합니다.

10-20 ▸▸ 자궁내막암을 앓았던 환자의 호르몬요법은 어떠한 경우에 가능합니까? 또한 호르몬요법을 한다면 어떤 방법으로 시행합니까?

호르몬요법은 병기에 따라 사용 가능성 여부가 결정됩니다.

자궁내막암 환자에게 장기간의 에스트로겐을 투여하는 것은 자궁내막암의 위험을 높이는 것으로 알려져 금기시 되어 왔으나, 최근의 연구에서는 자궁내막암으로 자궁과 양측 부속기를 절제한 I, II기 환자의 경우 에스트로겐 치료시 특별한 자궁내막암의 재발이나 사망률에 영향을 주지 않는 것으로 나타났습니다. 또한 다른 연구에서는 에스트로겐-프로게스토겐 복합요법을 시행 한 경우에도 자궁내막암의 재발이나 생존율에 차이가 없다고 보고하였습니다. 그러나 자궁내막암 환자 중 자궁내막기질육종 (endometrial stromal sarcoma)의 경우 에스트로겐 프로게스토겐 복합요법이나 타목시펜 (tamoxifene) 사용 시 재발이나 전이의 가능성이 있어 주의를 요합니다.

4. 기타 질환

1) 담석증

10-21 ▸▸ 담석증 환자가 호르몬 요법을 받을 수 있습니까?

경구로 투여하는 천연 에스트로겐은 담즙의 구성을 변화시킬 수 있고 그것은 담석이 생기는 위험성을 높일 수 있으나 경피 에스트라디올을 사용할 경우 담즙 구성의 변화를 거의 일으키지 않는다고 합니다 (문항 9-5 참조). 증상이 있는 담석증 환자에서는 일단 담석의 수술적 치료 또는 비수술적 치료를 선택한 후 경피적 호르몬요법을 시행하는 것이 바람직합니다. 비수술적 치료를 받은 환자에서는 담석의 재발 가능성을 항상 염두에 두어야 합니다.

2) 편두통

10-22 ▸▸ 편두통 환자는 호르몬 요법을 받을 수 있습니까?

편두통은 여성에게 많은 질환이며 성호르몬과 관련이 깊다는 증거가 많습니다. 편두통은 40대에 호발하고 에스트로겐이 감소하면 발병이 증가한다고 알려져 있습니다. 폐경 이후에는 점차 줄어든다고 알려졌지만, WHI (Women Health Study) 연구에서는 11.2%의 폐경여성이 편두통을 경험한다고 보고하고 있습니다. 편두통은 특히 뇌졸중과의 관련성 때문에 관심의 대상이 됩니다. 전구증상 (aura)을 동반한 편두통은 뇌졸중의 발병위험 요소이며 특히 경구피임제를 복용한 여성에서 뇌졸중의 가능성이 증가한다는 것이 정설에 가깝습니다. 그러나 현재까지의 증거를 토대로 볼 때 모든 편두통이 호르몬 요법의 금기가 되어야 할 근거는 매우 희박합니다. 약 4만 명을 대상으로 한 전향적 연구에서 편두통을 호소하는 여성과 그렇지 않은 여성에게 호르몬 요법을 시행하였을 때 뇌졸중의 발생 빈도는 차이가 없었습니다. 전구증상을 동반한 편두통의 경우에는 호르몬 요법에 의해 뇌졸중의 발생이 증가하였지만 대상 환자가 적기 때문에 절대적 발병의 증가는 1년에 10만 명 당 3 명 정도입니다. 폐경 여성에서 편두통은 에스트로겐을 사용하지 않는 기간 중에 발생하므로 계속적 투여가 바람직합니다. 또 경구 투여보다는 경피 투여시 혈중농도의 변화가 적어서 편두통의 발생도 적습니다. 다른 연구에서는 에스트로겐의 혈중 농도가 너무 높은 경우에도 편두통이 발생한다고 보고하고 있습니다.

3) 신부전

10-23 ▸▸ 신부전으로 투석을 받는 환자가 호르몬 요법을 받을 수 있습니까?

만성신부전이 호르몬 요법의 금기증이라고 할 수는 없으나 안전성과 적절한 투여 경로, 용량에 대한 연구가 부족한 상태입니다.

만성신부전 환자는 골대사의 장애로 인해 골다공증의 발생이 매우 쉽게 일어나며 이를 신장 골이영양증 (renal osteodystrophy)라고 부릅니다. 이는 이차적 부갑상샘 기능항진증, 비타민 D 합성 장애 등에 의한 것으로 생각되지만 여성의 경우에는 신부전으로 투석을 받는 환자는 정상 폐경 여성보다 에스트로겐과 안드로겐의 혈중 농도가 더 낮기 때문에 성호르몬의 저하도 큰 원인을 차지할 것으로 생각되고 있습니다. 실제로 젊은 여성에서도 만성 신부전이 생기면 50% 이상에서 무월경 등의 월경 장애가 발생합니다. 그러나 만성 신부전증, 무월경, 골다공증을 동반한 여성에서 호르몬 치료의 효과나 안전성에 관한 연구는 거의 없습니다. 몇 개의 연구에서 호르몬 요법의 대상자 중 만성 신부전 환자가 포함된 경우가 있었는데 이들 중 10% 정도의 여성에서 호르몬 요법이 시행되었습니다. 그러나 안전성이나 효과에 대한 세부군 (subgroup) 분석결과는 발표되지 않았습니다.

1999년 발표된 한 연구에 의하면 1년간 만성 신부전 환자에게 경피적 에스트로겐과 프로게스토겐을 투여한 결과 골반 골밀도의 유의한 증가가 나타났습니다. WHI 연구결과가 발표된 2002년 이후에도 투석중인 만성 신부전 환자에게 호르몬 치료를 시행한 몇 개의 연구에서도 비록 단기간의 연구이지만 정상 폐경여성의 1/2에 해당하는 용량의 에스트로겐을 투여한 결과 특별한 합병증 없이 골밀도의 증가를 보였습니다. 신장이식을 받은 환자들도 에스트로겐의 농도가 정상에 비해 낮으며 신장이식 후 골절의 빈도가 정상 폐경 여성에 비해 증가합니다. 이식환자를 대상으로 한 연구는 극소수이지만 54명의 신장이식을 받은 여성에게 5년 이상 50 ㎍의 에스트로겐을 경피적 투여한 경우에 폐경 증상의 호전을 보였지만 이중 16명은 간기능 악화로 투약을 중단했습니다. 따라서 간기능을 주의 깊게 확인할 필요가 있습니다.

현재까지의 근거로 볼 때 만성 신부전은 호르몬 요법의 금기증이 되지는 않습니다. 그러나 만성 신부전 환자에게 에스트로겐을 투여하면 혈중 에스트로겐 농도가 급격히 상승하는 양상을 보이기 때문에 최소용량으로 투약을 시작해야합니다.

4) 우울증

10-24 ▸▸ 우울증 환자가 호르몬요법을 받을 수 있습니까?

받을 수 있습니다.

호르몬 요법이 우울증의 증상이나 질환을 악화시킬 가능성을 제시한 연구 결과는 전혀 없습니다. 우울증이 없는 폐경 여성에서 호르몬 요법이 기분을 호전시키는 효과는 불분명하지만 우울증을 가진 여성에서는 호르몬 요법이 자체적으로, 혹은 항 우울제의 효과를 증진시킴으로써 기분의 호전을 유발한다는 것이 현재까지의 일관된 연구 결과입니다 (문항 7-5 참조). 우울증의 치료를 목적으로 호르몬 요법을 사용하는 것은 권장되지 않습니다.

5) 안구 건조증

10-25 ▸▸ 안구 건조증은 호르몬 치료의 금기증입니까?

아직까지도 많은 논란이 있으나, 현재까지 발표된 연구들을 종합해 보면 폐경 후 호르몬 치료 시 마이봄샘 (Meibom gland) 내 성호르몬 수용체에 작용하여 지방 분비를 감소 시킴으로써 건성안의 발생이 증가된다고 추정되고 있습니다.

안구 건조증은 안과 질환중 가장 흔한 질환의 하나로 눈물양의 감소와 눈물막의 변화로 인해 이물감과 각결막의 미란을 초래하는 질환입니다. 안구 건조증은 여성에서 더 흔한 질환이며 이는 마이봄샘 (Meibom gland)에 대한 에스트로겐의 유해한 작용, 그리고 혹은 안드로겐의 유익한 작용과 일치하는 소견일 수 있습니다. 폐경과 폐경 후 호르몬 치료가 안구 건조증에 미치는 영향은 다양하게 보고되고 있습니다. 단기간 소규모 일부 연구에 의하면 에스트로겐 단독요법 및 에스트로겐-프로게스토겐 병합요법 시 안구 건조증의 증상은 완화되었다고 하였으나 최근 폐경 여성 25,000여명을 대상으로 한 대규모 연구인 WH 연구 (Women Health Study)에 의하면 에스트로겐 단독요법 및 에스트로겐-프로게스토겐 복합요법 시 안구 건조증의 발생빈도가 증가하며, 기존의 안구 건조증 증상은 악화된다고 보고되었습니다. 에스트로겐 단독요법 시에는 상대적 위험도가 1.69 (95% 신뢰구간 1.49-1.91)이며, 병합요법 시에는 1.29 (95% 신뢰구간 1.13-1.48)로 단독요법 시 보다 낮아 에스트로겐의 작용으로 인한 안구 건조증 발생을 프로게스토겐이 완화 시키는 것으로 추정되었습니다. BMES (Blue Mountain Eye Study)에서도 호르몬 치료가 안구 건조증을 유발하며, 이는 눈물샘의 위축과 이로 인한 눈물 분비의 감소에 의한다고 보고하였습니다. 따라서 폐경 후 호르몬 요법을 받는 여성들은 건성안과 관련된 증상의 유무를 항상 자세히 살펴, 그에 따른 적절한 치료를 시행하는 것이 좋을 것으로 생각됩니다.

6) 전신성홍반성낭창

10-26 ▸▸ 전신성홍반성낭창은 호르몬 요법의 금기증입니까?

전신성 홍반성 낭창은 호르몬요법의 금기증은 아니지만 아직은 안전성을 입증할 증거가 충분하지 못합니다.

전신성 홍반성 낭창을 비롯한 여러 자가면역 질환은 임신중에 성 호르몬의 영향에 의해 질환의 심각도가 악화되거나 호전됩니다. 현재까지 자가면역질환 중 호르몬 요법의 절대적 금기증은 없습니다. 그러나 많은 자가면역 질환이 혈관내 응고가 잘 일어나는 성향이 있고 NHS (Nurses Health Study)에서 호르몬 치료를 받는 군에서 전신성 홍반성 낭창이 증가한다는 보고가 있었기 때문에 호르몬 치료는 금기시 되었습니다. 현재까지 전신성 홍반성 낭창 환자를 대상으로 호르몬 치료의 효과와 안전성을 대조군과 비교한 연구는 4개가 발표되었는데 모두 안전성의 측면에서 대조군과 차이가 없다고 보고하고 있습니다. 따라서 전신성 홍반성 낭창을 호르몬요법의 금기증으로 인정하는 것은 증거중심 의학의 측면에서 비논리적이며 또 북미폐경학회, 국제 폐경학회 등에서도 금기증으로 제시하지 않고 있습니다.

참고문헌

1. 심혈관계 질환

1) 관상동맥 질환

Alexandersen P, Tanko LB, Bagger YZ, Qin G, Christiansen C. The long-term impact of 2-3 years of hormone replacement therapy on cardiovascular mortality and atherosclerosis in healthy women. Climacteric 2006; 9: 108-18.

Shifren JL, Schiff I. Menopause. In: Berek JS, editor. Berek & Novak's Gynecology. 14th ed. Philadelphia: Lippincott Williams & Wilkins Press ; 2007. p.1323-42.

Cherry N, Gilmour K, Hannaford P, Heagerty A, Khan MA, Kitchener H, et al. Oestrogen therapy for prevention of reinfarction in postmenopausal women: a randomized placebo controlled trial. Lancet 2001; 360: 2001-8.

Gabriel SR, Carmona L, Roque M, Sanchez GL, Bonfill X. Hormone replacement therapy for preventing cardiovascular disease in post-menopausal women. Cochrane Database Syst Rev 2005; 2: CD002229.

Grady D, Herrington D, Bittner V, Blumenthal R, Davidson M, Hlatky M, et al. Cardiovascular disease outcomes during 6.8 years of hormone therapy: Heart and Estrogen/progestin Replacement Study follow-up (HERS II). JAMA 2002; 288: 49-57.

Grodstein F, Manson JE, Stampfer MJ. Hormone therapy and coronary heart disease: the role of time since menopause and age at hormone initiation. J Womens Health 2006; 15: 35-44.

Herrington DM, Reboussin DM, Brosnihan KB, Sharp PC, Shumaker SA, Snyder TE, et al. Effects of estrogen replacement on the progression of coronary-artery atherosclerosis. N Engl J Med 2000; 343: 522-9.

Hulley S, Furberg C, Barrett-Connor E, Cauley J, Grady D, Haskell W, et al. Noncardiovascular disease outcomes during 6.8 years of hormone therapy: Heart and Estrogen/progestin Replacement Study follow-up (HERS II). JAMA 2002; 288: 58-66.

Jackson RD, Wactawski-Wende J, LaCroix AZ, Pettinger M, Yood RA, Watts NB, et al. Effects of conjugated equine estrogen in postmenopausal women with hysterectomy, the Women's Health Initiative randomized controlled trial. JAMA 2006; 21: 817-28.

MacLennan A, Sturdee D. Towards safer women, safer doses, safer routes and safer timing of administration of safer menopausal therapies. Climacteric 2005; 8: 1-2.

Manson JE, Bassuk SS, Harman SM, Brinton EA, Cedars MI, Lobo R, et al. Postmenopausal hormone therapy: new questions and the case for new clinical trials. Menopause 2006; 13: 139-47.

Manson JE, Hsia J, Johnson KC, Rossouw JE, Assaf AR, Lasser NL, et al. Estrogen plus progestin and the risk of coronary heart disease. N Engl J Med 2003; 349: 523-34.

Rossouw JE, Anderson GL, Prentice RL, LaCroix AZ, Kooperberg C, Stefanick ML et al. Risks and benefits of estrogen plus progestin in healthy postmenopausal women: principal results From the Women's Health Initiative randomized controlled trial. JAMA 2002; 288: 321-33.

Salpeter SR, Walsh JM, Greyber E, Salpeter EE. Coronary heart disease events associated with hormone therapy in younger and older women. A meta-analysis. J Gen Intern Med 2006; 21: 363-6.

Simon JA, Hsia J, Cauley JA, Richards C, Harris F, Fong J, et al. Postmenopausal hormone therapy and risk of stroke: The Heart and Estrogen-progestin Replacement Study (HERS). Circulation 2001; 103: 638-42.

Taner MZ, Ozpolat E, Taskiran C, Onan MA, Gursel T, Karabulut E, et al. Effects of four different regimens of hormone replacement therapy on hemostatic parameters: a prospective randomized study. Maturitas 2006; 53: 267-73.

Viscoli CM, Brass LM, Kernan WN, Sarrel PM, Suissa S, Horwitz RI. A clinical trial of estrogen-replacement therapy after ischemic stroke. N Engl J Med 2001; 345: 1243-9.

Wassertheil-Smoller S, Hendrix SL, Limacher M, Heiss G, Kooperberg C, Baird A, et al. Effect of estrogen plus progestin on stroke in postmenopausal women: the Women's Health Initiative: a randomized trial. JAMA 2003; 289: 2673-84.

Waters DD, Alderman EL, Hsia J, Howard BV, Cobb FR, Rogers WJ, et al. Effects of hormone replacement therapy and antioxidant vitamin supplements on coronary atherosclerosis in postmenopausal women: a randomized controlled trial. JAMA 2002; 288: 2432-40.

2) 고혈압

Burt VL, Whelton P, Roccella EJ, Brown C, Cutler JA, Higgins M, et al. Prevalence of hypertension in the US adult population. Results from the Third National Health and Nutrition Examination Survey, 1988-1991. Hypertension 1995; 25: 305-13.

Karalis I, Beevers G, Beevers M, Lip G. Hormone replacement therapy and arterial blood pressure in postmenopausal women with hypertension. Blood Press 2005; 14: 38-44.

Lobo RA. What is the effect of estrogen on blood pressure after menopause? Menopause 2006; 13: 331-3.

Persico N, Mancini F, Artini PG, de Iaco P, Volpe A, de Aloysio D, et al. Transdermal HRT and Doppler findings in normotensive and hypertensive postmenopausal patients. Ultrasound Obstet Gynecol 2005; 26: 546-51.

Steiner AZ, Hodis HN, Lobo RA, Shoupe D, Xiang M, Mack WJ. Postmenopausal oral estrogen therapy and blood pressure in normotensive and hypertensive subjects: the Estrogen in the Prevention of Atherosclerosis Trial. Menopause 2005; 12: 728-33.

3) 고지혈증

Grundy SM, Cleeman JI, Merz CN, Brewer HB Jr, Clark LT, Hunninghake DB, et al. Implications of recent clinical trials for the National Cholesterol Education Program Adult Treatment Panel III guidelines. Circulation 2004; 110: 227-39.

Hodis HN, Mack WJ, Lobo RA, Shoupe D, Sevanian A, Mahrer PR, et al. Estrogen in the prevention of atherosclerosis: a randomized, double-blind, placebo-controlled trial. Ann Intern Med. 2001; 135: 939-953.

Kalogeropoulos S, Petrogiannopoulos C, Gagos S, Kampas N, Kalogeropoulos G. The influence of 5-year therapy with tibolone on the lipid profile in postmenopausal women with mild hypercholesterolemia. Gynecol Endocrinol 2004; 18: 227-32.

Karim R, Mack WJ, Lobo RA, Hwang J, Liu CR, Liu CH, et al. Determinants of the effect of estrogen on the progression of subclinical atherosclerosis: Estrogen in the prevention of atherosclerosis Trial. Menopause 2005; 12: 366-373.

Peverill RE, Smolich JJ, Malan E, Goldstat R, Davis SR. Comparison of effects of pravastatin and hormone therapy on soluble P-selectin and platelet P-selectin expression in postmenopausal hypercholesterolemic women. Maturitas 2006; 53: 158-65.

Seed M. The choice of hormone replacement therapy or statin therapy in the treatment of hyperlipidemic postmenopausal women. Atheroscler Suppl 2002; 3: 53-63.

4) 혈전색전증

Douketis JD, Julian JA, Kearon C, Anderson DR, Crowther MA, Bates SM, et al. Does the type of hormone replacement therapy influence the risk of deep vein thrombosis? A prospective case-control study. J Thromb Haemost 2005; 3: 943-8.

Eilertsen AL, Hoibraaten E, Os I, Andersen TO, Sandvik L, Sandset PM. The effects of oral and transdermal hormone replacement therapy on C-reactive protein levels and other inflammatory markers in women with high risk of thrombosis. Maturitas 2005; 52: 111-8.

Scarabin PY, Oger E, Plu-Bureau G. Differential association of oral and transdermal oestrogen-replacement therapy with venous thromboembolism risk. Lancet 2003; 362: 428-32.

Straczek C, Oger E, Yon de Jonage-Canonico MB, Plu-Bureau G, Conard J, Meyer G, et al. Prothrombotic mutations, hormone therapy, and venous thromboembolism among postmenopausal women: impact of the route of estrogen administration. Circulation 2005; 112: 3495-500.

Varas-Lorenzo C, Garc -Rodr uez LA, Cattaruzzi C, Troncon MG, Agostinis L, Perez-Gutthann S. Hormone replacement therapy and the risk of hospitalization for venous thromboembolism : A Population-based study in southern Europe. Am J Epidemiol 1998; 147: 387-90.

Wu O. Postmenopausal hormone replacement therapy and venous thromboembolism. Gend Med 2005; 2 Suppl 1: 18-27.

5) 정맥염 · 정맥류

Stachowiak G, Polac I, Stefanczyk L, Owczarek D, Jedrzejczyk S, Pertynski T. The impact of hormone replacement therapy applied in women with varicose vein on changes in coagulation and fibrinolysis. Pol Merkuriusz Lek 2003; 15: 521-4.

Vin F, Allaert FA, Levardon M. Influence of Estrogen and progesterone on the venous system of the lower limbs in women. J Dermatol Sur Onco 1992; 18: 888-92.

6) 흡연

Castelli WP. Cardiovascular disease: pathogenesis, epidemiology, and risk among users of oral contraceptives who smoke. Am J Obstet Gynecol 1999; 180: 349-56.

Girdler SS, Hinderliter AL, West SG, Grewen K, Steege J, Light KC. Postmenopausal smokers show reduced hemodynamic benefit from oral hormone replacement. Am J Cardiol 2000; 86: 590-2.

Hoidrup S, Granbaek M, Pederson AT, Lauritzen JB, Gottschan A, Schroll M. Hormone replacement therapy and hip fracture risk: effect modification by tobacco smoking, alcohol intake, physical activity and body mass index. Am J Epidemio 1999; 150: 1085-93.

Mancini F, Persico N, Genazzani AD, Volpe A, Battaglia C, De Aloysio D. Effects of hormone replacement therapy on plasma viscosity and Doppler variations in postmenopausal non-smokers and heavy smokers.

Gynecol Endocrinol 2005; 20: 221-6.

Mueck AO, Seeger H. Smoking, estradiol metabolism and hormone replacement therapy. Curr Med Chem Cardiovasc Hematol Agents 2005; 3: 45-54.

2. 대사성, 내분비 질환

1) 당뇨병

Andersson B. Hormone replacement therapy in postmenopausal women with diabetes mellitus: a risk-benefit assessment. Drugs Aging 2000; 17: 399-410.

Gooding KM, MacLeod KM, Spyer G, Ewings P, Tooke JE, Shore AC. Impact of hormone replacement therapy on microvascular function in healthy and Type 2 diabetic postmenopausal women. Diabet Med 2005; 22: 536-42.

Louet JF, LeMay C, Mauvais-Jarvis F. Antidiabetic actions of estrogen: insight from human and genetic mouse models. Curr Atheroscler Rep 2004; 6: 180-5.

Thijs A, Stehouwer CD. Hormone replacement therapy in postmenopausal women with diabetes mellitus. Semin Vasc Med 2002; 2: 215-9.

2) 간질환

Appelberg J, Isoniemi H, Nilsson CG, Höckerstedt K, Ylöstalo P. Safety and efficacy of transdermal estradiol replacement therapy in postmenopausal liver transplanted women, A preliminary report. Acta Obstet Gynecol Scand 1998l; 77: 660-4.

Hay JE, Guichelaar MM. Evaluation and management of osteoporosis in liver disease. Clin Liver Dis 2005; 9: 747-66.

Ormarsdóttir S, Mallmin H, Naessén T, Petrén-Mallmin M, Broomé U, Hultcrantz R, et al. An open, randomized, controlled study of transdermal hormone replacement therapy on the rate of bone loss in primary biliary cirrhosis. J Intern Med 2004; 256: 63-9.

3) 갑상샘질환

Franklyn JA, Betteridge J, Holder R, Sheppard MC. Effect of estrogen replacement therapy upon bone mineral density in thyroxine-treated postmenopausal women with a past history of thyrotoxicosis. Thyroid 1995; 5: 359-63.

Mazer NA. Interaction of estrogen therapy and thyroid hormone replacement in postmenopausal women. Thyroid 2004; 14 Suppl 1: 27-34.

Ridgway EC, Longcope C, Maloof F. Metabolic clearance and blood production rates of estradiol in hyperthyroidism. J Clin Endocrinol Metab 1975; 41: 491-7.

3. 부인과 질환

1) 자궁근종

Colacurci N, De Franciscis P, Cobellis L, Nazzaro G, De Placido G. Effects of hormone replacement therapy on postmenopausal uterine myoma. Maturitas 2000; 35: 167-173.

Simsek T, Karakus C, Trak B. Impact of different hormone replacement therapy regimens on the size of myoma uteri in postmenopausal period : tibolone versus transdermal hormonal replacement system. Maturitas 2002; 42: 243-6.

Yang CH, Lee JN, Hsu SC, Kuo CH, Tsai EM. Effect of hormone replacement therapy on uterine fibroids in postmenopausal women-a 3-year study. Maturitas 2002; 43: 35-9.

2) 자궁내막증

Fedele L, Bianchi S, Raffaelli R, Zanconato G. Comparison of transdermal estradiol and tibolone for the treatment of oophorectomized women with deep residual endometriosis. Maturitas 1999; 32: 189-93.

Matorras R, Elorriaga MA, Pijoan JI, Ramon O, Rodriguez-Escudero FJ. Recurrence of endometriosis in women with bilateral adnexectomy (with or without total hysterectomy) who received hormone replacement therapy. Fertil Steril 2002; 77: 303-8.

Soliman NF, Hillard TC. Hormone replacement therapy in women with past history of endometriosis. Climacteric 2006; 9: 325-35.

Van gorp T, Neven P. Endometrial safety of hormone replacement therapy: review of literature. Maturitas 2002; 42: 93-104.

3) 자궁내막증식증

Erkkola R, Kumento U, Lehmuskoki S, Mattila L, Mustonen M. No increased risk of endometrial hyperplasia with fixed long-cycle oestrogen-progestogen after five years. J Br Menopause Soc 2004; 10: 9-13.

Samsioe G, Boschitsch E, Concin H, De Geyter C, Ehrenborg A, Heikkinen J, et al. Endometrial safety, overall safety and tolerability of transdermal continuous combined hormone replacement therapy over 96 weeks : a randomized open-label study. Climacteric 2006; 9: 368-79.

4) 유방암, 난소암, 자궁내막암

Ayhan A, Taskiran C, Simsek S, Sever A. Does immediate hormone therapy affect the oncologic outcome in endometrial cancer survivors? Int J Gynecol Cancer 2006; 16: 805-8.

Barakat RR, Bundy BN, Spitos NM, Bell J, Mannel RS. ; Gynecologic Oncology Group. Randomized double-blind trial of estrogen replacement therapy versus placebo in stage I or II endometrial cancer; a Gynecologic Oncology Group Study. J Clin Oncol 2006; 24: 587-92.

Biglia N, Gaduducci A, Ponzone R, Roagna R, Sismondi P. Hormone replacement therapy in cancer survivors. Maturitas 2004; 48: 333-46.

Guidozzi F, Daponte A. Estrogen replacement therapy for ovarian carcinoma survivors : A randomized controlled trial. Cancer 1999; 86: 1013-8.

Holmberg L, Anderson H, for the HABITS steering and data monitoring committees. HABITS (hormone replacement therapy after breast cancer- is it safe?), a randomized comparison : trial stopped. Lancet 2004; 363: 453-55.

Purdie DM, Bain CJ, Siskind V, Russell P, Hacker NF, Ward BG, et al. Hormone replacement therapy and risk of epithelial ovarian cancer. BR J Cancer 1999; 81: 559-63.

Reich O, Regauer S, Urdi W, Lahousen M, Winter R. Expression of oestrogen and progesterone receptors in low-grade endometrial stromal sarcomas. Br J Cancer 2000; 82: 1030-4.

Schoultz EV, Lares E. Menopausal hormone therapy after breast cancer: The Stockholm randomized trial. J Natl Cancer Inst 2005; 97: 533-5.

4. 기타질환

1) 담석증

Alvaro D, Mancino MG, Onori P, Franchitto A, Alpini G, Francis H, et al. Estrogens and the pathophysiology of the biliary tree. World J Gastroenterol 2006; 12: 3537-45.

2) 편두통

Bousser MG. Estrogens, migraine, and stroke. Stroke 2004; 35 suppl 1: 2652-6.

MacGregor EA. Migraine and the menopause. J Br Menopause Soc 2006; 12: 104-8.

3) 신부전

Pietrzak B, Cyganek A, Jabiry-Zieniewicz Z, Bobrowska K, Durlik M, Oldakowska-Jedynak U, et al. Safety and efficacy of hormonal therapy in menopausal kidney-allograft recipients. Transplant Proc 2006; 38: 184-7.

Stehman-Breen C, Anderson G, Gibson D, Kausz AT, Ott S. Pharmacokinetics of oral micronized beta-estradiol in postmenopausal women receiving maintenance hemodialysis. Kidney Int 2003; 64: 290-4.

Weisinger JR, Bellorin-Font E. Postmenopausal osteoporosis in the dialysis patient. Curr Opin Nephrol Hypertens 2003; 12: 381-6.

4) 우울증

Miller KJ. The other side of estrogen replacement therapy: outcome study results of mood improvement in estrogen users and nonusers. Curr Psychiatry Rep 2003; 5: 439-44.

Sloan DM, Kornstein SG. Gender differences in depression and response to antidepressant treatment. Psychiatr Clin North Am 2003; 26: 581-94.

5) 안구건조증

Jansson C, Johansson S, Lindh-Astrand L, Hoffmann M, Hammar M. The prevalence of symptoms possibly related to the climacteric in pre- and postmenopausal women in Linkoping, Sweden. Maturitas 2003; 45: 129-35.

6) 전신성홍반성낭창

Bhattoa HP, Bettembuk P, Balogh A, Szegedi G, Kiss E. The effect of 1-year transdermal estrogen replacement therapy on bone mineral density and biochemical markers of bone turnoverin osteopenic postmenopausal systemic lupus erythematosus patients: a randomized, double-blind, placebo-controlled trial. Osteoporos Int 2004; 15: 396-404.

Chapter / 11

호르몬 요법 전후 환자의 관리법

요약 K.e.y.p.o.i.n.t

폐경 여성들은 폐경 증상을 직접 경험하거나 주변에서 얻은 정보로 본인의 상태를 평가하고자 폐경 클리닉을 방문합니다. 문제는 이들 대부분이 주로 대중매체나 주변 지인들로부터 폐경에 대한 지식을 습득한다는 것인데 이러한 정보들은 옳은 내용이 아닌 경우가 있기 때문에 의사는 보다 적극적으로 폐경이 임박한 여성들에게 폐경에 대한 조언을 해주어야 합니다. 특히 조기 폐경 여성이나 폐경 후 골다공증의 위험이 높은 여성 등 고위험군 여성을 신경써야 하며 자세한 병력 청취와 폐경기에 문제가 될 수 있는 질환들에 대한 전반적인 검사를 통해 폐경 여성의 건강관리에 중점을 두어야 합니다. 호르몬 요법을 결정하기 전 병력청취, 이학적 검사, 임상병리검사, 유방촬영 등이 필수적이며 필요한 경우에는 자궁내막 조직검사, 골반초음파검사, 골밀도 검사를 할 수 있습니다. 그리고 호르몬 요법이 필요한 여성에서는 호르몬 요법에 대한 올바른 설명을 통해 막연한 두려움을 해소해 주고 올바른 개념과 필요성에 대해 설명해 주어야 하며, 추적시에는 환자의 각 상황에 따라 다양한 검사를 고려해 볼 수 있습니다.

11-1 ▸▸ 환자들은 폐경 문제에 대하여 조언을 받고자 합니까?

환자들이 폐경 클리닉을 방문하여 조언을 받고자 하는 이유는 크게 네 가지로 이야기 할 수 있습니다.

첫째는 안면홍조 등과 같이 에스트로겐 결핍으로 인한 것임이 명백한 고통스러운 폐경증상이 발현되어 그 치료를 목적으로 방문하는 경우이며, 둘째는 환자 자신이 에스트로겐 결핍에 의한 폐경증상이라고 믿고 있는 어떠한 증상을 갖고 있는 경우입니다. 셋째는 친척, 친구 등의 경험을 통해 골다공증, 심혈관 질환 등의 여성 호르몬 결핍 증상에 대한 관심이 생긴 경우이며, 넷째는 신문, 방송 등을 통해 호르몬 치료에 관한 이야기를 듣고서 자세한 설명을 듣기 위하여 방문하는 경우입니다.

11-2 ▶▶ 여성들은 폐경과 호르몬 요법에 관한 정보를 어디에서 얻으며 누구와 상담합니까?

대부분 대중 매체 또는 친구로부터 정보를 얻으며 전문가와 상담하지 않습니다.

우리나라 여성들이 폐경과 호르몬 요법에 관한 정보를 어디에서 얻는지에 대한 1994년 대한 폐경 학회의 조사 자료를 보면 대부분이 산부인과 전문의를 방문하여 얻기보다는 방송, 신문 등의 대중 매체 또는 친구들로부터 정보를 얻는 것으로 나타나 있습니다 (표 11-1).

표 11-1. 호르몬 치료에 대한 정보 제공자

정보제공자	수 (명)	%
친구	61	43.0
텔레비전	33	23.2
신문	12	8.5
의사	20	14.1
기타	16	11.3
총계	142	100.0

이러한 현실은 외국의 경우에도 거의 비슷한 것으로 보고되고 있기도 합니다.

대중 매체에서의 평판은 질병에 관한 정보나 치료의 성과에 관한 정보에 대한 환자의 욕구에 영향을 미치게 되어 특히 치료에 대한 환자의 기대에 영향을 줄 수도 있습니다.

폐경 증상이 있어도 대부분의 여성은 전문가와 상담하지 않습니다 (표 11-2).

표 11-2. 폐경 여성들이 폐경 증상에 대해 상담을 하는 대상

	숫자 (명)	퍼센트 (%)
의사	444	37%
한의사	120	10%
약사	120	10%
전통	36	3%
상담하지 않는다	648	54%
총계	1201	100%

그러므로 환자들은 호르몬 요법에 의해 암이 유발된다거나 부작용이 많이 생긴다던가 하는 부정적인 시각을 가지게 될 수도 있고, 월경이 돌아오고 젊어진다는 약에 대한 비현실적인 기대감을 갖게 될 수도 있습니다.

11-3 ▸▸ 폐경이 임박한 모든 여성에게 의사들은 폐경 문제에 관하여 적극적으로 설명해 주어야 합니까?

그렇습니다.

원칙적으로 의사는 폐경 여성에게 폐경 문제에 관한 모든 설명을 해주어야 합니다.

우선은 호르몬 요법의 장점과 단점에 관하여 환자에게 충분히 설명하여야 하겠으며 의사의 입장에서는 폐경 문제로 상담하는 여성을 표 11-3와 같이 몇 가지 군으로 분류하여 적절한 상담이 이루어질 수 있도록 해야 할 것입니다. 중요한 것은 환자에게 제공되는 정보가 정확하고도 편견에 치우치지 않은 공정한 것이어야 한다는 것인데 환자를 처음 대하는 일반 의사들은 이러한 역할에 있어 가장 적절한 위치에 있다고 할 수 있습니다. 즉 직접적으로 환자들과 상담을 하거나 책자 등의 제공을 통하여 간접적으로 정보를 제공할 수 있는 적절한 위치에 있다는 것입니다. 모든 여성들은 폐경을 겪게 되며 비록 그 증상으로 인한 고통을 모두가 겪는 것은 아니지만 종국에는 에스트로겐 결핍에 의한 장기적인 후유증의 위험에 놓이게 됩니다. 폐경과 관련하여 상담을 시작하였다고 해서 반드시 호르몬 요법의 처방을 시작할 필요는 없습니다만 이러한

표 11-3. 호르몬 요법 대상 환자의 유형별 접근

폐경 증상이 있는 환자
확신을 가지고 치료
치료 기간의 개인별 적용
자궁이 있는 여성은 프로게스토겐 제제의 병합
조기폐경
확신을 가지고 치료
최소 50세 까지 치료
자궁이 있는 여성은 프로게스토겐 제제의 병합
자궁절제술을 받은 여성
장기적 요법
최대의 비용대비 효과
프로게스토겐 제제 투여할 필요 없음
골절 고위험 환자
장기적 요법 (저용량)
자궁이 있는 여성은 프로게스토겐 제제의 병합
장기적인 호르몬 요법을 원하는 환자
적절한 상담
장기적 요법
자궁이 있는 여성의 경우 프로게스토겐 제제 사용
호르몬 요법의 계속 여부에 대한 주기적 상담
기타 무증상 여성
호르몬 요법에 관한 충분한 정보의 제공

상담을 통해 일반적인 건강 문제에 대한 교육이나 건강 검진의 기회를 제공하게 되는 것입니다.

대체로 폐경 클리닉에 다니고 호르몬 요법을 받고자 원하는 환자들의 재정적 여건이나 교육 수준이 우수하다는 이야기도 있습니다. 그러나 모든 여성이 일반적인 건강 문제에 대한 교육이나 건강 검진의 기회를 가져야 한다고 볼 때 모든 여성이 상담의 대상이 되어야 합니다. 이러한 기회를 제공한다고 해서 모든 환자가 반응을 보이는 것은 아닙니다. 따라서 의료진의 자세는 보다 적극적이어야 하고 이러한 적극성을 가짐으로써 어떤 증상으로 고통을 받으면서도 적절한 치료 방법이 없는 것으로 알고 있는 환자나 골다공증 또는 심혈관 질환의 위험 요소를 가지고 있으면서도 이를 인지하지 못하고 있는 환자들을 찾아낼 수 있는 것입니다.

11-4 ▶▶ 어떤 환자가 고위험군이며, 도움을 필요로 하는 환자라고 판단합니까?

만일 어떤 한 가지 경우만을 이야기하여야 한다면 조기폐경의 경우입니다.

폐경의 시기가 빠르면 빠를수록 골다공증과 심혈관 질환의 위험도가 커집니다. 또 정상적인 시기에 폐경이 되었어도 이어서 장기간의 무월경이나 희발월경이 있었던 여성은 고위험군으로 간주할 수 있습니다. 그리고 골다공증의 위험인자나 심혈관 질환의 위험 인자가 있는 여성은 고위험군입니다.

11-5 ▶▶ 고위험군 환자는 어떻게 확인될 수 있습니까?

조기 폐경은 자연적인 것일 수도 있으나 수술에 의해서나 항암 요법 또는 방사선치료 등의 결과로 생길 수도 있습니다 (문항 6-17 참조). 후자의 경우들은 의무기록의 검토나 자세한 문진을 통하여 확인될 수 있는 사항입니다. 이러한 경우가 아니라면 의료진이 폐경이 야기할 수 있는 여러 가지 문제점, 특히 조기폐경이 가져올 수 있는 특별한 위험을 항상 숙지해 두는 것이 필요합니다. 예를 들어 골다공증의 위험성은 자세한 가족력의 문진과 함께 골밀도 측정 및 골다공증과 관련된 생화학적 표지 검사로 파악할 수 있으며, 동맥경화성 심장질환의 위험성은 정기적인 지질 검사 및 비교 분석을 통하여 확인할 수 있습니다.

1. 병력 청취

11-6 ▸▸ 의사는 첫 상담시 어떻게 병력 청취를 해야 합니까?

우선은 의사를 찾게 된 동기를 알아내는 것이 중요합니다. 대다수의 환자들은 어떤 폐경증상을 호소하겠지만 일부는 아무런 증상이 없이도 의사를 찾을 수 있습니다. 어느 정도로 자세하게 병력의 청취를 해야 하는가 하는 문제는 환자가 어떤 전형적인 증상을 호소하는 환자인가 또는 단순히 건강 검진의 목적으로 방문한 환자인가에 따라 차이가 있겠지만 중요한 것은 비록 폐경이라는 진단이 확실하지 않은 경우라도 에스트로겐 결핍에 수반되는 증상의 유무에 관하여 자세히 질문을 해야 한다는 것입니다. 이 점의 중요성은 앞서 제6장에서도 강조한 바 있습니다. 에스트로겐을 사용하는 것은 황달, 혈전증, 자궁내막증식증, 자궁내막증, 자궁근종 및 유방종괴 등의 기존의 상태에 영향을 미칠 수 있고 또 골다공증이나 심혈관 질환의 위험이 환자 개개인의 생활 습관이나 가족력 등의 요소에 따라 달라지므로 이러한 부분에 관하여는 포괄적이고도 자세한 병력의 청취가 필요합니다. 이러한 병력 청취의 예를 표 11-4에 제시하였습니다.

표 11-4. 병력 청취의 예

환자등록
폐경과 호르몬 요법에 관한 태도 및 기대
혈관운동증상
수면양상
위축성 증상
정신 심리적 문제
증상의 양상과 원인에 대한 환자 자신의 해석
증상과 관련하여 이전까지 받았던 투약 내용
부인과적 병력
월경력, 최종 월경일, 출산력, 사용 중인 피임법, 자궁절제/난소절제 여부, 자궁경부 세포진 검사의 결과, 자궁근종, 자궁내막증, 자궁 경부 상피내 종양, 자궁 내막의 이상, 월경전 증후군, 월경통 등
내과적/외과적 병력
심부정맥 혈전증, 임신성 고혈압, 심근경색증, 뇌혈관 질환, 고혈압, 당뇨병, 유방촬영 결과, 유방 수술 병력, 편두통, 황달, 담석증, 위수술 병력, 대장 질환, 경련성 질환, 골절, 흑색종, 부신피질호르몬제의 사용, 갑상샘 질환 등
최근의 투약 상태 및 과민반응
생활 양식 및 습관
결혼 여부, 가족, 흡연 여부, 음주 여부, 식사 습관, 운동, 스트레스 등
개인적 발달사
정신과적 과거 병력, 성격
현재의 환경
부부의 문제, 재정적 문제, 사회적 기반, 사별, 이혼, 별거, 가족 상황 등
가족력
유방암, 골다공증, 허혈성 심장질환, 뇌혈관 질환, 난소암 등

2. 이학적 검사

11-7 ▸▸ 호르몬 요법의 시작 전에 하여야 할 이학적 검사는 어떤 것이 있습니까?

일반적인 진찰시의 이학적 검사의 원칙이 적용됩니다.

여기에는 물론 신장, 체중, 혈압의 측정이 포함되며 유방의 검진과 골반 진찰도 반드시 시행하여야 합니다. 물론 자궁 세포진검사는 호르몬 요법을 위해서가 아니라도 반드시 시행되어야 할 것입니다. 또한 이런 과정을 통하여 어떤 문제가 발견되었다면 그에 따른 추가 검사를 진행시켜야 할 것입니다.

11-8 ▸▸ 골반 진찰의 목적은 무엇입니까?

호르몬 요법을 시행하기 전 골반 진찰은 반드시 시행하여야 하며, 그 시행은 골반내 기질적 병변을 감별할 목적으로 행합니다.

외음부나 질의 상피를 자세히 검사하여야 하고 자궁탈 또는 질탈의 여부도 살펴야 합니다. 자궁경부에 대해서는 필요에 따라 세포진검사를 포함하여 주의 깊게 검진을 하고 자궁의 크기에 대한 평가도 반드시 이루어져야 합니다. 그 외 골반 내 이상 종괴의 유무, 자궁내 혹은 자궁외 부위에서 비정상적인 출혈이 있는지 등을 살펴야 합니다. 특히 자궁근종의 경우는 호르몬요법의 결과 크기가 커지거나 비정상 출혈을 유발할 가능성이 있으므로 주의를 기울일 필요가 있습니다.

11-9 ▸▸ 유방의 진찰은 어떻게 합니까?

먼저 시진을 하고 촉진을 하는데 조명이 밝은 곳에서 환자로 하여금 수치심을 느끼지 않고 진찰에 협조할 수 있도록 하는 것이 중요합니다.

시진 (inspection)
환자를 앉히고 팔을 양옆으로 내리게 합니다. 살펴볼 사항으로는 다음과 같은 것이 있습니다.
① 크기와 대칭성

② 모양과 윤곽 : 종괴, 함몰, 납작한 곳의 유무
③ 피부 소견 : 색깔, 두께, 부종 유무, 혈관성
④ 유두 : 크기, 모양, 발진, 궤양 유무, 분비물 유무
쑥 들어가거나 퇴축된 것을 잘 관찰하기 위해서는 환자가 양팔을 머리 위로 올리게 하거나 (그림 11-1) 양손을 양쪽 허리에 대게 하거나 환자가 앞으로 기대게 할 수도 있습니다.

촉진 (palpation) (그림 11-1)
먼저 환자를 눕힌 다음 세 손가락을 모아서 유방 조직을 부드럽게 흉부 벽에 부딪히는 것처럼 굴리면서 눌러 봅니다. 양쪽을 같은 방법으로 검사하면서 밑부분, 유방 주위, 유방 유륜 (areola) 등의 차례로 다음과 같은 사항을 검사합니다.
① 유방 근육의 경도와 탄력성
② 경변 (hardening)과 동통 과민성
③ 소결절 : 위치, 크기 (cm), 모양, 경도, 주위 조직 침윤, 유동성 유무, 압통
④ 유두 : 탄력성, 분비물

가) 환자의 자세와 촉진방향
① 유방의 바깥 부분 촉진 (그림 11-1A)
② 유방의 안쪽 부분 촉진 (그림 11-1B)

나) 촉진하는 방법: 둘째, 셋째, 넷째 손가락의 끝마디를 모으고 손바닥 방향으로 작은 원 (10원짜리 동전 바깥면을 만지는 기분)을 그린다 (그림 11-1C).

다) 유방을 압박하는 방법: 손가락 마디로 원을 그릴때 같은 위치에서 3개의 원을 그리고 각 원마다 다른 압력을 가하면서 그린다 (얕게, 중간, 깊숙이) (그림 11-1D).

숙련된 의사에 의한 유방 검진은 경제적 부담이 적고 단순한 방법입니다.
종괴의 크기가 1cm 이상이면 임상적 유방검진에 의해 촉지되며 0.5cm 이상이면 유방 촬영술에서 발견된다고 합니다. 한 연구에 의하면 1cm 미만의 유방 종괴 중 22%만 임상적 유방검진에 의해 발견되지 않고 유방촬영술에 의해 발견되었다고 합니다. 임상적 유방검사에 의한 유방암의 발견율은 나이가 많은 여성일수록 감소하며 여러번 시행받은 여성에서 감소합니다. 유방암 진단에 대한 임상적 유방검진의 민감도는 55-60%이며 특이성은 95%입니다. 임상적 유방검진은 유방촬영술이 예정된 시점에서 가까운 시기에 매년 시행되어야 하며 유방 검진과 유방 촬영술의 가장 적합한 시기는 월경 직후나 호르몬으로 유도된 출혈 직후입니다.

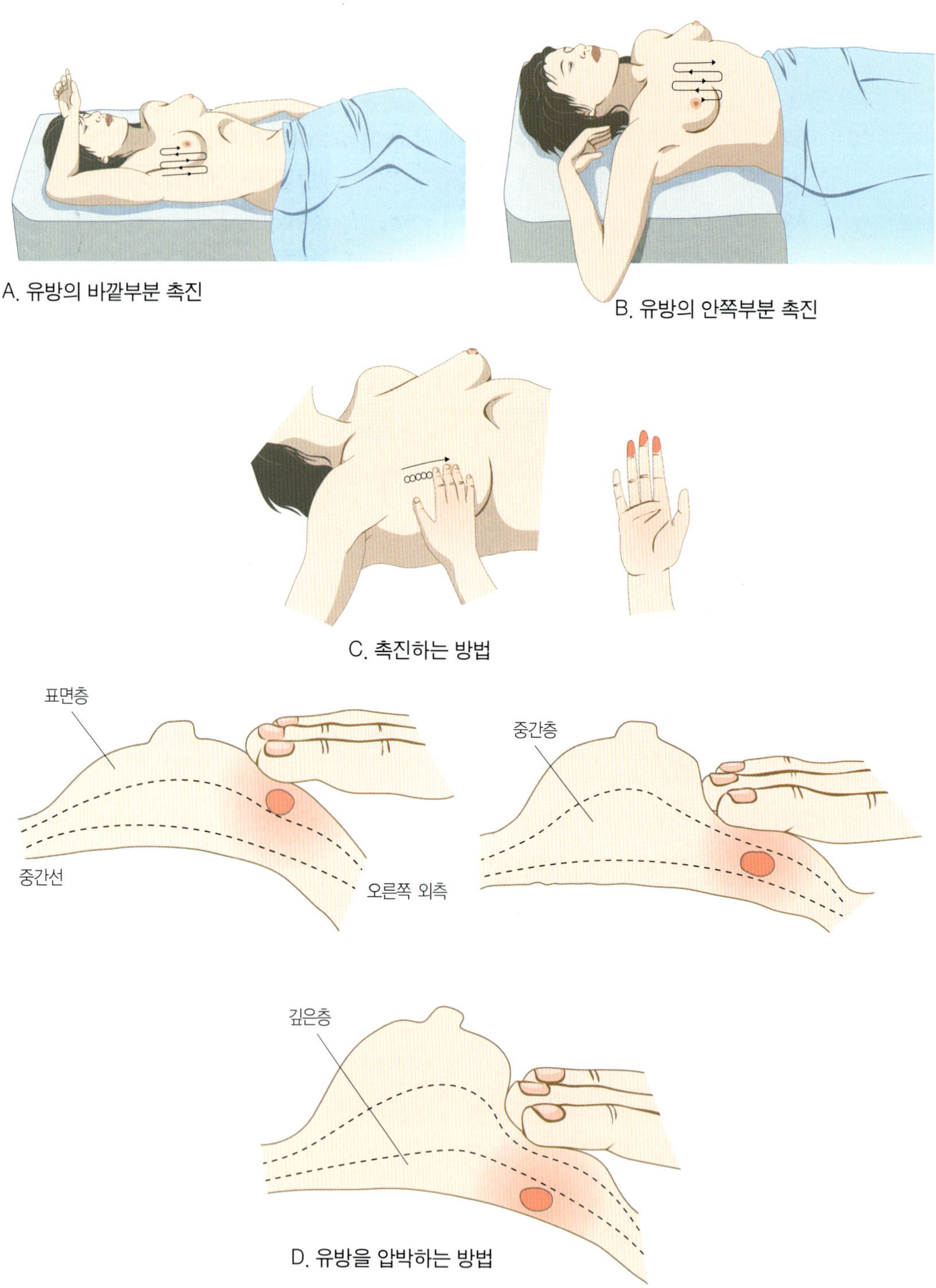
A. 유방의 바깥부분 촉진
B. 유방의 안쪽부분 촉진
C. 촉진하는 방법
표면층
중간선
오른쪽 외측
중간층
깊은층
D. 유방을 압박하는 방법

그림 11-1. 유방의 진찰

3. 검사

11-10 ▸▸ 호르몬 요법의 시행에 앞서 임상적으로 시행해야할 검사는 무엇입니까?

충분한 문진과 골반 진찰을 포함한 이학적 검사가 이루어져야 합니다.

자궁 세포진검사는 호르몬 요법을 위한 검사로서가 아니라도 정기적으로 시행하는 것이 바람직하며 유방 검진의 경우도 40세 이상의 여성이라면 같은 차원에서 시행하는 것이 좋겠습니다 (표 3-1 참조). 골밀도 검사나 지질 검사는 환자의 골다공증과 심혈관 질환의 위험 인자를 고려하여 의사의 판단에 따라 통상적인 검사로서 시행하는 것이 무난할 것으로 사료됩니다.

11-11 ▸▸ 어떤 경우에 부가적인 검사가 필요하며 또 어떤 검사를 시행해야 합니까?

문진 및 이학적 검사의 결과에 따라 적절한 검사를 시행하는 것이 필요합니다.

예를 들면 빈혈, 간질환, 갑상샘질환 등을 의심할 만한 증상이나 징후가 있다면 그에 따라 일반혈액검사, 간 기능 검사, 갑상샘기능검사가 필요할 것이며 혈전 색전증의 과거력이 있다면 혈액응고인자의 검사와 혈액응고검사가 필요할 것입니다. 또 만일 유방의 종괴나 골반의 종괴가 발견된 경우라면 그에 따른 적절한 처치가 요구될 것이고 유방암의 가족력이 있다면 호르몬 요법에 관계없이 유방 촬영 등의 선별 검사를 시행하여야 할 것입니다.

11-12 ▸▸ 호르몬 요법 시행 전에 호르몬 검사가 필요합니까?

반드시 필요한 경우는 많지 않습니다.

대부분의 경우 안면홍조와 같은 특징적인 폐경기 증상이 희발월경 혹은 무월경과 더불어 나타나기 때문에 진단이 어렵지 않습니다. 더구나 난포자극호르몬, 프로제스테론, 에스트로겐의 혈중 농도는 초기 폐경기 동안 그 변화가 매우 커서 진단적 가치가 있는 경우가 적고 특징적 폐경증상이 가장 훌륭한 지표가 됩니다. 더불어 증상의 빈도나 정도와도 큰 관계가 없으므로 이러한 검사가 꼭 필요한 경우는 많지 않습니다.

호르몬 검사가 필요한 경우는 다음과 같은 경우를 들 수 있습니다. 우선 자연적인 조기 폐경의 경우 최소한 두 차례 이상의 호르몬 검사가 필요합니다. 둘째는 자궁절제술을 받은 환자에서의 난소부전증을 확인하거나 조기 난소부전증을 확인하기 위한 경우이며 셋째는 진단이 확실하지 않은 경우, 즉 증상이 불분명하면서 규칙적인 월경이 있고 혈관운동 증상이 없는 환자에서 난포자극호르몬이 상승되어 있는 경우로, 이때는 조기폐경으로 인정할 수 있습니다. 하지만 이런 경우에도 호르몬 검사의 결과가 반드시 믿을 만한 것은 아니며 호르몬 요법의 시험적 치료가 보다 좋은 방법이 될 수도 있음을 반드시 고려하여야 합니다.

11-13 ▶▶ 호르몬요법 시행 전에 모든 여성이 골반 초음파검사를 받아야 합니까?

임상적으로 어떤 병변이 의심되지 않는다면 꼭 필요하지는 않습니다.

호르몬 요법과 관련하여 난소암의 위험이 증가하느냐에 관하여는 아직 확실한 연구결과는 없습니다. 그러나 난소암에 있어서 가족력이 중요한 인자로 알려져 있으므로 호르몬 요법의 여부에 관계없이 적응증이 된다면 시행하는 것이 바람직 할 것입니다. 이 경우 난소암의 표지자로 알려진 CA-125 등의 검사를 병용할 수도 있겠습니다. 초음파 검사는 비교적 간단하고 비침습적 검사이므로 호르몬 요법을 시행하기 전에 검사하는 것이 바람직할 것입니다.

11-14 ▶▶ 호르몬 요법 시행 전에 모든 여성이 골밀도 검사를 받아야 합니까?

모든 여성이 다 받을 필요는 없습니다.

모든 여성이 나이가 듦에 따라 골다공증의 위험은 증가하지만 골다공증과 관련이 심한 폐경증상 등의 이유로 이미 호르몬 요법을 받고 있을 수도 있고 골밀도 검사의 결과에 관계없이 호르몬 요법을 받기를 원치 않을 수도 있습니다. 고가의 검사 비용, 일부 검사의 낮은 신뢰도 그리고 호르몬 요법 이외에 마땅한 예방과 치료의 방법이 없다는 점을 고려하면 모든 폐경 여성이 골밀도 검사를 받아야 하는 것은 아니라 하겠습니다. 현재 국내에서 골밀도 검사의 보험인정 기준은 표 6-1과 같습니다.

11-15 ▸▸ 호르몬 요법 시행 전에 모든 여성이 지질 검사를 받는 것이 바람직합니까?

그렇습니다.

호르몬 요법시 에스트로겐의 역할중 하나는 고밀도 지단백 콜레스테롤을 증가시키고 저밀도 지단백 콜레스테롤을 감소시켜 동맥경화성 심장질환의 발현을 억제하는 것입니다. 이에 따라 호르몬 요법을 시행하기 전에 지질 검사를 시행하여 치료 전 환자의 혈중 지질 농도와, 치료 기간 중 매년 검진한 지질 농도를 비교 분석하여 치료 효과를 판정하여야 할 것으로 사료됩니다. 전체 콜레스테롤치와 고밀도 지단백 콜레스테롤치의 비율이 적을수록 동맥 경화성 심장질환의 발현이 억제되므로 이에 대한 비교 분석도 필요할 것으로 사료됩니다.

11-16 ▸▸ 모든 여성이 호르몬 요법 시행 전에 유방 촬영을 해야 합니까?

40세가 넘는 모든 여성은 유방 촬영을 하는 것이 바람직합니다.

우리나라 여성에서의 유방암은 특징적으로 20세 이후부터 연령 증가에 따라 증가하다가 45-49세에 가장 높은 발생률을 보이고 이후 점차 감소하는 경향을 보이는데 이것은 유방암 발생률이 높은 지역에서 연령에 따라 계속해서 유방암 발생률이 증가하는 것과 비교되는 소견입니다.

표 11-5. 유방촬영술 권고사항

기관	권고사항
미국 암 협회	비정상적인 결과가 없는 상태에서는 40세부터 유방 촬영술을 매년 시행
국립 암 학회	40~50대 사이에는 매 1 또는 2년마다, 그 이후는 매년 유방 촬영술 시행
캐나다 암 협회	50~69세 사이에 유방 촬영술을 매 2년 마다 시행하고 비정상 소견이 발견되면 더 자주, 더 자세한 검사를 시행
UPSTF (US Preventive Services Task Force)	40세 이상의 여성에서 1~2년 마다 임상적 유방 검진과 같이 또는 단독으로 유방 촬영술을 시행
북미폐경학회	이상 소견이 없을 경우 40세부터 매년 그리고 호르몬 요법을 시작하기 전에 유방 촬영술을 시행
대한폐경학회	이상 소견이 없을 경우 40세부터 매년 그리고 호르몬 요법을 시작하기 전에 유방 촬영술을 시행
한국유방암학회	40세 이상의 여성에서 1~2년마다 유방 촬영술을 시행

유방 촬영은 35세 이상의 위험 인자가 있는 여성이나 50세 이상의 여성을 대상으로 매년 선별 검사를 실시하여 그 발생률을 50~70%까지 줄일 수 있는 것으로 보고되고 있습니다. 따라서 유방 촬영은 호르몬 요법과 관계없이 40세 이후의 모든 여성에서 매년 시행하는 것이 바람직하다고 사료됩니다. 현재 유방촬영술에 대한 각 기관의 권고사항은 표 11-5와 같습니다.

11-17 ▸▸ 유방 촬영술 (mammography)의 민감도는 어떠합니까?

유방 촬영술은 선별 검사 방법으로 정확한 진단을 제공하지는 못합니다. 선별검사로서 유방 촬영술의 위음성률은 약 10~15% 로 알려져 있습니다. 유방 촬영술의 민감도는 병변의 크기, 환자의 나이, 최근 호르몬 치료 여부, 추적 관찰 기간 등에 의해 달라집니다. 임상적 유방 검진과 유방 촬영술을 병행할 경우 민감도는 75%, 유방 촬영술 단독의 경우는 71%로 평가되었으며 특이도는 94~99% 였습니다.

11-18 ▸▸ 유방 촬영술 (mammography)에서 정상과 비정상을 감별하는 소견으로는 어떠한 것들이 있습니까? (문항 21-16, 17 참조)

유방 촬영술에서 악성을 시사하는 소견으로 표 11-6과 같은 것들이 있습니다.

표 11-6. 유방암의 유방촬영 소견

군집성 미세석회화 (clustered microcalcification)
다형성 미세석회화 (pleomorphic microcalcification)
침상경계 (spiculated border)의 음영
경계가 좋지 않은 종괴
미세분엽 (microlobulation) 모양 종괴
새로 생기거나 변화하는 석회화 또는 음영
구조왜곡
비대칭적 음영
피부의 비후나 수축
유두 함몰
액와림프절 비후

그림 11-2 (A~E)는 정상과 비정상의 유방 촬영술 소견의 예입니다.

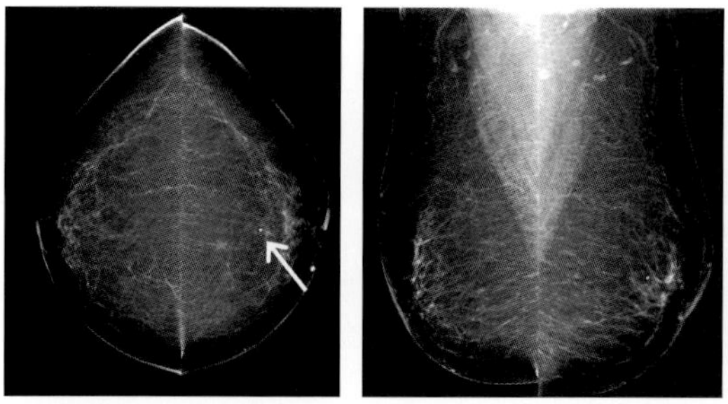

A. 양성 미세석회화(화살표)
지방형 유방 (Fatty breast) (grade 1) 정상 유방촬영술 (유형 1)

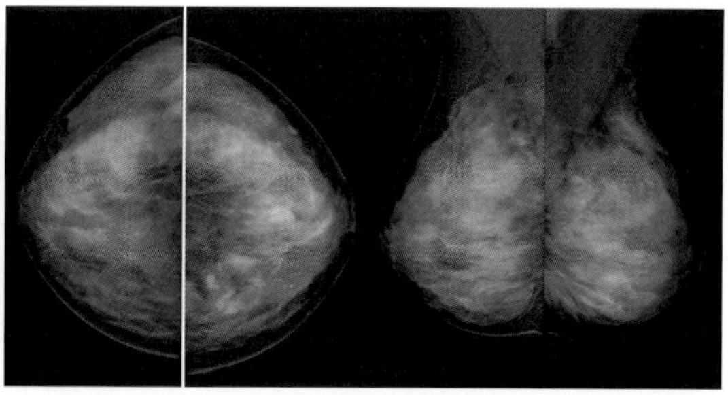

B. 정상 유방 촬영술-치밀 유방(유형 4)

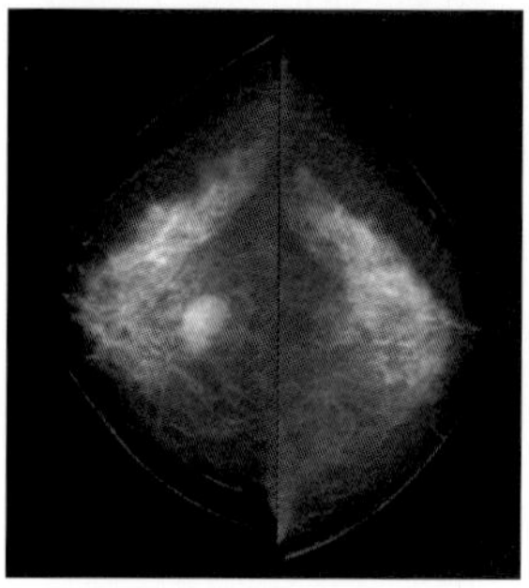

C. 섬유선종으로 확진된 예.
국한성 경계를 보이는 고밀도 종괴가 오른쪽 유방 중앙에 위치함.

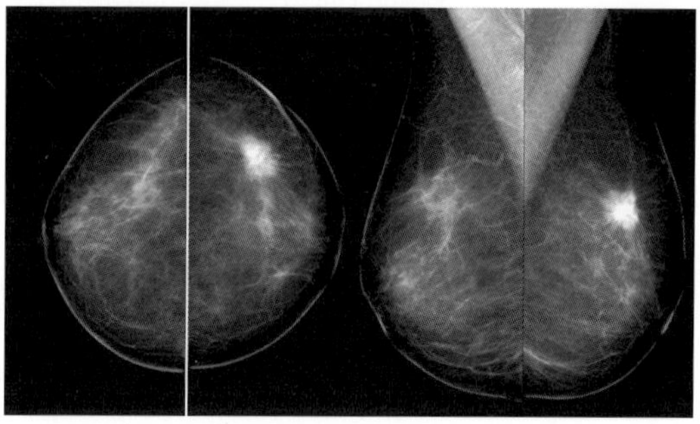

D. 침상형 경계를 보이는 고밀도 종괴가 좌측 유방 상외측에 위치하고 있음.
침윤성 유방암으로 확진된 예.

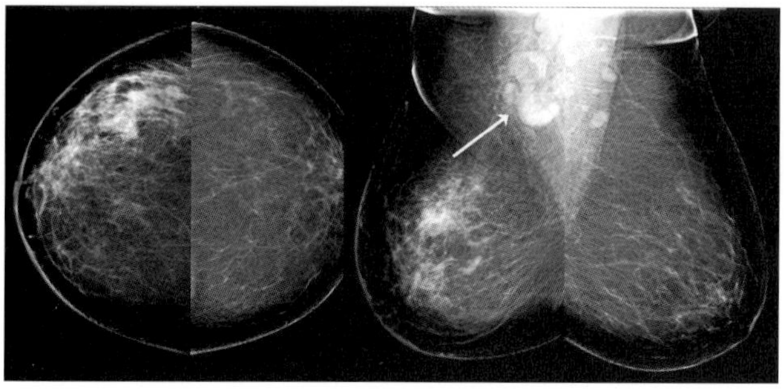

E. 불분명한 경계를 보이며 내부에 미세석회화를 동반하고 있는 비대칭성 음영이 우측 상외측에 보임. 침윤성 유방암의 증례이며 우측 액와부의 여러 개의 임파선 전이를 동반하고 있음 (화살표).

그림 11-2. 정상과 비정상의 유방 촬영술 소견

11-19 ▸▸ 호르몬 요법 시행 전에 자궁내막 조직검사가 필요합니까?

아닙니다.

과거 에스트로겐 단독요법을 사용한 경우 자궁내막암의 위험성은 급격히 증가하였으나, 현재 사용하고 있는 에스트로겐-프로게스토겐 병합요법시 그 위험성은 별로 증가하지 않는 것으로 보고되고 있습니다.

일반적으로 1년 이상 월경이 없었던, 호르몬을 투여 받지 않는 폐경기 여성의 약 1~2%에서 자궁내막의 전암성 병변이 있는 것으로 알려져 있습니다. 하지만 이 중 95% 이상이 에스트로겐-프로게스토겐 병합요법에 의하여 자궁내막의 이상이 정상화되는 것으로 알려져 있으며 정상화되지 않는 소수의 경우에는 호르몬 요법을 시작하고 나서 첫 3~4개월 내에 비정상 자궁출혈을 경험하게 된다고 합니다. 따라서 비정상 자궁출혈을 호소하거나 자궁이 있는 여성으로서 에스트로겐만 단독으로 투여한 경우에는 자궁내막 조직검사가 필요합니다.

4. 상담

11-20 ▸▸ 환자와 호르몬 요법에 관하여 상담할 때 명심해야 할 점은 무엇입니까?

환자와 호르몬 요법에 대하여 상담하고자 할 때에는 환자가 알고 있는 잘못된 지식과 그로 인한 호르몬 요법에 대한 그릇된 시각을 바로잡기 위해 현재까지 밝혀진 사실들을 정확하게 설명하여 주는 것이 가장 중요합니다.

호르몬 요법에 대하여 환자와 상담할 때 경계해야 할 점은, 의사 자신이나 환자가 가지고 있는 호르몬 요법에 대한 잘못된 지식으로 인한 막연한 부정적인 견해나 과도한 기대 등에 대하여, 상담 의사 자신이 잘 파악하여 대처해야 한다는 것입니다.

일반적으로 환자의 대부분은 친구나 대중 매체를 통하여 정보를 얻는 경우가 많아 잘못된 지식에서 비롯된 부정적인 시각이나 과도한 기대를 갖기 쉽습니다. 호르몬 요법이 자연적인 노화 현상을 역행하는 것이며, 암을 비롯한 여러 가지 질환을 유발시키는 등 심각한 부작용을 초래할 수 있다고 생각하는 경향이 있습니다. 또한 의사 자신도 호르몬 요법의 정확한 지식을 가지지 못하여 막연히 부정적인 시각을 가지고 호르몬 요법을 주저하는 경우가 발생하기도 합니다.

이러한 문제를 해결하기 위해서는 폐경과 호르몬 요법에 대한 정확한 지식을 습득하여 폐경에 의해 유발될 수 있는 장기적인 불이익, 호르몬 요법을 시행하는 경우에 얻을 수 있는 이점과 그에 따른 가능한 부작용, 치료 전과 치료 중에 필요한 검사, 그리고 치료의 기간 등에 관한 내용에 대한 환자와의 충분한 상담을 통해서 환자가 가진 부정적인 시각이나 잘못된 지식 그리고 그에 따른 과도한 기대 등을 바로잡아야 할 것입니다.

11-21 ▸▸ 호르몬 요법 시 환자들의 가장 흔한 걱정은 무엇입니까?

호르몬 요법에 대해 환자들이 느끼는 불안감은 대부분 호르몬 요법의 안전성 및 약제의 부작용 등에 관한 것으로 그 중에서도 가장 큰 불안은 암을 일으키지는 않을까 하는 걱정이고 일부는 심장질환이나 기타 뇌혈관 질환을 유발하지 않을까 하고 불안해하는 것입니다.

1994년 대한폐경학회의 조사에서도 환자들의 50%정도는 암에 대하여 걱정하였습니다 (표 11-7). 이러한 불안은 호르몬치료를 경구피임제와 혼동하는 데에 상당부분 원인이 있다고 생각됩니다. 그러므로 환자에게 폐경 후 호르몬치료와 경구피임제의 심혈관질환 등의 위험도에 미치는 효과가 상당히 다르다는 것을 충분히 설명하여야 할 것입니다.

2002년 WHI (Women's Health Initiative)의 연구보고에서 에스트로겐-프로게스토겐 병합요법의 경우 골절의 발생은 34%, 대장 및 직장암은 35% 감소하는 반면에 관상동맥 질환이 약 24%, 유방암은 26%, 뇌졸중은 41%, 그리고 정맥 혈전증이 2배 증가된다고 발표된 이후 호르몬 요법에 대한 우려가 더욱 더 증가한 것으로 생각됩니다. 이전까지는 호르몬 치료의 이점으로 생각되었던 것들이 반대의 결과로 나타나 호르몬 요

표 11-7. 호르몬 치료시 폐경 여성들이 가장 걱정하는 점

내용 순위	숫자 (명)	퍼센트 (%)
막연한 암 걱정	20	54.1
유방암 걱정	5	13.5
유방통 걱정	3	8.1
사용 방법을 모른다.	3	8.1
성욕의 증가	2	5.4
후유증, 다른병 유발	2	5.4
비만	2	5.4
과다투여	1	2.7
습관성	1	2.7
소화장애	1	2.7

법에 대한 부정적인 견해가 많아지게 되었습니다. 그렇지만 2002년 WHI의 연구는 대상군이 너무 고령이라는 점과 연구 대상이 된 약제와 투여경로가 한 가지였다는 점등 여러 가지 문제점을 안고 있다는 지적이 나오게 되었고, 이후 나온 여러 연구결과에서 보면 폐경이 된지 10년 이상이 된 고령 여성에서는 이미 심혈관계 질환이 진행이 되어 호르몬 요법에 의한 심혈관계 질환의 발생 빈도가 증가하는 반면에 폐경 된지 10년 미만의 젊은 여성에서의 호르몬 요법이 심혈관계 질환의 발생을 줄여주는 보호 효과가 있는 것으로 보고되었으며 (문항 10-2 참조), 유방암의 발생에 있어서도 2004년에 발표된 에스트로겐 단독요법의 경우에는 5년 이내에는 발생 빈도가 증가하지 않는 것으로 보고되었고, 합성 프로제스틴 제제가 아닌 천연 프로제스테론 제제을 사용하는 경우에는 유방암의 발생위험도가 증가하지 않는 것으로 보고되기도 하였습니다. 또한 저용량의 호르몬 요법을 경구투여가 아닌 경피 혹은 질내 투여 등의 국소적인 투여를 통해 폐경 증상의 완화와 골다공증의 예방 효과를 얻으면서 심혈관계 질환이나 유방암의 발생 등과 같은 부작용은 줄일 수 있다는 보고들이 나와 있어 이러한 점들을 고려하여 환자를 선별하여 시행한다면 만족한 결과를 얻을 수 있을 것으로 생각되며 환자가 가지고 있는 호르몬 요법에 대한 막연한 불안감이나 불신을 없애는데 도움이 될 것으로 생각됩니다.

11-22 ▸▸ 호르몬 요법 시작 시 설명해 주어야 할 사항은 무엇입니까?

호르몬 요법을 시작하기 전에 호르몬 요법의 필요성에 대하여 설명하고, 호르몬 요법으로 발생할 수 있는 부작용에 대하여 상세히 설명하며 향후 호르몬 요법 시행중 필요한 검사와 사용될 제제 등에 대하여 설명합니다. 특히, 골다공증의 위험성이 높은 여성에서는 장기적인 후유증과 이의 예방을 위한 호르몬 요법의 중요성을 강조하며, 일단 치료를 시작한 환자에서는 정기적인 골다공증 검사와 유방 촬영술과 같은 정기 검진의 필요성에 대하여 설명합니다. 환자 자신의 잘못된 생활 습관을 바로잡아 골다공증 등과 같은 여러 가지 합병증의 위험을 줄일 수 있도록 하고 유방암의 조기 발견을 위한 자가 검진법 등을 교육하고 그 시행을 격려하는 것 또한 매우 중요합니다.

11-23 ▸▸ 모든 환자가 호르몬 요법을 받기를 원합니까?

모든 폐경 여성이 호르몬 요법을 받기를 원하지는 않습니다.

WHI (Women's Health Initiative) 발표 이전에 실시된 한국 여성을 대상으로 한 설문조사에 의하면 폐경으로 인한 폐경 증상의 예방이나 증상 완화를 위한 치료의 필요성에 대해 호르몬 요법이 필요 없다고 답변한 여성이 20.2%였으며, 전혀 필요 없다고 답변한 여성은 2.8%였습니다 (표 11-8). 그리고 폐경 증상의 치료가 불필요하다고 대답한 이유로는 자연적인 노화현상이라고 답한 경우가 52.7%, 몸에 큰 문제가 없거나, 증상이 없고, 불편하지 않아서라고 답한 경우가 12.8%를 차지하였습니다.

표 11-8. 폐경 증상의 치료의 필요성

필요성	숫자 (명)	퍼센트 (%)
필요하다	968	79.8
매우 필요하다	88	7.3
필요한 편이다	593	49.4
반반이다	277	23.1
필요없다	243	20.1
필요없는 편이다	209	17.4
전혀 필요없다	34	2.8
총계	1201	100.0

호르몬 요법의 사용추세는 WHI 발표 이전인 2002년까지 지속적으로 증가하다가 WHI 발표 후 국내에서는 호르몬 처방량이 16% 감소하였는데 최근에는 다시 증가하는 추세입니다.

5. 추적관리

11-24 ▸▸ 처음 추적 방문은 언제 시작하며 문진할 사항과 교육할 사항은 무엇입니까?

호르몬 요법을 시작하고 나서 1개월 내지 3개월 뒤에 첫 추적 방문을 하여 약제 복용을 잘하고 있는지, 폐경 증상의 호전 여부와 약제 복용에 따른 부작용이 없는지 등을 확인하여야 할 것입니다. 또한 주기적 병합요법을 시행하는 경우에는 쇠퇴성 출혈의 유무도 확인하고 출혈의 시기, 기간, 출혈량 등을 확인하여 비정상적인 출혈이 없는지 자세히 문진하여야 합니다.

이후의 추적 방문은 우리나라의 실정을 감안할 때 3개월 간격으로 시행하는 것이 적당하겠으나 환자와 의논하여 결정하는 것이 바람직할 것으로 생각됩니다. 이 시기에는 앞서 언급한 사항들을 다시 확인하고 정기적인 유방암의 자가 검진, 식사와 운동, 금연과 금주 등의 건강 교육에 관한 사항을 다시 한번 강조하는 것도 이 시기에 꼭 해야 할 일입니다.

11-25 ▸▸ 치료 도중 필요한 검사는 무엇이며, 얼마나 자주 해야 합니까? (문항 3-2, 문항 11-16 참조)

이학적 검사로는 신장, 체중, 혈압의 측정과 골반 진찰을 통해 골반내 종괴의 유무, 자궁내 혹은 자궁외 부위의 비정상적인 출혈의 유무를 치료 시작 후 매 방문시마다 확인합니다.

자궁경부암에 대한 세포진 검사는 미국의 산부인과 학회, 미국 암학회, 북미 폐경학회 그리고 대한 산부인과 학회, 병리학회 등에서 1년에 한 번 시행할 것을 권고하고 있으므로 매년 정기적으로 시행하는 것이 적절할 것입니다.

유방암 검사는 북미 폐경학회에서는 40세 이상인 경우 1년에 한번 씩 시행할 것을 권고하고 있으며 호르몬 치료에 의해 유방암의 위험성이 증가하는 것으로 알려져 있으므로 유방 진찰과 유방 촬영술을 통하여 유방 병변 유무를 확인하고, 치료를 시작한 후에는 매년 정기적인 검사를 시행하는 것이 적절할 것이며 이상 증상이나 증후가 발견되는 경우에는 즉각적인 유방 검진을 시행해야 할 것입니다.

골밀도 검사는 표 6-1과 같은 경우에 시행해야 하며, 그 외 일반적으로 일반 혈액 검사, 뇨 검사, 흉부 X-선 촬영, 심전도 검사 등을 시행합니다.

이상에서 언급한 정기적인 검사이외에 어떤 검사를 시행해야 하는 지에 대한 표준 지침은 없으나 병력 청취와 이학적 검사를 통해 의심이 되는 질환이 있는 경우에 필요한 검사를 시행하면 되겠습니다.

자궁내막 검사는 호르몬 요법 시행 전에 반드시 필요하지는 않으나 비정상 출혈이 있는 경우에는 조직 검사를 시행하여야 합니다. 초음파 검사도 반드시 시행할 필요는 없으나 자궁내막증이나 자궁근종의 병력이 있는 경우 추적 관찰을 위해 보통 6개월마다 골반 진찰과 함께 시행하는 것이 좋겠습니다. 대장암과 직장암은 최근에 증가 추세에 있으며 대한 대장항문학회와 국립암센터에서 50세 이상에서는 5-10년에 한번 검사를 시행할 것으로 권하므로 이에 따라 시행하면 좋을 것입니다. 관상동맥질환의 주요 위험인자인 흡연, 고혈압, 낮은 고밀도 지단백 (high-density lipoprotein, HDL) 콜레스테롤 (〈40 mg/dl), 조기 관상동맥질환의 가족력, 나이 (〉55세) 등이 있는 경우 지질 검사를 시행하여 관상동맥 질환이나 뇌졸중의 위험인자인 고지혈증이 있는 지 확인하고 6-12개월 간격으로 지질 농도의 변화를 추적 관찰하여야 할 것입니다.

11-26 ▸▸ 에스트로겐-프로게스토겐 병합요법을 받고 있는 환자에게서 주기적인 자궁내막 조직검사가 필요합니까?

주기적인 자궁내막 조직검사는 필요하지 않으나, 비정상적인 출혈을 보이는 경우에는 자궁내막 조직검사가 필요합니다.

주기적 에스트로겐-프로게스토겐 병합요법을 받는 여성의 약 85%는 쇠퇴성 출혈을 경험하게 됩니다. 이 출혈은 첫째 가임 연령기에 비해 양이 많지 않을 것, 둘째 가임 연령기에 비하여 그 기간이 길지 않을 것, 셋째 경구용 에스트로겐을 사용한 경우는 프로게스토겐을 복용한 지 11일째 또는 그 이후, 경피적 에스트로겐을 사용한 경우는 프로게스토겐을 복용한 지 8-9일째 또는 그 이후에 출혈이 있어야 합니다. 이와 같은 정상적인 쇠퇴성 출혈의 조건에서 벗어나지 않는 한은 주기적인 자궁내막 조직검사가 필요하지는 않습니다. 자궁내막의 상태와 쇠퇴성 출혈의 시작일 사이에는 상당한 상관관계가 있어서 약 3주기의 요법을 시행하였을 동안의 쇠퇴성 출혈의 시작일이 프로게스토겐을 투여하기 시작한 지 11일 또는 그 이후일 때, 그 출혈은 자궁내막에 대한 프로게스토겐의 영향 때문인 것으로 연구 결과 밝혀져 있습니다. 이와 같은 연구는 경피적 에스트로겐을 사용하고 프로게스토겐 투여 시작 후 8-9일째의 출혈을 보인 경우도 마찬가지였습니다. 따라서 쇠퇴성 출혈의 시기와 양을 고려하여 정상 범위를 벗어난 비정상 출혈인 경우에는 자궁내막 조직검사를 시행해야 합니다.

지속적 에스트로겐-프로게스토겐 병합요법은 주기적 요법의 쇠퇴성 출혈로 인한 불편을 상당히 줄인 방법으로 이 경우에는 자궁내막의 변화는 처음 3개월 정도는 파탄성 출혈을 보이지만 치료 후 12개월이 경과하면 자궁내막이 위축되어 대부분 무월경이 되며 자궁내막암의 발생 가능성이 거의 없는 것으로 알려져 있습니다. 만일 불규칙적인 출혈이 6개월 이상 지속되는 경우에는 자궁내막 조직검사를 시행할 것을 권고하고 있습니다.

따라서 에스트로겐 단독요법을 사용하는 경우나 비정상적인 출혈이 있는 경우 또는 특별한 위험 인자가 있는 경우가 아니라면 주기적인 자궁내막 조직 검사는 필요하지 않을 것으로 생각됩니다.

참고문헌

American College of Physicians. Guidelines for counseling postmenopausal women and preventive hormone therapy. Ann Intern Med 1992; 117: 1038-41.

Barlow DH, Grosset KA, Hart H, Hart DM. A study of the experience of Glasgow women in the climacteric years. Br J Obstet Gynaecol 1989; 96: 1192-7.

Barlow DH. Should HRT be recommended In the community. In : Drlfe JO, Studd JWW. editors. HRT and Osteoporosis. London : Springer-Verlag Press; 1990. p.373.

Ravnikar VA. Compliance with hormone therapy. Am J Obstet Gynecol ;156: 1332-4.

Stamler J, Wentworth D, Neaton JD. Is relationship between serum cholesterol and risk of premature death from coronary heart disease continuous and graded? Findings in 356,222 primary screenees of the Multiple Risk Factor Intervention Trial (MRFIT). JAMA 1986; 256: 2823-8.

Whitehead M, Godfree V. Hormone replacement therapy. New York : Churchill Livingstone Press; 1992. p.165.

Woolf AD, Dixon AS. Osteoporosis. An update on management. Drugs 1984; 28: 565-76.

1. 병력 청취

Cummings SR. Evaluating the benefits and risks of postmenopausal hormone therapy. Am J Med 1991; 91: 14-18.

Grady D, Rubin SM, Petitti DB, Fox CS, Black D, Ettinger B, et al. Hormone therapy to prevent disease and prolong life in postmenopausal women. Ann Intern Med 1992; 117: 1016-37.

Wilson PW, Garrsion RJ, Castelli WP. Postmenopausal estrogen use, cigarette smoking, and cardiovascular morbidity in women over 50. The Framingham Study. N Engl J Med 1985; 313: 1038-43.

2. 이학적 검사

Berek JS, Hacker NF. Practical Gynecologic Oncology. End ed. Baltimore : Williams & Withins Press; 1989. p.481.

Iglehart JD, The Breast. In : Sabiston DC, editor. Textbook of Surgery. 14th ed. Philadelphia W. B. launders Company Press; 1991. p.510.

3. 검사

Ahn SH; Korean Breast Cancer Society. Clinical characteristics of breast cancer patients in Korea in 2000. Arch Surg 2004; 139: 27-30.

Bourne T, Campbell S, Steer C, Whitehead MI, Collins WP. Transvaginal colour flow imaging: a possible new screening technique for ovarian cancer. BMJ 1989; 299: 1367-70.

Collette HJ, Day NE, Rombach JJ, de Waard F. Evaluation of screening for breast cancer in a non-randomised study (the DOM project) by means of a case-control study. Lancet 1984; 1: 1224-6.

Ewertz M. Influence of non-contraceptive exogenous and endogenous sex hormones on breast cancer risk in Denmark. Int J Cancer 1988; 42: 832-8.

Gambrell RD Jr, Bagnell CA, Greenblatt RB. Role of estrogens and progesterone in the etiology and prevention of endometrial cancer: review. Am J Obstet Gynecol 1983; 146: 696-707.

Gordon T, Kannel WB, Castelli WP, Dawber TR. Lipoproteins, cardiovascular disease, and death. The Framingham study. Arch Intern Med 1981; 141: 1128-31.

Grimes DA. Diagnostic dilation and curettage: a reappraisal. Am J Obstet Gynecol 1982; 142: 1-6.

Gusberg SB. The individual at high risk for endometrial carcinoma. Am J Obstet Gynecol 1976; 126: 535-42.

Henden 5. Ischemic heart disease in women. In. Schettle FG, Boyd G5, editors. Atherosclerosis. New York' American Elsevier; 1971. p.298.

Henderson BE, Ross RK, Paganini-Hill A. Estrogen use and cardiovascular disease. J Reprod Med 1985; 30: 814-20.

Iglehart JD. The Breast. In : Sabiston DC, editor. Textbook of Surgery. 14th ed. Philadelphia : W. B Saunters Company Press; 1991. p.510.

Lindsay R, Fey C, Haboubi A. Dual photon absorptiometric measurements of bone mineral density increase with source life. Calcif Tissue Int 1987; 41: 293-4.

Peck DR, Lowman RM. Estrogen and the postmenopausal breast. Mammographic considerations. JAMA 1978; 240: 1733-5.

Persson I, Adami HO, Bergkvist L, Lindgren A, Pettersson B, Hoover R, et al. Risk of endometrial cancer after treatment with oestrogens alone or in conjunction with progestogens: results of a prospective study. BMJ 1989; 298: 147-51.

Verbeek AL, Hendriks JH, Holland R, Mravunac M, Sturmans F, Day NE. Reduction of breast cancer mortality through mass screening with modern mammography. First results of the Nijmegen project, 1975-1981. Lancet 1984; 1: 1222-4.

Vermeulen A, Verdonck L. Sex hormone concentrations in post-menopausal women. Clin Endocrinol 1978; 9: 59-66.

Weiss NS, Ure CL, Ballard JH, Williams AR, Daling JR. Decreased risk of fractures of the hip and lower forearm with postmenopausal use of estrogen. N Engl J Med 1980; 303: 1195-8.

4. 상담

박형무, 안명옥, 최훈, 허민. 폐경의 처치에 대한 한국 갱년기 여성들의 태도에 대한 고찰. 대한폐경회지 2004; 10: 121-7.

폐경연구 소위원회. WHI연구 이후 외래 폐경환자의 변화. 대한폐경회지 2004; 10: 67-71.

Anderson GL, Limacher M, Assaf AR, Bassford T, Beresford SA, Black H, et al. Effects of conjugated equine estrogen in postmenopausal women with hysterectomy: the Women's Health Initiative randomized controlled trial. JAMA 2004; 291: 1701-12.

Beral V; Million Women Study Collaborators. Breast cancer and hormone replacement therapy in the Million Women Study. Lancet 2003; 362: 419-27.

Clarkson TB, Appt SE. Controversies about HRT - lessons from monkey models. Maturitas 2005; 51: 64-74.

Ettinger B, Ensrud KE, Wallace R, Johnson KC, Cummings SR, Yankov V, et al. Effects of ultralow-dose transdermal estradiol on bone mineral density: a randomized clinical trial. Obstet Gynecol 2004; 104: 443-51.

Fournier A, Berrino F, Riboli E, Avenel V, Clavel-Chapelon F. Breast cancer risk in relation to different types of hormone replacement therapy in th E3N-EPIC cohort. Int J Cancer 2005; 114: 448-54.

Johnson SR, Ettinger B, Macer JL, Ensrud KE, Quan J, Grady D. Uterine and vaginal effects of unopposed ultralow-dose transdermal estradiol. Obstet Gynecol 2005; 105: 779-87.

Lobo RA. Evaluation of cardiovascular event rates with hormone therapy in healthy, early post-menopausal women: Results from two large clinical trials. Arch Intern Med 2004; 164: 482-4.

Lobo RA. Appropriate use of hormones should alleviate concerns of cardiovascular and breast cancer risk. Maturitas 2005; 51: 98-109.

Stefanick ML, Anderson GL, Margolis KL, Hendrix SL, Rodabough RJ, Paskett ED, et al. Effects of conjugated equine estrogens on breast cancer and mammography screening in postmenopausal women with hysterectomy. JAMA 2006; 295: 1647-57.

The Women's Health Initiative. Conjugated equine estrogens and coronary heart disease. Arch Intern Med 2006; 166: 357-65.

Women's Estrogen-Progestin Lipid-Lowering Hormone Atherosclerosis Regression Trial Research Group. Hormone therapy and the progression of coronary-artery atherosclerosis in postmenopausal women. N Engl J Med 2003; 349: 535-45.

Rossouw JE, Anderson GL, Prentice RL, LaCroix AZ, Kooperberg C, Stefanick ML, et al. Risks and benefits of estrogen plus progestin in healthy postmenopausal women: principal results From the Women's Health Initiative randomized controlled trial. JAMA 2002; 288: 321-33.

5. 추적관리

5대암 검진 프로그램. 국립암센터, 보건복지부. Accessible at http://www.ncc.re.kr

American Cancer Society guidelines for early detection of breast cancer. Accessible at http://www.cancer.org/cancerinfo

Byers T, Levin B, Rotbenberger D, Dodd GD, Smith RA, for the American Cancer Society Detection and Treatment Advisory Group on Colorectal Cancer. American Cancer Society guidelines for screening and surveillance for early detection of colorectal polyps and cancer: update 1997. CA Cancer J Clin 1997; 47: 154-69.

Kang BM, Kim MR, Park HM, Yoon BK, Lee BS, Chung HW, et al. Attitudes of Korean clinicians to postmenopausal hormone therapy after the Women's Health Initiative study. Menopause 2006;13:125-9.

North American Menopause Society. Estrogen and progestogen use in peri- and postmenopausal women: March 2007 position statement of The North American Menopause Society. Menopause 2007; 14: 168-82.

Naftolin F, Schneider HP, Sturdee DW, Birkhäuser M, Brincat MP, Gambacciani M, et al. Guidelines for the hormone treatment of women in the menopausal transition and beyond. Climacteric 2004; 7: 333-7.

Shifren JL, Schiff I. Menopause In: Berek JS. Berek & Novak's Gynecology. 14th ed. Philadelphia: Lippincott Willams & Wilkins 2007; 1323-40.

Skouby SO, Al-Azzawi F, Barlow D, Ertungealp JCE, Gompel A, Graziottin A, et al. Climacteric medicine: European Menopaue and Andropause Society (EMAS) 2004/2005 position statements on peri- and postmenopausal hormone replacement therapy. Maturitas 2005; 51: 8-14.

Speroff L, Kenemans P, Burger HG. Practical guidelines for postmenopausal hormone therapy. Maturitas 2005; 51: 4-7.

The North American Menopause Society. Menopause guide book: Helping women make informed healthcare decisions through perimenopause and beyond. The North American Menopause Society Press; 2001.

Chapter / 12

호르몬 요법 중의 문제점과 해결방안

요약 K.e.y.p.o.i.n.t

호르몬 요법시 그 효과를 극대화하기 위해서는 무엇보다도 환자가 안심하고 편하게 복용하는 것이 무엇보다도 중요하다 하겠습니다. 이를 위해서는 호르몬 요법중 발생할 수 있는 문제점을 잘 해결해 주는 것이 중요합니다. 호르몬 요법 중 발생할 수 있는 문제점을 3가지 범주로 나누어 보면 첫째, 증상의 호전이 없거나 둘째, 비정상적 자궁출혈, 셋째, 유방통, 월경전 긴장 증후군, 수분정체, 두통, 황달, 수술과 관련된 기타 문제점 등이 발생할 수 있습니다.

증상의 호전이 없는 경우는 호르몬 용량의 부족, 흡수장애, 치료기간의 불충분 등이 있으므로 용량을 증량하거나 적절한 기간동안 투여해보거나 투여경로를 바꾸어 보며 그래도 효과가 없는 경우 호르몬 결핍의 원인이 아닌 경우도 고려해야 합니다.

호르몬 요법시 비정상적 출혈이 있는 경우는 출혈의 양상을 확인하고 우선 환자가 약물을 제대로 복용하는지를 알아보고 호르몬과의 관련 유무, 또한 관련이 있다면 투여 방법이나, 용량 및 제재를 바꾸어 볼 수 있으며 질초음파나, 자궁내막 조직검사 등을 통해 다른 기질적 병변이 없는지를 알아보아야 합니다. 그밖의 유방통이나 월경전 긴장 증후군 등의 부작용시에도 호르몬 용량의 조절 및 제재, 투여경로를 바꾸어 볼 수 있습니다.

12-1 ▸▸ 호르몬 요법 중 발생될 수 있는 문제들에는 어떠한 것들이 있습니까?

호르몬 요법 중 발생되는 문제들은 대부분 아래의 3가지 범주로 분류할 수 있습니다.

① 증상의 호전이 없음

② 비정상적 자궁 출혈

③ 그 외 부작용 – 유방통, 월경전 긴장증후군, 체중증가 등
(제9장 호르몬요법의 부작용 참조)

1. 증상 호전의 실패 원인

12-2 ▸▸ 호르몬 요법을 하여도 증상의 호전이 되지 않는 경우 그 원인들에는 어떠한 것들이 있습니까?

충분한 기간 동안 호르몬 요법을 하여도 증상의 호전이 잘 되지 않을 때는 아래와 같은 여러 가지 요인들 중에서 그 원인을 먼저 생각해 보아야 하겠습니다.

① 에스트로겐의 용량 부족
② 에스트로겐의 흡수 장애
③ 다른 약과의 상호작용
④ 치료 기간의 불충분
⑤ 환자가 제대로 복용하지 않은 경우
⑥ 에스트로겐 결핍에 의한 증상이 아닌 경우
⑦ 환자의 비현실적인 기대감

12-3 ▸▸ 호르몬 요법을 하여도 증상의 호전이 되지 않는 경우, 검사할 것들은 어떠한 것들이 있습니까?

호르몬 요법에도 불구하고 혈관운동장애 증상이 지속되는 경우에는 혈청 호르몬 검사와 갑상샘기능 검사를 시행하여야 합니다. 또한 선택적 에스트로겐 수용체 조절제 (selective estrogen receptor modulators; SERMs; Raloxifene, Tamoxifen), 니트로글리세린 (nitroglycerin), nifedipine, niacin, vancomycin, calcitonin과 같은 약물도 안면홍조를 야기할 수 있으므로, 이러한 약물복용 여부도 문진되어야 합니다.

또한 폐경과 관련 없이 안면홍조가 지속되고 심한경우에는 복부 초음파검사 및 복부 전산화단층촬영 (CT) 등이 도움이 되는 경우도 있습니다. 이러한 영상 검사는 흔하지는 않지만 크롬친화세포종 (pheochromocytoma)나 카르시노이드 증후군을 감별할 수 있습니다.

12-4 ▸▸ 증상의 호전을 위하여 호르몬의 용량을 증가해 볼 필요가 있습니까? 있다면 용량의 증가는 얼마까지 증가시킬 수 있습니까?

증상의 호전이 없는 경우 용량 증가가 도움이 될 수 있으며 접합마에스트로겐 2.5 mg까지 증량할 수 있습니다 (문항 7-3 참조).

충분한 기간 (약 4주)을 두고 기준 용량의 호르몬 요법을 시행해도 증상의 호전이 없는 경우 다른 질환에 의한 증상이 아니라는 감별 후에 호르몬 요법의 용량 증가를 시도해 볼 수 있습니다 (그림 12-1). 불안, 우울, 무력증, 관절통, 긴장성 요실금 등의 증상은 에스트로겐 결핍에 의한 것이 아닐 가능성이 안면 홍조에 비해 많으므로 증상 완화에 실패한 경우 다른 원인을 찾아보아야 합니다.

1일 1회의 복용으로 효과가 없을 경우에는 나누어서 1일 2회 투여하는 방법도 고려될 수 있습니다.

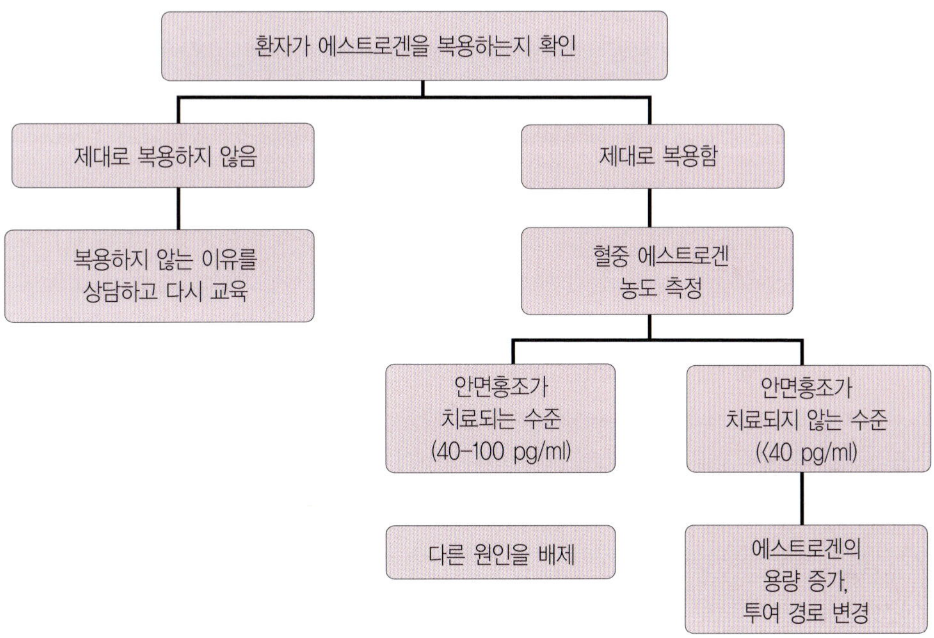

그림 12-1. 에스트로겐을 투여하여도 혈관운동장애의 증상이 완화되지 않는 경우의 처치

12-5 ▸▸ 증상의 호전이 없는 경우 투여 경로를 바꾸어 보는 것은 효과가 있습니까?

투여 경로를 바꾸는 것이 도움이 될 수도 있습니다.

피부를 통한 호르몬 요법은 경구 호르몬 요법에 비해 혈중 에스트로겐 치를 안정적으로 유지할 수 있습니다. 따라서 경구 요법으로 증상의 호전이 없는 경우 경피 호르몬 요법을 시행하는 것도 효과가 있을 수 있습니다.

다른 방법으로는 질 내 에스트로겐 링을 사용하는 것인데 이것은 현재 국내에는 도입되어 있지 않습니다.

12-6 ▸▸ 호르몬 요법과 병행 투여 시 주의해야 할 약제들은 어떠한 것들이 있습니까?

호르몬 요법 시 다른 약물의 대사에 영향을 줄 수 있습니다. 테오필린 (theophyline)의 경우 청소율 감소와 효소 억제 작용으로 작용이 증가할 수 있으므로 약물 농도의 추적관찰이 필요합니다. 에스트로겐 요법은 티록신 결합 글로불린 (thyroxine-binding globulin: TBG)의 농도를 높이므로 유리 T4의 농도를 감소시킬 수 있습니다. 따라서 갑상샘기능저하증으로 약물 요법을 시행하는 환자에서는 용량을 증가시켜야 할 수도 있습니다. 에스트로겐은 프레드니솔론 (prednisolone)의 대사를 지연시킴으로써 효과를 증가시킬 수 있으므로 필요하면 프레드니솔론의 용량을 감소시켜야 하고, 케토코나졸 (ketoconazole), 이트라코나졸 (itraconazole) 등의 플루코나졸 (fluconazole)과 병용시 간독성이 증가할 수 있으나 간기능이 정상인 여성에서는 특별히 문제를 일으키진 않습니다.

반대로 에스트로겐의 대사에 영향을 미쳐 투여된 에스트로겐의 약효에 변화를 초래하는 약제들이 있으며, 이는 에스트로겐의 투여 경로와는 관계가 없습니다. 대표적 예로 항생제 (ampicillin, tetracycline)는 장내 정상 세균에 영향을 미쳐 장-간 재순환 (entero-hepatic recycling)에 장애를 초래하여 에스트로겐의 효과를 감소시킵니다. 따라서 호르몬 대체요법을 받는 여성이 항생제를 복용하면 파탄성 출혈이 동반되는 경우가 많습니다. 바비투르염 (barbiturates), 페니토인 (phenytoin), 카르바마제핀 (carbamazepin), 리팜핀 (rifampin) 등은 간효소에 영향을 미쳐 에스트로겐의 대사 (clearance)가 빨라집니다. 흡연도 2-수산화 반음 (2-hydroxylation)을 증가시켜 에스트로겐의 생물학적 활성도를 감소시킵니다.

12-7 ▸▸ 적절한 용량과 기간으로 바꾸어 투여했다고 생각되는데도 여전히 증상 완화에 실패한 경우는 어떻게 이해하여야 합니까? (문항 12-4, 7-2 참조)

이 경우는 환자의 증상이 에스트로겐 결핍에 의한 것이 아닐 가능성이 많습니다. 특히 안면홍조가 완화되지 않는 경우는 매우 드물지만 이러한 경우 다른 원인, 즉 갑상샘 질환, 크롬친화세포종 (pheochromocytoma), 카르시노이드 증후군 갈색세포종, 공황장애, 불안, 당뇨병성 인슐린 반응, 알콜 금단 증상, 간뇌 간질 등을 고려해 보아야 합니다. 이 외에도 선택적 에스트로겐 수용체 조절제 (selective estrogen receptor modulators; SERMs; Raloxifene, Tamoxifen), 니트로글리세린 (nitroglycerin), nifedipine, niacin, vancomycin, calcitonin과 같은 약물도 안면홍조를 야기할 수 있으므로, 이러한 약물복용 여부도 문진하여야 합니다. 성욕 감퇴는 원래 여러 인자가 복합적으로 작용할 가능성이 많으므로 호르몬 대체 요법으로 큰 도움을 받지 못하는 경우가 많습니다.

그 밖에도 일부에서는 환자가 호르몬 요법에 대해서 지나친 기대감을 가진 경우도 있습니다. 특히 신문, 방송 등 대중매체의 영향인 경우가 많고 폐경 이후의 미용학적인 변화나 정신적인 면 등에도 기인하는 수가 있습니다. 그러므로 호르몬 요법을 시작하기 전에 환자와 충분히 상담하는 것이 바람직합니다. 또한 증상이 없이 예방적으로 호르몬 요법을 시행하는 경우는 사전에 반드시 외부적으로 드러나는 이점은 없을 수도 있다는 점을 이해하고 있어야 합니다.

2. 비정상적 자궁 출혈

12-8 ▸▸ 호르몬 요법 중 어떤 자궁 출혈이 비정상적입니까?

주로 주기 중에 나타나는 파탄성 출혈 (breakthrough bleeding)이 문제가 되며, 쇠퇴성 출혈 (withdrawal bleeding)의 경우에도 양이 많고 기간이 길거나 통증을 동반한 경우에는 비정상 자궁출혈로 간주해야 합니다.

폐경 후 주기적 에스트로겐-프로게스토겐 병합 요법에서 정상적인 쇠퇴성 출혈은 폐경 전에 비하여 양이 많지 않고, 기간이 길지 않으며, 경구용 에스트로겐을 사용한 경우에는 프로게스토겐을 복용하고 11일째 이후, 패취형 에스트로겐을 사용한 경우에는 프로게스토겐을 복용하고 8~9일째 이후에 발생하는 출혈을 의미합니다 (문항 11-26 참조). 쇠퇴성 출혈 기간이라 하더라도 양이 너무 많거나 기간이 너무 길거나 심한 통증을 동반하는 경우에는 비정상이라고 생각해야 합니다. 이와는 달리 프로게스토겐 투여와 상관없이 주기 중에 일어나는 자궁 출혈을 파탄성 출혈이라고 하는데, 대부분 호르몬 요법 중에 나타나는 출혈성 문제점은 파탄성 출혈에 의한 것입니다.

12-9 ▸▸ 주기적 에스트로겐-프로게스토겐 병합 요법에서 파탄성 출혈이 있을 경우 어떻게 대처해야 합니까?

주로 약을 제대로 복용하지 않은 경우에 많이 발생하나 약을 제대로 복용한 경우에는 다른 이상 여부를 생각해 보아야 합니다.

파탄성 출혈은 일단 비정상적이지만 자궁내의 기질적인 병변으로 인한 경우는 별로 없습니다. 아래 열거한 원인에 의한 경우가 대부분이므로 우선 자세한 문진을 하는 것이 중요합니다.

① 환자가 제대로 약을 복용하지 않았을 경우가 파탄성 출혈의 가장 흔한 원인으로 에스트로겐이나 프로게스토겐을 1~2정만 복용하지 않아도 파탄성 출혈이 일어날 수 있습니다. 패취의 교환 시기를 놓친 경우에도 파탄성 출혈이 생길 수 있습니다.

② 다른 약과의 상호작용 (문항 12-6 참조)

③ 내인성 황체화호르몬의 폭발 (LH surge)

전형적으로 보통 월경과 마찬가지로 전구 증상이 있으며 폐경초기에 호르몬을 사용 한 경우 나타날 수 있습니다.

④ 스트레스, 특히 장거리 여행 등의 경우

그러나 2회 이상의 파탄성 출혈이 있는 경우에는 질식초음파를 시행하여 자궁내막의 이상 여부를 평가해야 하며, 필요한 경우 자궁경하에서 자궁내막 조직검사 등의 검사를 시행해야 합니다. 특히 파탄성 출혈이 반복되는 환자에서 드물지만 자궁내막폴립, 자궁내막증식증, 자궁내막암 등의 원인을 배제하는 것이 바람직합니다.

12-10 ▸▸ 주기적 에스트로겐-프로게스토겐 병합 요법에서 다량의 지속적인 또는 심한 통증을 동반하는 쇠퇴성 출혈의 원인은 무엇입니까?

체질적 원인, 호르몬 용량과의 관계 그리고 자궁의 기질적인 문제가 원인일 수 있습니다.

다량의 지속적인 또는 심한 통증을 동반하는 비정상적인 쇠퇴성 출혈의 경우 아래와 같은 원인에 기인하는 경우가 대부분입니다 (표 12-1).

가) 체질적 원인

과거 폐경 전에도 월경량이 많았고 기간이 길었거나 또는 심한 통증을 동반하였던

표 12-1 주기적 에스트로겐-프로게스테론 병합 요법에서 비정상적 자궁출혈의 종류와 원인

증상	원인
1) 과다출혈	1) 체질 2) 과다한 estrogen 용량 3) 불충분한 progestogen 용량 4) 병리적 이상
2) 주기 초기의 출혈	보통 progestogen 용량 불충분 (가끔은 estrogen 용량의 불충분)
3) 주기 동안의 점상출혈	1) estrogen 용량의 불충분 2) 병리적 이상

경우 호르몬 요법으로 인한 쇠퇴성 출혈의 경우에도 유사한 양상을 보입니다. 이런 경우 대처하기 어려워 에스트로겐 양을 줄이면 간혹 효과가 있으나 폐경 증상이 다시 재발되거나 호르몬 요법에 의한 이점이 적어질 수도 있습니다.

나) 호르몬과의 관련

① 에스트로겐만의 자극 (unopposed estrogen stimulation)과 연관된 경우

폐경 전후에도 난소에서 소량의 에스트라디올을 지속적으로 분비하여 자궁내막이 과자극된 상태로 있다가 호르몬 요법을 시작하게 되면 첫 주기 후 쇠퇴성 출혈 시 다량의 자궁 출혈로 나타날 수 있습니다. 그러므로 호르몬 요법을 시작하는 모든 환자에게 이러한 가능성을 주지시켜야 하며, 이러한 현상은 보통 3개월 이내에 없어집니다.

② 프로게스토겐의 용량이 부족한 경우

쇠퇴성 출혈은 프로게스토겐 첨가 후 4~6일째부터 시작됩니다. 처음 2~3일 동안은 양이 적어 "비치는" 정도이며 이후 정상적인 양이 됩니다. 만약 쇠퇴성 출혈이 프로게스토겐 복용 11일 이전에 발생하는 경우에도 용량 부족으로 생각해야 합니다.

③ 에스트로겐 용량이 과다한 경우

다) 기질적 원인

① 자궁근종

자궁근종은 월경과다를 유발할 수 있는 종양이며 에스트로겐의 영향을 받으므로 호르몬 요법 중 크기가 증가할 수도 있고 다량의 출혈을 일으킬 수도 있습니다.

② 자궁내막 용종 (polyp)

③ 자궁내막 증식증 및 자궁내막암

④ 기타 골반 질환

심한 월경통이나 성교통이 동반되는 경우에는 자궁내막증도 고려해야 합니다.

12-11 ▸▸ 주기적 에스트로겐-프로게스토겐 병합 요법 시 비정상적인 쇠퇴성 출혈은 어떻게 처치해야 합니까?

초기의 비정상적 출혈은 대부분 저절로 소실되지만 비정상적 출혈이 지속되면 자궁내막 조직검사 등을 이용하여 자궁상태를 검사해야 합니다.

호르몬 치료 초기의 비정상적인 출혈은 대부분 저절로 소실되지만 이런 증상이 지속된다면 자궁내막 조직검사 등을 이용하여 자궁내막의 상태를 반드시 검사해야 합니다. 프로게스토겐의 용량이 부족한 것으로 판단되면 증량을 하고 에스트로겐의 용량이 과다한 경우에는 감량을 하고, 3~4개월 동안 관찰한 후 그래도 비정상적인 출혈이 지속된다면 출혈의 원인을 다시 검토해 보아야 합니다. 필요하다면 자궁내막검사를 재시행하는 것이 바람직하며 기타 골반 내 병변을 알아보기 위하여 추가적으로 초음파검사나 자궁경검사 (hysteroscopy), sonohysterography를 시행할 수도 있습니다. 그림 12-2는 비정상적인 쇠퇴성 출혈의 처치 방안의 한 예입니다.

주기적 요법을 하는 동안 출혈량이 많거나 비정상적인 경우, 에스트로겐과 프로게스토겐의 지속적 병합요법으로 바꾸는 것도 하나의 방법으로 사용될 수 있습니다.

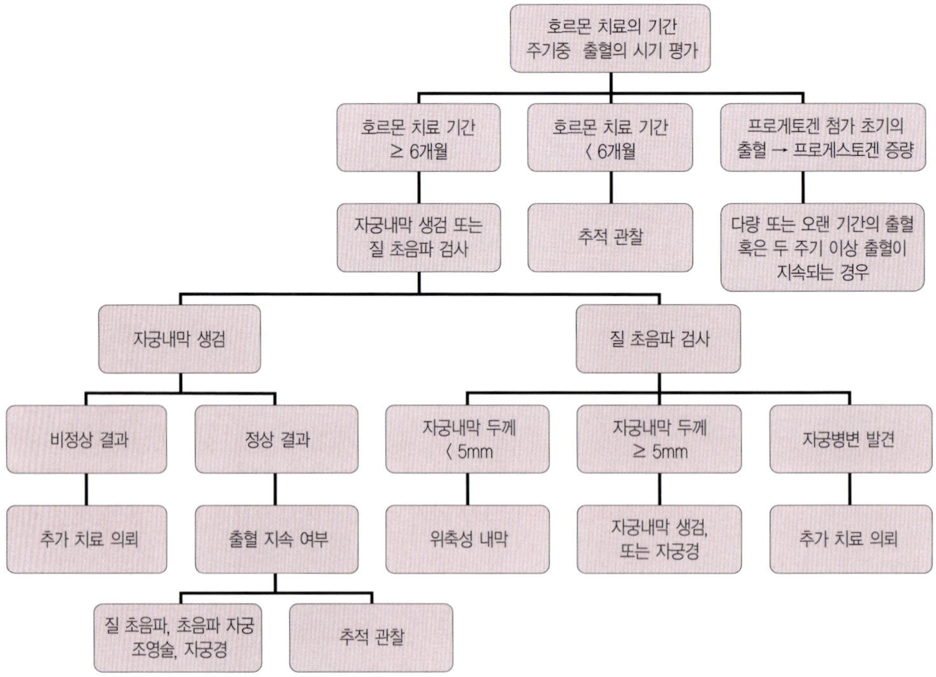

그림 12-2. 호르몬 치료 중의 비정상적 출혈의 처치 방안

12-12 ▶▶ 주기적 에스트로겐-프로게스토겐 병합 요법에서 자궁내막의 병변이 없이 다량의 자궁 출혈이 있는 경우 자궁내막의 소작 혹은 절제가 유용합니까?

이론적으로는 자궁내막의 병변이 없이 만성적으로 다량의 자궁 출혈이 지속되는 환자에서 자궁내막의 소작 혹은 절제가 유용한 것으로 생각됩니다. 단점으로는 자궁내막 유착의 발생 가능성이 있으며, 자궁내막이 유착되면 향후 자궁내막 조직검사가 어려울 수 있습니다. 실제 자궁내막의 절제술로 100%의 자궁내막이 없어졌다고 보기는 어려우며 이러한 자궁내막의 잔존 가능성 때문에 에스트로겐-프로게스토겐 병합 요법은 지속되어야 합니다.

12-13 ▶▶ 주기적 에스트로겐-프로게스토겐 병합 요법에서 쇠퇴성 출혈이 없다면 어떻게 해야 합니까?

폐경 증상의 치료와 같은 일반적인 목적으로 호르몬 요법을 시행한 경우에는 특별한 처치를 할 필요가 없습니다.

일반적인 주기적 에스트로겐-프로게스토겐 병합 요법을 받은 환자의 약 15% 정도에서 쇠퇴성 출혈이 없으며 장기간 투여할수록 그 빈도는 증가합니다. 임신이 아니면서 쇠퇴성 출혈이 없으면 에스트로겐의 양이 적어 프로게스토겐에 의해 자궁내막이 위축된 경우로 이러한 경우 자궁내막 조직검사와 같은 특별한 검사는 필요하지 않습니다.

12-14 ▶▶ 주기적 에스트로겐-프로게스토겐 병합 요법 치료 기간 중에 자궁내막 증식증이 발생한 경우 어떻게 해야 합니까?

프로게스토겐을 증량하거나 증량 후에도 자궁내막 증식증이 지속될 경우에는 다른 제제로 바꾸어봅니다.

프로게스토겐을 12일 사용하는 최근 용법의 경우에도 프로게스토겐의 양이 부족하면 자궁내막 증식증이 발생할 수 있습니다. 이렇게 발생한 자궁내막 증식증은 프로게스토겐을 증량하면 대부분 정상 자궁내막으로 돌아오지만, 일부에 있어서는 자궁내막 증식증이 지속되기도 합니다. 그러므로 프로게스토겐을 증량하여 4~6개월 동안 투여한 후에 자궁내막 조직검사를 재시행하는 것이 바람직합니다. 프로게스토겐 추가 기간을 21일까지 연장해도 정상 자궁내막으로 돌아오지 않으면 호르몬 제제를 바꾸거나 경우에 따라서는 자궁절제술을 고려해야 할 수도 있습니다.

12-15 ▸▸ 지속적 에스트로겐-프로게스토겐 병합 요법에서 자궁의 출혈 양상은 어떠합니까?

지속적 병합요법에서 볼 수 있는 파탄성 출혈은 치료초기에 나타날 수 있으나 수개월이 지나면 대부분 소실되며, 저용량 에스트로겐-저용량 프로게스토겐 병합인 경우에 그 빈도가 낮아집니다.

지속적 호르몬 요법을 시작한 후 3개월 동안 파탄성 출혈을 보일 가능성이 높습니다. 그 빈도는 연구자와 연구 방법, 호르몬의 용량에 따라 18%에서부터 93%까지 다양하게 보고되고 있으며, 12개월 이내에 거의 사라지게 됩니다 (표 12-2). 이러한 출혈은 폐경 후 1년 이내에 호르몬 요법을 시작한 경우에 가장 빈발합니다. 이러한 파탄성 출혈은 저용량의 에스트로겐을 사용한 경우가 고용량을 사용한 경우에 비해 발생률이 적었고, 고용량의 프로게스토겐을 사용한 경우가 저용량의 프로게스토겐을 사용한 경우보다 발생률이 적었다는 보고도 있어 파탄성 출혈이 에스트로겐과 프로게스토겐의 용량과 관련이 있을 것으로 생각되고 있습니다.

표 12-2. 지속적 에스트로겐-프로게스테론 병합 요법시 치료기간에 따른 자궁출혈빈도 (%)

저자 (연도)	치료기간 (개월)				
	3	6	9	12	〉12
Williams (1990)	25	6	2	2	
Marslew (1992)	33	24		5	
Keller (1992)	50	0			
Hillard (1992)	65	42			5
Macennan (1993)	45	45	25	0	
Obel (1993)	62	14	8	8	4
Marsh (1994)	39	18		0	
Nand (1998)	42	19.1			5.7
Archer (1999)	15	7.5	5		2.5
Holst (2002)	19.6	15.9	12.2		

12-16 ▸▸ 지속적 에스트로겐-프로게스토겐 병합 요법에서 자궁내막 조직검사의 의미는 무엇입니까?

지속적 에스트로겐-프로게스토겐 병합 요법을 시행할 경우 모든 경우에서 자궁 내막암의 발생을 배제할 수는 없기 때문에 상황에 따라 자궁내막조직검사가 고려될 수 있으나, 이에 앞서 질식초음파 등을 이용한 자궁내막두께를 측정하여 자궁내막의 증식여부를 평가하는 것이 좋습니다.

지속적 에스트로겐-프로게스토겐 병합 요법의 궁극적인 목표는 자궁내막의 위축이며 이는 적절한 시기에 자궁내막 조직검사로써 확인이 가능합니다. 그러나 아직까지는 지속적 에스트로겐-프로게스토겐 병합 요법을 시행하고 있는 여성에서 자궁내막 조직검사가 반드시 필요한지, 또한 언제 실시해야 하는 지에 대해서는 논란이 있어 분명한 방안이 결정되어 있지는 않습니다.

지속적 에스트로겐-프로게스토겐 병합 요법의 시행 전, 시행 3~4개월 후, 그 이후로 분류하여 자궁내막의 위축 상태를 추적한 연구들에 의하면 연구자에 따라 다양한 결과를 보이고 있지만 시행 전에는 28.7~100%에서 자궁내막의 위축을 보였고, 시행 3~4개월 후에는 56~100%에서, 4~12개월 후에는 62.5~100%에서, 12개월 이후에는 100%에서 각각 자궁내막의 위축 소견을 보였습니다. 또한 시행 3개월 동안에는 파탄성 출혈을 보이는 경우가 빈번하므로 자궁 출혈이 자궁내막 증식증이나 자궁 내막암을 시사하는 증후로서의 가치는 많이 감소합니다. 이러한 점을 고려하여 병합 요법의 시행 전과 시행 3~4개월 후에는 모든 여성에서, 그리고 시행 3~4개월까지 파탄성 출혈이 있는 경우에는 자궁내막 조직검사를 실시하는 것이 바람직하다는 주장도 있지만, 최근 부인과 영역에서 초음파기계와 진단기술의 발전으로 인해 자궁내막의 미세한 이상까지도 발견할 수 있다는 점을 고려한다면 질식 초음파상에서 자궁내막의 두께가 4mm미만인 경우에는 특별한 경우를 제외하고는 침습적인 조직검사까지는 불필요할 것으로 생각됩니다.

12-17 ▸▸ 지속적 에스트로겐-프로게스토겐 병합 요법에서 파탄성 출혈이 있는 경우 어떻게 처치해야 합니까?

6개월 안에 60~65%가 무월경 상태로 되지만, 지속적으로 출혈이 있는 30~35%에서는 프로게스토겐을 증량하거나, 주기적 병합 요법으로의 대체, 또는 티볼론 등의 다른 약제를 고려 해 보아야 합니다.

지속적 호르몬 요법을 시작한 후 첫 1년간은 파탄성 출혈이 있을 수 있으므로 우선 환자에게 시작 전에 충분히 설명하여 안심을 시키는 것이 가장 중요하며 아래와 같은 방법으로 처치하도록 합니다.

가) 투여 방법을 바꿉니다.

일단 주기적 용법으로 바꿔 1~2년간 시행하여 규칙적인 출혈이 있게 한 후 다시 지속적 용법으로 바꿉니다.

나) 에스트로겐을 감량하고 프로게스토겐을 증량합니다.

에스트로겐을 감량하고 프로게스토겐을 증량하면 빠른 시일내에 무월경이 되므로 이후 다시 에스트로겐을 증량하고 프로게스토겐을 감량합니다.

다) 프로게스토겐 제제를 바꿉니다.

프로게스토겐 제제에 따라 자궁내막에 대한 영향의 강도가 다릅니다. 예를 들어 노레틴드론 아세테이트 (norethindrone acetate)를 반감기가 훨씬 짧은 씨프로테론 아세테이트 (cyproterone acetate)로 바꾸면 출혈을 막을 수도 있습니다.

라) 레보노르게스트렐 (levonorgestrel)을 유리하는 자궁내 장치를 이용합니다.

레보노르게스트렐을 유리하는 자궁내 장치를 삽입하면 지속적 용법을 사용하여도 자궁 내막의 증식을 억제할 수 있어 자궁 출혈을 감소시킬 수 있습니다.

마) 티볼론 (tibolon)등 다른 제제로 바꿉니다.

티볼론 제제는 출혈성 부작용이 적기 때문에 다른 방법이 번거로운 경우 먼저 시도해 볼 수 있는 방법입니다.

바) 출혈이 지속되거나 양이 많은 경우에는 주기적 요법 때와 마찬가지로 질식초음파검사, 자궁경 검사 또는 자궁내막 조직검사 등을 시행하여 자궁강 내 병변을 배제해야 합니다.

3. 기타

1) 월경전 증후군

12-18 ▸▸ 폐경되기 이전부터 월경전 증후군이 있었던 경우 폐경 후 호르몬 요법이 월경전 증후군 증상을 유발할 수 있습니까?

유발할 수 있습니다.

호르몬 요법의 프로게스토겐 시기에 상당한 경우에서 월경전 증후군과 구분이 안되는 신체적, 정신적 증상들이 나타난다고 합니다. 특히 전에 월경전 증후군이 심하여 자궁절제술 및 자궁부속기 절제술을 받은 환자 등에서 잘 나타나며 주기적 호르몬 요법 시행시 더 잘 나타난다고 합니다. 폐경 클리닉에 다니는 호르몬 요법을 받는 여성의 35-39%에서 월경전 증후군과 같은 증상이 있고 이들 중 일부는 호르몬 요법을 중단해야 할 정도로 심하다고 합니다.

12-19 ▸▸ 호르몬 요법의 용량이나 성분과 월경전 증후군 유발 강도와의 상관관계가 있습니까?

그렇지 않습니다.

Bjorn 등의 연구에 의하면 호르몬요법의 용량과 월경 전 증후군 증상의 상관 관계는 없는 것 같습니다. 또한 성분과 증상의 강도와의 상관관계도 아직 확실히 밝혀진 바는 없으나 Odmark 등의 연구에 의하면 접합마에스트로겐 (conjutaged equine estrogen; CEE)/메드록시프로게스테론 아세테이트 (medroxyprogesterone acetate: MPA) 조합 약제가 에스트라디올 (estradiol: E2)/노르에티스테론 아세테이트 (norethisterone acetate: NETA) 조합 제제보다는 월경전 증후군의 유발 강도가 더 낮은 것으로 보고하고 있습니다.

12-20 ▸▸ 호르몬 요법에 의하여 유발될 수 있는 월경전 증후군의 발생 위험을 낮출 수 있는 방법에는 어떠한 것들이 있습니까?

호르몬 요법에 의한 월경전 증후군의 발생 위험을 낮추기 위한 방법에는 다음 몇 가지 방법이 제시되고 있습니다.

프로게스토겐을 주기적으로 사용하기보다는 연속적으로 사용하는 방법을 선택하는 것이 좋으며 레보노르게스트렐을 일정량 분비하는 자궁내 피임장치를 (levonorgestrel-releasing intrauterine system: LNG-IUS, Mirena®)를 프로게스토겐의 대용으로 사용하여 볼 수 있습니다. Suhone 등과 Wollter-Svensson 등에 의하면 LNG-IUS가 자궁내막 증식을 효과적으로 억제하며 환자들에게 잘 받아들여진다고 보고하고 있으며, Barrington과 Bowen-Simpkins는 이 방법으로 56%에서 월경전 증후군을 피할 수 있었다고 보고하고 있습니다.

그 외에 티볼론 (tibolone), 장주기요법 3-6개월마다 프로게스토겐을 주기적으로 투여하는 방법) 등을 사용해 볼 수 있습니다.

2) 유방의 동통 및 종괴

12-21 ▸▸ 호르몬 요법 중 유방의 동통이 생긴 경우는 어떻게 하여야 합니까?

에스트로겐 치료 첫 2-3개월에 나타나며 시간이 지나면 보통 없어지기 때문에 먼저 안심시키는게 중요합니다. 만일 동통이 지속되면 첫째로 접합 마 에스트로겐 용량을 감소해 보고 둘째로 프로게스토겐을 사용하지 않고 있다면 프로게스토겐 즉 메드록시프로게스테론 아세테이트 (medroxyprogesterone acetate: MPA) 10 mg을 12-14일간 사용하면 처음에는 증상이 악화되지만 좋아질 수 있습니다. 심한 경우에는 1% 프로게스토겐크림을 유방에 바르는 것도 좋습니다. 셋째로 프로게스토겐을 사용하는 경우 감량 혹은 다른 제제로 바꾸는 것도 좋습니다. 넷째로 50-100 mg의 다나졸 (danazol)을 사용한다든지, 다섯째로 안드로겐 즉 2.5-5 mg의 메틸테스토스테론 (methyltestosterone)이나 플루옥시메스테론 (fluoxymesterone)을 사용해보는 것도 좋습니다.

12-22 ▸▸ 호르몬 요법 중 양성 유방 종양이 발견된 경우 호르몬 요법을 중단해야 합니까?

반드시 중단할 필요는 없습니다.

호르몬 요법을 시작한 이후에 생긴 양성 유방 질환인 경우에는 유방암의 발생 위험성의 증가가 없다고 알려져 있으므로 호르몬 요법을 중단할 필요는 없으나 환자에게 득과 실을 충분히 설명한 후에 호르몬 요법을 계속할 것인지에 대해 선택권을 주는 것이 바람직합니다.

3) 에스트로겐과 관련된 수분정체

12-23 ▸▸ 에스트로겐과 수분 정체 간에는 어떤 상관 관계가 있습니까?

에스트로겐은 모세혈관의 알부민 소실 속도를 늦추어 혈장 용적을 증가시키고 혈관 내 수분 정체를 증가시키지만 에스트로겐과 프로게스토겐 병합 투여 시는 세포바깥액 용적을 확장시켜 혈장 용적을 증가시킵니다. 에스트로겐은 아기닌 바소프래신 (arginine vasopressin)에 대한 혈장 삼투성 반응역치 (osmotic threshold)를 낮추어 신장성 수분 정체를 증가 시키지만 아기닌 바소프래신에 대한 신장의 반응도에는 영향을 미치지 않습니다.

12-24 ▸▸ 호르몬 요법 중 수분 정체에 의한 증상이 나타난 경우는 어떻게 해야 합니까?

경한 이뇨제를 월경전 7-10 일간 즉 프로게스토겐을 첨가하는 기간 동안 사용하면 적어도 부작용의 50%를 줄일 수 있으며 그래도 안되면 에스트로겐 종류를 바꾸거나 혹은 투여 경로를 바꾸는 것이 좋습니다.

4) 두통

12-25 ▸▸ 호르몬 요법 중 발생한 두통에 대한 치료에는 어떠한 것들이 있습니까?

대부분 일시적이기 때문에 진통제나 이뇨제에 잘 반응합니다. 주기적 요법 특히 에스트로겐을 투여하지 않는 기간에 생기는 경우에는 에스트로겐을 지속적으로 사용하는 것이 좋습니다. 편두통 혹은 편두통 비슷한 두통이 있을 경우에는 경한 이뇨제나 안드로겐을 첨가하는 것이 좋습니다.

5) 황달

12-26 ▸▸ 호르몬 요법 중 발생한 황달은 어떻게 해야 합니까?

90% 정도의 에스트로겐은 간에서 대사되므로 황달과 같이 간기능 이상이 있는 환자

에게는 호르몬 대체요법을 즉시 중단하고 황달의 원인을 밝혀 치료해야 합니다.

6) 수술과 호르몬요법

12-27 ▶▶ **호르몬 요법 중 수술을 해야 할 경우 수술 전후 호르몬 요법은 어떻게 해야합니까?**

수술 후 활동에 장애 (immobilization)가 예상되는 경우에는 호르몬 요법을 4주 전부터 중지할 것이 권고 됩니다. 이는 수술 후 혈전증의 위험성을 고려한 것으로 최근의 저용량 제제로는 보다 더 단기간의 중단이 고려될 수 있으며 환자의 상태나 수술의 종류에 따라 결정해야 할 것입니다. 수술 후 보행이 가능할 때부터 다시 시작해 볼 수 있습니다.

참고문헌

1. 증상 호전의 실패 원인

대한폐경학회. 폐경기 건강. 서울 : 칼빈서적. 1994.

이진용. 폐경여성의 호르몬 대치요법. 고려대학교 연수강좌. 1993 ; 10.

조수현. 폐경기 여성에서 호르몬 투여는 어떻게 할 것인가? 한양대학교 연수 강좌 1994.

Ettinger B. Vasomotor symptom relief versus unwanted effects: role of estrogen dosage. Am J Med 2005; 118: 74-8.

Managing the Menopause. A practical Guide to HRT. Novo Nordisk Pharmaceutical; 1991.

Michnovicz JJ, Hershcopf RJ, Naganuma H, Bradlow HL, Fishman J. Increased 2-hydroxylation of estradiol as a possible mechanism for the anti-estrogenic effect of cigarette smoking. N Engl J Med 1986; 315: 1305-9.

Odmark IS, B kstr T, Jonsson B, Bixo M. Well-being at onset of hormone replacement therapy: comparison between two continuous combined regimens. Climacteric 2004; 7: 92-102.

Padwick ML, Endacott J, Whitehead MI. Efficacy, acceptability, and metabolic effects of transdermal estradiol in the management of postmenopausal women. Am J Obstet Gynecol 1985; 152: 1085-91.

Speroff L, Glass RH, Kase NG. Clinical gynecologic endocrinology and infertility. 5th Ed. Baltimore : Williams & Wilkins. 1994 ; 620.

Twiddle NC. Psychological effects of different progestogens. In : Consensus Development Conference on Progestogens. International Proceedings Journal 1989 ; 1 : 214.

Versi S, CardoEo L. Oestrogens and lower urinary tract function. In : Studd JWW, Whitehead MI. The Menopause. Oxford : Blackwell Scientific Publications 1988 ; 76.

Whitehead M, Godfree V. Hormone replacement therapy. New York ; Churchill Livingstone press; 1992. p.181.

Whitehead MI, Hillard TC, Crook D. The role and use of progestogens. Obstet Gynecol 1990; 75: 59-76.

2. 비정상적 자궁 출혈

American College of Physicians. Guidelines for counseling postmenopausal women about preventive hormone therapy. Ann Intern Med 1992; 117: 1038-41.

Archer DF, Dorin MH, Heine W, Nanavati N, Arce JC. Uterine bleeding in postmenopausal women on continuous therapy with estradiol and norethindrone acetate. Endometrium Study Group. Obstet Gynecol. 1999; 94: 323-9.

Archer DF, McIntyre-Seltman K, Wilborn WW Jr, Dowling EA, Cone F, Creasy GW, et al. Endometrial morphology in asymptomatic postmenopausal women. Am J Obstet Gynecol. 1991; 165: 317-20.

Botsis D, Kassanos D, Pyrgiotis E, Zourlas PA. Vaginal sonography of the endometrium in postmenopausal women. Clin Exp Obstet Gynecol. 1992; 19: 189-92.

Hardy R, Kuh D. Change in psychological and vasomotor symptom reporting during the menopause 2002; 55: 1975-88.

Managing the Menopause. A Practical Guide to HRT. Novo Nordisk Pharmaceutical Ltd. 1991; 36.

Nand SL, Webster MA, Baber R, O'Connor V. Bleeding pattern and endometrial changes during continuous combined hormone replacement therapy. The Ogen/Provera Study Group. Obstet Gynecol. 1998;91:678-84.

Speroff L, Glass RH, Kase NG. Clinical gynecologic endocrinology and Infertility. 5th Ed. Baltimore: Williams & Withins 1994; 621.

Udoff L, Langenberg P, Adashi EY. Combined continuous hormone replacement therapy: a critical review. Obstet Gynecol. 1995;86:306-16.

von Holst T, Lang E, Winkler U, Keil D. Bleeding patterns in peri and postmenopausal women taking a continuous combined regimen of estradiol with norethisterone acetate or a conventional sequential regimen of conjugated equine estrogens with medrogestone. Maturitas. 2002; 43: 265-75.

Whitehead MI, Hillard TC, Crook D. The role and use of progestogens. Obstet Gynecol 1990; 75: 59-76.

Whitehead M, Godfree V. Hormone replacement therapy. New York: Churchill Livingstone. 1992: 181.

3. 기타

Barrington JW, Bowen-Simpkins P. The levonorgestrel intrauterine system in the management of menorrhagia. Br J Obstet Gynecol 1997; 104: 614-6.

Bjorn I, Bixo M, Nojd KS, Collberg P, Nyberg S, Sundstrom-Poromaa I, et al. The impact of different doses of medroxyprogesterone acetate on mood symptoms in sequential hormonal therapy. Gynecol Endocrinol 2002; 16: 1-8.

Freeman EW, Sammel MD, Liu L, Gracia CR, Nelson DB, Hollander L. Hormones and menopausal status as predictors of depression in women in transition to menopause. Arch Gen Psychiatry 2004; 61: 62-70.

Magos AL, Brewster E, Singh R, O'Dowd T, Brincat M, Studd JW. The effects of norethisterone in postmenopausal women on oestrogen replacement therapy: a model for the premenstrual syndrome. Br J Obstet Gynaecol 1986; 93: 1290-6.

Stachenfeld NS, Keefe DL. Estrogen effects on osmotic regulation of AVP and fluid balance. Am J Physiol Endocrinol Metab 2002; 283: 711-21.

Stachenfeld NS, Taylor HS. Effects of estrogen and progesterone administration on extracellular fluid. J Appl Physiol 2004; 96: 1011-8.

Speroff L, Fritz MA. Menopause and the perimenopausal transition. In: Clinical gynecologic endocrinology and infertility. 7th ed. Philadelphia: Lippincott Williams & Wilkins Press ; 2005. p.621-88.

Studd J. The management of the menopause. 3rd. ed. New York ; Parthenon Publishing Press; 2003. p.115.

Suhonen S, Holmstrom T, Lahteenmaki P. Three-year follow-up of the use of a levonorgestrel-releasing intrauterine system in hormone replacement therapy. Acta Obstet Gynecol Scand 1997; 76: 145-50.

Wollter-Svensson LO, Stadberg E, Andersson K, Mattsson LA, Odlind V, Persson I. Intrauterine administration of levonorgestrel 5 and 10 microg/24 hours in perimenopausal hormone replacement therapy. A randomized clinical study during one year. Acta Obstet Gynecol Scand 1997; 76: 449-54.

Chapter / 13

호르몬 요법의 기간

요약 K.e.y.p.o.i.n.t

WHI (Women Health Initiative) 연구, MWS (Million Women Study) 이후 호르몬 요법의 적응증 및 투여 기간에 대하여 여러 전문가 그룹의 논의 결과 및 권고사항이 발표되고 있으나, 실제 호르몬 요법의 주된 투여 대상인 폐경 이행기, 폐경 직후의 저위험군 여성을 대상으로 실시한 대단위 무작위 이중 맹검 연구 결과는 아직 발표된 바 없는 상태입니다. 현재까지 발표된 연구 결과를 고려하면 호르몬 요법의 바람직한 투여 기간은 얼마인지, 호르몬 요법을 장기간 사용한 경우 투여를 중단해야 하는지, 호르몬 요법을 중지할 때 가장 좋은 방법은 무엇인지 등에 관하여 합의를 도출하기 어려운 상황입니다. 따라서 향후 지속적으로 발표될 연구 결과에 관심을 갖고 환자 개인별로 호르몬 요법의 적절성을 매년 평가함으로써 이상적인 호르몬 요법의 용법 및 투여 기간을 정해야 할 것으로 생각됩니다.

1. 투여 기간 결정인자

13-1 ▸▸ 호르몬 투여의 기간은 누가 결정하여야 합니까?

의사와 환자가 함께 충분히 의논한 후 결정하는 것이 바람직합니다.

2002년 미국 국립보건의료원의 주도하에 실시되고 있던 대단위 무작위 이중 맹검 연구인 WHI (Women' s Health Initiative)가 조기 종결되면서 그 결과가 바로 언론에 공개된 후 호르몬 요법을 시행 중이었거나 시행 예정이었던 많은 폐경 여성 및 임상의들은 큰 혼란을 겪었습니다. 미국에서 WHI 연구 결과 발표 이후 호르몬 요법을 이용하는 폐경 여성의 수가 분기별로 18%씩 감소하였으며, 이러한 현상은 자궁절제술을 시행 받은 폐경 여성에서도 마찬가지였다고 합니다.

호르몬제제의 투여 기간에 대해서는 의사와 환자 간의 논의가 충분히 이루어지지 않는 경우가 많으며, 호르몬 제제를 복용하는 대부분의 여성이 의사와 상의하지 않고 자의로 호르몬 복용을 중단하는 경우가 많습니다. 대한폐경학회에서 조사한 바에 따르면 WHI 연구 이후 호르몬 치료를 중단한 이유로 환자가 원해서인 경우가 71%로서 의사가 중단을 권한 경우 29%에 비하여 훨씬 많은 것으로 나타났습니다. WHI이전과 이후 호르몬사용을 추천하지 않는 의사들의 사고변화는 표 13-1과 같습니다.

표 13-1. WHI 이후 호르몬 치료 중단 이유 (의사측)

	WHI 이전	WHI 이후
유방암의 위험이 증가	42.1 %	6.3 %
환자가 거부반응	21.1 %	37.5 %
부정기 출혈 등의 부작용	15.8 %	9.5 %
심혈관계 질환의 위험이 증가		34.3 %
폐경은 정상 생리현상	10.5 %	0.6 %
치료 결과가 확실치 않아	0 %	5.6 %
환자에게 설명하는데 시간이 많이 든다	10.5 %	4.6 %
기타	0 %	1.4 %

환자측에서의 호르몬 중단 이유로는 암발생의 두려움이 가장 많았고 부작용 경험이 두번째로 많았습니다 (그림 13-1).

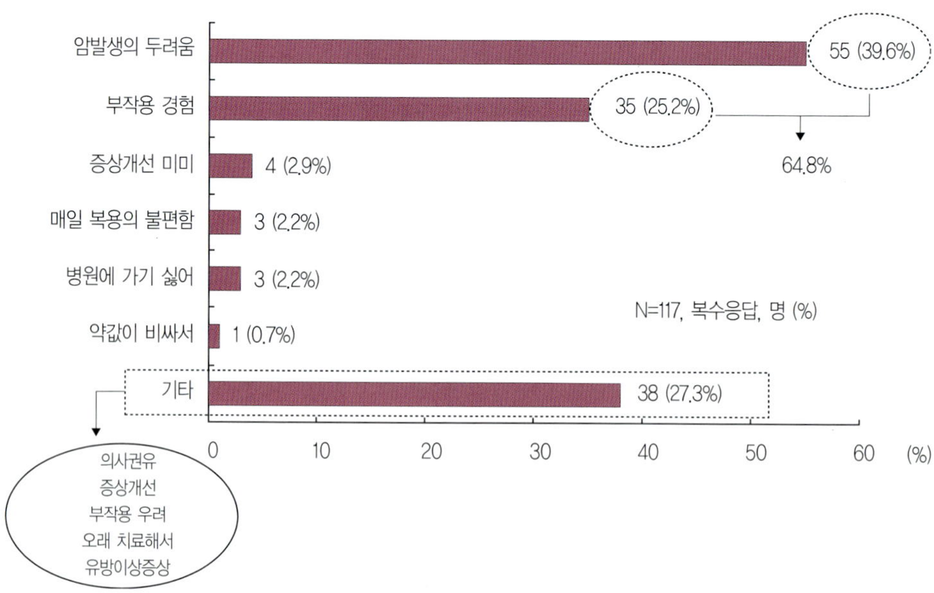

그림 13-1. WHI (Women' s Health Initiative) 이후 호르몬 치료 중단 이유 (환자측)

한국에서는 한 연구에 의하면 호르몬 복용기간의 분포도를 보면 1년 미만인 경우가 25.7%, 1-2년인 경우가 22.0%, 3-4년이 11.5% 였습니다 (그림 13-2).

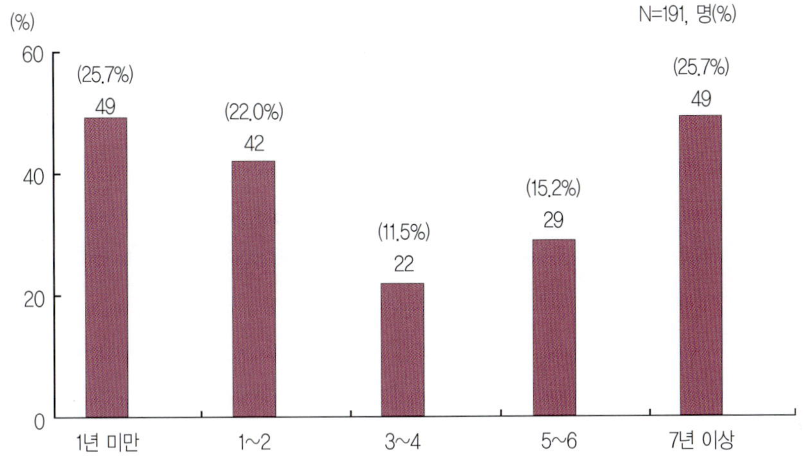

그림 13-2. 호르몬 요법 복용 기간

따라서 의사는 호르몬 투여의 목적, 투여에 따른 이점과 위험성 등을 환자에게 충분히 설명한 후 얼마나 오래 호르몬을 투여할지 함께 논의할 필요가 있습니다.

일반적으로 환자는 주관적인 효과가 뚜렷하면 위험성에도 불구하고 호르몬 요법을 원하는 경향이 있습니다. 영국에서 시행된 평균 17.7년 동안 장기간 호르몬을 투여받은 환자들을 대상으로 한 연구에 따르면 호르몬 요법에 환자가 만족하고 있는 경우 이에 대한 충분한 설명이 제공된다면 호르몬 요법을 지속하기 원하는 환자들 (97명/100명)이 중단하기 원하는 환자들 (3명/100명) 보다 월등히 많은 것으로 나타났습니다. 개별 환자에게 적용되는 적응증을 확실히 인지하고, 호르몬 대안요법 시행 전에 병력 청취, 신체검사 및 선별검사를 실시한 후 투여 이득과 위험성을 환자와 상담하여 각 개인 특성에 맞는 투여 제제, 용량, 방법을 선택하는 개별화된 호르몬 요법을 시행한다면 환자의 자의에 의한 중단 비율은 감소할 것으로 사료됩니다.

한편 환자들이 호르몬 요법을 중단하는 데는 호르몬 치료시 발생 가능한 질 출혈, 프로게스토겐 제제에 의한 유방 통증, 우울감, 불안감, 자극과민성 발생으로 인한 불편감, 정기적 검진에 대한 불편감, 호르몬 치료가 비만 및 변비 등을 유발할 수 있다는 잘못된 판단 등이 상호 작용합니다. 호르몬 요법을 시행하는 의사는 호르몬 치료의 장기적인 부작용은 물론 치료의 시작과 더불어 나타날 수 있는 사소한 부작용까지 상세히 인지하고 이에 대한 만족할 만한 대처법을 숙지하고 있어야 환자의 불안감을 덜 수 있고, 치료 초기에 호르몬 투여를 중단하는 비율을 감소시킬 수 있습니다.

13-2 ▸▸ 호르몬 투여의 기간을 결정할 때 고려해야 할 사항은 무엇입니까?

호르몬 요법의 적응증, 최근 주요 연구 결과, 환자의 과거 병력 및 가족력, 현재 앓고 있는 질환, 투약 병력, 호르몬 요법에 대한 환자의 태도 등을 고려하여 이득과 위험성을 종합적으로 고려해야 겠습니다.

WHI (Women Health Study) 연구 결과를 바탕으로 2003년 미국 식품 의학품 안전청에서 발표한 호르몬 요법의 적응증을 살펴보면 중등도 및 중증의 혈관운동성 장애의 치료, 중등도 및 중증의 외음부 및 질 위축증 치료 (국소요법 선호), 폐경 후 골다공증의 예방 등으로 정리됩니다. 따라서 호르몬 요법의 이득으로는 혈관운동성 증상의 개선, 성적 만족감 증대, 피부 개선, 외음부 및 질 위축증 개선, 우울증 개선, 골다공증 예방 등이 있으며 (제7장 참조), 반대로 위험성으로는 유방암, 정맥 혈전증, 뇌졸증, 담낭염 및 췌장염 위험도 증가 등이 있습니다 (제9장 참조). 이러한 이득 및 위험성을 환자의 과거 병력 및 가족력과 함께 종합적으로 고려하여 최근 연구 결과들과 함께 환자에게 전반적인 설명을 한 후 상의하여 투여 기간을 결정하는 것이 바람직할 것으로 생각됩니다.

최근 시행된 대규모 임상 실험 중 주목할 만한 관심을 불러일으킨 것으로 WHI 연구와 HERS (Heart and Estrogen-Progestin Replacement Study) I, II를 대표적으로 들 수 있는데, 그 결과를 해석하는 데 있어서 폐경기 전후의 비교적 젊은 여성들이 주된 연구 대상군이 아니었다는 점이 반드시 고려되어야 합니다. 특히 호르몬요법으로 인한 주요 합병증의 발병률이 폐경이 된 지 얼마 되지 않은 여성들에 있어서 고령의 여성들에 비하여 낮다는 여러 연구 결과 및 호르몬 요법의 주된 적응증인 혈관운동성 증상을 보이는 여성들은 폐경 직후의 비교적 젊은 여성들이라는 점, WHI 연구의 대상군이 고령 이외에도 비만, 고혈압, 흡연 등의 다른 위험인자들을 지니고 있는 여성들이 많이 포함되었다는 점 등은 WHI 연구 결과를 해석할 때 특히 주의를 요하는 부분입니다.

WHI 연구와 HERS 모두에서 정맥 혈전증과 관상동맥질환의 증가 소견을 보였는데, 폐경이 된 지 10년이 되지 않은 여성들만을 대상으로 실시한 WHI 하위그룹 분석에서는 관상동맥질환의 증가 소견은 관찰되지 않았으며 (문항 10-2 참조), 자궁적출술을 시행 받은 여성들에서도 7년 이상 에스트로겐을 복용하였으나 관상동맥질환의 증가 소견을 보이지 않았습니다.

에스트로겐 단독요법은 유방암이 오히려 감소하는 경향을 보이고 있는 반면에 에스트로겐과 프로게스테론 복합요법을 7년까지 사용할 경우 유방암의 위험도는 증가하지 않습니다 (문항 9-19 참조).

북미폐경학회에서는 에스트로겐-프로게스틴 병합요법을 5년 이상 사용할 경우 유방암의 발생 위험이 증가할 수 있으나, 에스트로겐 단독 사용은 유방암의 발생 위험을 증가시키지 않는다고 하였으며, 또한 WHI 연구 및 HERS 결과를 조기 폐경 여성이나 폐경 이행기 여성에 직접적으로 확장 적용할 수 없다는 합의를 도출하였습니다. 그러나 장기간 사용하던 여성이 투여를 중단해야 하는지, 호르몬요법이 심혈관질환의 초기 위험을 높이는지에 대해서는 전문가들 사이에 합의를 도출하지 못한 상태입니다. 이에 앞서 세계폐경학회에서는 호르몬치료의 주 대상인 폐경 전후기 여성을 대상으로 심혈관질환을 포함한 장기 호르몬치료의 장단점을 평가하기 위한 임상시험 결과가 아직 없으므로 기존의 관찰 연구에 따라 폐경 증상, 비뇨생식기 위축증 및 골다공증 예방에 있어서는 관례대로 호르몬 치료를 시행할 수 있으며, 호르몬 치료 기간을 일률적으로 제한할 수 있는 근거가 없고 중단할 필요도 없다고 권고한 바 있습니다.

2. 투여 기간

13-3 ▸▸ 폐경 증상이 있는 환자의 투여 기간은 어느 정도가 좋습니까?

2007년 세계폐경학회의 권고안에 따르면 치료 기간에 특별히 제한을 둘 필요는 없습니다. 치료의 지속 여부는 의사 및 환자가 충분히 정보를 교환하고 치료의 득실을 따져서 결정하여야 합니다.

폐경기에 특징적인 혈관운동증상은 폐경 직전에도 10-25%의 여성에서 나타나며, 폐경 후 여성의 61%에서 나타나게 됩니다 (문항 4-4 참조). 이러한 증상은 평균적으로 1-2년 정도 지속되며, 25%에서는 5년 이상 지속되는 것으로 알려져 있습니다 (문항 4-6 참조). 호르몬 요법으로 혈관운동증상에 대한 치료를 시작한 후 평균 4주 이후에 효과를 얻을 수 있을 뿐 아니라 성기능 개선을 포함하여 전반적인 삶의 질 향상을 도모

할 수 있습니다. 정신과적 증상에 대해서는 아직 확실하지는 않으나 이와 유사할 것으로 추측됩니다.

혈관운동증상이 있는 여성에서 호르몬 요법을 중단하는 것은 옳지 않으며, 특히 다른 보조요법으로도 증상 완화가 되지 않는 여성에 있어서는 호르몬 치료를 지속하는 것이 바람직하다고 생각되고 있습니다. 비뇨생식기의 위축으로 인한 증상은 폐경 이후 시간이 경과할수록 증가하는데, 이러한 여성에서는 장기간의 치료가 필요하며, 길게는 20년이 소요되는 경우도 있습니다. 특히 성교통이나 요도 관련 증상은 에스트로겐 제제에 의해서만 경감될 수 있습니다. 북미폐경학회와 유럽폐경학회 모두 비뇨생식기 위축 증상만 있는 경우에는 호르몬 제제의 국소 투여를 권장하고 있습니다. 이때 6-12개월 이상 질내 에스트로겐 투여를 시도할 경우에는 초음파검사 등을 이용한 자궁내막검사를 병행할 필요가 있습니다.

조기폐경 여성과 같이 골절의 위험도가 증가하게 되는 경우 혹은 60세 이하의 폐경여성에서 호르몬 치료는 1차적인 치료로 고려할 수 있습니다. 특히 다른 치료를 견디지 못하거나 폐경 증상을 동시에 겪고 있는 골다공증의 고위험군에서 최소 용량으로 장기간에 걸쳐 시행할 수 있습니다. 단 60세 이후에 골절의 예방 목적만으로 호르몬 투여를 시작하는 것은 권하지 않습니다.

환자가 호르몬 요법으로 인한 이득을 고려하여 치료의 지속을 원하고, 이득이 위험보다 많다면 호르몬 치료를 계속하여야 하며, 이때 정기적인 환자와의 상담 및 연령, 위험인자, 폐경 기간, 개인의 건강 상태, 현재 복용하고 있는 호르몬제제 등의 평가가 병행되어야 합니다. 호르몬 치료 중단시 호르몬에 의한 효과는 급격히 소실되어 호르몬 투여 중단이 오히려 역효과를 불러일으킬 수 있다는 점도 고려되어야 합니다.

3. 투여 중단 방법

13-4 ▸▸ 호르몬 요법을 중단하고자 할 때 어떻게 하여야 합니까?

일시에 중단하는 방법과 점진적 중단 방법중 어느 것이 더 효과적인지에 관해서는 아직까지 합의점을 찾지 못한 상태입니다.

북미폐경학회의 권고안에 따르면 호르몬 요법의 중단 방법에는 두 가지 방법이 있습니다. 첫째, 호르몬 투여를 일시에 중단하는 방법으로 'cold turkey' 라고도 불립니다. 둘째, 점진적으로 호르몬 투여 용량을 줄이거나, 투여 사이 기간을 늘리는 방법(tapering) 입니다. 갑작스러운 호르몬 요법의 중단은 안면 홍조, 야간 발한, 정신과적 증상 등을 악화시킬 수 있다고 보고된 바 있어 2~3개월에 걸쳐 점진적으로 호르몬 투여 용량을 줄여나가는 것이 바람직하다는 의견이 있는 반면, 최근 보고된 연구 결과에 따르면 일시적 중단 방법과 점진적 중단 방법 간에 폐경 증상의 발현 및 삶의 질 저하 발생 빈도에 있어 차이가 없다고 하였습니다. 한편 점진적 중단 방법은 일시적 중단 방법에 비하여 용량을 줄여나가는 과정에서 폐경 증상 완화에 필요한 환자 개인별 최소 호르몬 용량을 인지할 수 있고, 호르몬 치료와 삶의 질 유지 측면에서 환자 스스로 적절한 적응 기간을 가질 수 있다는 장점이 있습니다.

점진적 중단 방법은 경구 투여의 경우 최소 용량, 즉 17β-에스트라디올 1 mg/일로 3-4주간 투여하고, 이 용량으로 2일 마다 3-4주간, 4-5일 마다 2주간 투여한 후 중단하는 것이 추천됩니다. 경피적 에스트라디올 패취의 경우에도 중단 원칙은 유사합니다. 에스트라디올의 용량을 100 μg, 50 μg, 25 μg 등으로 점차 감소시키고, 이와 더불어 투여시 1-2일 간의 간격을 두며, 투여 간격을 점차 증가시켜 궁극적으로 최소 용량으로 7-10일 간격으로 3회 투여한 후 치료를 중단하는 방법이 많이 사용되고 있습니다.

이와 같이 투여 용량을 감소시키는 과정 중 안면 홍조, 야간 발한, 정신과적 증상 등이 재발할 수 있다는 사실을 환자에게 미리 주지시키는 일은 매우 중요합니다. 증상 재발이 빈번하거나 심한 경향을 보이지는 않지만 이로 인하여 재치료가 필요할 수도 있습니다. 특히 혈관운동증상은 대기 온도의 영향을 받으므로 처음에 이러한 증상을 나타내었던 환자의 경우 하절기 보다는 동절기에 치료를 중단하는 것이 더 효과적일 수 있습니다. 또한 처음에 정신과적 증상을 호소하였던 환자의 경우 스트레스를 많이 받을 수 있는 시기에 치료를 중단하는 것은 비효과적인 것으로 간주되고 있습니다.

자궁이 있는 환자에서 경구 및 경피적 에스트로겐의 투여 용량을 감소시키는 동안 프로게스토겐 제제의 첨가 필요성에 관하여는 논란이 있습니다. 프로게스토겐이 첨가되면 상대적으로 에스트로겐의 농도가 감소되어 소퇴성 출혈이 적어지고 멈출 수 있다는 것을 환자에게 미리 주지시켜야 합니다. 많은 환자들이 치료가 완전히 중단된 후 가벼운 소퇴성 출혈을 2-3일간 경험하게 됩니다.

13-5 ▸▸ 성공적으로 호르몬 요법을 중단하는 것이 늘 가능합니까?

조심스럽게 호르몬 요법을 중단하여도 다수의 여성은 번거로운 증상의 재발을 경험할 수 있으며, 이는 대부분 혈관운동증상 또는 정신과적 증상으로서 이로 인하여 환자 자신이 호르몬 요법을 다시 원하기도 합니다.

실제로 최근 발표된 연구 결과에 따르면 WHI (Women' s Health Study) 이후 호르몬 요법을 중단하였던 환자 중 25%가 호르몬 치료를 다시 재개하였으며, 이는 폐경 관련 증상의 재발 때문이었습니다. 또한 비뇨생식기의 위축으로 인한 증상은 치료 중단 수개월 후에 다시 발생할 수 있으며, 처음에는 안면 홍조, 야간 발한, 정신과적 증상 등으로 호르몬 요법을 시행 받다가 중단한 후 상기 증상의 재발이 아닌 비뇨생식기의 위축 증상으로 병원을 다시 찾는 경우도 있습니다.

참고문헌

1. 투여 기간 결정인자

폐경연구 소위원회. WHI 연구 이후 외래 폐경 환자의 변화. 대한폐경회지 2004; 10: 67-71.

Anderson GL, Limacher M, Assaf AR, Bassford T, Beresford SA, Black H, et al. Effects of conjugated equine estrogen in postmenopausal women with hysterectomy: the Women's Health Initiative randomized controlled trial. JAMA 2004; 291: 1701-12.

Bergman A, Brenner PF. Beneficial Effects of Pharmacologic Agents: Genitourinary. In : Mishell DR Jr, ed. Menopause: Physiology and Pharmacology. Year Book Medical Publisher Press; 1987. p.151.

Byyny RL, Speroff L. Menopause and Hormone Replacement. A Clinical Guide for the Care of Older Women. Williams & Wilkins Press; 1994. p.75.

Haas JS, Kaplan CP, Gerstenberger EP, Kerlikowske K. Changes in the use of postmenopausal hormone therapy after the publication of clinical trial results. Ann Intern Med 2004; 140: 184-8.

Hahn RG. Compliance considerations with estrogen replacement : withdrawl bleeding and other factors. Am J Obstet Gynecol 1989; 161: 1854-8.

Heikkinen J, Vaheri R, Timonen U. A 10-year follow-up of postmenopausal women on long-term continuous combined hormone replacement therapy: update of safety and quality-of-life findings. J Br Menopause Soc 2006; 12: 115-25.

Horner E, Fleming J, Studd J. A study of women on long-term hormone replacement therapy and their attitude to suggested cessation. Climacteric 2006; 9: 459-63.

http://www.fda.gov/cder/drug/infopage/estrogens_progetins/default.htm.

Naftolin F, Schneider HP, Sturdee DW. Guidelines for the hormone treatment of women in the menopausal transition and beyond.. Climacteric 2004; 7: 8-11.

Beral V. Breast cancer and hormone replacement therapy in the Million Women Study. Lancet 2003; 362: 419-27.

Naftolin F, Schineider HP, Sturdee DW, Birkhauser M, Brincat MP, Gambacciani M, et al. Guidelines for hormonal treatment of women in menopausal transition and beyond. Climacteric 2004; 7: 8-11.

Notelovitz M. Estrogen replacement therapy : indications, contraindications, and agent selection. Am J Obstet Gynecol 1989; 161: 1832-41.

North American Menopause Society. Recommendations for estrogen and progestogen use in peri and postmenopausal women: position statement of the North American Menopause Society. Menopause 2004; 11: 589-600.

Schmidt JW, Wollner D, Curcio J, Riedlinger J, Kim LS. Hormone replacement therapy in menopausal women: past problems and future possibilities. Gynecol Endocrinol 2006; 22: 564-77.

Vihtamaki T, Savilahti R, Tuimala R. Why do postmenopausal women discontinue hormone replacement therapy? Maturitas 1999; 33: 99-105.

2. 투여 기간

Bergman A, Brenner PF. Beneficial Effects of Pharmacologic Agents: Genitourinary. In : Mishell DR Jr, ed. Menopause: Physiology and Pharmacology. Year Book Medical Publisher Press; 1987. p.151.

Byyny RL, Speroff L. Menopause and Hormone Replacement: A Clinical Guide for the Care of Older Women. Williams & Wilkins Press; 1996. p.75.

Ettinger B, Ensrud KE, Wallace R. Effect of ultralow dose transdermal estradiol on bone and mineral density: a randomized controlled trial. Obstet Gynecol 2004; 104: 443-51.

Meeting report. Hormonal replacement therapy: practical recommendations. Climacteric 2004; 7: 11-35.

Beral V. Breast cancer and hormone replacement therapy in the Million Women Study. Lancet 2003; 362: 419-27.

Naftolin F, Schineider HP, Sturdee DW, Birkhauser M, Brincat MP, Gambacciani M, et al. Guidelines for hormonal treatment of women in menopausal transition and beyond. Climacteric 2004; 7: 8-11.

North American Menopause Society. Recommendations for estrogen and progestogen use in peri and postmenopausal women: position statement of the North American Menopause Society. Menopause 2004; 11: 589-600.

Prestwood KM, Kenny AM, Klepinger A, et al. Ultra-low dose micronized 17β-estradiol and bone density and bone metabolism in older women. A randomized controlled trial. JAMA 2003; 290: 1042-8.

Skouby SO, Al-Azzawi F, Barlow D, Calaf-Alsina Erdogen Ertungealp J, Gompel A, Graziottin A, et al. Climacteric medicine: European Menopause and Andropause Society (EMAS) 2004/2005 position statements on peri-and postmenopausal hormone replacement therapy. Maturitas 2005; 51: 8-14.

Speroff L, Fritz MA. Menopause and the perimenopausal transition. In: Clinical gynecologic endocrinology and infertility. 7th ed. Philadelphia: Lippincott Williams & Wilkins Press ; 2005. p.621-88.

Speroff L, Fritz MA. Postmenopausal hormone therapy. In: Clinical gynecologic endocrinology and infertility. 7th ed. Philadelphia: Lippincott Williams & Wilkins Press ; 2005. p.689-778.

Tan D, Darmasetiawan S, Haines CJ, Huang KE, Jaisamram U, Limpaphayom KK, et al. Guidelines for hormone replacement therapy of Asian women during the menopausal transition and thereafter. Climacteric 2006; 9: 146-51.

3. 투여 중단 방법

American College of Obstetricians and Gynecologists Women's Health Care Physicians. Executive summary. Hormone therapy. Obstet Gynecol 2004; 104: 1S-4S.

Donna RS, Amalia CK, Raphael J. Current concepts in estrogen replacement therapy in the menopause. Fertil Steril 1993; 59: 277-84.

Gangar K, Key E. Individualizing HRT. Practitioner 1993; 237: 358-60.

Haimov-Kochman R, Barak-Glantz E, Arbel R, Leefsma M, Brzezinski A, Milwidsky A, et al. Gradual discontinuation of hormone therapy does not prevent the reappearance of climacteric symptoms: a randomized prospective study. Menopause 2006; 13: 370-6.

Kronenberg F. Hot Flashes. In : Lobo RA, ed. Treatment of the Postmenopausal Women : Basic and Clinical Aspects. 2nd ed. Philadelphia : Lippincott, Williams & Wilkins Press; 1999. p.166.

Naftolin F, Schineider HP, Sturdee DW, Birkhauser M, Brincat MP, Gambacciani M, et al. Guidelines for hormonal treatment of women in menopausal transition and beyond. Climacteric 2004; 7: 8-11.

Ringa V, Led ert B, Gueguen R, Schiele F, Breart G. Determinants of hormonal replacement therapy recently postmenopausal women. Eur J Obstet Gynecol Reprod Biol 1992; 45: 193-200.

Shoupe D, Mishell DR Jr. Therapeutic Regimens. In : Mishell DR Jr, ed. Menopause: Physiology and Pharmacology. Year Book Medical Publisher 1987; p.335.

Whitehead M, ed. Hormone Replacement Therapy. New York : Parthenon Publishing Group Inc Press; 1998.

Whitehead MI, Fraser D. The effects of estrogens and progestogens on the endometrium : modern approach to treatment. Obstet Gynecol Clin North Am 1987; 14: 299-320.

Whitehead M, Godfree V. Hormone Replacement Therapy. 1st ed. London : Churchill Livingstone Press; 1992. p.203.

Chapter / 14

폐경 증상의 기타 치료

요약 K.e.y.p.o.i.n.t

혈관운동증상 등의 폐경 증상에 대해 지금까지 가장 효과가 좋은 것으로 알려진 일차적 치료는 여성 호르몬 요법입니다. 그러나 호르몬 요법을 할 수 없는 여성 또는 암에 대한 공포로 호르몬 투여를 꺼리거나 호르몬 요법으로 인한 출혈과 같은 문제점을 환자가 적응하지 못하여 호르몬 요법을 시행하지 않으려는 여성이나 유방암 등의 호르몬 요법의 금기증을 가지고 있는 폐경 여성에서는 호르몬 요법 외의 비호르몬 치료를 시도하게 됩니다. 이들 비호르몬 치료는 호르몬 요법에 비해 효과가 떨어지고 효과나 안정성에 대한 연구들이 대상 수가 적거나 기간이 짧은 것이 문제이지만 경증의 폐경 증상을 호소하는 여성에서는 60%내외의 치료효과를 보고하고 있으므로 이러한 치료법에 대해 잘 알고 있어야 하겠습니다.

1. 혈관운동 증상

14-1 ▸▸ 혈관운동증상에 대한 치료는 어떤 것이 있습니까?

혈관운동성 증상의 치료는 1) 생활방식의 변화, 2) 비처방요법, 3) 처방요법으로 이루어지며 환자와 상의 후 증상의 정도에 따라 가능한 치료적 선택을 고려하게 됩니다. (표 14-1)

생활방식의 변화로는 중심부 체온조절, 운동, 금연, 이완요법 등이 있으며, 비처방요법은 보완대안요법으로서 적클로버나 대두 이소플라본, 승마, 각종 약초, 비타민 E, 침술 등이 사용됩니다 (24장 참조). 처방요법은 일차적으로 저용량 여성호르몬이 선택되며, 그외 티볼론 (tibolone), 항우울제, 항경련제인 가바펜틴 (gabapentine), 항고혈압제인 클로니딘 (clonidine)이 선택됩니다.

북미폐경학회 (North American Menopause Society: NAMS)의 치료지침에 의하면 경증 열성홍조가 있을 경우 먼저 생활방식의 변화를 고려할 것을 권하고 있습니다. 즉, 생활방식의 변화를 단독으로 혹은 비처방 치료법과 병합하여 시행하도록 권장됩니다. 현재까지의 임상적 연구들에 의하면 비처방 치료법의 효능은 확실하지 않습니다. 반면 당귀, 종자유 (evening primrose oil: EPO), 인삼, 중국 허브 복합제, 침술, 자기 요법은 열성홍조의 감소에 이득이 없습니다.

중등증-중증 열성홍조에는 에스트로겐을 포함한 호르몬 요법이 표준치료입니다. 호르몬 요법에 대한 우려를 하거나 금기증을 가진 여성에서 권고되는 선택은 프로게스토겐, 벤라팍신 (venlafaxine), 파록세틴 (paroxetine), 플루옥세틴 (fluoxetine) 등의 항우울제와 가바펜틴 (gabapentin)입니다.

대부분의 여성에서는 폐경과 연관된 혈관 운동증상은 시간이 경과함에 따라 어떠한 중재가 없더라도 경감되므로 어떠한 치료법을 선택하더라도 이와 상관없이 이 치료법이 계속 필요한지를 결정하기 위해 주기적인 평가가 반드시 이루어져야 합니다.

표 14-1. 열성홍조에 대한 처치

생활태도의 변화 1. 중심부 체온의 감소 주변/실내온도의 감소 (1)부채 사용 (2) 얇은 옷 착용 (3) 찬 음식이나 찬 음료 섭취 (4) 더운 음식이나 더운 음료 금지 2. 운동 3. 체질량 지수의 감소 4. 금연 5. 이완 치료 (1) 호흡요법 (2) 발마사지 (3) 명상/요가/마사지/목욕	**비처방요법** (1) 이소플라본 (isoflavone) (2) 승마 (3) 본초 동귀 달맞이꽃 종자유 인삼 감초 한약 (4) 비타민 E (5) 국소 프로게스테론 (6) 기타치료 침술 자기 치료
처방요법 1.호르몬요법 (1) 에스트로겐 단독 혹은 프로게스테론과 복합, 안드로겐과 복합 (2) 프로게스테론 단독 (3) 경구피임제 (4) 티볼론 (tibolone) 2.비호르몬요법 (1) 항우울제 세로토닌 노르에피네프린 재흡수 억제제: 벤라팩신 (venlafaxine) 선택적 세로토닌 재흡수 억제제: 파록세틴(paroxetine), 플루옥세틴(fluoxetine) (2) 가바펜틴 (gabapentin) (3) 항고혈압제 : 클로니딘(clonidine), 메틸도파(methydopa) (4) 벨러갈(bellergal)	

14-2 ▸▸ 생활 습관의 변화가 폐경 증상 완화에 도움이 됩니까?

흡연은 에스트로겐 대사에 영향을 미쳐 안면 홍조의 빈도를 높인다고 하며, 그 정도는 흡연량에 따라 증가합니다. 신체 활동이 적은 경우에도 안면 홍조의 빈도가 증가하고, 신체 활동을 규칙적으로 하는 경우 그렇지 않은 경우에 비하여 50% 가량 증상이 감소됩니다. 예전에는 체중이 증가하면 지방세포에서 에스트로겐 생산이 증가되어 체질량지수 (body mass index)와 안면홍조는 역상관 관계에 있다고 알려졌으나, 2004년 40세-60세 여성 1,087명을 대상으로 한 연구에서 체질량지수가 30이상으로 비만인 경우 안면홍조가 더 심하게 나타났다고 보고하였습니다.

폐경 증상 완화뿐만 아니라 거의 모든 성인병의 일차적인 치료는 건전한 생활습관을 가지는 것에서부터 시작됩니다. 제 2형 당뇨병이 있는 폐경 여성에서 포화지방산의 섭취를 줄이고, 금연, 규칙적인 운동, 스트레스 관리 등이 포함된 생활습관의 변화로 당화혈색소, 체질량지수, 혈중지방산 농도, 삶의 질 등 모든 면에서 결과가 호전되어 심혈관 질환의 예방의 효과를 보았다고 합니다.

생활 양식의 변화에는 적정 체중 유지, 중심체온을 낮게 유지하기, 규칙적인 운동, 유발 인자가 될 수 있는 스트레스 조절 등도 포함됩니다.

14-3 ▸▸ 열성홍조가 있는 폐경 여성에서 선택적 에스트로겐 수용체 조절제 (selective estrogen receptor modulator: SERM)는 효과적입니까?

효과가 없습니다.

SERM은 에스트로겐의 표적조직에서 각각의 조직에 따라 선택적으로 에스트로겐의 작용과 길항작용을 나타낼 수 있는 특징을 가진 약제로 골다공증의 예방과 치료목적으로 미국 식약청의 승인을 받았습니다 (문항 15-12 ~ 문항 15-16). 열성홍조에는 효과가 없고 사용자의 1/4에서는 오히려 열성홍조를 유발합니다.

14-4 ▸▸ 그 외 혈관운동 증상에 효과가 있는 비호르몬 치료제는 무엇입니까?

선택적 세로토닌 재흡수 억제제 (selective serotonin reuptake inhibitor: SSRI), 노어에피네프린 재흡수 억제제 (norepinephrine reuptake inhibior: SNRI) 등의 항

우울제와 항경련제인 가바펜틴 (gabapentine)이 많이 사용되고 있습니다. 가장 많이 사용되고 있는 항 우울제는 벤라팍신 (venlafaxine)입니다. 위약-대조군 무작위 연구에서 벤라팍신 1일 75 mg 투여는 대략 60%에서 열성 홍조현상 감소를 가져왔으며 8주간의 연구에서도 감소작용이 계속 유지되었고 독성의 증가도 나타나지 않았다고 합니다. 1일 75 mg 투여시의 부작용으로는 식욕감소, 구갈과 오심 등이 있습니다. 플루옥세틴 (fluoxetine)을 사용한 위약-대조군 연구에서도 플루옥세틴 사용시 50%, 위약 사용 시 36%에서 열성 홍조 증상의 감소가 나타났습니다.

항경련제투여중 가바펜틴이 열성홍조를 유의하게 감소시킨다고 보고되었습니다. 가바펜틴을 사용하는 환자의 75%에서 열성 홍조현상의 감소가 나타남을 발견했습니다. 최근 증상을 가진 420명의 여성에 8주간 가바펜틴을 1일 900 mg 투여 시 열성 홍조의 빈도는 평균 45% 감소하였습니다. 그 외 베타 2-아드레날린 작용제 (β2-adrenergic agonist), 벨러갈 (bellergal), 베랄리프라이드 (veralipride), 프로프라놀롤 (propranolol)이 과거에 많이 사용되었지만 부작용으로 인해 현재는 잘 사용되지 않습니다. 비호르몬 제제가 열성홍조에 미치는 영향을 요약하면 표 14-2와 같습니다.

표 14-2. 비 호르몬 제제가 열성홍조에 미치는 영향

비호르몬제제	용량	효과	위약 효과
위약	-	-	20-50%
선택적 세로토닌 재흡수 억제제			
fluoxetine	20 mg/일	50%	36%
paroxetine	12.5-25 mg/일	62-65%	38%
venlafaxine	75 mg/일	61%	27%
알파 수용체 차단제			
clonidine	0.1 mg/일	8-78%	24-50%
clonidine patch	주 1회 부착으로 일일 0.1mg 효과	20-80%	36%
도파민 길항제			
veralipride	현재 국내 유통 안됨	63-80%	-
기타			
gabapentin	900 mg/일	45%	29%

주) 에스트로겐 이외의 기타 제제는 미국 식품의약품 안전청 (Food & Drug Administration: FDA) 승인을 받지 못한 상태임.

2. 수면장애

14-5 ▸▸ 혈관운동증상 외에 수면장애를 호소하는 여성에서 비호르몬 치료는 무엇입니까?

수면장애의 비 호르몬 치료 중 약물요법으로 진통제인 클로랄 하이드레이트 (chloral

hydrate), 항우울제인 트라조돈 (trazodone), 노트리프틸린 (nortriptyline), 항불안제 등이 있으며, 비 약물요법으로는 트립토판이 풍부한 말린 쥐 오줌풀 뿌리 (Valerian)이 있습니다. 신경내분비계 증상의 비호르몬 치료 (정서불안, 기억 및 집중장애등) 중 약물 요법으로 메틸테스토스테론 (methyltestosterone), 서트랄린 (sertraline), 플루옥세틴 (fluoxetine) 등이 있는데 많은 연구에서 증상을 호전시킨다고 발표되어 왔으며, 삼환계 항우울제는 더 이상 1차 선택이 아니라고 보고되고 있습니다. 비약물요법으로는 인삼과 제절초 (St John's wort-hypericin extract) 등이 흔히 추천됩니다.

14-6 ▶▶ 에스트로겐 이외에 수면 건강에 도움을 줄 수 있는 방법에는 무엇이 있습니까?

수면은 습관의 측면을 가지므로 수면 습관이 잘못되어 있는 경우 수면 건강이 나빠질 수 있습니다. 바람직한 수면 습관 또는 수면 위생의 11조를 다음과 같이 소개합니다.

① 아침 기상 시간이 일정해야 합니다. 우리 뇌 속에는 수면-각성 주기를 조절하는 소위 생물학적 시계가 있는데 이 시계를 잘 유지시키는데 필요한 가장 강력한 자극이 일정한 기상 시간입니다.

② 카페인 음료, 예를 들어 커피, 콜라, 초콜릿, 홍차, 녹차, 드링크류 등의 음료는 가능하면 오후에는 마시지 않는 것이 좋습니다. 카페인의 영향은 8~14 시간 동안 지속됩니다. 저녁 시간에 커피를 마시고도 전혀 수면에 영향을 받지 않는다고 하는 사람들도 있으나 실제 수면을 검사해 보면 분명히 영향을 받습니다. 수면에 영향을 주는 기전은 억제성 신경전달물질인 아데노신의 수용체와 카페인이 경쟁적으로 결합해 억제 작용을 방해하여 결과적으로 중추신경을 흥분시키기 때문입니다.

③ 담배도 숙면에 영향을 줍니다. 담배가 수면에 영향을 주는 기전은 담배 속의 니코틴이 아주 소량에서는 신경을 이완, 진정시키는 효과가 있으나 어느 한도를 넘으면 중추신경계를 자극하기 때문입니다.

④ 너무 시장하면 잠들기가 힘들게 됩니다. 따라서 이런 경우 간단한 군것질이 도움이 됩니다. 그러나 수분이 많이 함유된 과일류는 배뇨를 촉진시켜 숙면을 방해합니다.

⑤ 침실의 온도도 문제가 됩니다. 너무 덥거나 추우면 잠을 방해합니다.

⑥ 침실의 소음 수준도 문제입니다. 너무 시끄러우면 깊이 잠들기 힘듭니다.

⑦ 침실에서 잠이나 성생활 이외는 하지 않는 것이 좋습니다. 골치 아픈 일거리에 관한

생각과 잠을 자야 한다는 것이 연결되면 불면 증상이 나타날 수 있습니다.

⑧ 잠자리에 누워있는 시간이 너무 길면 오히려 불면증에 걸릴 수 있습니다.

⑨ 매일 오전 적절한 양의 운동을 하는 것이 숙면에 도움이 됩니다. 오후 늦은 시간이나 취침 전 운동은 자율신경을 흥분시켜 오히려 도움이 되지 않습니다.

⑩ 수면제의 장기 복용은 약물 의존 및 불면증을 유발합니다.

⑪ 술을 먹으면 일단 잠은 잘 들지 모르나 술의 효과가 떨어지면서 새벽에 깨어납니다. 이는 혈중 알코올 농도가 떨어지면서 자율신경이 흥분하는 효과가 있기 때문입니다. 또 평소 코를 잘 고는 사람들에서 취침 전 한 잔의 술에 의해 수면 무호흡증이 유발될 가능성이 높습니다.

14-7 ▸▸ 불면증이 있는 경우 시도해 볼 수 있는 행동적 방법으로는 어떤 것들이 있습니까?

첫째, 당연하게 들리지만 졸릴 때만 침실에 들어갑니다. 둘째, 침대에서는 잠만 자고 공부나 일거리를 벌이지 않습니다. 셋째, 잠자리에 누워도 20분 이상 잠이 안오면 일단 일어나 다른 방에 가서 졸릴 때까지 있다가 다시 들어옵니다. 계속 잠이 안오면 이를 반복합니다. 넷째, 매일 아침 일정한 시각에 기상하도록 자명종 시계를 준비합니다. 그 외는 취침 후부터 기상시까지 시계를 보지 않습니다. 다섯째, 낮잠은 절대 금기입니다.

14-8 ▸▸ 폐경 여성의 코골이 (snoring) 치료는 어떻게 하여야 합니까?

일단 코골이가 수면에 어떤 문제를 일으키는 지를 자세히 알기 위해 수면다원검사 (polysomnography)를 시행합니다. 수면다원검사는 수면시에 뇌파검사를 기록하는 것으로 행해지면 심전도, 근전도, 혈중 산소포화도, 체온, 흉곽 움직임 등을 동시에 측정하게 됩니다. 수면시 무호흡이 10초 이상 있는 경우가 수면 1시간에 5회 이상이거나 하룻밤에 30회 이상 나타나면 병적인 수면 무호흡증 (sleep apnea syndrome)이라고 진단할 수 있습니다. 수면다원검사 상 수면 무호흡증이 동반된 경우는 그에 관한 치료를 시행합니다. 일반적 치료 방법으로는 지속적 양압공급치료 (continous positive airway pressure treatement: CPAP treatment)가 있습니다. 그 외 수술적 치료도 경우에 따라 고려할 수 있습니다.

3. 비뇨생식기 증상

14-9 ▶▶ 비뇨생식기 증상을 호소하는 여성에서 비호르몬 치료는 무엇입니까?

비뇨생식기 증상의 비호르몬 치료는 질 건조감이나 성교통의 치료 시 전통적으로 K-Y 젤리 (Jelly), 비타민-E 오일 등의 질 윤활제가 사용되어 왔지만 증상완화에는 도움이 되나 위축성 변화를 호전시키지는 못합니다. 새로운 합성비수용성 중합제 제제인 폴리카보필 (polycarbophil)은 자기 무게의 수십 배의 수분을 흡수하며 점액과 상피세포에 부착되어 탈락될 때까지 표면에 수분을 공급하여 질 건조를 완화시킬 수 있습니다.

참고문헌

1. 혈관운동 증상

김흥열, 심한 폐경기 증상의 비호르몬 치료. 대한 골다공증학회지. 2003: 37-45.

AACE Menopause Guidelines Revision Task Force. American Association of Clinical Endocrinologists medical guidelines for clinical practice for the diagnosis and treatment of menopause. Endocr Pract 2006; 12: 315-37.

Alternatives to estrogen for the treatment of hot flushes. Ann Pharmacother 1997: 31: 915-7.

Barbara KA. Alternative therapies for menopause. Clinc Obstet Gynecol 2000; 43 : 162-83.

Candy T, Pharm D. Clinical effects of Phytoestrogen. Clinical Obstet and Gynecol 2001; 44:836-42.

Carpenter JS, Neal JG. Other complementary and alternative medicine modalities:

acupuncture, magnets, reflexology, and homeopathy. Am J med 2005; 118: 109-17.

Carpenter JS, Neal JG. Other complementary and alternative medicine modalities:

acupuncture, magnets, reflexology, and homeopathy. Am J med 2005; 118: 109-17.

Chez RA, Jonas WB. Complementary and alternative medicine. Part II: Clinical studies in gynecology. Obstet Gynecol Surv 1997; 52: 709-16.

Cho SH, Jung HB, Seong SC, Park HB, Byun KY, Lee DC, et al. Clinical efficacy and safety of Lyprinol, a patented extract from new zealand green-lipped mussel(Perna canaliculus) on patients with osteoarthritis of the hip and knee: a multicenter 2-month clinical trial. Euro Ann Allerg Clin Immunol. 2003; 35: 212-16.

Deborah J, Toobert DJ, Glasgow RE, Stryker LA, Barrera JR. M, Radcliffe JL, et al. Biologic and quality-of-life outcomes from the mediterranean lifestyle program : A randomized clinical trial. DIABET CARE 2006; 26: 2288-93.

Dodge GR, Jimenez SA. Glucosamine sulfate modulates the levels of aggrecan and matrix metalloproteinase-3 synthesized by cultured human osteoarthritis articular chondrocytes. Osteoarthritis Cartilage 2003; 11: 424-32.

Eisenberg DM, Davis RB, Ettner SL, Appel S, Wilkey S, Van Rompay M. Trends in alternative medicine use in the United States, JAMA 1998; 280: 1569-75.

Gainford MC, Simmons C, Nguyen H, Verma S, Clemons M. A practical guide to the management of menopausal symptoms in breast cancer patients. Support Care Cancer. 2005; 13: 573-8.

Goldberg B. Alternative Medicine: The Definitive Guide. Future Medicine Publishing, Inc. Tiburon, Caligonia Press; 1999. p.773-81.

Greendale. Dietary Soy Isoflavone and Bone Mineral Density: Results from the Study of Women's Health Across the Nation. Am J Epidemiol 2002; 155: 746-50.

Hirata JD, Swiersz LM, Zell B. Does dong qui have estrogenic effects in postmenopausal women? a double-blind, placebo-controlled trial. Fertil Steril 1997; 68: 605-13.

Huber J, Palacios S, Berglund L, Hänggi W, Sathanandan SM, Christau S. Effect of tibolone and continuous combined hormone replacement therapy on bleeding rates, quality of life and tolerability in postmenopausal women BJOG 2002; 109: 886-93.

Hudson T. Women's Encyclopedia of natural Medicine: Alternative therapies and integrative medicine. Los Angeles. Keats publishing Press; 1999. p.193-216.

Huntley AL, Ernst E. A systematic review of herbal medicinal products for the treatment of menopausal symptoms. J Nor Am Menopause Society 2003; 10: 465-76.

Israel D, Youngkin Y. Herbal therapies for perimenopausal and menopausal complaints. Pharmacother 1997; 17: 970-84.

Jordan KM, Arden NK, Doherty M, Bannwarth B, Bijlsma JW, Dieppe P, et al. EULAR recommendations 2003 and evidence based approach to the management of knee osteoarthritis: Report of a Task Force the Standing Committee for International Clinical Studies Including Therapeutic Trials (ESCISIT). Ann Rheum Dis 2003: 62: 1145-55.

Kang HJ, Ansbacher R, Hammoud MM. Use of alternative and complementary medicine in menopause. Int J Gynecol Obstet 2002; 79: 195-207.

Kass-Annese B. Alternative therapies for menopause. Clin Obstet Gynecol 2000; 43: 162-83.

Keinan-Boker L, van Der Schouw YT, Grobbee DE, Peeters PH. Dietary phytoestrogen and breast cancer risk. Am J Clin Nutr 2004; 79: 282-8.

Kessel B. Alternatives to estrogen for menopausal women. Proc Soc Exp Biol Med 1998; 217: 38-44.

Kessel B, Kronenberg F. The role of complementary and alternative medicine in management of menopausal symptoms. Endocrinol Metab Clin North Am. 2004; 33: 717-39.

Krebs EE, Ensrud KE, MacDonald R, Wilt TJ. Phytoestrogens for treatment of menopausal symptoms: a systematic review. Obstet Gynecol. 2004; 104: 824-36.

Kritz-Silverstein D, Goodman-Gruen DL. Usual dietary isoflavone intake, bone mineral density, and bone metabolism in postmenopausal women. J Womens Health Gend Based Med 2002; 11: 69-78.

Kronenberg F. Hot flushes. In: Lobo RA, editor. Treatment of the postmenopausal women. 2nd ed. Philadelphia. Williams & wilkins Press; 1999.

Masumi UeDa, Mikio Tokunaga. Effects of exercise experienced in the life stage on climateric symptoms for females. J physiolo anthrop app human science.

Morabito N, Crisafulli A, Vergara C, Gaudio A, Lasco A, Frisina N. et al. Effect of genistein and Hormone replacement therapy on bone loss in early postmenopausal women: A randomized double-blind placebo-controlled study. J Bone Miner Res 2002; 17: 1904-12.

Nelson HD, Vesco KK, Haney E, Nedrow A, Miller J, Nicolaidis C, et al. Nonhormonal therapies for menopausal hot flashes: systematic review and meta-analysis. JAMA. 2006; 295: 2057-71.

Neff MJ. NAMS releases position statement on the treatment of vasomotor symptoms associated with menopause. Am Fam Physician. 2004; 70: 393-9.

Pressman AH, Shelley D. Integrative Medicine. New York. St. Martin's Press; 2000. p.422-5.

Taskin O, Yalcinoglu AI, Kucuk S, Uryan I, Buhur A, Burak F. Effectiveness of tibolone on hypoestrogenic symptoms induced by goserelin treatment in patients with endometriosis. Fertil Steril. 1997; 67: 40-5.

The North American Menopause Society. Treatment of menopause-associated vasomotor symptoms: position statement of The North American Menopause Society. Menopause 2004; 11:11-33.

2. 수면장애

Braunstein GD. Safety of testosterone treatment in postmenopausal women. Fertil Steril 2007; 88: 1-17.

Candy T, Pharm D. Clinical effects of Phytoestrogen. Clinical Obstet and Gynecol 2001; 44:836-42.

Carpenter JS, Neal JG. Other complementary and alternative medicine modalities: acupuncture, magnets, reflexology, and homeopathy. Am J med 2005; 118: 109-17.

Coope J. Hormonal and non-hormonal interventions for menopausal symptoms. Maturitas 1996; 23: 159-68.

File SE. Hartley DE, Elsabagh S, Duffy R, Wiseman H. Cognitive improvement after 6 weeks of soy supplements in postmenopausal women is limited to frontal lobe function. Menopause. 2005; 12: 193-201.

Geller SE, Studee L. Contemporary alternatives to plant estrogens for menopause. Maturitas 2006; 55: S3-13.

Suvanto-Luukkonen E, Koivunen R, Sundström H, Bloigu R, Karjalainen E, Häivä-Mällinen L, et al. Citalopram and fluoxetine in the treatment of postmenopausal symptoms: a prospective, randomized, 9-month, placebo-controlled, double-blind study. Menopause 2005; 12: 18-26.

3. 비뇨생식기 증상

Willhite LA, O'Connell MB. Urogenital atrophy: prevention and treatment. Pharmacotherapy. 2001; 21: 464-80.

Wuttke W, Seidlová-Wuttke D, Gorkow C. The Climicifuga preparation BNO 1055 vs. conjugated estrogens in a double-blind placebo-controlled study :effects on menopause symptoms and bone markers. Maturitas 2003; 44: S67-77.

Chapter / 15

골다공증의 기타 치료

요약 K.e.y.p.o.i.n.t

골다공증의 예방과 치료에 사용되는 약제들로서는 골흡수 억제제와 골형성 촉진제로 구분하여 볼 수 있습니다. 골다공증 약제는 기본적으로 칼슘과 비타민D 를 함께 투여하여야 합니다. 특히 근자에는 골격과 근육에서의 비타민D의 중요성이 부각되고 있습니다. 골흡수 억제제로서는 여성호르몬 외에, 선택적 에스트로겐 수용체 조절제, 비스포스포네이트, 칼시토닌 등이 있으며 골형성 촉진제로서는 불소와 부갑상선호르몬 등이 있습니다. 대표적인 골흡수 억제제인 비스포스포네이트 제제는 기존에 일주일 1회 투여하는 알렌드로네이트와 리제드로네이트외에 1달에 한 번 경구 투여하는 이반드로네이트가 있으며, 3 개월과 1년 간격으로 정주되는 이반드로네이트와 졸레드로네이트제제가 있습니다. 투여 횟수가 줄어들고, 간편하여짐으로써 환자의 수용성이 매우 높을 것으로 기대되고 있습니다. 선택적 에스트로겐 수용체 조절제는 골다공증의 예방과 치료 외에도 침윤성 유방암의 위험성을 감소시키는 장점이 있으며, 칼시토닌은 통증을 감소시키는 장점이 있습니다. 현재 임상에서 사용 가능한 유일한 골형성 촉진제인 부갑상선호르몬제는 골형성을 촉진한다는 점에서 매우 고무적이나, 고가인 점과 암 발생의 가능성 등으로 인한 단기간 사용 등이 문제점으로 대두 되고 있습니다. 나이와 환자 상태 등에 따른 적절한 치료가 필요하다고 생각됩니다

1. 칼슘과 비타민 D

15-1 ▸▸ 골 건강의 관점에서 칼슘의 역할은 무엇입니까?

칼슘은 최대 골량의 결정, 정상적인 골격유지, 골소실 예방 등에서 중요한 역할을 합니다.

칼슘은 우리 신체에서 최대 골량의 결정, 정상적인 골격유지, 골소실 예방 등에 있어 중요한 역할을 하며, 골과 관련된 이러한 칼슘의 역할 외에도 신경의 흥분과 자극 전달, 근육의 수축 및 이완, 그리고 혈액응고에도 중요한 역할을 가지고 있기 때문에 우리 몸에 꼭

필요한 미네랄입니다. 현대인의 식단에는 일반적으로 칼슘이 부족하며, 혈중 칼슘 농도를 일정하게 유지하기 위해서는 골에 있는 칼슘을 빼내오게 되며 식사 등에서의 칼슘이 지속적으로 부족하게 되면 이런 현상은 지속됩니다. 폐경기 이전의 젊은 연령에서는 칼슘섭취가 부족하면 칼슘의 흡수율을 높이고 배설을 감소시키는 방어기전이 비교적 잘 작동하는 것에 비해서, 폐경기 또는 그 이후의 노령에서는 이런 기전이 잘 작동하지 않아서 칼슘 부족이 더 심화될 수 있습니다. 칼슘 섭취는 장에서 이루어지는데 십이지장에서 주로 이루어집니다. 십이지장에서는 비타민 D에 의존적으로 능동적인 흡수가 이루어지며 이 과정은 십이지장 세포에서 비타민 D에 의해 칼비딘 (calbidin)이라는 운반단백에 의해 운반되고, 칼슘 ATP 분해효소 (calcium-ATPase)를 통해서 혈액 및 세포외액으로 이동됩니다. 공장과 회장에서는 수동흡수가 이루어지는데, 장내 칼슘농도가 높을 때는 (칼슘섭취가 많을 때) 농도에 따른 수동적인 흡수가 이루어지는데 반해서 칼슘섭취가 적어서 장내 칼슘이 적을 때는 흡수가 잘 안되고, 주로 십이지장에서의 능동흡수에 의존하게 됩니다. 또한 신장에서 여과되는 칼슘은 97.5%가 재흡수 되도록 되어있는데 염분 및 단백질 과다섭취, 포도당, 자당, 에탄올 등 빠르게 대사되는 영양분을 많이 섭취하면 칼슘재흡수를 감소시키게 되기 때문에 평소 식단도 칼슘 농도를 유지하는데 있어 영향을 줄 수 있습니다. 이와 반대로 인, 티아지드 (thiazide) 이뇨제 등은 칼슘재흡수를 증가시키는 효과를 가집니다.

칼슘 섭취 자체가 골소실 예방 효과를 가진다고 알려져 있습니다. 칼슘섭취와 골밀도와의 연관성에 관하여 연구한 여러 연구에서 칼슘섭취가 골소실 억제에 효과적이었음을 보고 하였고, 무작위 증례-대조군 연구들에서도 칼슘을 투여한 군에서 차이는 적지만 통계적으로 유의하게 골소실을 예방하는 효과가 있었음을 보고하였습니다. 그러므로 칼슘 섭취 자체가 골건강과 직접적인 관련이 있다고 생각되어지며, 다른 약제에 병용함으로써 그 효과를 높일 수 있습니다.

15-2 ▸▸ 칼슘의 골절예방효과는 어떠합니까?

칼슘은 골절예방 효과가 약하지만 가능성이 있습니다.

최근의 WHI (Women's Health Initiative) 연구 대상자를 재분석한 결과에서는 칼슘과 비타민 D가 골밀도를 유의하게 증가시키나 골절을 감소시키지는 않는 것으로 나타났습니다. 하지만 이 연구에서 위약군에 포함된 환자들이 기본적으로 식이를 통해 섭취하는 하루 평균 칼슘의 양이 1,154 mg, 비타민 D가 386 IU 였던 것을 감안하면 칼슘의 골절에 대한 효과를 이 연구를 통해 알기는 힘듭니다. 최근 시행된 골다공증 약제의 임상연구에서는 칼슘과 비타민 D를 보충한 상태로 연구가 진행되었고, 골다공증 치료 약제가 충분한 결과를 얻기 위해서는 칼슘의 섭취가 선행 또는 병행되어야 함은 분명한 사실입니다. 칼슘을 비타민 D와 함께 섭취 시 골절의 위험도를 골반골절의 경우 43%, 비척추골절의 경우 32% 감소시킬 수 있다는 보고도 있습니다.

15-3 ▸▸ 골 건강을 위해 섭취해야 할 칼슘의 양은 얼마입니까?

미국 국립보건원 (National Institutes of Health: NIH)에서는 폐경 여성의 경우 1일 1,000–1,500 mg의 칼슘을 권장합니다.

골건강을 유지하기 위해서는 칼슘의 적절한 섭취와 적절한 제제의 선택이 중요하겠습니다. 한국영양학회의 제8차 개정에 따른 한국인의 1일 칼슘의 영양섭취기준은 20–49세의 여성의 성인의 경우 700 mg이며, 50세 이후의 폐경기 여성의 경우는 800 mg입니다 (표 15–1). 미국의 경우 미국과학한림원 (national academy of sciences: NAS)에서는 50세 전의 성인은 1,000 mg, 50세 이후는 1,200 mg을 권장하고 있으며, 미국 국립보건원 (national institutes of health: NIH)에서는 폐경 전이나 호르몬 치료를 받고 있는 폐경여성의 경우는 1,000 mg, 호르몬 치료를 받고 있지 않은 폐경여성인 경우는 1,500 mg을 권장하고 있습니다. 2005년도 국민건강영양조사 결과를 보면 우리나라 국민의 1일 칼슘섭취량은 553.1 mg 이며 남자가 592.7 mg, 여자가 512.9 mg으로 권장량에 미치지 못하고 있어 보충이 필요한 상태임을 보여주고 있습니다.

표 15-1. 한국인 1일 칼슘 영양섭취기준 (8차개정)

	연령 (세)	칼슘 영양섭취기준 (mg)
남자	12–19	1,000
	20–49	700
	50–	700
여자	12–19	900
	20–49	700
	50–	800
임신부		+300
수유부		+400

원칙적으로 칼슘의 섭취는 식사에서 보충하는 것이 좋으나 개인의 식습관과 여러 다른 요인들로 인해서 그 섭취량이 권장량에 못 미치는 경우가 있으며 이런 경우에는 칼슘보충제가 필요합니다. 가장 많이 사용되는 탄산칼슘 (calcium carbonate)과 같은 제제는 음식물과 같이 섭취할 때 그 흡수율이 좋아집니다. 무위산증 (achlorhydria) 이

있는 환자의 경우는 구연산 칼슘 (calcium citrate)처럼 위산이 필요하지 않은 칼슘을 복용하는 것이 좋겠습니다. 흡수율의 저하를 방지하기 위해 일회 복용량을 500 mg 이하로 제한하는 것이 적절하며, 섭취의 상한선은 2,500 mg으로 4,000 mg 이상 섭취하면 고칼슘혈증, 신장장애, 이소성 석회화 등이 발생할 수 있으므로 주의해야 합니다.

15-4 ▸▸ 칼슘이 많은 식품은 무엇입니까?

칼슘이 많은 식품으로는 대표적으로 우유, 유제품 등이 있으며 표 15-2와 같습니다.

칼슘 섭취의 증가를 위해 우유, 유제품과 같은 칼슘 함량이 높은 식품의 섭취가 권장되며 식이만으로 칼슘의 섭취가 부족할 경우 경구 칼슘 제제의 공급이 필요합니다. 식이에 존재하는 칼슘의 대부분은 유제품에서 섭취되는 것이며 고기, 채소, 과일, 빵, 콩 등에서는 전체 식이 칼슘의 10%만을 공급합니다.

표 15-2. 식품별 칼슘함량

식품	단위	칼슘함량 (mg)	식품	단위	칼슘함량 (mg)
우유 및 유제품			**두류**		
우유	1컵	224	콩	100 g	153
요플레	1개	156	팥	100 g	124
아이스크림	콘	130	녹두	100 g	189
치즈	1장	123	땅콩	100 g	64
야쿠르트	1병	78	순두부	1컵	240
전지분유	100 g	899	두부	1/5모	145
탈지분유	100 g	1,300	두유	1컵	42
조제분유	100 g	617	**종실류**		
연유	100 g	311	아몬드	20개	60
해조류, 해산물			호두	큰 것 3개	30
다시마	100 g	763	참깨	100 g	630
미역	100 g	457	들깨	100 g	1,100
김	100 g	111	**곡류/채소류**		
파래	100 g	403	고구마	중 1개	30
뱅어포	1장	158	쑥갓	2/3컵	55
동태	1토막	117	근대	1개	55
잔멸치	2큰술	90	무우	1개	53
가자미	100 g	111	고추잎	1컵	108
은대구	100 g	104	냉이	1컵	58
명태	100 g	100	아욱	1컵	34
망둥이	100 g	1,350	배추김치	9쪽	32

15-5 ▸▸ 골 건강의 관점에서 비타민 D의 역할은 무엇입니까?

비타민 D는 칼슘의 흡수를 증가시켜 골 건강에 도움이 됩니다.

칼슘과 더불어 비타민 D는 칼슘의 흡수에 관여하기 때문에 골 건강에 있어서 상당히 중요한 위치를 차지하고 있습니다. 비타민 D_3 (cholecalciferol)는 피부에서 자외선에 의해 합성되거나 음식을 통해 섭취할 수 있으며 비타민 D_2 (ergocalciferol)은 음식을 섭취함으로써 얻어집니다. 간에서 25 (OH)D가 만들어지고 신장에서 1알파 수산화효소 (1α −hydroxylase)에 의해 칼시트리올 [calcitriol: 1,25−dihydroxycholecalciferol, 25 $(OH)_2D_3$]가 만들어지게 되면서 활성을 갖게 됩니다 (그림 15−1).

비타민 D라는 용어는 흔히 알파칼시돌 (alfacalcidol: 1−hydroxycholecalciferol), 칼시트리올 (calcitriol: 1,25−dihydroxycholecalciferol), 콜레칼시페롤 (cholecalciferol, vitamin D3), 에르고칼시페롤 (ergocalciferol: vitamin D_2)을 총칭하며 쓰입니다. 인체 내에서 에르고칼시페롤과 콜레칼시페롤 1 μg은 40 IU 비타민 D의 활성을 나타냅니다. 알파칼시돌은 간에서 대사되어 바로 활성형인 칼시트리올로 변환되므로 신기능 장

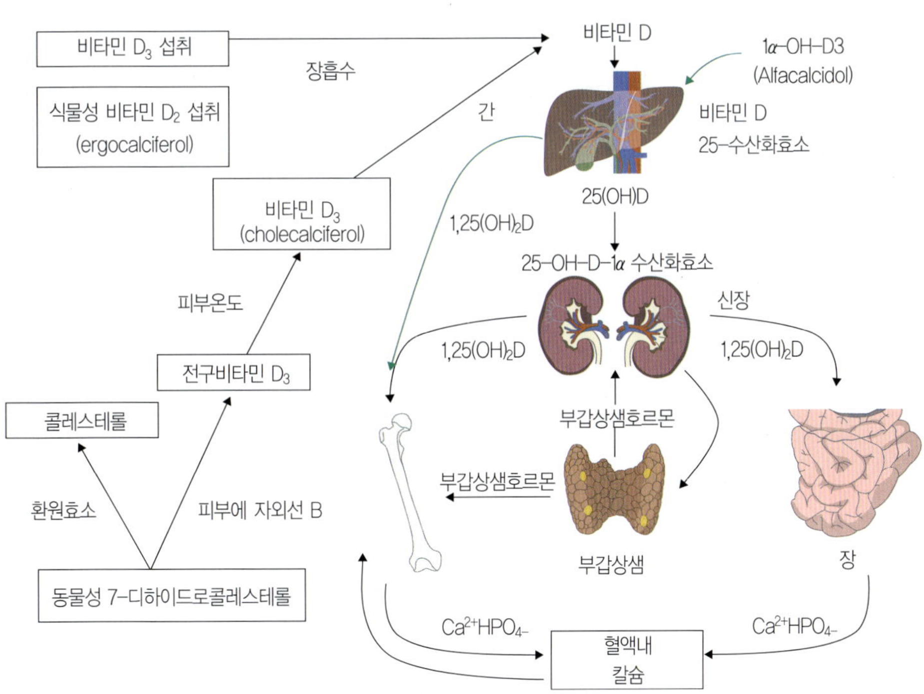

그림 15-1. 비타민 D의 체내 대사

애가 있는 환자에서 용이하게 사용되며 간기능도 나쁜 환자에서는 칼시트리올을 투여해야 합니다.

노인에서는 비타민 D의 섭취가 부족하고 일광에 노출되는 시간이 적을 수 있으므로 비타민 D의 부족이 흔히 발생할 수 있습니다. 또한 노화에 따라 신장에서 1α 수산화효소의 작용이 감소하여 활성형 비타민 D의 생성이 감소하고 이에 따라서 장에서 칼슘흡수 능력 저하가 나타날 수도 있기 때문에 폐경여성에서 비타민 D 섭취를 권고하는 것이 필요하겠습니다.

비타민 D는 그 투여용량에 비례하여 칼슘의 장내 흡수가 증가되며 혈중 칼슘의 증가, 부갑상선호르몬의 감소를 나타내며 골흡수표지자도 감소됩니다. 비타민 D의 투여로 골량이 증가했다는 보고도 있으며 유의한 변화가 없다는 연구 보고도 있습니다. 비타민 D를 고용량 섭취하게 되면 고칼슘혈증이 발생하며 이로 인해 신장 기능의 감소와 신결석 등이 발생할 수 있으므로 그 섭취량을 조절하여야 하며, 고칼슘혈증이 나타나기 전에 소변에서 칼슘배설이 증가하기 때문에 정기적인 검사도 필요할 것입니다.

15-6 ▸▸ 비타민 D의 골절예방 효과는 어떠합니까?

비타민 D 투여가 골절 예방에 약하지만 효과가 있는 것으로 보입니다.

65세 이상 남녀 노인 2,686명을 대상으로 한 5년간의 이중 맹검 대조 연구로 4개월마다 비타민 D3 100,000 IU을 투여한 군과 위약군을 비교했을 때 비타민 D3 투여군에서 골절의 위험도가 33% 감소하고 사망률이 12% 감소하는 결과를 보인바 있습니다. 이 용량은 1일 800 IU을 섭취하는 것과 같은 양입니다.

비타민 D3를 1일 700-800 IU 투여한 연구들을 메타-분석 (meta-analysis)한 결과 골반골절은 26%, 비척추골절은 23% 가량 예방하는 것으로 나타났으며 400 IU/일의 용량으로는 골절 예방효과가 없는 것으로 나타났습니다. WHI (Women's Health Initiative) 연구에서는 칼슘과 비타민 D3 섭취가 골절 예방 효과를 보이지 않았으나 이는 칼슘과 비타민 D3에의 환자들의 순응도가 낮았고 대조군에 포함된 여성들에서 식사를 통한 칼슘과 비타민 D3 섭취량이 상당하였던 것으로 사료됩니다.

15-7 ▸▸ 비타민 D의 골 외의 효과로는 무엇이 있습니까?

비타민 D는 근력 강화에도 도움이 되어 낙상의 위험을 감소시키고 면역 기능에도 관여하여 여러 암이나 질병과 연관성이 관찰됩니다.

비타민 D는 근력에도 영향을 미쳐 비타민 D 공급이 근골격계 기능을 향상시키고 낙상의 위험을 줄이는 것으로 알려져 있습니다. 비타민 D 결핍이 장기간 지속될 경우엔 근력의 저하, 근전도나 신경전도 검사상 이상 소견을 보이게 됩니다. 25 (OH)D 수치가 12 ng/mL 이하인 경우 평형 감각, 반사 기능의 저하와 함께 낙상 (fall)의 위험도 증가하는 것으로 알려져 있습니다.

그 외 비타민 D는 면역 기능에도 영향을 미치는 것으로 알려져 있으며 역학 연구 상 비타민 D 섭취량과 대장암, 전립선암, 유방암, 난소암, 식도암과 같은 암의 발생률이나 예후에 연관이 있는 것으로 나타나기도 합니다.

15-8 ▶▶ 한국 여성에서 비타민 D의 1일 권장량은 얼마입니까?

한국영양학회에서 제시한 한국 여성에서의 비타민 D 1일 권장량은 400 IU입니다. 하지만 최근 국제적으로 골다공증 예방을 위해서는 혈중 25 (OH)D를 75 nmol/L 이상 유지할 수 있는 700-800 IU/d를 권장합니다.

비타민 D3의 권장량은 자외선 조사나 활동량에 따라 차이가 있습니다. 우리나라의 1일 영양섭취기준은 일광에 노출되는 시간이 비교적 많은 20-49세의 경우 200 IU (5 μg)이며, 이외의 연령에서는 400 IU (10 μg)입니다 (표 15-3). 비타민 D의 경우 혈중 25 (OH)D가 30 ng/mL 이하면 결핍증으로 진단하며 여러 연구 등에서 우리나라 폐경여성들이 비타민 D 결핍을 가지는 경우가 50-60%에 해당한다고 하여 폐경여성 중 상당수에서 비타민 D 부족상태임을 알 수 있습니다.

표 15-3. 한국인 1일 비타민 D_3 영양섭취기준 (8차개정)

연령		비타민 D 영양섭취기준 (μg)
남자	12-19	10 (400 IU)
	20-49	5 (200 IU)
	50-	10 (400 IU)
여자	12-19	10 (400 IU)
	20-49	5 (200 IU)
	50-	10 (400 IU)
임신부		+5
수유부		+5

15-9 ▸▸ 비타민 D가 함유된 식품으로는 무엇이 있습니까?

비타민 D가 함유된 식품은 표 15-4과 같습니다.

외국의 경우 비타민 강화 식품이 많지만 국내에서는 아직 비타민 강화 식품이 보편화 되어 있지는 않습니다. 식품에 함유된 비타민 D의 양은 표 15-4와 같습니다.

표 15-4. 식품별 비타민 D 함량

식품	비타민 D_3 함량
강화 우유	100 IU/8 oz (온스)
강화 오렌지 주스	100 IU/8 oz
분유	100 IU/8 oz
강화 요거트	100 IU/8 oz
강화 버터	56 IU/3.5 oz
강화 마아가린	429 IU/ 3.5 oz
강화 치즈	100 IU/3 oz
강화 시리얼	~100 IU/serving
난황	~20 IU/yolk
캔 참치	236 IU/ 3.5 oz
캔 고등어	~250 IU/ 3.5 oz
캔 정어리	~300 IU/ 3.5 oz
캔 연어	~300-600 IU/ 3.5 oz
연어	~400-500 IU/ 3.5 oz
말린표고버섯	1,600 IU/ 3.5 oz
대구간유	400 IU/ tee spoon

2. 골다공증 약제

15-10 ▸▸ 골형성제와 흡수억제제로는 실제적으로 어떠한 약제가 있으며 그 특징은 무엇입니까?

골흡수 억제제로는 여성호르몬, 선택적 에스트로겐 수용체 조절제 (selective estrogen receptor modulator: SERM), 칼시토닌, 비스포스포네이트 (bisphosphonate)를 들 수 있고, 골형성 촉진제에 속하는 약제로는 불소제제, 부갑상선호르몬 등을 들 수 있습니다.

골다공증의 치료로 현재 미국 식품 의약품 안전청의 공인을 받은 약제는 에스트로겐, 비스포스포네이트, SERM, 칼시토닌, 테리파라타이드 (teriparatide: parathyroid hormone agonist) 등이 있습니다. 따라서 에스트로겐을 투여할 수 없는 환자에서 골다공증이 주된 문제점이라면 여러 약제들의 선택이 가능합니다.

골다공증의 치료 약제의 기전은 크게 골흡수억제와 골형성으로 나누어 볼 수 있습니다.

골흡수 억제제로는 여성호르몬과 티볼론 (tibolone), SERM, 칼시토닌, 비스포스포네이트를 들 수 있습니다. 이들 골흡수 억제제는 파골세포의 활성화를 막게 되는데, 그 기전은 비스포스포네이트를 예로 들면, 세포독성을 가지는 삼인산아데노신-비스포스포네이트 유도체로 대사되어 세포의 기능을 마비시키거나, 질소를 포함하는 비스포스포네이트는 콜레스테롤 합성과정에서 파네실 파이로인산분해효소 (farnesyl pyrophosphatase)를 차단하여 단백질의 지질화 (prenylation)를 방해하고 파골세포의 기능을 손상시키며 세포사멸을 일으키는 것입니다. 비스포스포네이트의 종류에 따라 차이가 있지만 궁극적으로는 골흡수를 억제하는 효과를 가지게 됩니다. 골흡수 억제제를 사용하면 초기에는 골흡수가 주로 억제되고 골형성은 계속되므로 골량의 상승이 관찰되나 기간이 지남에 따라 골형성도 억제됨으로 더 이상의 골량증가는 일어나지 않습니다. 골흡수 억제제는 골교체 (bone turnover)가 빠르게 일어나는 경우 매우 효과적이며 골량을 지속적으로 증가시킨다기보다는 골량 보존 및 골다공증의 예방에 좋은 효과를 보입니다.

골형성 촉진제에 속하는 약제로는 불소제제, 부갑상선호르몬, 성장호르몬 및 인슐린 유사 성장인자-1 (insulin like growth factor-1: IGF-1) 등을 들 수 있습니다. 그러나 아직까지도 부갑상선제제를 제외하면 임상에서 실제적으로 사용할 수 있는 이상적인 골형성 촉진제는 없는 실정입니다. 골형성 촉진제는 조골세포의 동원, 성숙 및 활성이 증가하고 세포사멸이 감소하는 것을 특징으로 하는 뼈에 대해서 동화작용 (anabolic action)을 나타내는 것이 특징입니다.

15-11 ▸▸ 국내, 국외에서 임상적으로 사용이 허가된 제제들은 무엇입니까?

2007년 3월 현재 한국식약청과 미국 식품 의약품 안전청에서 골다공증의 치료와 예방에 사용이 가능한 약제는 표 15-5와 같습니다.

표 15-5. 골다공증 약제의 사용지침

	예방	치료
HRT		
E +/− P	○▲	○
Tibolone	○	○
Raloxifene	▲	○▲
Calcitonin		○▲
Alendronate	▲	○▲
Risedronate	▲	○▲
Ibandronate	▲	○▲
Pamidronate		○
Zoledronate		○▲
PTH		○▲
활성형 Vit D		○
Vit K		○
Fluoride		○
Ipriflavon		○

○ : 한국 식약청 허가 제제, ▲: 미국 식약청 허가 제제

1) 선택적 에스트로겐 수용체 조절제 (selective estrogen receptor modulator: SERM)

15-12 ▸▸ 선택적 에스트로겐 수용체 조절제 (selective estrogen receptor modulator: SERM)란 무엇입니까?

에스트로겐 수용체와 결합할 수 있는 물질로서 일부 조직에서는 에스트로겐과 같은 효과를 나타내며, 또 다른 조직에서는 항에스트로겐 효과를 나타내는 물질을 총칭합니다.

랄록시펜 (raloxifene)을 예로 들면, 에스트로겐 수용체와 결합하여 조직특성작용을 나타내면서 골대사와 지방과 지질에는 에스트로겐 작용을 하고, 유방이나 자궁내막에는 에스트로겐 길항제 역할을 하게 됩니다. SERM은 에스트로겐 수용체와 결합한 후에 세포내 단백질과 결합하게 되는데 이때 결합하는 단백질의 성질 (coactivator or corepressor)에 따라 수용체가 변형되어 친에스트로겐 작용 또는 에스트로겐 길항제로 작용하게 됩니다.

15-13 ▸▸ 선택적 에스트로겐 수용체 조절제 (selective estrogen receptor modulator: SERM)의 종류에는 어떠한 것들이 있습니까?

SERM의 종류에는 클로미펜 (clomiphene), 타목시펜 (tamoxifen), 토레미펜

(toremifen), 랄록시펜 (raloxifene) 등이 있습니다.

SERM은 크게 2 부류의 벤조티오펜 (benzothiophene)계와 트리페닐에틸렌 (triphenylethylene)계열의 약제가 있습니다 (표 15-6). 트리페닐에틸렌 계에는 과거에 이미 항에스트로겐 효과가 입증된 클로미펜 (clomiphene), 타목시펜 (tamoxifen), 드롤록시펜 (droloxifene), 토레미펜 (toremifene), 이독시펜 (idoxifene) 등이 있으며 벤조티오펜 계에는 랄록시펜 (raloxifene), 아족시펜 (arzoxifene), 바세독시펜 (basedoxifene), 라소폭세펜 (lasofoxifene), 오스페미펜 (ospemifene) 등이 있습니다. 현재 임상에 이용되는 SERM으로는 배란유도제인 클로미펜, 유방암치료제인 타목시펜과 토레미펜, 그리고 폐경여성의 골다공증에 사용되고 있는 랄록시펜 등이 있습니다.

표 15-6. SERM의 종류

benzothiophene 계	triphenylethylene 계
raloxifene	arzoxifene
basedoxifene	lasofoxifene
ospemifene	clomiphene
tamoxifen	droloxifene
toremifene	idoxifene

15-14 ▸▸ 랄록시펜 (raloxifene)의 골밀도에 대한 효과는 어떠합니까?

랄록시펜은 폐경 여성에서 골밀도 상승 효과가 있습니다.

랄록시펜의 골에 대한 효과를 알아보기 위해 시행된 연구 중에서 MORE (Multiple outcomes of raloxifene evaluation) 연구가 있는데 이 연구는 다기관 이중맹검 위약 대조군 연구로서 4년간 진행되었으며, 대상은 7705명의 폐경 여성으로 연구군에게는 랄록시펜 60 mg, 120 mg을 각각 매일 투여하였고, 칼슘과 비타민 D도 함께 투여하였습니다. 연구 결과 2년 후 골밀도에 대해서는 척추의 경우 60 mg, 120 mg 군에서 각각 2.6%, 2.7% 의 증가를 보였고 대퇴 경부에서는 각각 2.1%, 2.4%의 증가를 보였습니다.

랄록시펜 30 mg, 60 mg, 150 mg 의 세 군으로 나누어 투여한 결과로는 척추골 골밀도의 경우 150 mg을 투여한 군에서 가장 많이 증가하였으나 골반 골밀도의 경우 60 mg을 투여한 군에서 최고의 증가를 보였습니다.

15-15 ▸▸ 랄록시펜 (raloxifene)의 골절예방효과는 어떠합니까?

랄록시펜은 폐경 여성에서 척추 골절률을 낮춥니다.

MORE 연구에서 골절의 경우는 3년 복용 이후에 새로운 척추 골절이 원래 있었던 환자군의 경우는 위약군에 비해 30% 감소, 척추골절이 없었던 군의 경우는 55%가 감소하는 것을 관찰하였습니다. 4년간 관찰 후에는 위약군에 비해 각각 38%, 50% 감소하였음을 볼 수 있었습니다. 다른 부위의 골절에 대한 결과는 위약군과의 차이가 유의하게 나타나지 않았습니다만 랄록시펜의 척추골절 및 골밀도에 대한 효과를 잘 나타낸 연구라고 할 수 있습니다.

5.6년간의 RUTH (Raloxifene Use for The Heart) 연구에서도 임상적 척추 골절은 35%의 유의한 감소 (위험도 0.65, 95% 신뢰구간 0.5-0.9)를 보였으나 비척추골절은 유의한 감소를 보이지 않았습니다 (위험도 0.96, 95% 신뢰구간 0.8-1.1).

15-16 ▸▸ 랄록시펜 (raloxifene)이 생화학적 골교체표지자와 골질 (bone quality)에는 어떠한 영향을 줍니까?

랄록시펜은 생화확적 골교체표지자를 폐경 전 여성의 수준 정도로 감소시키므로 골절 예방 효과가 골질의 향상 때문이 아닌가 생각되기도 합니다.

랄록시펜은 생화학적 골교체표지자를 감소시키나 호르몬 요법이나 비스포스포네이트와 같이 강력하게 억제시키지는 않고 폐경 전 여성의 수준으로 감소시킵니다. 골교체율이 억제될 경우 골의 재형성 과정의 감소로 평상 시 발생할 수 있는 골의 미세손상의 복구율도 저하될 수 있으므로 적당한 골의 재형성을 유지할 수 있는 랄록시펜이 상대적으로 골질을 좋게 유지할 수 있지 않을까 생각되지만 골질을 측정할 수 있는 임상적 방법이 없는 관계로 실제로 이러한 효과를 확인하긴 힘듭니다. 랄록시펜이 골밀도를 증가시키는 정도에 비해 척추 골절률의 감소가 더 나타나는 것이 골질에 대한 영향 때문인 것으로 생각되지만 이에 대해서는 연구가 더 필요한 상태입니다.

15-17 ▸▸ 랄록시펜 (raloxifene)의 유방에 대한 효과는 어떠합니까?

랄록시펜은 유방암의 발생을 낮추는 효과가 있습니다.

WHI (Women's Health Initiative) 연구에서 5년 이상 복합호르몬 치료를 받은 여성에서 유방암의 상대적 위험도는 2.13 으로 보고되었으나, 4년간 랄록시펜을 복용한 여성에서 유방암의 상대적 위험도는 0.38로 유방암을 62% 감소시키는 것으로 보고되고 있습니다. 에스트로겐 수용체가 양성인 유방암과 음성인 유방암의 발생위험도는 차이가 있었는데 양성인 경우가 0.16, 음성인 경우가 1.13 이었습니다.

유방동통의 빈도는 랄록시펜을 투여 받은 여성에서 호르몬 치료를 받는 여성에 비해 현저하게 낮았으며, 유방조직의 밀도증가는 에스트로겐 단독치료일 때 10-20%, 프로게스틴 병합 치료일 때 20-35%에 비해서 랄록시펜 투여군이나 위약군에서는 오히려 감소하는 결과를 나타내고 있습니다.

MORE (Multiple outcomes of raloxifene evaluation) 연구에 의하면 골다공증 여성에서 랄록시펜을 사용시 침윤성 유방암은 76% 감소하였으며 RUTH (Raloxifene Use for The Heart)연구에서는 심장병을 가졌거나 위험인자를 가진 여성에서 44%의 감소를 보였습니다.

STAR (Study of Tamoxifen and Raloxifene) 연구에서는 유방암의 위험성을 가진 건강한 여성에서 타목시펜과 랄록시펜이 유방암의 위험성에 미치는 영향을 직접 비교하였는데 랄록시펜은 타목시펜과 그 효과가 비슷한 것으로 밝혀졌습니다. 2007년 9월 미국 식품 의약품 안전청은 유방암의 예방에 랄록시펜 사용을 승인하였습니다.

15-18 ▸▸ 랄록시펜 (raloxifene)의 심혈관계에 대한 효과는 어떠합니까?

랄록시펜은 관상동맥질환을 감소시키지는 않는 것으로 보이며 뇌졸중과 정맥혈전증의 위험을 증가시킵니다.

랄록시펜은 총 콜레스테롤, 저밀도 지단백 (low density lipoprotein :LDL)-콜레스테롤과 여러 심혈관 위험인자를 유의하게 향상시키며 경구에스트로겐과 달리 C 반응성 단백질 (C-reactive protein: CRP)은 증가시키지 않습니다.

MORE (Multiple outcomes of raloxifene evaluation) 연구 분석에 의하면 관상동맥질환의 고위험군 여성에서 랄록시펜을 투여시 관상동맥질환은 40%, 뇌졸중은 60%의 감소를 보였습니다. 그러나 CORE (the Continuing Outcomes Relevant to Evista trial) 연구에서는 심혈관의 유익성이 관찰되지 않았습니다.

관상동맥질환의 병력이 있거나, 위험성을 가진 여성을 대상으로 한 5.6년간의 RUTH (Raloxifene Use for The Heart) 연구에 의하면 랄록시펜 투여 시 관상동맥질환의 위험성에 유의한 영향은 없었으며 치명적 뇌졸중과 정맥혈전증의 위험성은 유의하게 증가하였습니다.

15-19 ▶▶ 랄록시펜 (raloxifene)의 자궁내막과 질에 미치는 효과는 무엇입니까?

랄록시펜은 자궁내막에는 안전하고 질에는 영향이 없습니다.

가) 자궁 내막

랄록시펜을 복용한 여성에서 자궁내막두께를 측정한 결과 두께의 증가는 없었으며, 자궁내막암의 발생빈도도 위약군에 비해 유의한 차이가 없었습니다.

나) 질 증상

랄록시펜을 복용한 경우에 질건조증 같은 증상은 위약군과 차이가 없었습니다. 랄록시펜을 복용한 경우 위약군에 비해서는 질출혈의 발생빈도는 차이가 없었으며, 호르몬 치료를 받고 있는 여성에 비해서는 현저하게 낮았습니다.

15-20 ▶▶ 랄록시펜 (raloxifene)의 부작용으로는 무엇이 있습니까?

부작용으로는 정맥혈전색전증, 하지 동통, 안면 홍조, 말초 부종 등이 있습니다.

랄록시펜의 주요 부작용은 심부정맥혈전증, 폐 색전증이 있으며 주로 치료 초기 2년간 가장 높은 것으로 알려져 있습니다. 이러한 정맥혈전색전증의 위험은 호르몬 치료를 시행할 때와 비슷한 것으로 STAR (Study of Tamoxifen and Raloxifene) 연구에서는 타목시펜에 비해서는 랄록시펜에서 이러한 위험이 적은 것으로 나타났습니다.

기타 부작용으로는 하지 동통, 안면 홍조, 독감증세 (flu-like syndrome), 말초 부종 등이 있으며 타목시펜과 달리 백내장의 위험을 높이지는 않습니다.

15-21 ▶▶ 랄록시펜 (raloxifene)을 폐경 전 여성이나 폐경주변기 여성에서 사용하게 되면 어떠합니까?

유방암 위험이 높은 환자에서는 유방암의 위험을 낮추지만 폐경 전 여성에서의 사용은 골밀도의 저하를 가져올 수 있습니다.

랄록시펜은 폐경여성에서의 골다공증 치료제로 인정받았지만 타목시펜 (tamoxifen)과 같은 선택적 에스트로겐 수용체 조절제 (selective estrogen receptor modulator: SERM) 제제이고 여러 연구에서 유방암 발생 위험도를 낮추는 결과가 관찰되었으며, 2006년 STAR (Study of Tamoxifen and Raloxifene) 연구를 통해 유방암의 위험이 높은 여성에서 사용 시 타목시펜 만큼의 유방암 예방 효과를 보인바 있습니다. 한국에서의 유방암은 서구에 비해 젊은 연령에 발생하는 특징이 있는데 이들 환자를 대상으로 랄록시펜을 사용할 수 있을지는 좀더 고려해야 할 사항이 많습니다.

타목시펜의 경우 랄록시펜과 같이 골에 대해서는 에스트로겐과 같이 작용하는데 폐경여성에서는 타목시펜이 골밀도의 증가를 보이지만 폐경 전 여성에서는 골밀도의 감소를 가져오게 됩니다. 이는 타목시펜 자체가 골에 에스트로겐 작용을 하는 것보다 결과적으로 타목시펜이 유도하는 무월경 자체가 골에 더 크게 작용하기 때문일 것으로 설명되고 있지만 타목시펜이 무월경을 유도하는 기전 자체가 아직 불분명합니다.

이와 같은 현상이 랄록시펜에서도 나타나는데 폐경 전 여성에서 랄록시펜 투여시 단기간이나 2년에 걸친 장기간 연구에서도 혈중 에스트로겐 농도는 증가하는 소견이 보이지만 골밀도는 감소하는 결과가 관찰된 바 있습니다. STAR 연구에는 49세 이하 여성이 각 군에 880명 가량씩 포함되긴 했으나 전체 환자의 9.0% 에 불과하고 전체 결과 분석에서는 골밀도가 증가된 소견이 보였으나 폐경 전 환자에 대한 세부군 분석(subgroup analysis) 결과는 없었습니다. 랄록시펜이 타목시펜과 같이 생리 주기에 영향을 주는 지는 아직 연구 결과가 없는 상태이나 골 건강의 면에서만 본다면 랄록시펜을 폐경 전 여성에서 투여하는 것은 바람직하지 않아 보입니다.

폐경주변기 여성의 경우 랄록시펜의 부작용인 안면홍조 때문에 약물 순응도가 떨어지는 것으로 되어 있습니다.

15-22 ▸▸ 랄록시펜 (raloxifene) 외의 선택적 에스트로겐 수용체 조절제 (selective estrogen receptor modulator: SERM) 제제 들의 골에 대한 효과는 어떠합니까?

현재 임상 시험 중인 3세대 SERM 제제들로는 라소폭시펜 (lasofoxifene), 바제독시펜 (bazedoxifene), 아족시펜 (arzoxifene) 등이 있습니다.

가) 라소폭시펜 (lasofoxifene)

라소폭시펜은 기존 SERM 제제에 비해 더욱 강력하게 에스트로겐 수용체에 결합력을 가지며 자궁내막과 유방에 자극효과가 없고 질 내 pH를 감소시켜 폐경 후 질위축증의 증상을 경감시키는 것으로 알려져 있습니다. 골에 대한 효과로는 2년간 1일 0.25 mg 혹은 1 mg을 사용했을 때 랄록시펜 60 mg이 요추골 골밀도를 1.7% 증가시킨데 비해 각각 3.6%, 3.9%의 증가를 보여 유의한 차이를 보였으며 골교체인자도 위약군에 비해 유의하게 감소시켰습니다. 그리고 랄록시펜이 2년간 저밀도 지단백 (low density lipoprotein: LDL) 콜레스테롤을 12.1% 낮춘데 비해 라소폭시펜은 1일 1 mg, 0.25 mg 용량에서 각각 LDL 콜레스테롤을 20.6%, 19.7% 감소시키는 결과를 보였지만 골다공증 치료제로 승인받지는 못했습니다.

나) 바제독시펜 (bazedoxifene)

바제독시펜은 자궁내막과 유방에는 에스트로겐 길항체, 골조직에서는 에스트로겐 작용제 역할을 하는 SERM 제제로서 2상 임상 연구에서 자궁내막과 유방에 에스트로겐 길항제 작용을 하면서 1일 20 mg, 40 mg 용량에서 골교체인자를 20-25% 감소시키는 효과를 보인바 있으며 3상 임상연구는 아직 결과가 발표되지 않은 상태입니다.

다) 아족시펜 (arzoxifene)

아족시펜 역시 자궁내막이나 유방의 자극 없이 골과 지질대사에 에스트로겐 작용제 역할을 하는 3세대 SERM 제제로서 동물 실험에서 골밀도 보존 효과를 보였으며 3상 임상연구는 아직 결과가 발표되지 않은 상태입니다.

2) 비스포스포네이트 (bisphosphonate)

15-23 ▸▸ 비스포스포네이트 (bisphosphonate)의 종류에는 어떠한 것들이 있습니까?

지금까지 나온 1, 2, 3 세대 비스포스포네이트는 표 15-7과 같습니다.

비스포스포네이트는 골흡수 억제제로서 에스트로겐과 더불어 가장 많이 연구가 진

표 15-7. 비스포스포네이트(bisphosphonate)의 종류

세대	화학 조성	예	항재흡수 역가
1 세대	짧은 알킬 혹은 할로겐화물 옆사슬 (short alkyl or halide side chain)	etidronate clodronate	1 10
2 세대	고리 옆사슬 (cyclic side chain), 아미노 말단기 (amino-terminal group)	tiludronate pamidronate alendronate	10 100 100-1,000
3 세대	고리 옆사슬 (cyclic side chain)	risedronate ibandronate zoledronate	1,000-10,000 1,000-10,000 >10,000

행된 약제입니다. 골흡수를 억제하고, 골량을 보존하며, 골밀도를 증가시켜서 척추 및 비척추 골절의 위험성을 감소시키는 역할을 가지고 있습니다. 작용 기전과 투여 방법에 따라 종류가 다양하고 여러 약제가 개발되어 있습니다.

가) 알렌드로네이트 (alendronate)

여러 비스포스포네이트 중에서 가장 먼저 미국 식약청로부터 폐경 후 골다공증의 예방과 치료, 스테로이드 유발성 골다공증의 치료, 그리고 남성 골다공증의 치료에 대하여 공인된 약제입니다.

나) 리세드로네이트 (risedronate)

리세드로네이트 (risedronate)는 알렌드로네이트 (alendronate)보다 늦게 개발되었으며, 비교적 위장관 부작용이 적은 제제로서 폐경후 골다공증의 예방과 치료, 남성과 여성의 스테로이드 유발성 골다공증의 치료에 대해서 FDA의 승인을 받았으며, 현재 알렌드로네이트 (alendronate) 와 함께 가장 많이 사용되고 있는 비스포스포네이트입니다.

다) 이반드로네이트 (ibandronate)

현재까지 알려진 비스포스포네이트 중에서 강력한 약제 중의 하나인 이반드로네이트 (ibandronate)는 경구와 비경구 투여가 가능하며, 정맥주사 하더라도 신독성이 나타나지 않는다는 장점이 있습니다.

라) 에티드로네이트 (etidronate)

임상적으로 가장 먼저 사용되었지만 미국 식약청의 승인은 받지 못한 약제입니다 (캐나다 등에서는 인정).

마) 파미드로네이트 (pamidronate)

골파제트병 (Paget's disease), 다발골수암의 치료나 전이성 골질환, 악성 종양에 의한 고칼슘 혈증의 치료에 쓰이고 있는 약제입니다. 여러 연구들에서는 척추골 골밀도의 증가, 골절 위험성의 감소 등을 보고하고 있습니다. 위장관 부작용으로 미국에서는 시판이 중단된 상태이며 현재 국내에서는 사용 가능합니다.

바) 졸레드로네이트 (zoledronate)

가장 역가 (potency)가 높은 비스포스포네이트로서 정맥 주사를 통해 투여하는데 현재 미국에서는 골다공증치료와 악성 종양에 의한 고칼슘혈증의 치료로 사용을 승인하였으며 2007년 10월 국내에서 폐경후 골다공증의 치료제로 승인되었습니다.

15-24 ▸▸ 비스포스포네이트 (bisphosphonate)의 작용기전은 무엇입니까?

비스포스포네이트는 파골 세포의 동원, 분화, 작용을 억제하며 세포 사멸을 유발합니다.

섭취한 비스포스포네이트는 소장에서 수동확산에 의해 흡수되며 흡수율은 1% 이하로 매우 낮지만 뼈에 대한 친화력이 강하여 흡수된 양의 50%는 뼈에 침착되고 나머지는 신장을 통해 배출됩니다. 한번 흡수된 후에는 약물 대사가 일어나지 않은 상태로 오랜 기간 뼈 안에서 존재하며 파골세포가 골흡수를 진행하는 동안 뼈에서 유리되어 파골 세포 내로 들어가 세포 독성을 유발하는 유도체가 되거나, 세포 사멸을 유발하여 결국 파골 세포의 동원, 분화 및 작용을 억제하게 됩니다.

15-25 ▸▸ 비스포스포네이트 (bisphosphonate)의 골에 대한 효과는 어떠합니까?

비스포스포네이트는 골밀도를 증가시키며 골다공증성 골절의 발생을 낮춥니다.

가) 알렌드로네이트 (alendronate)

알렌드로네이트는 현재까지 많은 임상 연구가 진행되어 왔습니다. 그 중에서 FIT (Fracture Intervention Trial)는 2가지 종류의 연구를 각각 3년, 4년간 시행한 것으로, FIT I에서는 2027명의 척추골절이 있는 55-81세의 폐경여성군을 대상으로 3년간 진행하였고 FIT II에서는 척추골절이 없는 폐경후 여성 4432명을 대상으로 4년간 진행하였습니다. FIT I, FIT II 연구에서 척추 골절은 각각 통계적으로 유의하게 47%, 44%가 감소하였고, 비척추골절의 감소는 통계적으로 유의하지는 않았습니다. FIT II에서는 골다공증이 없었던 (T score 〉 −2.5) 군에서는 대퇴골 골절의 위험성이 감소하지 않았으나 골다공증이 있었던 (T score ≤ −2.5) 군에서는 대퇴골 골절의 위험성이 56% 감소함을 나타내서 골밀도와의 연관성을 나타내주고 있습니다.

알렌드로네이트의 사용용량에 따른 연구에서는 5 mg을 사용한 군보다 10 mg, 20 mg을 사용한 군에서 골밀도의 상승이 더 효과적이라고 보고하였습니다.

알렌드로네이트의 장기 사용에 대한 연구로는 247명의 폐경후 골다공증 환자를 대상으로 10년간 연구한 결과, 요추에서의 골밀도가 지속적으로 증가하여 처음 골밀도보다 13.7%가 증가하였고 다른 부위의 골밀도도 소량 증가되는 결과를 보여주었다.

나) 리세드로네이트 (risedronate)

VERT-NA (Vertebral Efficacy with Risedronate Therapy - North America)의

결과를 보면 리세드로네이트 5 mg을 3년간 사용시 요추 골밀도가 5.4%, 대퇴 경부 골밀도가 1.6% 상승하며 척추 골절의 발생은 41%, 비척추 골절의 발생은 39% 감소하는 효과를 보였습니다. VERT-MN (Vertebral Efficacy with Risedronate Therapy - Multinational)의 결과로는 척추 골밀도가 5.9%, 대퇴 경부 골밀도가 3.1% 증가하였으며 척추 골절의 발생은 49%, 비척추 골절은 33% 감소하는 효과를 보였습니다.

다) 이반드로네이트 (ibandronate)

폐경 여성에서 이반드로네이트를 하루 0.25 mg, 0.5 mg, 1 mg, 2.5 mg, 5 mg을 1년간 투여 시 용량에 비례하여 골밀도가 증가하는 소견을 보였으며 2.5 mg을 투여할 때 가장 효과적이었습니다. MOBILE (Monthly Oral iBandronate In LadiEs) 연구에서는 폐경 여성에서 매일 2.5 mg으로 투여하거나 1달에 한번씩 50 mg/50 mg (2일 연속), 100 mg, 150 mg을 투여한 결과 2년 후 요추 골밀도가 각각 5.0%, 5.3%, 5.6%, 6.6% 증가하는 소견을 보였습니다. IRIS (Intermittent Regimen Intravenous Ibandronate Study) 연구에서는 3개월 간격으로 2 mg 씩 정맥 투여시 경구 투여와 비슷한 결과를 보였으며, DIVA (Dosing IntraVenous Administration) 연구에서는 2년간 비교에서 정맥주사가 경구 투여보다 더 높은 골밀도의 증가를 보이면서 2개월 간격으로 2 mg을 투여하는 것과 3개월 간격으로 3 mg을 투여하는 방법 간에는 차이가 없는 것으로 나타났습니다.

라) 졸레드로네이트 (zoledronate)

암환자의 고칼슘혈증의 치료로 주로 쓰였던 졸레드로네이트는 폐경 후 여성에서 3개월 간격으로 0.25 mg, 0.5 mg, 1 mg을 투여하거나 6개월 간격으로 2 mg 혹은 1년 간격으로 4 mg을 투여할 경우 척추골과 대퇴골의 골밀도 증가를 보인바 있습니다. 졸레드로네이트 5 mg을 일년에 한번 투여하여 골다공증 여성에서의 골절 감소율을 본 HORIZON (Health Outcomes and Reduced Incidence with Zoledronic Acid Once Yearly clinical trial program) 연구에서는 3년째 척추골절 위험율이 70% 감소하고 대퇴골 골절 위험도도 40% 감소하는 것으로 나타났습니다. 또한 대퇴골절이 있는 환자에서 투여했을 때 3년째 골절의 재발이 35% 감소하는 것으로 나타났습니다.

마) 파미드로네이트 (pamidronate)

파미드로네이트는 미국에서는 종양으로 인한 고칼슘혈증의 경우에만 허가되어 있으나 국내에서는 골다공증 치료제로도 허가되어 있습니다. 골다공증 환자에서 골밀도를 증가시키고 골절율을 감소시키나 부작용이 흔하여 20-25%에서 근육통과 같은 감기 유사증상 (influenza-like illness)이 나타납니다.

15-26 ▸▸ 비스포스포네이트 (bisphosphonate)는 어떻게 사용합니까?

비스포스포네이트는 경구, 주사 요법이 가능하며 제제에 따른 사용 방법은 다음과 같습니다.

비스포스포네이트의 투여방법은 일어나자마자 아침식사 최소한 30분에서 1시간 전에 200 ml 이상의 충분한 물과 함께 복용하며, 복용 후 절대 눕지 않도록 지도하고, 특히 우유나 낙농제품, 오렌지 쥬스, 커피, 칼슘제, 철분제 및 제산제 등은 이들 약제의 흡수를 방해하므로 최소한 두 시간이 지난 후 복용하도록 합니다. 주사의 경우, 근육주사는 금기이며, 정맥주사시 수액에 혼합하여 천천히 점적하도록 합니다.

가) 알렌드로네이트 (alendronate)

일반적으로 폐경 후 골다공증의 예방에는 경구로 1일 5 mg 또는 주 1회 35 mg이 추천되며, 폐경후 골다공증의 치료에는 하루 10 mg 또는 주 1회 70 mg 복용이 권장되고 있습니다. 주 1회 요법의 경우 매일 복용하는 것과 골에 대한 효과는 비슷하면서 부작용의 빈도는 적게 나타나는 장점이 있습니다.

나) 리세드로네이트 (risedronate)

1일 5 mg 투여하거나 주 1회 35 mg 투여하며, 효율성이나 안전성에 있어서 알렌드로네이트 와 결과가 비슷한 것으로 알려져 있습니다.

다) 이반드로네이트 (ibandronate)

이반드로네이트의 경구투여와 정맥주사 방법과 용량, 투여간격에 따른 골밀도 변화에 대한 연구가 많이 이루어졌으며, 골다공증의 예방과 치료를 위해 경구로는 1일 2.5 mg을 사용하게 되며, 1달 150 mg 1회 경구 투여, 3달에 3 mg의 1회 주사 투여도 가능하며, 그 효과는 비슷합니다. 현재 국내에서 사용 가능한 제형은 1달 150 mg 1회 경구 복용하거나 3달에 한번 3 mg을 정맥주사하는 것으로 특징적으로 사전충진주사형 (prefilled syringe)의 형태로 되어 있고 15-30초 동안 주사하므로 파미드로네이트 (pamidronate)의 경우 주사시간이 1-2시간 소요되는 것과 비교됩니다.

라) 졸레드로네이트 (zoledronate)

국내에서는 골파제트병 (Paget's disease) 치료제로 승인되어 있던 약으로 곧 골다공증의 치료로도 승인될 예정에 있습니다. 골다공증의 경우에는 4-5 mg을 15분 이상의 속도로 정주 시 1년에 한번 치료로 효과를 보이는 것으로 되어 있습니다.

마) 파미드로네이트 (pamidronate)

골다공증 환자에서 사용할 경우 생리식염 주사액 250-500ml에 희석하여 1-2시간 동안 서서히 정주해야 합니다.

15-27 ▶▶ 비스포스포네이트 (bisphosphonate)의 부작용과 장기간 사용시 안정성은 어떠합니까?

비스포스포네이트의 단기 부작용은 식도염, 식도 궤양, 오심, 복통 등이 있으며 장기간 사용시에는 턱뼈괴사가 보고된 바 있으나 골다공증 치료로 사용시에는 턱뼈괴사 발생의 빈도는 매우 낮습니다.

비스포스포네이트 만의 부작용이 있을 수 있는데, 경구 복용 시에는 오심, 복통 등과 더불어 식도염, 식도궤양 등을 일으킬 수 있습니다. 이런 부작용은 복용방법을 준수하거나, 일주일에 한번 또는 한 달에 한번 복용함으로써 줄일 수 있습니다. 주사제 사용시에는 저칼슘혈증이 가능합니다.

알렌드로네이트 (alendronate)의 사용자의 약 1%에서 식도염 등의 부작용이 발생하게 되는데 특히 위의 산성도가 낮은 경우 발생빈도가 높기 때문에 식사 최소한 30분 전에 200 ml 이상의 충분한 물과 함께 복용하며, 복용 후 최소 30분 정도는 눕지 않도록 합니다. 알렌드로네이트는 유방암, 자궁출혈의 위험이 전혀 없이 확실하게 골다공증을 치료한다는 장점이 있고 폐경증상과는 관련이 없다는 단점이 있습니다.

장기간 사용할 경우 예상되는 합병증으로는 정상적인 골의 재형성 과정을 억제함으로써 결과적으로 뼈를 오히려 약하게 하고 또한 골절의 치유에 장애를 줄 가능성도 있어서 장기간 사용했을 경우의 골밀도나 골절, 그 외의 부작용 등에 대한 연구가 많이 시행되었습니다. 리세드로네이트 (risedronate)를 5년 동안, 에티드로네이트 (etidronate)를 7년 동안, 알렌드로네이트를 10년 동안 투여했던 연구결과에 의하면 골격계에 미치는 나쁜 영향은 발견되지 않았으며, 따라서 장기적 투여에 의한 골격계 부작용에 대해서는 보고된 바가 없으며 우려하지 않아도 될 것입니다.

다발골수종 (multiple myeloma)의 치료나, 유방암, 전립선암, 폐암 등의 골전이 시에 장기간 사용했던 경우에서 턱뼈 골괴사 (osteonecrosis)가 발생하는 경우가 2003년 이후로 세계적으로 약 100 건이 보고되었습니다. 심한 통증을 호소할 수도 있지만 증상이 없는 경우도 있으며, 특히 발치와 같은 시술을 받은 경우 이차감염이 생기면서 비활성골 (non-vital bone)이 노출되는 골괴사가 생겼다고 보고하고 있습니다. 이 역시 골재형성과정의 변화에 연관성을 두고 있지만, 대부분 암환자이면서, 노령, 장기간 사용

(36개월 이상), 고용량, 발치 등의 시술 등이 위험인자로 여겨지고 있습니다. 보통의 골다공증 치료가 아닌 골전이성 암을 가진 환자에게는 주의해서 투여해야하겠습니다.

2006년 ASBMR (American Society of Bone Mineral Research) 에서는 비스포스포네이트 사용시 다음과 같은 임상 지침을 지키도록 권고했습니다.

**골다공증과 골파제트병 치료를 위해 비스포스포네이트를 사용할 환자는
① 가능한 약물 치료 전이나 치료 직후 바로 치과 진료를 받아볼 것.
② 턱뼈의 골괴사가 발생할 수 있다고 알려 주어야 함.
③ 입안의 위생관리와 치과 관리를 정기적으로 받을 것.
④ 치과의사에게 이러한 약을 복용하고 있다고 알려줄 것.

15-28 ▸▸ 비스포스포네이트 (bisphosphonate)가 골교체인자와 골질 (bone quality)에는 어떠한 영향을 줍니까?

비스포스포네이트는 골교체를 저하시키므로 골교체인자는 감소하고 이로 인한 골재형성의 감소로 골질의 저하가 우려되지만 임상에서 사용하는 용량으로는 문제가 없을 것으로 보입니다.

비스포스포네이트는 골 교체율을 억제시킴으로써 골밀도를 증가시키는 것으로 골교체인자는 낮아지게 합니다. 하지만 이러한 골 교체율의 억제로 인해 골질의 악화를 가져오지 않을까하는 가능성이 제기됩니다. 실제로 처음 임상적으로 투여되었던 에티드로네이트 (etidronate)의 경우 과량 투여 시 오히려 뼈의 무기질화를 억제하여 골연화증을 유발하는 부작용을 보인바 있습니다. 하지만 최근 사용하는 비스포스포네이트 제제들은 이러한 부작용을 보이지 않으며 동물 실험에서 무기질화를 억제하는 용량의 일만 분의 일 정도의 낮은 용량을 골다공증 치료에 쓰게 되므로 무기질화 억제의 우려는 없습니다. 반대로 무기질화가 과다하게 증가되어 골조직이 오히려 잘 부러질 수도 있긴 하지만 비스포스포네이트를 장기간 투여할 경우 동물 실험에서도 이러한 소견을 보이진 않았고 폐경여성을 대상으로 알렌드로네이트 (alendronate) 3년간 투여 후 골생검을 시행한 연구 경우를 보면 무기질이 고르게 침착되고 무기질의 크기 및 성상이 위약군에 비해 크게 차이가 나지 않으며 피질골의 다공성도 감소하는 등 골질이 향상되는 소견을 보였습니다. 그리고 미세 손상 또한 골질에 영향을 주는데 이러한 미세 손상의 복구 과정을 비스포스포네이트가 억제하여 골질을 저하시킬 수 있지 않을까하는 문

제점이 제기되기도 하지만 인체에서는 이러한 미세 손상이 누적된다는 보고가 없으며 장기간 사용 시에도 골절 억제 효과가 우수한 것으로 보아 임상에서 사용하는 용량으로는 문제가 없을 것으로 보입니다.

3) 칼시토닌 (calcitonin)

15-29 ▸▸ 칼시토닌 (calcitonin) 이란 무엇이며 작용기전은 무엇입니까?

칼시토닌은 갑상샘의 부난포에서 분비되는 호르몬으로서 파골세포의 골흡수를 억제합니다.

1960년대에 처음 발견된 칼시토닌은 갑상샘의 부난포 (parafollicular) 세포에서 분비되는 32개 아미노산으로 구성된 펩티드호르몬으로서 혈중 칼슘농도를 낮출 수 있는 성질이 알려져 칼시토닌이라는 이름이 붙여진 것으로서 파골세포에 의한 골흡수를 억제하는 성질이 밝혀지면서 골흡수가 증가된 환자에게 골량 감소를 억제할 목적으로 이용되었습니다.

파골세포의 솔가장자리 (brush border)를 소실시켜 골흡수 표면에서 파골세포가 이동되고 파골세포의 골흡수 능력을 결정하는 세포질 운동성을 저하시키고 파골세포의 수와 수명을 감소시킵니다. 또 다른 작용은 부갑상선 호르몬에 대하여 생리적 길항작용, 뼈에서의 칼슘 전위 감소, 신장에서 칼슘 및 인의 배설을 증가시키는 것입니다.

폐경 후 골다공증의 예방 및 치료에는 호르몬 치료가 1차 치료이긴 하지만, 에스트로겐 혹은 다른 여러 약물들이 사용금기인 여러 경우에서 칼시토닌을 사용하거나 또는 병합해서 사용할 수 있겠습니다. 즉, 호르몬 치료에 금기인 골다공증 환자, 비스포스포네이트에 위장관 부작용이 심한 환자, 여러 종류의 약제를 복용하는 환자 등에서 칼시토닌의 사용을 고려해 보는 것이 좋겠습니다. 특히 칼시토닌은 진통 효과가 있는 것으로 알려져 있어 골다공증으로 인한 골절로 동통을 호소하는 환자에게 효과적으로 사용할 수 있는 약물이라고 할 수 있습니다.

15-30 ▸▸ 칼시토닌의 종류로는 무엇이 있습니까?

칼시토닌은 사람 또는 동물의 칼시토닌이 있으며 주로 연어 칼시토닌이 사용됩니다.

칼시토닌은 사람, 연어, 장어, 돼지 칼시토닌 등이 있으며 이들이 골다공증의 치료제로 사용됩니다. 종류에 따라 그 효능이 달라서 연어 칼시토닌이 사람 칼시토닌에 비해

20배 정도의 효능이 있다고 하여 실제로 신장세포나 골세포에 결합하는 강도는 연어, 돼지, 사람 칼시토닌의 순서이며 사람 칼시토닌 75 IU가 연어 칼시토닌 50 IU에 해당하는 약효를 가진다고 합니다. 현재 국내에서는 연어의 칼시토닌인 살카토닌 (salcatonin) 제제만 사용 가능합니다.

15-31 ▸▸ 칼시토닌은 골에 어떠한 영향을 줍니까?

칼시토닌은 골밀도 감소를 예방하고 골절률을 감소시킵니다.

칼시토닌은 골다공증 치료제로서 특히 골대사가 빠른 여성에서 골밀도 감소를 예방하는 효과가 있으며 난소 절제술을 받은 환자에서도 골소실을 방지하는 것으로 알려져 있습니다. 골밀도가 감소된 폐경 여성에서 2년간 투여 시 칼슘 단독 투여에 비해 골절률을 66% 감소시킨다고 하였습니다. 폐경 직후 건강한 여성에서 일주일 3회 50 IU/회 사용해도 골소실을 방지한다는 보고가 있습니다.

15-32 ▸▸ 칼시토닌은 어떻게 사용합니까?

칼시토닌은 피하 주사 또는 근육 주사나 비강 분무제로 사용 가능합니다.

칼시토닌은 위장에서 흡수되지 않기 때문에 경구 투여가 불가능하며 근육, 피하주사와 비강 분무제가 사용 가능합니다. 초기에는 주사제를 사용하였는데 순응도에 문제가 있어 비강분무제 칼시토닌이 주로 이용되고 있으며 그 용량은 주사제에 비해 수배를 투여해야 합니다 (주사제 30-80 IU = 비강분무제 200 IU). 피하주사식 칼시토닌은 100 IU를 격일로 투여하고 부작용이 있는 경우는 50 IU 격일로 투여하고 비강분무식 칼시토닌은 매일 200 IU를 투여해야 척추골밀도의 개선을 볼 수 있습니다. 장기간 계속 사용 시에 나타나는 반응소실을 극복하기 위해 간헐적 사용법이 제안되고 있으며 이는 치료 기간과 휴약 기간을 1:2 또는 2:3 정도로 유지하는 것이 적당하다고 보고하고 있습니다.

15-33 ▸▸ 칼시토닌의 부작용으로는 무엇이 있습니까?

빈뇨, 얼굴과 목의 홍조, 어지러움, 오심, 구토가 가능합니다.

50%에서 일시적이며 가벼운 부작용이 나타나는데 빈뇨, 얼굴과 목의 홍조, 어지러움, 오심, 구토 등이 있습니다. 이러한 칼시토닌의 부작용은 용량에 비례하며 근육 주사일 때 가장 심하고 피하주사일 때 가장 약하게 나타납니다.

15-34 ▶▶ 칼시토닌의 골에 대한 효과 외의 작용으로는 무엇이 있습니까?

칼시토닌은 진통 효과가 있습니다.

칼시토닌은 일반적으로 비스테로이드소염제 (nonsteroidal antiinflammatory drug: NSAID)와 동일하거나 더 강한 진통 효과를 가지고 있다고 알려져 있으나 아직은 논란의 여지가 있는데, 이는 대부분의 연구가 통증에 대한 평가가 주관적인 것이라는 점과 개선효과 역시 주관적인 평가를 이용할 수밖에 없었다는 점 때문입니다. 비강분무식이 주사제보다 통증개선에 더 효과적이라는 보고도 있으나 확실한 연구가 더 필요한 실정입니다. 칼시토닌은 골다공증 골절뿐만 아니라 편두통, 환상팔다리통증 (phantom limb pain), 전이성 암 등에 의한 통증에도 효과가 있는 것으로 보고되고 있습니다.

4) 부갑상샘호르몬 (parathyroid hormone: PTH)

15-35 ▶▶ 부갑상샘호르몬 (parathyroid hormone: PTH)의 종류로는 무엇이 있으며 작용기전은 무엇입니까?

부갑상샘호르몬의 84개 아미노기중 몇 번까지냐에 따라 여러 종류가 있으며 주로 1-34 형태가 사용됩니다. 부갑상샘호르몬은 간헐적으로 주사시 골형성을 자극합니다.

생물학적 활성형인 부갑상샘호르몬은 84개의 아미노산으로 구성되어 있는데 이 중 1-34 아미노기는 타종간에 상당한 유사성을 지니고 있습니다. 실험 연구에서 1-31, 1-34, 1-38, 1-84 아미노기 형태의 부갑상샘호르몬이 골생성에 대해 비슷한 효과를 보이나 이 중 사람의 골다공증에 있어서 사용되는 것은 1-34 형태의 재조합체인 테리파라타이드 (teriparatide)입니다. 테리파라타이드는, 조골세포를 직접적으로 자극하여 새로운 골형성을 이루게 하는 뛰어난 효과를 지닌 약제입니다. 이는 부갑상선 기능항진증 환자에서 지속적인 부갑상선 호르몬 과다 생산이 골전환을 가속화시키고 파골세포활성을 촉진시키며 피질골과 해면골 소실을 초래하고 척추골절 및 비척추골절을 증가시키는 것을 생각할 때 매우 놀라운 치료효과라 생각할 수 있습니다. 테리파라타이드를 피하주사하면 15-45분내에 PTH (1-34) 농도를 정상보다 10배 이상 증가시키고 다시 10-12시간 내에 정상화 시키게 됩니다. 이러한 파동치료 (pulse therapy)를 하였을 때, 조골세포의 동원, 성숙 및 활성이 증가하고 세포자멸이 감소하는 것을 특징으로 하는 동화작용이 나타난다고 볼 수 있습니다. 또한 인슐린유사 성장인자-1 (Insulin-like growth factor-1: IGF-1)의 국소적인 생산증가에 따른 효과도 그 기전의 하나라고 볼 수 있습니다.

작용 기전을 정리하면 그림 15-2와 같습니다.

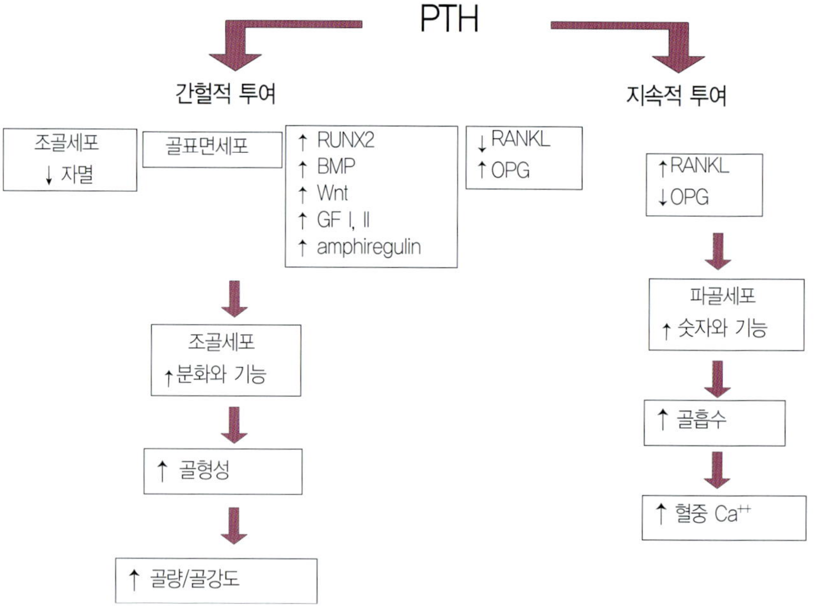

그림 15-2. 부갑상샘호르몬 (PTH)의 작용 기전

BMP: bone morphogenetic protein GF I, II: Growth fuctor

OPG: osteoprotegerin RANKL: receptor activator of NF-κB ligand

15-36 ▸▸ 부갑상샘호르몬의 골과 골교체인자에 대한 효과는 어떠합니까?

부갑상샘호르몬은 간헐적으로 투여시 골밀도와 골교체인자의 증가를 가져오며 골절률을 감소시킵니다.

1,637명의 폐경 여성을 대상으로 한 연구에서 부갑상샘호르몬 (1-34) 20 ㎍, 40 ㎍을

18개월 간 투여시 대조군에 비해 요추 골밀도가 각각 9.7%, 13.7% 증가되고 대퇴 경부 골밀도의 경우 각각 2.8%, 5.1% 증가되는 결과를 보인 바 있습니다. 골절발생율의 경우 새로운 척추 골절의 발생이 위약군에 비해서 현저히 낮아, 용량에 따라 65%, 69%의 골절 위험감소를 보였으며, 비척추골절의 경우에도 각각 53%, 54%의 골절 감소효과가 나타났습니다. 또한 스테로이드성 골다공증 환자에도 그 효과가 뛰어나 기대적입니다. 그러나 치료 종료 후 골절 감소 효과가 지속되는지 또는 다른 약제와 같이 사용하는 경우 골에 대한 영향은 추가적인 이득이 있는지는 아직 연구가 더 필요한 실정입니다.

부갑상선호르몬은 골형성 촉진제로서 골교체인자를 증가시키는데, 투여 6개월 후 최고로 증가하며 혈중 I 유형 전교원질 N-말단 전구펩타이드 (procollagen type I N-terminal propeptide: PINP)의 경우 218%, 소변 N-텔로펩타이드 (N-telopeptide)의 경우 58% 가량의 증가를 보입니다.

15-37 ▸▸ 부갑상샘호르몬이 골밀도와 골질에 미치는 영향은 다른 약제와 비교하여 어떠합니까?

부갑상샘호르몬은 알렌드로네이트에 비해 골밀도 증가 효과가 크며 골질의 개선 효과를 보입니다.

부갑상샘호르몬을 알렌드로네이트와 무작위배정하여 비교한 연구에서 18개월간의 치료 후 알렌드로네이트 치료군은 골밀도 증가가 5.5% 인데 비해 테리파라타이드 (teriparatide)를 투여한 군에서는 10.3%로 유의한 차이를 보였으며, 대퇴골 골밀도의 변화는 테리파라타이드가 3.9%, 알렌드로네이트가 3.5% 증가를 보여 유의한 차이는 없었습니다. 그리고 유의한 차이는 아니었지만 대퇴골 소주골의 골밀도에서 테리파라타이드는 4.9%의 증가를, 알렌드로네이트의 경우 2.2%의 증가를 보였습니다.

정량적 전산화단층촬영 (quatitative computed tomography: qCT)을 이용한 골질의 측정에서 부갑상선 호르몬은 소주골 부피 (trabecular bone volume), 구조모형지표 (structure model index), 연결도 밀도 (connectivity density), 피질 두께 (cortical thickness) 등 여러 가지 골질을 표현하는 인자들의 향상을 가져옵니다.

15-38 ▸▸ 부갑상샘호르몬은 어떻게 사용합니까?

부갑상샘호르몬은 매일 피하주사하는 형태로 사용 가능합니다.

부갑상샘호르몬 (1-34) 20 ㎍ 의 경우 골다공증의 치료로는 미국에서는 2년, 유럽에서는 18개월간 사용이 허가되어 있습니다. 1일 20 ㎍을 피하주사하며 보관은 2-8 ℃에 해야 합니다. 부갑상샘호르몬 사용 전에 다른 골다공증 약제를 사용한 경우, 랄록시펜에 비해 비스포스포네이트를 사용했던 경우 골밀도의 증가가 더 낮게 나타날 수 있습니다. 그리고 부갑상선호르몬을 2년간 사용 후 중지할 경우 18개월간 골밀도는 감소하나 골절 감소 효과는 지속되는 것으로 보이나 이 때 비스포스포네이트를 사용하면 골밀도 감소를 줄일 수 있으나 골절율에는 크게 변화가 없는 것으로 나타났습니다.

15-39 ▸▸ 부갑상샘호르몬의 부작용으로는 무엇이 있으며 사용시 주의해야 할 점은 무엇입니까?

고칼슘혈증, 과민반응이 가능하며 장기간 사용시 동물에서는 골육종이 보고 되었으나 사람에 사용하는 용량으로는 골육종의 가능성은 낮습니다.

투여시 경미한 부작용으로는 현훈 (9%), 오심 (9%), 두통 (8%), 하지동통 (3%) 등이 나타날 수 있고 고칼슘혈증과 소변으로의 칼슘배설 증가가 가능하기 때문에 투여 중에는 1, 4, 12 주와 3개월 간격으로 혈중 칼슘 수치를 측정하는 것이 좋습니다.

부갑상샘호르몬에 과민반응을 보이는 경우나, 고칼슘혈증, 골파제트병, 골의 악성종양, 골에 방사선 치료를 받은 경우는 사용하지 않는 것이 바람직하며, 동물연구에서 고농도로 2년간 사용시 골육종의 발생위험성이 관찰되어 현재 2년 이상의 사용은 권장되고 있지 않습니다. 하지만 동물실험에서 사용된 용량은 사람에서 사용되는 용량의 8배 이상 높으며 동물실험에서 사용된 쥐와 달리 인간의 경우 골재형성 과정이 있으므로 이와 같은 위험성은 낮을 것으로 생각됩니다.

5) 기타

15-40 ▸▸ 스트론튬 라니레이트 (strontium ranelate: SR)는 무엇이며 골에 어떻게 작용합니까?

스트론튬은 알칼리성 토금속 (alkaline earth) 중 하나로 골형성 자극과 골흡수 억제 두 가지 효과를 모두 가지며 작용기전은 명확치 않지만 골밀도를 증가시키고 골절률을 감소시킵니다.

스트론튬 라니레이트는 유기산 (organic acid), 라넬릭 산 (ranelic acid) 그리고 두 개의 스트론튬 원자 (strontium atom)가 혼합된 화합물로서 스트론튬은 칼슘과 같이 주기율표상의 제 2족에 속하는 알칼리 토금속 중 하나로 칼슘과 바륨의 중간에 위치합니다. 스트론튬 라니레이트는 사람의 골다공증의 치료제로서 효과적이고, 골 미네랄 성분에는 영향이 없는 약제라고 볼 수 있습니다. 그 기전은 확실히 밝혀져 있지 않지만 칼슘감지 수용체 (calcium sensing receptor)와는 다른 양이온 감지 수용체 (cation sensing receptor)를 통해 작용하는 것으로 보이며 골형성을 자극하고, 골흡수를 억제하는 두 가지 효과를 다 가지고 있는 것으로 알려져 있습니다. 스트론튬 라니레이트의 작용을 정리해보면 표 15-8과 같습니다.

표 15-8. 스트론튬 라니레이트의 골흡수와 골형성에 대한 효과

	골흡수	골형성
조골세포		
세포 증식		↑
콜라겐 생성		↑
파골세포		
활성	↓	
분화	↓	
세포사멸	↑	

353명의 폐경 후 골다공증 환자에게 스트론튬 0.5g, 1g, 2g을 매일 2년 동안 투여하고 위약군과 비교해 보았을때 척추 골밀도는 스트론튬 라니레이트의 용량에 비례해서 일년에 1.4% (0.5g), 3% (2g) 증가되는 양상을 보였고, 새로운 척추변형의 발생도 상대위험도 0.56 (95% 신뢰구간: 0.35–0.89)으로 나타났습니다.

비척추골절에 대한 효과를 관찰한 TROPOS (Treatment of Peripheral Osteoporosis) 연구에서는 전체 비척추골절에는 16%의 유의한 감소 효과를 보였으나 대퇴부골절에는 효과가 없었습니다. 스트론튬 라니레이트에 대한 대표적 연구로서 척추골절의 감소 효과를 관찰한 3년간의 SOTI (Spinal Osteoporosis Therapeutic Intervention) 연구에서는 척추골절이 41% 유의하게 감소하였습니다. 대퇴골절의 경우 74세 이상, 대퇴 경부 골밀도가 T–점수 –3.0 미만인 경우에서만 36% 감소된 결과가 있습니다.

15–41 ▸▸ 스트론튬 라니레이트 (strontium ranelate: SR) 사용시 부작용과 주의할 점은 무엇입니까?

설사, 위염 등이 가능하며 흡수에 영향을 줄 수 있는 칼슘이나 무기질과 함께 섭취하는

것은 피해야 합니다.

스트론튬 라니레이트 사용시 나타날 수 있는 부작용으로는 설사 (6.1%), 위염 등이 있으며 이러한 이상 반응은 치료 후 3개월 내에는 사라지는 경향을 보입니다. 치료 중 혈청 칼슘 농도는 저하되고 인산은 증가될 수 있으며 3.4%에서 혈중 크레아티닌 활성 효소 (creatinine kinase)가 정상의 두배 이상 증가될 수 있으나 대개 치료 중 정상화 된다고 알려져 있습니다.

스트론튬 라니레이트는 복용시 생체 이용률이 약 25%로 알려져 있으며 함께 섭취하는 음식이나 칼슘과 같은 무기질에 영향을 받으므로 되도록 자기 전에 복용하는 것이 좋다고 알려져 있으며 그 외 퀴놀론 (quinolone), 테트라사이클린 (tetracycline) 등과는 결합체를 형성할 수 있으므로 함께 복용하지 않는 것이 좋습니다.

15-42 ▸▸ 비타민 K는 골 건강에 어떠한 영향을 줍니까?

비타민 K는 지용성 비타민으로서 주로 식물에서 얻을 수 있는 비타민 K1 (phylloquinone)과 고기, 계란, 치즈, 발효 콩 등에서 섭취할 수 있는 비타민 K2 (menaquinone)가 있습니다. 이전에는 비타민 K 부족증은 주로 신생아에서 혈액 응고 장애 형태로 나타나는 심한 형태만이 관심의 대상이었으나, 혈액 응고 장애까지 나타나기 전 상태에서도 비타민 K가 혈관이나 간세포를 통해 골대사에 영향을 주는 것으로 밝혀졌습니다. 혈액응고에 있어서는 비타민 K1, K2가 비슷한 효과를 가진다고 알려져 있으나 골대사에 있어서는 K1, K2가 다른 효과를 낸다고 생각되어지며, K1 보다는 K2가 흡수율이 높고 혈중 반감기가 깁니다. 비타민 K는 골대사에 관여하는 오스테오칼신 (osteocalcin), 기질 감마-카르복시글루탐산 단백질 (matrix Gla protein), 단백 S (protein S) 등을 통해 골조직에 영향을 주는 것으로 생각되며 동물 실험을 통해서도 비타민 K2는 골소주의 연결성 (connectivity)과 복잡성 (complexity)을 보존하여 골의 미세구조를 보존하는 효과를 보인 바 있습니다. 여러 역학 연구에서 비타민 K는 골밀도 증가 효과에 비해 골절 감소 효과가 높아 골밀도 외에 골의 질에 대해서 효과가 있다고 생각되지만 아직 기전은 명확하지 않은 상태입니다.

15-43 ▸▸ 비타민 K를 골다공증 치료제로 사용할 때 사용 방법은 어떠합니까?

현재 국내에서는 메나테트레논 (menatetrenone) 15 mg (GlakayTM) 연질 캡셀이

사용 가능하며 1일 3회 복용합니다. 와파린을 사용 중인 환자에서는 금기이며 식전에는 흡수율이 감소하므로 식후에 투여하고 식사 중의 지방함유량에 의해 흡수율이 변화할 수 있습니다.

15-44 ▸▸ 비타민 K 사용시 골밀도와 골절율 변화는 어떠합니까?

몇몇 소규모의 연구를 통해 비타민 K는 골밀도를 증가시키고 골절율을 감소시키는 결과를 보였습니다. 48주간 마나퀴논 (manaquinone)-4를 45 mg/일의 용량으로 272명의 골다공증 환자에게 투여한 결과 비타민 D3를 투여한 군에 비해 손허리뼈 (metacarpal) 골밀도의 유의한 증가를 보였으며, 24주간 마나퀴논-4 45 mg/일과 칼슘 150 mg/일을 투여할 경우 칼슘만 투여한 군에 비해 요추골 골밀도의 감소를 막고 골절율을 감소시킨 바 있습니다. 2년간 241명의 골다공증 환자를 대상으로 위약대조 이중맹검 연구 결과 요추 골밀도가 대조군에서 −3.3±0.8% 감소한 것에 비해 −0.5±1.0% 감소해 유의한 차이를 보였으며 골절율에 있어서도 대조군에 비해 감소하는 결과를 보였습니다. 하지만 아직 대규모의 연구들이 부족한 상태로 2003년 WHO (World Heath Organization)에서는 에스트로겐이나 비스포스포네이트의 골밀도와 골다공증성 골절에 대한 효과를 레벨 A 로 분류한 것에 비해 비타민 K는 레벨 B로 분류하였습니다.

15-45 ▸▸ 불소의 골에 대한 효과는 어떠합니까?

불소는 유골 (osteoid) 표면과 그 두께를 증가시키고 골기질 축적을 증가시킵니다. 작용 기전은 불분명하나 직접 조골세포의 증식과 분화를 증가시켜 골형성을 촉진시킨다고 생각되고 있습니다. 하지만 새로 형성된 골이 정상골과 달리 탄성이 감소되어 골절이 잘 발생하게 될 가능성이 있어 현재는 임상에서 이용되지 않고 있습니다.

3. 병합요법

15-46 ▸▸ 골다공증 약제를 복합해서 사용하면 어떠합니까?

골형성 촉진제와 골흡수 억제제를 여러 가지 조합으로 병합하여 사용하는 경우 몇몇 연구에서 단독 사용 시 보다 우수한 효과를 보이긴 했으나 이들 병합요법을 어떤 환자들을 대상으로 얼마간의 기간 동안 사용하는 것이 바람직할지, 그 안전성이 어떠할지는 아직 분명치 않습니다. 병합요법이 항상 효과가 좋은 것은 아니어서, 부갑상선호르몬과 비스포스포네이트의 경우 병합하여 동시에 사용하면 오히려 효과가 떨어지고 부갑상선호르몬 사용 후 비스포스포네이트를 연결하여 사용하는 경우엔 효과가 좋은 것으로 되어 있습니다. 병합요법에 대해서는 좀 더 많은 연구가 필요한 상황이며 환자의 나이, 골다공증의 심한 정도, 환자 개개인의 특수한 상황, 환자의 선호도 등을 고려해서 병합요법을 할 것인지를 결정해야 할 것입니다.

15-47 ▸▸ 여성호르몬과 비스포스포네이트의 병합요법은 어떠합니까?

여성 호르몬의 보충이 폐경 여성에서 효과적으로 골소실을 예방할 수 있음은 잘 알려져 있으며 그 기전은 여성 호르몬이 파골세포에서의 골소실을 저하시키고 골실질 세포에 작용하여 여러 싸이토카인의 생성을 저하시키고, 또한 조골세포에서 인슐린유사 성장인자 (insulin-like growth factor: IGF)-1의 생성을 증가시키고 인터루킨 (interleukin: IL)-6의 생성을 억제하여 파골세포의 분화를 억제시키는 것으로 비스포스포네이트와는 약간 작용기전이 다릅니다. 두 약제의 병합 치료는 여러 연구에서 시도되었습니다. 호르몬 요법과 비스포스포네이트와의 병합요법은 호르몬 단독요법 또는 비스포스포네이트 단독요법보다 월등한 골밀도의 상승을 보여 보다 효과적인 골절 예방효과를 얻을 수 있습니다. 그러나 현재 국내의 의료보험 규정상 병합요법이 인정되어 있지 않아 시행하기에는 문제가 있습니다. 골절이 동반된 중증 골다공증 환자에서 추가 골절이 우려되거나 스테로이드 제제 또는 면역억제제 등을 복용하는 골다공증 환자에서는 추가 부담은 있지만 병합요법을 권장하는 것이 바람직하겠습니다.

428명의 폐경 후 호르몬 요법을 1년 이상 받은 여성을 대상으로 알렌드로네이트와 위약을 이중맹검 무작위 배정 연구를 통해 비교한 결과 알렌드로네이트를 함께 투여한 군에서 유의한 골밀도의 증가를 보인 바 있습니다. 요추골의 경우 골밀도가 3.6% 증가하고 대퇴돌기에서 2.7%의 증가를 보였지만 대퇴골 경부 골밀도는 유의한 차이는 없었고 골교체인자는 알렌드로네이트를 병용한 군에서 유의하게 더 감소하였습니다.

524명의 폐경여성을 대상으로 리세드로네이트와 호르몬 요법의 병용 치료 결과를 본 연구에서는 1년간 치료 후 호르몬만 사용한 군에서는 요추골 골밀도가 4.6% 증가하였고 리세드로네이트를 함께 사용한 경우 5.2% 증가하였으며 대퇴골 경부 골밀도의 경우 각각 1.8%, 2.6% 증가하였고 대퇴돌기 (trochanter)에서는 3.2%, 3.7% 의 증가를 보여 대퇴 경부 골밀도에서 유의한 차이를 보였습니다. 골생검을 통한 골구조의 평가에서도 두 군에서 유의한 차이를 보이지 않았습니다.

하지만 두 약제 모두 골흡수 억제제로서 병합하여 사용할 경우 과도한 골흡수 억제 효과를 보여 고착골 (frozen bone)의 위험을 높일 수 있지 않을까 염려되기도 합니다. 과량의 비스포스포네이트에 노출될 경우 동물 실험에서는 골재형성의 억제로 미세골절이 축적되고 고착골 (frozen bone)의 결과를 보이는 것이 보고된 바 있으나 인체에서는 이와 같은 보고는 현재 없는 상황입니다. 하지만 이론적으로 두가지 약제 모두 골흡수를 억제하므로 과도한 골 재형성의 억제를 항상 염두에 두어야 할 것입니다.

15-48 ▸▸ 여성호르몬과 선택적 에스트로겐 수용체 조절제 (selective estrogen receptor modulator: SERM)의 병합요법은 어떠합니까?

두 가지 약제의 병합은 시도될만한 병합 방법이기는 하나 아직 그에 대한 연구 결과가 확실하지 않습니다. SERM 은 에스트로겐 수용체에 결합하여 작용하나 기존의 1세대, 2세대 SERM의 경우 에스트로겐 수용체에 대한 결합력이 에스트로겐보다 떨어져 병합요법에 대한 기대가 크지 않았으나 최근 개발되는 3세대 SERM의 경우 에스트로겐 수용체에 대해 에스트로겐과 비슷한 결합력을 가져 이들 약제의 병용 요법에 대한 연구가 진행 중입니다.

15-49 ▸▸ 여성호르몬과 칼시토닌의 병합요법은 어떠합니까?

칼시토닌을 병합할 경우 호르몬 요법 단독군보다 척추 골밀도가 의미있게 증가함을 볼 수 있었습니다.

칼시토닌은 골밀도의 상승 정도는 다른 약제에 못 미치는 효과를 가지고 있지만 진통 효과가 우수해서 호르몬 요법과의 병합요법의 시도가 진행되었습니다. 칼시토닌과 여성 호르몬을 함께 사용할 경우 각각의 약제를 단독으로 사용할 때보다는 골밀도가 더 증가하는 소견을 보입니다. 하지만 칼시토닌 자체가 요즘 사용되는 골다공증 치료 약제보다 골밀도를 증가시키는 효과가 적어 호르몬 치료가 필요하면서 동통 등의 증상이 동반된 폐경 후 골다공증 환자에게 고려해 볼만 한 치료법입니다.

15-50 ▸▸ 여성호르몬과 부갑상샘호르몬의 병합요법은 어떠합니까?

간헐적인 부갑상샘호르몬 투여는 골형성촉진제로 작용함은 잘 알려져 있습니다. 부갑상샘호르몬 만을 사용할 때 빠른 골량의 증가에 따른 무기질화의 저하가 발생하므로 골흡수 억제제와 칼슘 등과의 병합 요법이 요구되어져 왔습니다. 총 34명의 폐경여성을 대상으로 3년간의 무작위배정 연구에서 호르몬 요법과 부갑상샘호르몬 투여를 병합한 군과 호르몬 요법만을 시행한 군을 비교했을 때 호르몬 요법만을 시행한 환자에서는 골밀도에 유의한 차이를 보이지 않은데 비해 부갑상샘호르몬을 병용한 군에서는 3년간 꾸준한 골밀도의 증가를 보인 바 있습니다. 3년간 척추골 골밀도는 13.0%, 골반 골밀도는 2.7% 증가하였고 (그림 15-3) 투여 6개월 후 혈중 오스테오칼신 (osteocalcin)은 55% 증가한 데 비해 크로스랩 (crosslaps)은 20% 만 증가한 결과를 보였습니다. 따라서 골밀도가 심하게 감소되어 있는 고령의 골절의 위험성이 높은 환자에서 단기간 병합요법이 고려될 수 있으며, 장기간 사용은 추후 관찰하는 것이 좋을 것 같습니다.

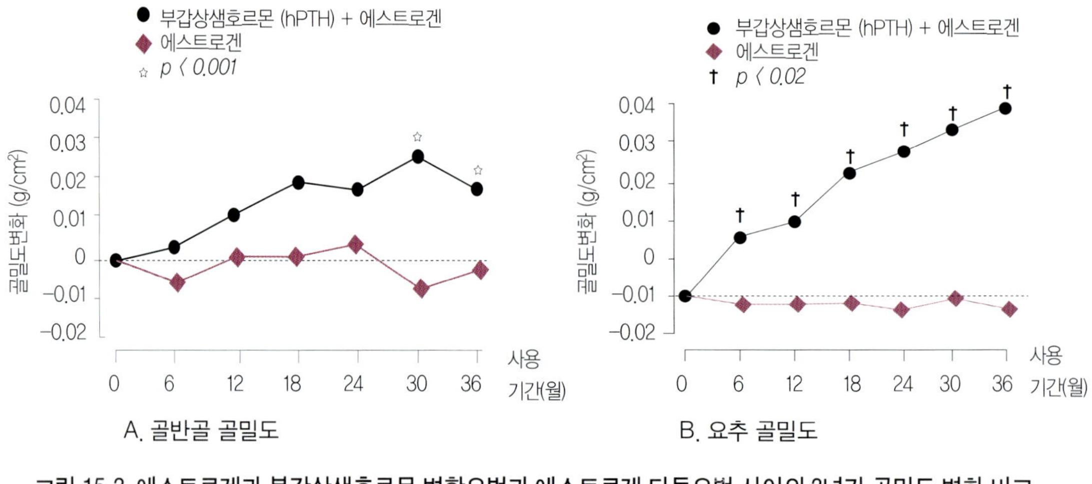

그림 15-3. 에스트로겐과 부갑상샘호르몬 병합요법과 에스트로겐 단독요법 사이의 3년간 골밀도 변화 비교

15-51 ▸▸ 여성호르몬과 비타민 D의 병합요법은 어떠합니까?

호르몬 요법과 비타민 D 병합요법은 호르몬 요법 단독투여나 비타민 D 단독투여보다 높은 골밀도의 증가 소견을 보였으며, 골다공증이 심한 소화 장애 환자에서 비교적 안전하게 투여할 수 있는 병합요법입니다.

기존의 용량이나 저용량 호르몬 요법을 받는 여성 모두에서 알파칼시돌 (alfacalcidol)을 함께 투여시 골밀도의 증가가 호르몬 요법만을 받거나 알파칼시돌 만을 사용하는 여성에 비해 유의하게 높게 나타납니다. 특히 저용량 요법인 접합마에스트로겐 (conjugated equine estrogen: CEE) 0.3 mg/일과 메드록시프로게스테론 아세테이트 (medroxyprogesterone acetate: MPA) 2.5 mg/일을 사용하는 폐경 여성에서 알파칼시돌 1.0 μg/일을 함께 투여할 경우 호르몬 치료만 시행한 여성에서 요추 골밀도가 2년 후 2.32% 증가를 보인데 반해 8.75%의 골밀도 증가를 보였습니다.
칼시트리올 (calcitriol)의 경우도 기존 요량의 호르몬 요법을 받는 여성에서 병용 투여시 유의하게 골반과 대퇴돌기 (trochanter) 골밀도를 증가시키는 것으로 나타났습니다.

기존의 척추골절이 진단된 폐경 후 호르몬 요법을 받는 여성에서는 칼시트리올 0.25 μg/일을 병용할 경우 호르몬 단독시보다 2년후 골반골밀도가 2.6%, 대퇴돌기 골밀도가 3.9% 더 증가하고 새로운 척추 골절이 통계적으로 유의하진 않지만 덜 발생하는 결과를 보였습니다.

15-52 ▶▶ 비스포스포네이트와 선택적 에스트로겐 수용체 조절제 (selective estrogen receptor modulator: SERM)의 병합요법은 어떠합니까?

331명의 낮은 골밀도를 보이는 폐경 여성을 대상으로 1년간 알렌드로네이트 10 mg/일, 랄록시펜 60 mg/일, 그리고 이 두가지를 병합하여 사용한 군을 비교한 결과 병합요법군에서 요추 골밀도가 5.3% 증가한데 비해 랄록시펜 사용군은 2.1%, 알렌드로네이트 사용군은 4.3%의 요추 골밀도 증가를 보여 랄록시펜만을 사용한 군과 유의한 차이를 보였습니다. 대퇴골 골밀도에 있어서는 병합요법을 시행할 경우 3.7%의 골밀도 증가율을 보여 랄록시펜이나 (1.7%), 알렌드로네이트 단독요법 (2.7%) 과 유의한 차이를 보였습니다. 골교체인자에 있어서도 각각의 약을 따로 사용할 때 보다 강력한 골교체인자 감소가 관찰되었습니다. 하지만 이들 약제를 병합하여 사용할 경우의 골절율의 변화에 대한 보고는 아직 미흡하여 상대적으로 고가인 두가지 약제를 병합하여 사용하긴 힘든 상태입니다.

15-53 ▶▶ 비스포스포네이트와 부갑상샘호르몬의 병합요법은 어떠합니까?

병합요법군이 부갑상샘호르몬 단독군보다 더 나쁜 결과를 나타내는데 이는 두 약제의 기전의 차이로 인해서 좋은 결과를 얻지 못한 것으로 추정됩니다.

238명의 폐경 후 골다공증 혹은 위험인자를 동반한 T-점수 -2.0 미만인 여성을 대상으로 부갑상샘호르몬 요법과 알렌드로네이트 10 mg, 혹은 이 둘을 병합하여 사용한 결과 세군 모두에서 요추골 골밀도가 증가했으나 병용요법 시행군이 부갑상샘호르몬 단독 사용시보다 좋은 효과를 보이진 않았습니다. 병합 요법에서 골절율의 변화에 대해서는 연구가 없지만 알렌드로네이트는 부갑상샘호르몬의 동화효과 (anabolic effect)를 감소시키는 것으로 보이므로 바람직한 치료 방법은 아닌 것으로 보입니다.
하지만 부갑상샘호르몬을 사용했던 환자에서 비스포스포네이트를 연결하여 사용하는 경우에는 골밀도를 유지하고 골절률 감소 효과를 유지하는 데 도움이 됩니다.

15-54 ▶▶ 비스포스포네이트와 비타민 D의 병합요법은 어떠합니까?

비타민 D 부족증이 없는 한국 폐경여성을 대상으로 한 연구에서 알렌드로네이트 5 mg 과 칼시트리올 (calcitriol) 0.5 μg을 사용시 6개월 후 요추골밀도가 2.45% 증가하여 알파칼시돌 (alfacalcidol)만 복용한 군에 비해 유의한 증가를 보인바 있습니다. 알렌드로네이트와 비타민 D의 병합 요법에 대해서는 여러 가지 질환을 가진 환자를 대상으로 한 연구들이 있었는데 비타민 D가 폐경 여성의 골다공증에서 가지는 역할을 생각하면 병합 요법은 바람직할 것으로 보입니다.

15-55 ▶▶ 부갑상샘호르몬과 칼시토닌의 병합요법은 어떠합니까?

부갑상샘호르몬과 칼시토닌의 병합요법은 효과적이지 않습니다.

부갑상샘호르몬와 비강분무식 칼시토닌의 병합요법과 부갑상샘호르몬 단독으로 2년간 투여한 연구에서 부갑상샘호르몬 단독투여군에서 척추골 골밀도가 유의하게 더 상승한 것으로 보아 부갑상샘호르몬에 칼시토닌을 병합투여하는 방법은 효과적이지 않다고 보고되었습니다.

15-56 ▶▶ 부갑상샘호르몬과 랄록시펜의 병합요법은 어떠합니까?

부갑상샘호르몬과 랄록시펜을 함께 투여할 경우 부갑상샘호르몬 단독 요법보다 높은 골밀도를 기대할 수 있으며 특히 골반 골밀도가 유의하게 더 증가합니다.

6개월간 테리파라타이드 (teriparatide) 단독 요법과 랄록시펜 (raloxifene)과의 병용요법을 비교한 결과 골밀도의 경우 병용투여군이 테리파라타이드 단독 투여군에 비해 모두 더 높게 올라갔는데 특히 골반 골밀도가 유의한 차이를 보였습니다. 골형성표지자인 I 유형 전교원질 N-말단 전구펩타이드 (procollagen type I N-terminal propeptide: PINP)는 두 군에서 비슷하게 상승한데 비해 골흡수표지자인 I 유형 전교원질 C-말단 텔로펩타이드 (C-terminal telopeptide of type 1 collagen: CTx)는 병용투여군이 유의하게 낮게 나타났습니다. 따라서 랄록시펜은 부갑상샘호르몬으로 인한 파골세포의 골흡수를 억제하고 골 형성에는 크게 영향을 미치지 않는 것으로 생각됩니다. 하지만 장기간에 걸친 병용투여의 결과는 아직 없는 상태입니다.

15-57 ▸▸ 기타 현재 연구 개발 중인 약제들로는 무엇이 있습니까

가) 인간 RANKL 단일클론 항체 (human monoclonal Ab): 데노수맙 (denosumab)

파골세포의 분화와 생성에서 중요한 역할을 갖는 RANK (receptor activator of nuclear factor-kB ligand)-RANKL (RANK ligand) - OPG (osteoprotegerin)경로에서 RANKL에 대한 단일클론 항체 (monoclonal Ab)로 개발된 데노수맙은 OPG-Fc에 비해 장기간 약효를 유지하며 2상 연구 결과 1년간 3개월마다 30 mg, 혹은 6개월마다 60 mg의 용량으로 피하 주사 시 지속적 골흡수 억제와 골밀도의 증가를 나타냈습니다.

나) 카텝신 K 억제제 (cathepsin K inhibitor)

파골세포가 골형성을 일으키는 과정에서 수소 이온에 의한 산성화 환경에서 광물제거 (demineralization)가 일어난 후 단백질 가수분해 효소인 카텝신 K (cathepsin K)가 I형 콜라겐 (type I collagen)과 II형 콜라겐 (type II collagen) 등으로 구성된 기질을 분해하는 골흡수가 일어나게 됩니다. 동물 실험에서 이 카텝신 K를 억제할 경우 골밀도가 증가하는 현상을 보였으며 임상 시험에서도 675명의 폐경 여성에서 10 mg-50 mg의 용량으로 매일 경구 투여 시 용량에 비례하여 척추 및 대퇴골의 골밀도가 증가하는 소견을 보였습니다.

다) 인테그린 길항제 (integrin antagonist)

인테그린 (integrin)은 파골세포가 골흡수를 시작할 때 파골세포가 뼈를 인지하고 부착하는 과정에서 관여하는 물질로서 골격 구성과 간질 단백질 형성에 관여합니다.

인테그린 억제제인 L-000845704는 1상 임상 연구에서 1년간 투여 시 227명의 폐경 여성에서 골흡수를 억제하고 골밀도를 증가시키는 효과를 보였습니다.

4. 약제의 선택 및 국내 보험인정 기준

15-58 ▸▸ 여성 호르몬 제제 이외에 한국에서 판매되는 골다공증 예방 또는 치료 제제는 어떤 것이 있습니까?

한국에서 판매되는 골다공증 예방 또는 치료 제제는 표 15-9와 같습니다.
각 약제에 대한 자세한 정보는 부록(p. 512-522)에 있습니다.

15-59 ▸▸ 약제의 선택은 어떻게 할 수 있습니까

환자의 연령, 골다공증의 정도, 호르몬 치료의 필요성 여부, 위장관 증상, 통증 유무에 따라 결정할 수 있습니다.

폐경 여성의 골다공증의 치료 시에 약제의 선택은 환자의 연령, 골다공증의 정도, 호르몬 치료의 적응증 유무에 따라서 결정하게 되는데, 호르몬 치료의 적응증이 된다면 호르몬 치료를 일차 치료로 하는 것이 바람직하겠습니다. 그 외에 호르몬 치료 금기인 환자의 경우 비스포스포네이트나 선택적 에스트로겐 수용체 조절제 (selective estrogen receptor modulator: SERM), 칼시토닌, 티볼론 등 여러 약제의 선택이 가능하므로 환자의 소화기장애, 폐경 증상의 유무, 다른 약제의 투약 여부, 골절 발생여부 등을 두루 살펴서 약제를 선택하는 것이 좋겠습니다. 예를 들어 소화기장애가 심하거나 비스포스포네이트에 부작용이 심한 경우는 그 외의 약제를 사용하는 것이 적절하겠고, 동통 등의 증상이 심한 경우는 칼시토닌을 고려하는 등 약제 선택은 다양하게 접근할 수 있습니다. 특히 골다공증의 정도가 심한 경우 여러 병합요법을 생각해 볼 수 있겠습니다. 우리나라의 현실에서 바로 사용하기는 조금 어려운 병합요법도 있지만, 각 약제의 특성과 환자의 상태에 따라서 병합요법을 결정해 보는 것이 좋겠습니다. 국내의 가장 큰 문제는 병합요법이 보험적용을 받기 어렵다는 데 있습니다만, 필요한 환자에게 적절한 병합요법을 사용해서 골절을 예방함으로써 환자의 삶의 질을 높여 노년 생활을 보다 행복하게 보내게 할 수 있으리라 생각됩니다.

표15-9. 한국에서 판매되는 골다공증 예방 또는 치료 제제

상품명	성분	용법	회사
비스포스포네이트 제제			
맥스마빌 정	Alendronate 5 mg + calcitriol 0.5 μg/일	1정/일	유유
본비바 정,주	Ibandronate 150 mg/정 3 mg/주	1정/월 3개월마다 정주	글락소스미스클라인
아클라스타 주	Zoledronate 5 mg/100 ml	1년마다 정주	한국 노바티스
악토넬 정	Risedronate 5 mg/정	1정/일	한국 사노피아벤티스
악토넬 정	Risedronate 35 mg/정	1정/주	한국 사노피아벤티스
파노린 주	Pamidronate 15 mg/앰플	3개월마다 2앰플 정주	한림제약
포사맥스 정	Alendronate 10 mg 70 mg	1정/일 1정/주	한국 MSD
포사맥스 플러스 정	Alendronate 70 mg + cholecalciferol 2800 IU	1정/주	한국 MSD
포사퀸 정	Alendronate 70 mg	1정/주	종근당
SERM 제제			
에비스타 정	Raloxifene 60mg/정	1정/일	한국 릴리
칼슘, 비타민 D 제제			
디카맥스 1000 정	탄산칼슘 1250 mg + cholecalciferol 1000 IU/정	1정/일	다림양행
원알파 정	alpha-calcidol 0.5 μg/정	1-2정/일	일성신약
칼테오	구연산칼슘 750mg + cholecalciferol 400 IU/정	2정/일	메츠코리아
하드칼 츄어블 정	탄산칼슘 1500 mg + cholecalciferol 400 IU/정	1-2정/일	부광약품
기타 제제			
글라케이 연질캅셀	menatetrenone 15 mg/정	1캅셀 1일 3회	한국 에자이

SERM: selective estrogen receptor modulator

15-60 ▸▸ 국내 골다공증 치료제의 보험 인정 기준은 어떠합니까

골다공증 치료제 보험급여 일반원칙은 다음과 같습니다 보건복지부 (고시 제 2005-27호).

아래와 같은 기준으로 투여 시 요양급여를 인정하며, 허가사항 범위이지만 동 인정 기준 이외에 투여하는 경우에는 약값 전액을 환자가 부담토록 함.

가) 원발성 골다공증에 대하여는 연령, 성별에 관계없이

① 칼슘 및 에스트로겐 제제 등의 약제는 골밀도 검사상 같은 성, 젊은연령의 정상치보다 1표준편차이상 감소된 경우에 투여함을 원칙으로 하고 (검사결과지 미첨부),

② 칼시토닌 (살카토닌, 엘카토닌), 랄록시펜 (raloxifene) 제제, 활성형 비타민 D3, 이플리플라본 (ipriflavon) 제제 및 비스포스포네이트 제제 등의 약제는 골밀도 검사에서 같은 성, 젊은 연령의 정상치보다 3표준편차 [30%, 정량적 컴퓨터 단층촬영 (quantitative cpmputed tomography: qCT)의 경우 110 mg/㎤] 이상 감소된 경우 (검사결과지 첨부)에만 보험 급여하되, 약제들의 투여기간은 3개월 정도 투여함을 원칙으로 하며, 이후에도 계속적으로 약제의 투여가 필요한 경우는 사례별로 검토하여 급여토록 함.

③ 골밀도 측정기를 이용하지 아니하고 일반 방사선 촬영만 하였을 경우, 촬영결과 골다공증으로 인한 골절로 진단되거나 Saville Grade 3 (칼슘 및 Estrogen제제 등의 약제는 Saville Grade 1)의 경우에 골다공증 치료제 투여시 급여함.

나) 자궁적출 등의 원인질환에 의한 속발성 골다공증은 일반 방사선 촬영이나 골밀도 검사결과 골다공증으로 판단된 경우 보험급여 인정함.

다) 병용투여

골다공증치료제에는 호르몬 요법 (에스트로겐, 에스트로겐 유도체 등)과 비호르몬요법 (비스포스포네이트, 칼시토닌, 비타민 D, 이플리플라본 등)이 있으며, 칼슘제제와의 병용투여를 제외하고는 병용투여에 대한 효과가 입증되지 아니하였으므로 호르몬 요법과 비호르몬요법제를 병용투여하거나 비호르몬요법간 병용투여는 인정하지 아니하며, 다만 아래의 경우는 인정 가능함.

① 칼슘제제의 경우 호르몬대체요법과의 병용

② 칼슘제제의 경우 비호르몬요법제와의 병용

③ 알렌드로네이트 5 mg과 칼시트리올 0.5 ㎍과의 병용 (Maxmarvil)

④ 알렌드로네이트와 콜레칼시페롤 병용 (Fosamaxplus) (2006.4.1)

라) 다만 특정 소견 없이 단순히 골다공증 예방목적으로 투여하는 경우에는 비급여 대상임.

참고문헌

1. 칼슘과 비타민 D

Adami S, Isaia G, Luisetto G, Minisola S, Sinigaglia L, Gentilella R, Agnusdei D, et al. Fracture incidence and characterization in patients on osteoporosis treatment: The ICARO study. J Bone Miner Res 2006; 21: 1565-

70.

Advani S, Wimalawansa SJ. Bones and nutrition: common sense supplementation for osteoporosis. Curr Womens Health Rep 2003; 3: 187-92.

Bischoff-Ferrari HA, Kietrich T, Orav EJ, Dawson-Hughes B. Positive association between 25-hydroxy vitamin d levels and bone mineral density: a population-based study of younger and older adults. Am J Med 2004; 116: 634-9.

Bischoff-Ferrari HA, Willett WC, Wong JB, Giovannucci E, Dietrich T, Dawson-Hughes B. Fracture prevention with vitamin D supplementation: a meta-analysis of randomized controlled trials. JAMA 2005; 293: 2257-64.

Bischoff-Ferrari HA. How to select the doses of vitamin D in the management of osteoporosis? Osteoporosis Int 2007; 18: 401-7.

Kruse H. Calcium supplementation and fracture risk - recent findings from the women's health initiative study. S D Med 2006; 59: 207-8.

Shea B, Wells G, Cranney A, Zytaruk N, Robinson V, Griffith L, et al. Calcium supplementation on bone loss in postmenopausal women. Cochrane Database Syst Rev 2004; CD004526

2. 골다공증 약제

Adami S, Felsenberg D, Christiansen C, Robinson J, Lorenc RS, Mahoney P, Coutant K, et al. Efficacy and safety of ibandronate given by intravenous injection once every 3 months. Bone 2004; 34: 881-9.

Bauss F, Dempster DW. Effects of ibandronate on bone quality: Preclinical studies. Bone 2007; 40: 265-73.

Black DM, Cummings SR, Karpf DB, Cauley JA, Thompson DE, Nevitt MC, et al. Randomized trial of effect of alendronate on risk of fracture in women with existing vertebral fractures. Fracture Intervention Trial Research Group. Lancet 1996; 348: 1535-41.

Brixen KT, Christensen PM, Ejersted C, Langdahl BL. Teriparatide (biosynthetic human parathyroid hormone 1-34): A new paradigm in the treatment of osteoporosis. Basic Clin Pharma Toxic 2004; 94: 260-70.

Burr DB, Et al. Intermittently administered human parathyroid hormone (1-34) treatement increases intracortical bone turnover and porosity without reducing bone strength in the human of ovariectomized cynomolgus monkeys. J Bone Miner Res 2001; 16: 157-65.

Cauley JA, Norton L, Lippman ME, Eckert S, Krueger KA, Purdie DW, et al. Continued breast cancer risk reduction in postmenopausal women treated with raloxifene: 4 years results from the MORE trial. Breast Cancer Res Treat 2001 : 67: 191.

Chaiamnuay S, Saag KG. Postmenopausal osteoporosis. What have we learned since the introduction of bisphosphonates? Rev Endocr Metab Disord 2006; 7: 101-12..

Chesnut CH 3rd, Majumdar S, Newitt DC, Shields A, Van Pelt J, Laschansky E, et al. Effects of salmon calcitonin on trabecular microarchitecture as determined by magnetic resonance imaging: results from the QUEST study. J Bone Miner Res 2005; 20: 1548-61.

Chesnut IC, Skag A, Christiansen C. Effects of oral ibandronate administered daily or intermettently on fracture risk in postmenopausal osteoporosis. J Bone Miner Res 2004; 19: 1241-9.

Christodoulakos GE, Lambrinoudaki IV, Vourtsi AD, Panoulis KP, Kelekis DA, Creatsas GC. Mammographic changes associated raloxifene and tibolone therapy in postmenopausal women; a prospective study. Menopause 2002: 9: 110-6.

Clemmett D, Spencer CM. Raloxifene: a review of its in postmenopausal osteoporosis. Drugs 2000: 60: 379-411.

Clezardin P. Anti-tumour activity of zoledronic acid. Cancer Treat Rev 2005; 31: 1-8.

Curtiss FR. ERT, HRT, raloxifene, calcitonin, or bisphosphonates for osteoporosis. J Manag Care Pharm

2003; 78-81.

Delmas PD, Bjarnason NH, Mitlak BH, Ravoux AC, Shah AS, Huster WJ et al. Effects of raloxifene on bone mineral density serum cholesterol concentrations and uterine endometrium in postmenopause women. N Engl J Med 1997; 337: 1641-7.

Delmas PD, Ensrud KE, Adachi JD, Harper KD, Sarkar S, Gennari C, et al. Efficacy of raloxifene on vertebral fracture risk reduction in postmenopausal women with osteoporosis: four-year results from a randomized clinical trial. J Clin Endocrinol Metab 2002; 87: 3609-17.

Delmas PD, Adami S, Strugala C, Stakkestad JA, Reginster JY, Felsenberg D, et al. Intravenous ibandronate injections in postmenopausal women with osteoporosis: One-year results from the dosing intravenous administration study. Arthritis Rheum 2006; 54: 1838-46.

Francucci CM, Romagni P, Boscaro M. Raloxifene: bone and cardiovascular effects. J Endocrinol Invest 2005; 28: 85-9.

Grady D, Ettinger B, Moscarelli E, Plouffe L Jr, Sarkar S, Ciaccia A, et al. Safety and adverse effects associated with raloxifene: multiple outcomes of raloxifene evaluation. Obstet Gynecol 2004; 104: 837-44.

Jiang Y, Zhao JJ, Mitlak BH, wang O, Genant HK, Eriksen EF. Recombinant human parathyroid hormone (1-34) [teriparatide] improves both cortical and cancellous bone structure. J Bone Miner Res 2003; 18: 1932-41.

Jilka RL, Weinstein RS, Bellido T, Roberson P, Parfitt AM, Manolagas SC. Increased bone formation by prevention of osteblast apoptosis with parathyroid hormone. J Clin Invest 1999; 104: 439-46.

Kaneki M, Hosoi T, Ouchi Y, Orimo H. Pleiotropic actions of vitamin K: protector of bone health and beyond? Nutrition 2006; 22: 845-52.

Kaufman JM, Orwoll E, Goemaere S, San Martin J, Hossain A, Dalsky GP, et al. Teriparatide effects on vertebral fractures and bone mineral density in men with osteoporosis: treatment and discontinuation of therapy. Osteoporos Int 2005; 16: 510-6.

Kavanagh KL, Guo K, Dunford JE, Wu X, Knapp S, Ebetino FH, et al. The molecular mechanism of nitrogen-containing bisphosphonates as antiosteoporosis drugs. Proc Natl Acad Sci USA 2006; 103: 7829-34.

Khan SA, Kanis JA, Vasikaran S, Kline WF, Matuszewski BK, McCloskey EV, et al. Elimination and biochemical responses to intravenous alendronate in postmenopausal osteoporosis. J Bone Miner Res 1997; 12: 1700-7.

Khovidhunkit W, Shoback DM. Clinical effects of raloxifene hydrocholride in women Ann Intern Med 1999; 130: 431-9

Lewiecki E, Adami S, Bianchi G, et al. The DIVA study: Substantial Hip Bone Mineral Density Improvements with intermittent intravenous ibandronate injections.

Liberman UA, Weiss SR, Br I J, Minne HW, Quan H, Bell NH, et al. Effect of oral alendronate on bone mineral density and the incidence of fractures in postmenopausal osteoporosis. The Alendronate Phase III Osteoporosis Treatment Study Group. N Engl J Med 1995; 333: 1437-43.

Lin JH. Bisphosphonates: a review of their pharmacokinetic properties. Bone 1996; 18: 75-85.

Lyles KW, Col -Emeric CS, Magaziner JS, Adachi JD, Pieper CF, Mautalen C, et al. Zoledronic Acid and Clinical Fractures and Mortality after Hip Fracture. N Engl J Med 2007; In Press.

Marie PJ, Hott M, Modrowski D, De Pollak C, Guillemain J, Deloffre P, et al. An uncoupling agent containing strontium prevents bone loss by depressing bone resorption and maintaining bone formation in estrogen deficient rats. J Bone Miner Res 1993; 8: 607-15.

McClung MR, San Martin J, Miller PD, Civitelli R, Bandeira F, Omizo M, et al. Opposite bone remodeling effects of teriparatide and alendronate in increasing bone mass. Arch Intern Med 2005; 165: 1762-8.

McClung MR, Siris E, Cummings S, Bolognese M, Ettinger M, Moffett A, et al. Prevention of bone loss in postmenopausal women treated with lasofoxifene compared with raloxifene. Menopause 2006; 13: 377-86.

Mellstrom DD, Sorensen OH, Goemaere S, Roux C, Johnson TD, Chines AA. Seven years of treatment with risedronate in women with postmenopausal osteoporosis. Calcif Tissue Int 2004; 75: 462-8.

Meunier PJ et al. The effects of strontium ranelate on the risk of vertebral fracture in women with postmenopausal osteoporosis. N Eng J Med 2004; 350: 450-68.

Meunier PJ, Slosman DO, Delmas PD, Sebert JL, Brandi ML, Albanese C, et al. Strontium ranelate: dose dependent effects in established postmenopausal vertebral osteoporosis: a 2 year randomized placebo controlled tria. J Clin Endocrinol Metab 2002; 87: 2060-6.

Miyakoshi N, Shimada Y, Ando S, Minato T, Itoi E. Effects of alfacalcidol alone or in combination with elcatonin on incidence of osteoporotic vertebral fracture in postmenopausal women with spondylosis. J Bone Miner Metab 2006; 24: 491-7.

Nancollas GH, Tang R, Phipps RJ, Henneman Z, Gulde S, Wu W, et al. Novel insights into actions of bisphosphonates on bone: differences in interactions with hydroxyapatite. Bone 2006; 38: 617-27.

Neer RM, Arnaud CD, Zanchetta JR, Prince R, Gaich GA, Reginster JY, et al. Effect of parathyroid hormone (1-34) on fractures and bone mineral density in postmenopausal women with osteoporosis. New Eng J Med 2001; 344: 1434-41.

Nevel P, Lunde T, Benedetti-Panici P, Tiitinen A, Marinescu B, de Villers T, et al. A multicenter randomized trial to compare uterine safety of raloxifene with a continous combined hormone replacement therapy containing oestradiol and norethisterone acetate. BJOG 2003; 110: 157-67.

Neven P, Goldstein SR, Ciaccia AV, Zhou L, Silfen SL, Muram D. The effect of raloxifene on the incidence of ovarian cancer in postmenopausal women. Gynecol Oncol. 2002: 85: 388-90.

Qin L, Raggatt LJ, Partridge NC, Parathyroid hormone: a double-edged sword for bone metabolism. Trends in Endo Metabol 2004; 15: 60-5.

Recker RR, Weinstein RS, Chesnut CH 3rd, Schimmer RC, Mahoney P, Hughes C, et al. Histomorphometric evaluation of daily and intermittent oral ibandronate in women with postmenopausal osteoporosis: results from the BONE study. Osteoporosis Int 2004; 15: 231-7.

Reginster JY, Adami S, Lakatos P, Greenwald M, Stepan JJ, Silverman SL, Christiansen C, et al. Efficacy and tolerability of once-monthly oral ibandronate in postmenopausal osteoporosis: 2 year results from the MOBILE study. Ann Rheum Dis 2006; 65: 654-61.

Reginster JY, Seeman E, De Vernejoul MC, Adami S, Compston J, Phenekos C, et al. Strontium ranelate reduces the risk of nonvertebral fractures in postmenopausal women with osteoporosis: Treatment of peripheral osteoporosis (TROPOS) study. J Clin Endocrinol Metab 2005; 90: 2816-22.

Reid IR, Brown JP, Burckhardt P, Horowitz Z, Richardson P, Trechsel U, et al. Intravenous zoledronic acid in postmenopausal women with low bone mineral density. N Engl J Med 2002; 346: 653-61.

Reid DM. Once-monthly dosing: an effective step forward. Bone 2006;38:S18-22.

Rodan GA. Bone mass homeostasis and bisphosphonate action. Bone 1997; 20: 1-4. Shiraki M, Shiraki Y, Aoki C, Miura M. Vitamin K2 (menatetrenone) effectively prevents fractures and sustains lumbar bone mineral density in osteoporosis. J Bone Miner Res 2000; 15: 515-21.

Stump AL, Kelley KW, Wensel TM. Bazedoxifene: a third-generation selective estrogen receptor modulator for treatment of postmenopausal osteoporosis. Ann Pharmacother 2007; 41: 833-9.

Tanko LB, Bagger YZ, Alexandersen P, Devogelaer JP, Reginster JY, Chick R, et al. Safety and efficacy of a novel salmon calcitonin (sCT) technology-based oral formulation in healthy postmenopausal women: acute and 3-month effects on biomarkers of bone turnover. J Bone Miner Res 2004; 19: 1531-8.

The Multiple Outcomes of Raloxifene Evaluation (MORE) Investigators. Reduction of Vertebral Fracture Risk in

Postmenopausal Women with osteoporosis treated with raloxifene : Results from a 3-year randomized clinical trial JAMA 1999; 282: 637-645.

Ward RL, Morgan G, Dalley D, Kelly PJ. Tamoxifen reduces bone turnover and prevents lumbar spine and proximal femoral bone loss in early postmenpausal women. Bone Miner1993; 22: 87-94.

Yaffe K, Krueger K, Cummings SR, Blackwell T, Henderson VW, Sarkar S, et al. Effect of raloxifene on prevention of dementia and cognitive impairment in older women: the Multiple Outcomes of Raloxifene Evaluation (MORE) randomized trial. Am J Psychiatry 2005; 162: 683-90.

Zanchetta JR, Bogado CE, Ferretti JL, Wang O, Wilson MG, Sato M, et al. Effects of teriparatide on cortical bone in postmenopausal women with osteoporosis. J Bone Miner Res 2003; 18: 539-43.

Zittermann A. Effects of vitamin K on calcium and bone metabolism. Curr Opin Clin Nutr Metab Care 2001; 4: 483-7.

3. 병합요법

Black DM, Greenspan SL, Ensrud KE, Palermo L, McGowan JA, Lang TF, et al. The effects of parathyroid hormone and alendronate alone or in combination in postmenopausal osteoporosis. N Eng J Med 2003; 349: 1207-15.

Black DM, Greenspan SL, Enrud KE, Palermo L, McGowan JA, Lang TF, et al. The effects of parathyroid hormone and alendronate in women with postmenopausal osteoporosis. N Engl J Med 2003; 349: 1207-15.

Chen M, Chow SN. Additive effect of alfacalcidol on bone mineral density of the lumbar spine in Taiwanese postmenopausal women treated with hormone replacement therapy and calcium supplementation: a randomzied 2-year study. Clin Endocrinol (Oxf) 2001; 55: 253-8.

Deal C, et al. Combination teriparatide and raloxifene therapy for postmenopausal osteoporosis: results from a 6-month double-blind placebo-controlled trial. J Bone Miner Res 2005; 20: 1905-11.

Ettinger B, et al. Differential effects of teriparatide on BMD after treatment with raloxifene or alendronate. J Bone Miner Res 2004; 19: 745-51.

Finkelstein JS, Hayes A, Hunzelman JL, Wyland JJ, Lee H, Neer RM. The effects of parathyroid homone, alendronate, or both in men with osteoporosis. N Engl J Med 2003; 349: 1216-26.

Gallagher JC, Fowler SE, Detter JR, Sherman SS. combination treatment with estrogen and calcitriol in the prevention of age-related bone loss. J Clin Endocrinol Metab 2001; 86: 3618-28.

Gutteridge DH, Holzherr ML, Retallack RW, Price RI, Will RK, Dhaliwal SS, et al. A randomized trial comparing hormone replacement therapy (HRT) and HRT plus calcitriol in the treatment fo postmenopausal osteoporosis with vertebral fractures: benefits of the combination on total body and hip density. Calcif Tissue Int 2003; 73: 33-43.

Harris ST, Eriksen EF, Davidson M, Ettinger MP, Moffett Jr AH, Baylink DJ, et al. Effect of combined risedronate and hormone replacement therapies on bone mineral density in postmenopausal women. J Clin Endocrinol Metab 2001; 86: 1890-7.

Johnell O, Scheele WH, Lu Y, Reginster JY, Need AG, Seeman E. Additive effects of raloxifene and alendronate on bone density and biochemical markers of bone remodeling in postmenopausal women with osteoporosis. J Clin Endocrinol Metab 2002; 87: 985-92.

Lindsay R, Cosman F, Lob RA, Walsh BW, Harris ST, Reagan JE, et al. Addition of alendronate to ongoing hormone replacement therapy in the treatment of osteoporosis: a randomized, controlled clinical trial. J Clin Endocrinol Metab 1999; 84: 3076-81.

Lindsay R, Nieves J, Formica C, Henneman E, Woelfert L, Shen V, et al. Randomized controlled study of effect of parathyroid hormone on vertebral bone mass and fracture incidence among postmenopausal women on estrogen with osteoporosis. Lancet 1997; 350: 550-5.

Lindsay R, Nieves J, formica C, Henneman E, Woelfert L, Shen V, et al. Randomized controlled study of effect of parathyroid hormone on vertebral-bone mass and fracture incidence among postmenopausal women on oestrogen with osteoporosis. Lancet 1997; 350: 550-5.

Lindsay R, scheele WH, Neer R, Pohl G, Adami S, Mautalen C, et al. sustained vertebral fracture risk reduction after withdrawal of teriparatide in postmenopausal women with osteoporosis. Arch Intern Med 2004; 164: 2024-30.

Maurice Audran. Drug combination strategies for osteoporosis. Joint bone Spine 2006; 73: 374-8.

Mizunuma H, shiraki M, Shintani M, Gorali I, Makita K, Itoga S, et al. Randomized trial comparing low-dose hormone replacement therapy and HRT plus 1alpha-OH-vitamin D3 (alfacalcidol) for treatment of postmenopausal bone loss. J Bone Miner Metab 2006; 24: 11-5.

Rhee Y, Kang M, Min Y, Byun D, Chung Y, Ahn C, et al. Effects of a combined alendronate and calcitriol agent (maxmarvil) on bone metabolism in Korean postmenopausal women: a multicenter, double-blind, randimized, placebo-controlled study. Osteoporosis Int 2006; 17: 1801-7.

Wimalawansa SJ. Prevention and treatment of osteoporosis: efficacy of combination of hormone replacement therapy with other antiresorptive agents. J Clin Densitom 2000; 3: 187-201.

Chapter / 16

폐경 후의 성생활

요약 K.e.y.p.o.i.n.t

폐경 및 노년기 여성의 성에 대하여는 여성 자신들뿐만 아니라 의사들도 관심이 없었습니다. 미국에서 The National Social Life, Health, and Aging Projects의 일환으로 57세-85세 남녀 3,005명을 대상으로 설문조사를 시행하여 2007년 8월 보고되었습니다. 그 결과 57세-64세의 73%가 성적으로 왕성하고 65-74세는 53% 그리고 75세-85세는 26%로 감소한다고 발표하였습니다. 성적으로 왕성한 남, 녀의 절반은 성적인 문제점이 있습니다. 여성의 문제점으로 성욕구감소가 43%로 가장 흔하며 질 윤활의 문제가 39%, 오르가즘장애가 34%입니다. 따라서 여성은 50대 이후에도 성적으로 활동적이며 또한 성기능장애가 동반된다고 하였습니다. 이제 의사들은 노년기 여성의 성에 관심을 가지고 심리, 약물, 수술 및 재활 치료를 통합적으로 적용하여 성기능장애 여성을 위한 적극적인 치료가 필요합니다. 본장에서는 폐경기 여성의 성생활에 대하여 기술합니다.

1. 여성의 성반응 및 성기능 장애

16-1 ▸▸ 성반응 주기란 무엇입니까?

성욕기, 흥분기 및 절정기가 중복 또는 원형으로 반응합니다 (그림 16-1).

성 반응 주기는 1966년 Masters와 Johnson 등이 흥분기 (excitement phase), 고조기 (plateau phase), 절정기 (orgasmic phase), 회복기 (resolution phase)의 연속적인 4단계로 나타난다고 보고하였으며 절정기까지의 기간이 남성은 3-4분, 여성은 13-14분 정도가 소요됩니다.

Kaplan (1974)은 성반응 주기를 성욕의 개념을 도입하여 성욕기, 흥분기, 절정기로 분류하였습니다. 그러나 최근 Basson (2001)은 상기 3-4가지 단계가 일직선상에서 연속적으로 반응하기보다 각 단계가 중복되거나 서로 영향을 미쳐서 원형으로 나타납니다. 예를 들면 반드시 성욕기, 흥분기, 절정기 순서대로 진행하기보다는 직접 흥분기 또는 절정기로 진행하기도 합니다.

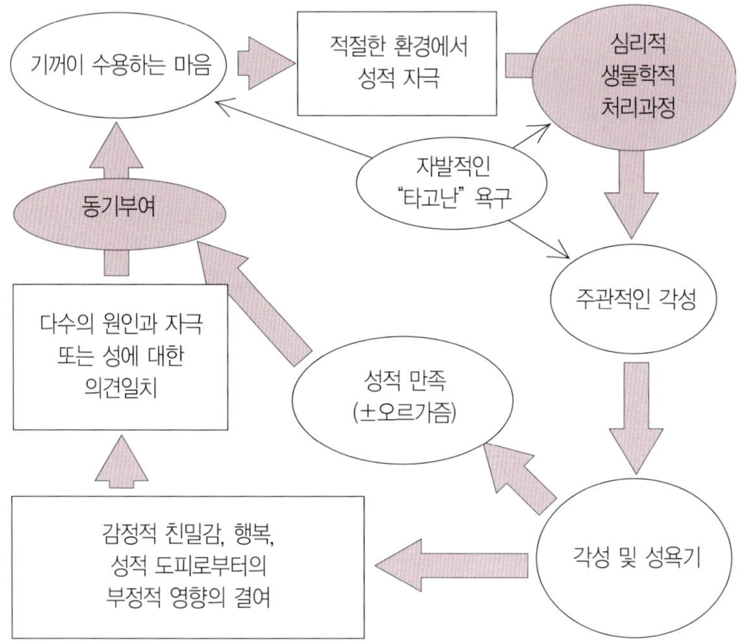

그림 16-1. 여성의 성반응 주기

16-2 ▸▸ 성기능에 영향을 주는 요인은 무엇입니까?

생물적, 심리적, 대인관계 및 사회문화적인 요인입니다.

성 반응을 조절하는 인자들의 변화를 초래하는 생리적인 상태가 영향을 미칩니다. 만성질환, 척추손상, 난소절제술, 약물복용 등이 성기능장애를 초래합니다. 심리적인 요인으로 우울은 성기능장애와 매우 관련이 높습니다. 선택적 세로토닌 재흡수 억제제(selective serotonin reuptake inhibitor)계열의 항우울제는 부작용으로 성기능장애를 초래합니다. 배우자와의 감정적인 관계나 정서적인 건강 상태도 성에 대한 스트레스에 영향을 미칩니다. 불안, 피로도 성기능장애를 초래합니다 (표 16-1).

표 16-1. 여성 성기능에 영향을 주는 요소

생물학적 생리적 요소
신경 질환
암
비뇨생식기 질환
약물
내분비 질환
정신적 요소
우울증/불안
이전 성적 학대
약물 남용
개인 간 요소
관계의 질과 갈등
사생활 부족
배우자 행동 및 기술
배우자 부재
사회문화적 요소
불충분한 교육
신앙, 개인, 가족 가치의 갈등
사회의 금기

16-3 ▸▸ 여성의 성기능장애에는 어떤 것들이 있습니까?

성욕 장애, 성 흥분 장애, 오르가즘 장애, 성 동통 장애로 분류됩니다.

성기능장애의 분류는 다양하며, International Statistical Classification of Disease and Related health problems (ICD 10), American Psychiatric Association's Diagnostic and Statistical Manual of mental Disorders (DSM)이 2000년 개정한 DSM-IV-TR에 의한 분류가 있습니다. 임상적으로는 여성의 성에 대하여 5개 국가에서 13명의 각 분야 전문가들이 모여서 합의한 Consensus conference on female sexual nosology (2003년)가 가장 많이 사용됩니다. ICD 10, DSM 분류는 Masters과 Johnson의 이론에 근거하여 주로 남성의 성적 특징을 기초로 분류하였다는 문제점이 제기 되어 Consensus conference 2003의 분류에 기준하여 설명합니다.

가) 성욕/흥미장애 (sexual desire/interest disorder)

성욕 저하증 (hypoactive sexual desire)과 성 혐오증 (sexual aversion disorder)이 있습니다. 지속적이거나 반복적으로 성행위를 하고 싶다는 욕구가 없거나, 성상대자에 의해서 시도되는 성행위를 수용하지 못하여 환자에게 성적고통을 일으키는 상태를 성욕저하증이라 합니다. 성흥미 장애는 생애주기 또는 부부관계의 기간에 따라 정상적으로 흥미가 감소되는 것을 말합니다. 여기에 더하여 성상대자와의 성적 접촉을 회피하거나 두려워하는 상태를 성 혐오증이라 합니다. 여성 성기능장애 환자의 30-50%를 차지하여 가장 흔한 성기능장애입니다.

나) 성흥분장애 (sexual arousal disorder)

지속적이거나 반복적으로 충분한 성적 흥분이 일어나지 않거나 유지되지 않아 환자에게 성적고통을 유발하는 상태를 말합니다. 성 흥분장애는 질벽, 음핵, 소음순의 팽창도가 감소하고, 질벽에서 윤활액의 분비부족으로 성교통이 유발될 수 있고, 질의 평활근 확장이 원활하지 않아 음경의 수용성이 감소하고 외음부의 성적자극이 둔해지는 등의 증상이 나타납니다. 성 흥분장애는 다시 주관적 성 흥분장애 (subjective sexual arousal disorder), 생식기 성흥분장애 (genital sexual arousal disorder), 혼합형 (combined genital and subjective sexual arousal disorder) 및 성흥분 지속장애 (persistent sexual arousal disorder)로 분류합니다.

① 주관적 성 흥분장애:
어떤 형태의 성적 자극에도 흥분의 느낌이 없거나 감소된 것으로 이때 질 윤활 및 육체적 흥분은 발생됩니다.

② 생식기 성 흥분장애:
생식기가 아닌 부분의 자극으로 흥분의 느낌은 있으나 생식기의 흥분이 없거나 감소된 상태입니다.

③ 혼합형 성 흥분장애:
성 흥분의 느낌뿐만 아니라 생식기의 흥분 (질윤활 및 기타변화)도 없는 상태입니다.

④ 성흥분 지속장애:
성적 욕구, 흥미가 없는데도 불구하고 본인 스스로의 의지에 관계없이 생식기가 흥분되며 오르가즘에도 생식기 흥분이 해소되지 않으며 때때로 생식기의 흥분상태가 수 시간 또는 수 일 간 지속되는 상태입니다.

다) 오르가즘 장애 (orgasmic disorder)

충분한 성적 자극과 흥분에도 불구하고 오르가즘이 없거나, 오르가즘의 강도가 매우 감소하였거나 또는 매우 늦게 오르가즘에 도달하는 것을 말합니다.

여성의 20-30%가 오르가즘장애를 경험합니다.

라) 성 동통장애 (sexual pain disorder) : 성교통, 질경련, 비성교 동통이 있습니다.

① 성교통 (dyspareunia) : 성교 시에 지속적이거나 반복적으로 질 삽입때 성기통증이 동반되는 경우입니다.

② 질경련 (vaginismus) : 여성의 의지와 관계없이 남성 성기, 손가락, 또는 면봉 등의

질 삽입 이 통증 때문에 어려운 경우입니다. 이때 골반근육의 불수의적 수축이 다양하게 동반됩니다.

③ 비 성교동통 (noncoital pain disorder) : 성적 자극이 없는 상태에서도 반복적, 지속적으로 외 성기 통증을 호소하는 상태입니다.

16-4 ▶▶ 성기능장애를 일으키는 원인은 무엇이 있습니까?

여성 성기능장애는 생물학적인 원인과 심리적 원인이 복합적으로 나타납니다.

가) 생물학적 원인

성적 욕구는 성 호르몬과 관련이 높습니다. 따라서 난소의 기능장애, 수술 및 자연적인 폐경은 안드로겐의 감소로 성 욕구 장애를 초래합니다. 신경계에 작용하는 약물복용도 성기능장애를 초래 합니다. 만성적인 질환으로 인하여 피곤, 통증, 정서장애가 동반되면 이로 인하여 성욕이 감소합니다. 기질적인 원인으로는 혈관 질환에 동반되는 음핵 및 질 혈류의 감소, 외음부 감각 신경계 이상으로 흥분장애가 발생합니다.

나) 심리적 원인

성장과정에서 인식된 성에 대한 관념, 태도가 성욕과 성 반응에 지대한 영향을 미칩니다. 과거 성행위에 대하여 처벌 (특히 자위에 대하여 부모태도), 수치심, 죄책감을 가졌으면 남편과의 성관계수립에 지장을 초래합니다. 성행위에 대한 불안감도 성 흥분장애에 중요한 원인입니다. 그리고 성 상대자와의 친밀감, 여성이 지닌 성지식 정도, 일어날 성행위에 대한 예견, 성생활에 관련된 문화적, 종교적 신념, 그리고 결혼 상태에 따른 성상대자의 유무 등입니다. 그 이외에 질병, 성기능 장애를 가진 파트너를 갖거나, 사회적 환경, 종교적 신념, 이전의 성경험, 성폭력의 경험 등이 관여합니다.

16-5 ▶▶ 성기능에 영향을 미치는 약물에는 어떤 것들이 있습니까?

가) 고혈압 치료제

이뇨제, 베타차단제는 질의 혈류량을 감소시킬 뿐만 아니라 성욕저하, 질 분비물 감소, 절정감의 성취가 어려울 수 있습니다.

나) 항 우울제

우울증으로 성기능장애가 유발될 수 있는 반면, 항우울제도 30-70%의 환자에서 성기능장애를 유발할 수 있습니다. 대표적인 약제는 선택적 세로토닌 재흡수 차단제인 플루옥세틴 (fluoxetine), 세르타린 (sertaline) 등이 있습니다. 성욕감퇴, 질분비물 감소, 성교통, 절정감의 성취가 어려울 수 있습니다.

다) H_2 수용체 억제제

시메티딘 (cimetidine)이나 라니티딘 (ranitidine)을 복용하였을 때 고프로락틴혈증으로 인하여 저성선증 (hypogonadism)이 야기되어 여성에서 성욕구 장애가 유발될 수 있습니다.

라) 신경이완제 (neuroleptics)

외음부의 감각이 둔해집니다.

마) 항파킨슨제제

항콜린성 효과가 있습니다.

바) 신경안정제 (tranquilizer) 및 정신작용약물

자율신경계에 작용하여 성흥분과 절정감을 억제하며, 수면제나 진정제는 중추신경계에 작용하여 성욕을 억제합니다.

사) 타목시펜

성욕의 감퇴와 무드의 변화가 동반될 수 있습니다.

아) 호르몬제

경구피임약에 포함된 에스트로겐은 혈중 성호르몬 결합 글로불린 (sex hormone binding globulin: SHBG)을 증가시켜 유리 테스토스테론을 감소시키게 되며, 성욕 감소와 성기능장애를 초래할 수 있습니다.

자) 케토코나졸 (ketoconazole)

항남성호르몬 작용이 있으므로 남성의 경우 장기간 복용할 때 성욕 감소를 비롯한 성기능장애를 호소할 수 있습니다.

16-6 ▸▸ 성기능이 현저히 감퇴된 여성의 성에 도움이 될 수 있는 조언은 무엇입니까?

꼭 성교만이 성이라는 인식을 버리게 하는 것이 좋습니다.

오르가즘을 목표로 하지 않은 성도 훌륭한 성이며 성교를 하지 않는 성도 훌륭한 성이라는 것과 성교는 그저 성의 일부분으로 오히려 생식을 위한 수단일 뿐이라고 설명하고 성적 욕망만 있다면 어떤 형태로든지 성적긴장의 해소를 이룰 수 있으며 그것으로 충분할 수 있다고 인식하게 하는 것입니다. 따라서 성에 꼭 필요한 것은 성욕과 애정뿐이며, 성은 손으로도 입으로도 몸의 어느 부분으로도 얼마든지 이룰 수 있지만 성욕이 없거나 애정이 결핍되어 있을 때는 문제가 된다는 것을 알게 해 줍니다. 여성이 성에서 추구하는 것은 물론 사람마다 다르기는 하지만 남자와 달리 오르가즘보다도 상대에 대한 친밀감이라는 사람들이 많습니다. 나이가 들면 적어도 성교의 80%는 정신이나 마음, 즉 뇌에서 맡아 하게 되므로 성기능이 전과 같지 않다 하여 자신을 잃고 성을 쉽게 포기해 버려서는 안됩니다.

16-7 ▸▸ 질경련이란 무엇입니까?

골반근육의 불수의적 수축으로 성교가 불가능한 상태입니다.

남성성기뿐 아니라 손가락, 탐폰 등도 삽입하기 어려우며 산부인과 외래에서 내진이 불가능하면 일단 질 경련을 의심해야 합니다. 성교통에 대한 불안감, 출산 시 통증, 성에 대한 부정적인 사고방식 때문에 삽입이 불가능합니다. 때때로 환자는 통증의 이유를 염증이라고 생각하고 있습니다. 치료는 의외로 간단하여 질이 얼마나 탄력적인지 설명하고 면봉에서부터 손가락, 질 확장기를 크기에 따라 삽입하면 됩니다.

16-8 ▸▸ 외음부통증 (vulvodynia)이란 무엇입니까?

만성적으로 외음부의 통증을 호소하는 증후군입니다.

그 원인은 아직 밝혀지지 않았습니다. 주된 증상은 외음부 (vulva)의 발적, 작열감, 쑤시는 느낌입니다. 평생 동안 미국 성인 여성의 28%가 경험합니다. 외음부통증 (vulvodynia)은 만성피로증후군, 곰팡이 감염, 재발되는 외음부 질염, 간질성 방광염, 과민성대장증후군과 함께 동반되는 경우가 많습니다. 외음부통증 (vulvodynia)은 질 전정 (vestibule)에 국한되어 접촉 시에만 작열감, 통증이 있는 외음부 전정염 (vulvar vestibulitis) 증후군과 질 전정에 국한되지 않으면서 접촉과 관계없이 통증을 호소하는 지각이상성 외음부통증 (dysesthetic vulvodynia)으로 구분됩니다.

16-9 ▸▸ 외음부통증 (vulvodynia)환자의 신체검사방법은 무엇입니까 ?

외음부통증 환자에서 필요한 신체검사는 표 16-2와 같습니다.

표 16-2. 외음부 통증 환자의 평가

외음부의 비정상 발적, 미란, 궤양, 저색소피부
압력에 의한 통증을 보기 위한 면봉 검사
이질통 (allodynia)와 대칭 감각 측정을 위한 감각 신경 검사
피부과의사에 의한 피부 조직 검사
질 분비물의 습식도말표본검사 (wet smear) 및 pH
캔디다와 균 (예: Group B streptococcus) 배양
우울증과 삶의 질 평가
외음부 전정염 증후군과 지각이상성 외음부 통증의 분류

16-10 ▸▸ 외음부 전정염 증후군 (vulvar vestibulitis syndrome: VVS)의 진단과 치료방법은 무엇입니까 ?

진단 기준은 면봉으로 전정을 압박하면 통증, 전정 (vestibule)의 홍반 및 질삽입 (남성의 성기, 탐폰, 질경) 시 통증이 유발되는 특징이 있습니다. 그 원인은 아직 확실하지 않지만 면역조직학적인 연구결과 전정의 상피 내 점막 신경말단 (nerve endings)의 증식소견이 관찰됩니다. 또한 C-구심성 통각수용체 (C-afferent norciceptor)의 밀도가 정상 여성에 비하여 10배 높습니다. 병소의 국소적 절제 후 현미경 소견 상 만성적인 염증소견이 동반됩니다.

일차적인 치료는 신경인성 동통을 치료하는 방법으로 항우울제와 가바펜틴 (gabapentin)을 사용합니다. 항 우울제로는 아미트립틸린 (amitriptyline), 데시프라민 (desipramine)이 효과적입니다. 부작용을 감소시키기 위하여 아미트립틸린 (amitriptyline)은 10 mg부터 시작하여 150 mg까지 증량합니다. 졸음, 피로감이 흔한 부작용입니다. 항우울제에 적응하지 못하면 항경련제인 가바펜틴 (gabapentin)을 3600 mg 까지 투여합니다. 하루 3-4회로 나누어 투여해야 하며 졸음, 어지러움의 부작용이 있습니다. 부가적으로 국소부위에 리도케인 (lidocaine), 에스트로겐 또는 캡사이신 (capsaicin)을 도포하기도 합니다. 또는 동통 유발점 (trigger point)에 트리암시놀론 (triamcinolone)을 주사하기도 합니다. 일반적으로 저옥살산염 식이요법 (시금치, 땅콩, 초콜릿, 홍차, 양배추, 파, 부추, 딸기, 당근 등을 제한)과 칼슘 (calcium citrate)보충요법을 병행하기도 합니다. 이러한 보존적인 치료법으로 호전이 되지 않는 경우 동통과 발적이 되어있는 전정의 일부분 또는 확대하여 전정절제술 (vestibulectomy, 그림 16-2)을 시행하기도 합니다. 일부환자에게 선택적으로 수술을 시행하였을 때 70-90%의 치료효과를 보고하고 있습니다.

16-11 ▸▸ 외음부 전정제거술 (vulvar vestibulectomy)란 무엇입니까?

외음부 전정염 증후군 (vulvar vestibulitis syndrome) 치료 방법 중 하나로 특히 생식기 해부생리에 능통한 산부인과 의사가 쉽게 외래에서 가능한 수술입니다. 직장질 중격 (rectovaginal septum)과 질 점막을 박리합니다. 전정 전체 또는 통증을 호소하는 부분만 제거하고 질 점막과 회음부를 봉합하면 됩니다 (그림 16-2).

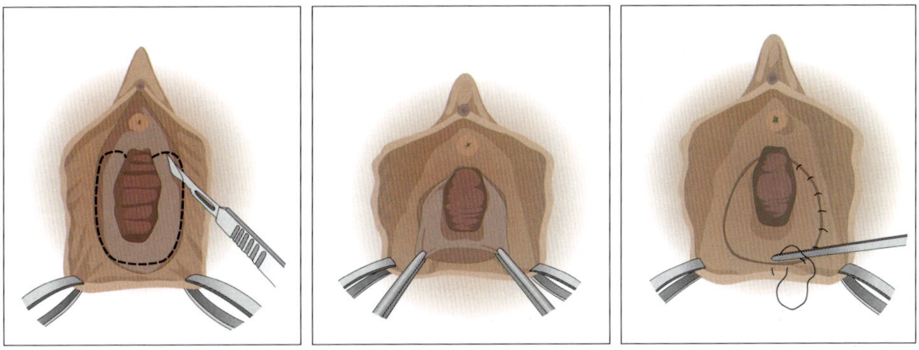

그림 16-2. 외음부 전정절제술 (vulvar vestibulectomy)

16-12 ▸▸ 오르가즘장애의 치료는 무엇입니까 ?

오르가즘장애의 치료는 인지행동치료, 약물치료가 있습니다. 인지행동치료로는 자위행위, 성교육, 대화기법 훈련, 케겔 (Kegel's) 운동 등이 있으며 자위행위가 가장 효과가 좋습니다.

아직 효과가 인정된 약물치료는 아직 없습니다. 일부 보고에서 항우울제인 부푸로피온 (bupropion)을 투여한 결과 20%의 여성에서 효과가 있다는 보고가 있습니다. 영양보조제인 아진맥스 (arginmax), 인삼, 은행잎, 다미아나 잎 (damiana leaf), 비타민 복합제를 투여한 여성의 47%가 오르가즘의 빈도가 증가함이 발표되었습니다. 멜라노코르틴 (melanocortin) 유사체를 비강에 분무하면 오르가즘 및 흥분작용을 상승시킨다는 보고가 있어 앞으로 더 많은 연구가 기대됩니다.

16-13 ▸▸ 분비 장애가 있을 때 질 윤활제 (vaginal lubricant)가 도움이 될 수 있습니까?

도움이 됩니다.

성교 또는 전희를 할 때 질 입구에 분비물이 충분하지 않으면 통증으로 인하여 성행동이 어려워집니다. 폐경 전이라도 40대 후반쯤 되면 분비물이 부족하여 성행위에 어려움이 있을 수 있고 이럴 때는 어떤 형태로든지 도움이 필요하게 됩니다. 현재 우리나라에서도 글리세린 제제인 아스트로글라이드 (astroglideTM)나 기타 윤활제가 공급되고 있습니다. 병원에서 직접 여러 가지 윤활제를 구입하여 환자에게 제공할 수 있습니다. 윤활제는 우선 완전 수용성이어야 하고 무색 무취에 기름 성분이 전혀 없어 마른 뒤에라도 끈끈한 느낌이 없어야 하므로 한번 살 때 좋은 것을 구해 두는 것이 바람직합니다. KY Jelly는 건조되는데 약 57분이 걸리고 개인용 윤활제 (personal lubricant)는 101분, 아스트로글라이드는 112분, 전희용 개인용 윤활제 (foreplay personal lubricant)는 115분 후 건조되어, 최근에 나온 Wet Light FormulaTM라는 윤활제는 149분으로 현재로서는 제일 오래 지속됩니다.

2. 폐경 여성의 성기능 장애

16-14 ▸▸ 폐경 여성의 성기능은 폐경 전에 비하여 어떤 변화가 있습니까?

연령 증가에 따라 성기능은 서서히 감소합니다.

폐경이 성기능에 영향을 미치는 요소는 성호르몬의 감소, 노화에 따른 여성의 신체적, 정신적 변화와 폐경전 성생활이 얼마나 활동적이었는지에 따라 좌우됩니다.

폐경 여성은 에스트로겐의 감소로 성교통이 증가하고 테스토스테론의 감소로 성욕구가 감소합니다. 또한 성행위시 성기의 반응도 감소합니다. 나이가 증가함에 따라 성 흥분기와 고조기는 길어지지만 절정기와 회복기는 짧아집니다. 흥분기는 젊은 여성의 경우 성적인 자극이 온 후 곧 흥분반응이 일어나지만 나이든 여성의 경우 이 반응이 지연됩니다 (그림16-3). 고조기는 나이가 증가하면서 성 흥분을 처음 느낄 때부터 절정감을 느낄 때까지 시간이 오래 걸리기 때문에 여성이 충분히 흥분할 때까지 애무를 즐기는 것이 필요합니다. 절정기는 젊었을 때보다 길지 않고 몇 번의 질과 항문의 수축만 있을 뿐입니다. 게다가 젊었을 때 멀티오르가즘을 느꼈던 여성들도 젊었을 때보다 느낌이 줄어들며, 강도도 약해집니다. 해소기는 젊었을 때보다 유방, 음핵, 질의 원상복귀가 매우 빠릅니다. 남편에 대한 느낌도 감소하고 또한 남편의 노화로 인하여 남편의 성적인 문제점도 발생합니다. 폐경 전에도 부부관계가 원만하지 못하고 성생활이 적극적이지 못하였다면 폐경 후에는 더 악화될 것입니다. 따라서 폐경 전의 성생활이 매우 중요합니다.

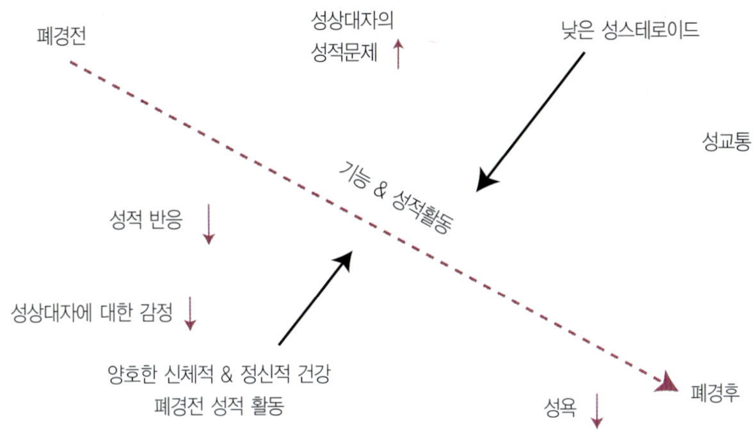

그림 16-3. 폐경 후 성기능의 변화

16-15 ▸▸ 중년 이후에 성적 욕구가 감소하는 것은 폐경 때문입니까, 또는 노화에 의한 것입니까?

두 가지 모두 영향을 미칩니다.

여성의 경우 폐경이 성기능에 미치는 영향은 주로 여성호르몬의 결핍에 의한 성기의 위축과 안드로겐의 감소에 의한 성욕의 감소입니다. 그러나 이와 같은 내분비적인 변화는 호르몬 요법으로 환원될 수 있는 것이므로 폐경 클리닉의 환자들에게는 큰 문제가 되는 것은 아닙니다.

다만 여성들은 중년 이후에 자신들의 신체 변화가 더 이상 성적으로 매력적이지 못할 것이라고 단정하게 되는데 자신의 주름살이나 백발 또는 탄력성을 잃은 피부 그리고 지방의 축적으로 인한 체형의 변화 같은 것 때문에 자신도 모르는 사이에 성적 욕구가 저하되게 됩니다. 특히 이와 같은 자신의 변화가 여성다움이 상실되었다거나 더 이상 남자들에게 매력이 없을 것이라고 단정하게 되면 더욱 그렇습니다.

16-16 ▸▸ 폐경 후 성행위의 빈도는 폐경 전에 비하여 차이가 있습니까?

폐경 전 보다 감소하지만 최근 미국의 보고에 의하면 아직도 성적으로 활동적인 여성이 많습니다.

성 행위의 감소는 비뇨생식기 조직의 변화에 기인하며, 성상대자가 없는 경우에 더욱 심화됩니다. 질건조증과 질 분비물 감소는 폐경 전부터 시작되며, 이 시기부터 성욕과 성교의 횟수가 감소하게 됩니다. 그러나 미국에서 The National Social Life, Health, and Aging Projects의 일환으로 57세-85세 남녀 3,005명을 대상으로 설문조사를 시행하여 2007년 8월 보고된 결과는 지금까지의 의견과 차이가 있습니다. 즉, 성적 왕성도는 57세-64세의 73%가 성적으로 왕성하고 65-74세는 53% 그리고 75세-85세는 26%로 감소한다고 발표하였습니다. 그러나 성적으로 왕성한 남녀의 절반은 성적인 문제점을 가지고 있습니다. 여성의 경우 성욕구감소가 43%, 질 윤활의 문제가 39%, 오르가즘장애가 34%입니다. 따라서 여성은 50대 이후에도 성적으로 활동적이며 또한 성기능장애가 동반되므로 의사들은 노년기 여성의 성에 관심을 가져야 합니다.

16-17 ▸▸ 폐경 여성의 오르가즘은 젊었을 때와 어떻게 달라집니까?

강도는 약간 약하지만 젊었을 때와 크게 다르지 않습니다.

모든 사람들이 얼굴 모습과 성격이 다르듯이 그들의 섹스의 방식 또한 다르며 특히 여성에 있어서는 더욱 그렇지만 오르가즘은 매우 특징적인 생리현상이기 때문에 강도는 약간 약하지만 젊었을 때와 크게 다르지 않습니다. 실제로 음핵도 작아지고 음순의 탄력성도 떨어지며 음부 전체의 지방도 많이 줄어들어 보호 작용이 떨어져 자극에 민감해 지는 등 해부학적인 변화가 있음에도 불구하고 적절하게 자극을 주면 성적 감각이나 오르가즘을 느끼는 데에는 젊을 때와 그리 다르지 않습니다.

오르가즘도 젊었을 때 잘 느꼈던 여성이 나이가 들어서도 잘 느끼게 마련이고 젊어서 잘 모른 여성이 늙어서 갑자기 성감이 증가하는 경우는 드뭅니다. 오르가즘이 너무 짧아졌다든지 이 때 통증을 느끼는 것은 호르몬 요법으로 해결됩니다.

16-18 ▸▸ 호르몬 결핍 이외에 성기능에 영향을 미치는 질환에는 어떤 것들이 있습니까?

나이가 증가하면서 질병이 생길 가능성이 커집니다. 질병은 성 흥분을 감소시키고,

성 반응을 손상시킬 수 있습니다. 게다가 질병에 대한 치료약이 성기능에 영향을 줄 수 있습니다.

가) 자궁절제술이나 광범위 자궁적출술 (radical hysterectomy)

일반적으로 단순 자궁절제술을 받은 여성은 성기능에 별 영향이 없다고 보고되었습니다. 오히려 수술 전에 비하여 기존 질환에 의한 생리통, 성교통 등의 빈도가 감소하여 수술 후 성기능은 향상된다고 하였습니다. 물론 광범위 자궁적출술을 받았거나 신경이 많이 손상된 경우는 성적 쾌감을 느끼는데 문제가 있을 수 있습니다.

나) 방사선 치료 후

자궁경부암 등으로 골반부위의 방사선 치료를 받은 여성의 경우 그 성기능은 매우 제한되게 됩니다. 따라서 심한 장애가 있는 여성에게는 정신적인 애정과 유방의 자극 등 대체방법들을 주로 성행위에 이용하는 것이 좋습니다.

다) 우울증 등 정신질환

성욕도 성 횟수도 현저히 감소되며 절정감에 이르기도 쉽지 않기 때문에 정신과적 치료를 우선하는 것이 좋습니다.

라) 관절염과 만성 동통

성행위시 아프기 때문에 체위 등 많은 교육이 필요하지만 본인들이 자기에게 편한 자세를 취하도록 하는 것도 한가지 방법입니다. 류마티스양 관절염 환자에서 성욕 감퇴와 성교 횟수의 감소가 있다는 보고도 있습니다.

마) 심장질환

심장질환이 있다고 해서 꼭 금욕을 해야 하는 것은 아닙니다. 남자의 경우도 그렇지만 특히 여성의 경우 적당한 성생활은 재활의학적인 측면에서 도움이 된다는 보고도 있습니다.

바) 당뇨병

남자의 경우와 같이 심한 기능 장애는 없지만 성적으로 흥분하기가 쉽지 않고 특히 2형 당뇨병의 경우 성욕의 감퇴가 심하고 절정감을 느끼는데 어려움이 많다는 보고도 있습니다.

사) 고혈압

성에 대한 관심이 줄어들고 질 건조증이 더 심해진다고 하는데 이보다도 고혈압 치료제에 의한 성기능 장애가 더 문제가 됩니다.

아) 요실금 및 생식기 탈출증

성행위중 요실금에 대한 불안감과 생식기의 이완에 따라 성생활에 지장이 초래됩니다. 요실금 및 탈출증 수술이 좋은 치료방법입니다.

16-19 ▸▸ 폐경 후에 자위행위를 해도 무방합니까?

사춘기나 청년기에 자위행위를 하는 것이 몸에 해롭지 않은 것과 마찬가지로 중년이후의 자위행위도 무방합니다.

종교적인 이유로 간혹 기피하는 사람이 있으나 적어도 건강에 해로운 것은 아닙니다. 오히려 오르가즘을 느껴야 여자들은 더 건강해지는데 이는 나이가 들어서도 다를 바가 없습니다.

외국의 한 통계에 의하면 50대 여성의 50%와 70세 이후의 여성의 약 3분의 1이 자위행위를 하고 있으며 남자의 경우 50대의 3분의 2와 70세 이후의 47%가 하고 있다고 합니다. 이 때 느끼는 오르가즘도 50대 여성에서 83%, 70세 이후에는 74%이며 남성의 경우는 50대에서 91%, 70세 이후에서 73%라고 합니다.

자위행위의 방법은 다양해서 그리고 각자 즐기는 방향이 다를 수 있기 때문에 소개할 필요는 없겠으나 항상 새로운 방법을 시도하여 보는 것이 좋습니다. 또 내가 나를 만져준다는 기분으로 시작하고 능동적이 아닌 수동적인 입장이라고 느끼면 훨씬 더 효과적이 됩니다. 심신을 완전히 이완시키고 성적 환상을 갖는 것이 중요하며 자기의 몸을 건드렸을 때 자신이 어떻게 반응하는 가를 살펴본다는 기분으로 하는 것이 좋다는 것도 가르쳐 주어야 합니다.

혼자서 시도해 보고 혼자서 즐거움을 느끼는 것 또한 훌륭한 성입니다. 반드시 배우자가 있어야만 성적 만족을 얻는 것은 아닙니다.

16-20 ▸▸ 폐경 여성의 성기능 장애를 진단하는 방법은 무엇입니까?

성기능 장애를 진단하는 방법에는 병력에 대한 문진, 여성 성기능장애 설문조사, 신체검사, 외음부 혈류 검사, 외음부 감각검사, 혈액검사 등이 있습니다.

폐경 여성은 늙어서 성에 관심을 갖는 것은 부끄러운 일이라고 생각하기 때문에 성

문제에 대해 대화하는 것을 어려워합니다. 대부분의 폐경 여성은 호르몬 검사를 하지 않더라도 병력만 가지고도 호르몬 부족을 알 수 있으며 에스트로겐과 테스토스테론 치료를 시작할 수 있습니다. 성문제에 대한 문진 시에는 성 욕구, 성 흥분, 절정감 및 성동통장애에 대해 평가해야 하며, 치료는 여성 본인이 성문제 때문에 고통을 호소하는 경우에 시작합니다. 성적 병력에는 환자가 호소하는 성기능장애에 대한 상세한 문진, 환자의 성생활전반, 성상대자의 병력을 포함해야 합니다. 또한 복용약제가 성기능장애를 유발 할 수 있기 때문에 현재 복용중인 약제에 대한 자세한 문진이 필요합니다. 정신사회적으로 성상대자와의 친밀감, 성에 관련된 과거의 경험 (성폭력 및 강간), 우울, 분노, 갈등, 공포, 자살시도, 실직, 스트레스, 피로, 여성이 지닌 성지식의 정도, 성생활과 관련된 문화적, 종교적인 배경, 그리고 사별, 이혼, 독신 등 성상대자의 유무 등에 대해서 문진이 필요합니다. 신체검진시에는 질 위축증, 질 건조감, 감염에 대한 검사가 필요하며, 혈액검사로 난포자극호르몬 (follicle stimulating hormone: FSH), 황체형성호르몬 (luteinizing hormone: LH), 난포호르몬 (estradiol), 디히드로에피안드로스테론 (dehydroepiandrosterone: DHEA), 총 테스토스테론 (total testosterone), 유리 테스토스테론 (free testosterone), 성호르몬 결합 글로불린 (sex hormone binding globulin: SHBG), 프로락틴 (prolactin) 등을 시행합니다.

도플러 초음파를 이용하여 외음부의 혈류검사 특히 음핵의 혈류를 측정하는 방법이 있습니다. 측정치 중에서 이완기말 속도 (end-diastolic velocity) 값이 음핵의 울혈정도를 가장 잘 반영한다고 하였습니다. 물론 도플러 검사 결과치에 대한 정상치가 확립되지 않았기 때문에 진단적 가치는 아직 확실하지 않으며 주로 치료 전과후의 비교를 위하여 임상적으로 많이 응용되고 있습니다. 즉, 폐경 여성에게 티볼론 (tibolone)을 투여하면 음핵 (clitoris)의 혈류측정 결과 수축기 최고 속도 (peak systolic velocity)와 이완기말 속도 (end-diastoloic velocity)가 증가함을 보고하였습니다.

16-21 ▸▸ 폐경 여성의 성기능 장애를 치료하는 방법은 무엇입니까?

성기능장애를 가져올 수 있는 모든 면을 고려한 치료계획을 세워야 합니다.

치료계획에는 성기능장애를 일으킬 수 있는 모든 면을 고려하여야 하며, 먼저 환자와 성상대자를 대상으로 성 반응 및 성 생리에 대해 교육해야 합니다. 위험인자로 알려져 있는 고혈압, 고지혈증, 당뇨, 흡연, 약물이나 음주습관 등 교정이 가능한 원인을 제거하고, 운동이나 식생활 개선, 충분한 수면으로 신체적 건강뿐만 아니라 성적인 만족을 향상시킬 수 있습니다. 불안이나 우울증을 치료하여야 하며, 성욕장애를 가져올 수 있는 선택적 세로토닌 재흡수 차단제 (selective serotonin reuptake inhibitor: SSRI)는 성기능에 부작용이 적은 부프로피온 (bupropion), 네파조돈 (nefazodone) 등으로 변경해야 합니다. 비뇨생식기 위축에 따른 성교통을 줄이기 위하여 질 윤활제나 에스트르겐 치료 등이 성기능을 향상시킬 수 있습니다. 또한 테스토스테론 농도가 낮고 특별한 이유가 없는 폐경여성의 성기능장애는 테스토스테론으로 치료합니다. 그 이외의 치료방법으로 비아그라 (sildenafil citrate, ViagraTM)는 성욕구 장애가 없는 폐경 여성에서 효과가 있다고 알려져 있으며, 음핵을 자극하는 에로스 (EROS-CTDTM)는 여성 성기능장애를 치료하기 위해 미국 식품의약품 안전청 (Food & Drug Administration: FDA)에서 공인된 물리기구입니다. 에로스의 사용으로 음핵의 혈류가 증가할 뿐 아니라 질과 골반의 혈류를 증가시키고 음핵의 감각을 개선시키고, 질 분비물을 증가시켜 성 흥분장애가 있는 여성에서 성 흥분, 절정감, 성 만족감이 향상되는 것으로 알려져 있습니다 .

16-22 ▸▸ 폐경 후 여성에게 안드로겐을 투여하면 성욕구가 증가합니까?

성욕은 증가합니다.

안드로겐은 성욕을 조절하는 가장 중요한 호르몬입니다. 성욕구가 저하된 폐경 전 여성에서 안드로겐 투여가 효과가 있는지에 대하여는 아직 의견이 일치되지 않았습니다. 그러나 자연 또는 수술적 폐경 여성에서 안드로겐 투여는 성 욕구를 증가시킵니다. 최근 폐경 여성을 대상으로 무작위 이중 맹검실험의 결과 모든 보고자들이 그 효과를 인정하였습니다 (표 16-3).

표 16-3. 폐경여성에서 경피 테스토스테론(300 μg)의 효과

년도	대상 환자 수	폐경	치료 기간	결과
2006	549	자연	24주	성욕, 성생활 증가
2006	77	수술	24주	성욕, 성기능 증가
2006	51	뇌하수체 기능 저하	48주	성기능 증가
2005	447	수술	24주	성욕, 성기능 증가
2005	533	수술	24주	성욕, 성기능 증가
2005	562	수술	24주	성기능 증가

16-23 ▸▸ 폐경여성에게 안드로겐을 투여하는 북미 폐경학회의 지침은 무엇입니까?

2005년 발표된 지침은 다음과 같습니다.

① 성욕구가 감소된 폐경 여성은 테스토스테론 치료를 고려할 수 있다.
② 테스토스테론 감소가 아닌 다른 원인에 의한 성욕감소 여부를 배제해야 한다.
③ 진단을 위한 혈중 테스토스테론 검사는 필요하지 않으며 치료 전과 후에 비 생리적으로 높은 농도를 유지하는지를 감시하기 위하여 시행된다.
④ 성 반응, 욕구 및 부작용 여부에 대하여 감시해야 한다.
⑤ 경피적 패취나 겔 (gel) 혹은 크림제제가 좋다.
⑥ 테스토스테론의 금기증은 유방암, 자궁암 또는 심혈관 질환, 간질환이다.
⑦ 치료의 목표에 합당한 최소용량을 최소기간동안 투여해야 한다.

16-24 ▸▸ 안드로겐의 이상적인 투여방법 및 기간은 무엇입니까?

경구투여, 근육주사 및 경피투여가 있습니다. 경구투여는 간대사를 통한다는 단점이 있으며 근육주사는 투여 직후 비 생리적으로 높은 농도를 유지한다는 단점이 있습니다. 따라서 경피적 투여인 패취 또는 크림제제를 매일 투여하는 것이 가장 권고됩니다. 여성의 성 욕구를 증가시키기 위한 안드로겐 패취 (patch)는 미국 식품의약품 안전청 (Food & Drug Administration: FDA) 에서 장기간 투여에 의한 부작용이 확실하지 않아 아직 공인하지 않았습니다. 폐경 여성에게 안드로겐을 투여한 연구는 대부분 6개월 미만의 짧은 기간 관찰한 것입니다.

지금 까지 발표된 연구를 종합한 결과 안드로겐을 2년간 투여하여도 심각한 부작용이 없다고 보고 하였습니다.

16-25 ▸▸ 안드로겐 투여의 부작용과 금기증은 무엇입니까?

여드름, 다모증, 탈모, 고지혈증, 대사증후군과 같은 부작용이 있습니다. 그러나 경피적 패취를 3개월간 투여한 결과 상기 부작용 전혀 발생하지 않았습니다. 절대적 및 상대적 금기증은 표 16-4와 같습니다.

표 16-4. 여성에서 남성호르몬 투여의 금기증

절대적 금기증	상대적 금기증
임신	중등도 여드름
수유	중등도 다모증
중증 여드름	남성 탈모증
적혈구 증가증	고지혈증
유방암	대사 증후군
자궁내막증식증, 자궁내막암	정신과적 질환

16-26 ▸▸ 폐경 후 성욕장애가 있는 여성에서 안드로겐을 검사하고 치료하는 방법은 무엇입니까?

성욕이 생기거나 성적으로 흥분하게 되거나 성적 환상을 하게 하는 호르몬은 테스토스테론입니다. 테스토스테론은 또한 생식기에 작용하여 질평활근 이완반응을 유도하고, 감각신경 수용체의 기능유지에 관여하여 외성기 감각을 개선시키는 역할을 합니다. 안드로겐 검사는 총 테스토스테론 (total testosterone), 유리 테스토스테론 (free testosterone), 성호르몬 결합 글로불린 (sex hormone binding globulin: SHBG)입니다. 테스토스테론은 97%가 결합형이기 때문에 총 테스토스테론 (total testosterone)의 단독 측정은 의미가 없습니다. 유리 테스토스테론 (free testosterone)의 측정은 번거롭고 결과치가 측정방법, 기관에 따라 다릅니다. 따라서 유리 안드로겐 지표 (free androgen index: FAI)가 가장 추천됩니다. FAI는 총 테스토스테론, 성호르몬 결합 글로불린을 측정하여 "FAI= 혈중 테스토스테론 (nmol/L) x 총테스토스테론 (ng/ml) x 0.0347 x 100 / 성호르몬 결합 글로불린 (SHBG)" 공식으로 계산합니다. 아직 연령, 인종에 따른 FAI의 정상치가 없기 때문에 어떤 측정치가 비정상 또는 치료를 요하는지는 결정되지 않았습니다. 국제적으로는 20대 여성의 정상치 범위 중 아래 1/4에 해당될 때 안드로겐 부족 (androgen insufficiency)으로 진단하자고 하였습니다. 외국에서 소개된 나이에 따른 FAI의 정상치는 20-29세 (3.72 - 4.96), 30-39세 (2.04 - 2.96), 40-49세 (1.98-2.94), 50세 이상 (1.78 - 2.86) 라고 하였습니다. 치료방법 및 부작용은 문항 16-24, 16-25를 참조하시기 바랍니다.

3. 성클리닉 운영

16-27 ▸▸ 개인 의원이나 병원에서 여성 성 클리닉 운영이 가능하겠습니까?

가능합니다.

아직 우리나라에서 여성 성 클리닉이 활성화 되지 않은 것은 사실입니다. 여성이 막상 산부인과를 방문하여도 분비물이 많다거나 자궁경부암검사를 하기 위하여 병원을 방문하였다고 말할 뿐 자신이 성기능문제가 있다고 호소하지 않습니다. 또한 산부인과 의사들은 환자에게 성적인 문제점이 있는지에 대한 문진도 시도하지 않고 있습니다. 의사의 측면에서는 성문제 환자를 진료하려면 시간이 많이 필요하고 또한 효과적인 약물치료나 수술적인 치료방법이 아직 없기 때문에 자신을 가지고 적극적으로 환자를 치료하지 못하고 있습니다. 그러나 산부인과 의사가 여성 성기능장애를 치료할 수 있는 모든 조건을 갖추고 있습니다. 특히 성 클리닉은 특성상 외래환자가 많이 대기하고 있는 종합병원보다는 개인의원이 운영하기에 더 좋은 조건을 갖추고 있습니다.

16-28 ▸▸ 성 클리닉 운영을 위하여 필요한 시설과 장비는 무엇이 있습니까?

가) 상담실

성 문제는 매우 개인적인 문제를 다루기 때문에 주위의 분위기가 무엇보다도 중요할 것입니다. 상담시 불필요한 인원이 옆에 있거나 주위가 산만하면 올바른 자료를 제공하지 않으므로 간호사 1명의 입회면 충분하다고 봅니다. 물론 남자 의사가 상담할 때는 간호사나 다른 여성 의료인이 있어야 하지만 여자 의사의 경우는 예외일 수도 있습니다. 그러나 성 상담이나 치료에 있어서 동성 환자면 문제가 없다고 생각해서는 안됩니다. 구미의 경우는 동성에게 성추행을 당했다고 법적인 문제를 야기하는 경우도 있기 때문입니다. 다만 환자가 주위에 상담 의료인 이외에 아무도 있지 않기를 희망하고 이를 입회했던 간호사가 이를 증명해줄 수 있을 때는 단 둘이 상담해도 무관하지만 이런 경우 의무기록에 반드시 이를 기록해두는 것이 좋습니다.

우리나라에서는 아직 이른 감이 있으나 원래는 부부를 같이 불러 상담하고 같이 질문이나 대화하는 것이 매우 중요하기는 합니다. 그러나 한국인은 자기의 배우자에게 숨기고 싶은 것이 많아 오히려 부부 상담이 효과가 적을 수도 있으나 여러 번 상담 후에는 시도해 보는 것도 괜찮을 것 같습니다.

부부를 같이 상담하는 경우라도 남편을 따로 불러 문제의 본질을 물어보는 것이 필요한 경우가 많습니다. 의외로 여성이 제공하는 문제 이외의 중요한 원인을 발견할 수 있기 때문입니다.

나) 필요한 장비나 도구

일반적인 산부인과 외래 장비 외에

① Young 질 확장기 (Young's vaginal dilator)

② KY 젤리, 아스트로글라이드 젤리 (astroglideTM jelly)

③ 자일로카인 연고 혹은 젤리 (Xylocaine ointment or jelly): 2% 정도

④ 환자가 자신의 성기를 볼 수 있는 큰 거울 또는 기타 시각적 시스템 (visual system)이용

⑤ 도플러 초음파 (질, 음핵의 혈류측정에 필요)

⑥ 바이오피드백 치료: 케겔 운동 (Kegel's exercise)에 필요한 기구

16-29 ▸▸ 성 클리닉에서 문진시 고려해야 될 사항은 무엇입니까?

일반적인 심리사회적 및 성적 평가는 다음 표 16-5와 같습니다.

표 16-5. 일반적인 심리사회적 및 성적 평가

I. 현재 문제	
1. 문제의 양상	여성의 언어로 어려운 표현, 다른 이차적 성적 문제, 성적문제 병력
2. 고통의 정도	증상의 의미, 어떤 반응, 성적 관계의 문제는 무엇인가?
3. 일생 혹은 후천적	시작이 언제인지? 변화의 원인에 대한 생각은? 진행은 어떤지?
4. 상황 혹은 일반적	다른 상대방에서는? 혼자 있을 때는? 다른 특정 환경 혹은 항상 어려움이 있는지?
5. 빈도	문제가 얼마나 자주 있는지?
6. 상대방 성적 문제	
7. 상대방 반응	문제에 대한 상대방 반응은? 상대방이 생각하는 원인은?
8. 치료 병력	이전에 치료는 무엇이었고 결과는?
II. 성적 관계 병력	
1. 성적 병력	첫경험, 성에 대한 가족의 태도, 성폭력이나 외상 병력
2. 관계 병력	과거 관계는? 현재 관계의 성질과 기간은? 동거/결혼 상태
3. 정신사회적 병력	문화적 종교적 사회적 믿음
III. 건강 병력	
1. 정신적 병력	정동, 불안 장애, 정신병, 섭식 장애, 약물 남용
2. 의학적 병력	성전파질환(예: HIV), 암(예: 유방암, 부인과 암), 생식기관 수술 신경계질환, 내분비계 질환(예: 당뇨, 갑상샘 기능항진증) 척수 질환, 뇌손상
3. 현재 약물 복용	

참고문헌

1. 여성의 성반응 및 성기능 장애

손인숙. 여성 성기능장애. 대한산부인과학회지 2006; 49(10): 2043-54.

Amato P. Categories of female sexual dysfunction. Obstet Gynecol Clin N Am 2006;33:527-34.

Arnold LD, Bachmann GA, Rosen R, Rhoads GG. Assessment of vulvodynia symptoms in a sample of US women: a prevalence with a nested case control study. Am J Obstet Gynecol 2007;196:128.e1-6.

Basson R. Female sexual response: the role of drugs in the management of sexual dysfunction. Obstet Gynecol 2001;98:350-3.

Garcia S, Talakoub L, Maitland S, Dennis A, Goldstein I, Munarriz R. Genital duplex Doppler ultrasonography before and after sexual stimulation in women with sexual dysfunction: gray scale, volumetric, and hemodynamic findings. Fertil Steril 2005;83:995-9.

Shadiack AM, Sharma SD, Earle DC, Spana C, Hallam TJ. Melanocortins in the treatment of male and female sexual dysfunction. Curr Top Med Chem. 2007;7:1137-44.

2. 폐경 여성의 성기능 장애

김원회. 중년 이후의 성. 대한의학협회지 1995; 38: 184-93.

김원회, 차영일. 사추기의 성. 부산대학교 출판부; 1999.

Braunstein GD. Management of female sexual dysfunction in postmenopausal women by testosterone administration:saftey issues and controversies. J Sex Med 2007; 4: 859-66.

Ginsberg TB. Aging and sexuality. Med Clin N Am 2006; 90: 1025-36.

Gracia CR, Freeman EW, Sammel MD, Lin H, Mogul M. Hormones and sexuality during transition to menopause. Obstet Gynecol. 2007; 109: 831-40.

Hayes RD, Dennerstein L, Bennett CM, Koochaki PE, Leiblum SR, Graziottin A. Relationship between hypoactive sexual desire disorder and aging. Fertil Steril. 2007;87:107-12.

Linda ST, Schumm LP, Laumann EO, Levinson W, O'Muircheartaigh CA, Waite LJ. A Study of sexuality and health among older adults in the united states. N Engl J Med 2007; 357: 762-74.

Nappi RE, Ferdeghini F, Sampaolo P, Vaccaro P, De Leonardis C, Albani F,et al. Clitoral circulation in postmenopausal women with sexual dysfunction: a pilot randomized study with hormone therapy. Maturitas 2006; 55: 288-95.

Patel M, Brown CS, Bachmann G. Sexual function in the menopause and perimenopause. In Goldstein I, Meston CM, Davis SR, Traish AM, editor. Women's sexual function and dysfunction. United Kingdom: Taylor & Francis Press; 2006. p.251-62.

3. 성클리닉 운영

Meston CM, Bradford A. Sexual dysfunctions in women. Annu rev Clin Psychol 2007; 3: 233-56.

Pauls RN, Kleeman SD, Karram MM. Female sexual dysfunction: principles of diagnosis and therapy. Obstet Gynecol Surv 2005; 60: 196-205.

Chapter / 17

폐경과 운동

요약 K.e.y.p.o.i.n.t

운동은 폐경증상과 관상동맥 질환, 골다공증 등에 효과적인 것으로 알려져 있습니다. 운동은 심폐기능을 증진시킴으로써 심혈관 질환에 의한 사망률을 감소시키고, 골소실 방지나 골량의 유지 혹은 증가에 도움을 주어 골다공증의 위험도를 낮춥니다. 운동은 또한 신체의 평형성을 증진시켜 낙상의 위험도를 감소시킬 뿐 아니라, 넘어지더라도 부상의 정도를 작게 하여 골절을 예방하여 주고, 유연성을 좋게 합니다. 운동은 그 외에도 인지기능을 유지시켜주고, 우울증을 감소시키며, 자신감을 높여줍니다.

폐경여성에게 유용한 운동처방은 유산소 운동, 근력강화 운동, 유연성과 평형성 운동입니다. 운동의 강도는 자신의 최대 운동능력의 60-70% 수준이 무난하며 80%를 넘는 강도의 운동은 노인들에게는 권하지 않는 것이 좋습니다. 운동시간은 처음에는 한번에 30-40분 정도로 시작하는 것이 좋으며, 차츰 시간을 늘려 60분 정도를 지속할 수 있으면 좋습니다. 운동에 의한 변화가 근육에는 수 주 만에 나타나나 뼈에서 효과를 보이려면 최소한 6개월이 소요되는 것으로 보이므로, 운동지속기간은 적어도 6개월 이상이 되어야 합니다. 운동 빈도는 일주일에 3-5회 정도는 실시해야 심폐지구력 향상을 기대할 수 있습니다. 운동량은 적은 운동량에서부터 서서히 적응을 시키며 늘려가야 합니다. 이러한 운동의 강도, 기간, 빈도, 형태는 개개인의 운동능력에 따라서 달라질 수 있으며, 이상적인 운동계획표는 유산소 운동, 근력강화 운동, 유연성과 평형성 운동을 조화시키는 것입니다.

결론적으로 운동은 건강을 증진시키고 신체기능을 원활하게 함으로써 폐경 여성의 삶의 질을 높이고 독립적인 생활을 가능하게 하는 장점이 있으므로 생활의 일부가 되어야 합니다.

1. 운동의 필요성 및 주의사항

17-1 ▸▸ 폐경 여성에게 운동이 필요한 이유가 무엇입니까?

폐경 여성의 건강은 여성호르몬의 투여만으로는 해결할 수 없으며, 영양섭취와 운동 등의 인자를 고려하여 종합적으로 다루어야 향상시킬 수 있습니다.

운동은 나이가 들어갈수록 중요성이 강조되고 있는데, 집안에서만 생활을 하는 여성들은 만성요통, 관절 경직, 불면증, 우울증, 그리고 운동 부족병 (hypokinetic disease)에 걸리기 쉽습니다. 운동 부족병은 신체 활동이 없거나 부족하면 생기는데, 심혈관 질환, 비만, 당뇨병, 골다공증 등과 관련이 높습니다. 더욱이 현대사회의 생활방식은 운동부족을 초래하여 정상적인 노화에 의한 체력 저하와 퇴행성 질환의 발병을 가속화합니다. 운동은 노화를 방지하지는 못하나 신체의 기능을 극대화함으로써 삶의 질을 증진시킬 수 있습니다.

장기간의 심한 운동은 건강에 부정적인 영향을 준다는 연구보고도 있었으나, 최근의 연구결과들의 결론은 운동을 하면 에너지의 소모나 산소이용량이 많아지고 심혈관계, 골격계, 신경계의 기능이 향상된다는 것입니다. 운동요법은 약물치료와 비교해볼 때, 부작용이 없고, 비용이 적게 들며, 즐거움을 주는 장점이 있습니다. 또한 일단의 연구에 의하면 에스트로겐 단독요법 (estrogen therapy: ET)은 골밀도는 증가시킬 수 있으나 근력이나 평형성 (balance)을 좋게 하지는 못한다고 하였습니다.

대부분의 여성은 갱년기에 살이 찌는 것을 느끼게 됩니다. 이러한 체중의 증가는 고령과 비활동성에 의한 지방의 증가 때문이며, 폐경은 복부지방의 축적을 가속화하는 경향을 보입니다. 많은 여성이 체지방과 체중을 줄이는 가장 좋은 방법이 식이요법이라고 믿고 있습니다. 그러나 지나친 식이요법은 체지방을 줄이는데 단기적으로만 효과가 있으며, 오히려 영양 상태를 나쁘게 하여 뼈와 근육을 약화시키는 나쁜 영향을 미칩니다. 체지방은 식이요법보다는 운동에 의해서 효과적으로 제거되며, 약물치료를 제외하고는 사실 운동만이 유일한 방법입니다.

모든 연구결과가 일관되지는 않지만 상당수의 연구는 운동이 인지능력 (기억력, 집중력)의 향상에 도움을 주는 것으로 나타나고 있습니다. 인지능력의 감소는 나이가 들어 심혈관 기능이 감소되면 뇌의 저산소증이 초래되기 때문이라고 추측되는데, 운동으로 이러한 변화를 늦출 수 있을 것으로 보고 있습니다. 즉, 규칙적인 운동은 인지능력을 개선시키고, 기분을 좋게 하며, 정신을 맑게 하고, 불면증을 치료하는 효과가 있어, 결국은 사회성을 증진시켜 줍니다. 또한 운동은 뇌에서 엔돌핀 (endorphin)을 분비하여 안락감을 느끼게 한다고 알려져 있습니다.

분만 및 노화는 스트레스성 요실금을 초래하는데, 이것은 회음부 및 질 주위 근육의 퇴화로 발생하는 현상으로 케겔 운동 (Kegel's exercise) 즉, 골반 저근 운동 (pelvic floor muscle exercise)을 통하여 치료 혹은 예방이 가능합니다.

17-2 ▸▸ 폐경 여성을 위한 운동 시 고려할 점과 주의사항은 무엇입니까?

운동처방은 효율성보다 안전성에 우선을 두어야 하며, 일반적인 공식에 의한 처방보다는 개개인에게 맞는 개별화된 처방을 합니다.

폐경 여성들을 위한 운동처방 시 유의해야 할 노화에 의한 신체상의 변화는 다음과 같습니다.

① 관절염, 요통, 당뇨병, 고혈압 등의 질환이 흔히 동반됩니다.
② 호흡기나 순환기 등의 생리기능의 예비력이 적습니다. 즉, 동맥의 탄력성이 저하되고, 동맥이 굳어져 늘어나지 못하므로 심박출량이 조금 증가하여도 혈압이 현저하게 증가하고, 이로 인하여 운동 수행 시 위험도가 증가하게 됩니다.
③ 결체조직 등이 약화되고 탄력성이 상실되어 파열 혹은 절단되기가 쉽습니다.
④ 대사능력의 저하 등으로 피로회복이 늦어집니다.
⑤ 부상의 치유에 장시간을 요합니다.
⑥ 더위나 추위에 약합니다.
⑦ 젊은 사람보다 신체기능의 차이가 확대되어 같은 연령에서조차 20대부터 70대까지의 체력분포를 나타낼 수 있습니다.

따라서 의사는 운동처방을 시행하기 전에 의학적 검사를 하여, 대상을 건강상태에 따라 분류하는 것이 바람직합니다. 운동처방은 효율성보다 안전성에 우선을 두어야 하며, 일반적인 공식에 의한 처방보다는 개개인에게 맞는 개별화된 처방을 합니다. 이때 운동의 선택은 여유 시간, 경제적 여건, 체력 및 신체조건, 운동을 하는 목적, 각자의 선호도 등에 따라 이루어집니다. 어떤 운동이 어떤 사람에게 가장 맞는 운동이라고 단정할 수는 없습니다. 자신의 여러 가지 여건에 비추어 무리가 없고 스스로 즐겁다고 느낄 수 있는 운동을 선택하면 됩니다. 운동프로그램의 효과를 높이기 위해서는 다음 사항들을 고려하는 것이 좋습니다.

① 프로그램이 재미있어야 합니다.
② 모이는 사람들이 서로 좋은 관계를 유지해야 합니다.
③ 안전한 내용이어야 합니다.
④ 경제적으로 부담이 없어야 합니다.
⑤ 가까운 장소일수록 좋습니다.
⑥ 낮 시간, 특히 아침시간이 바람직합니다.
⑦ 운동은 성취감을 가질 수 있을 정도의 난이도를 가져야 하지만 너무 어려워서는 좋지 않습니다.

운동 시 주의할 점은 다음과 같습니다.
① 복장이나 신발은 편하고 조이지 않는 것으로 착용합니다.
② 운동 전 준비 운동을 5분간 실시합니다. 준비 운동이란 모든 관절을 모든 방향으로

끝까지 움직이는 것입니다.

③ 초보자는 처음에는 약하게 시작하여 차차 늘립니다.

④ 처음에는 반복횟수를 적게 시작하여 목표수치까지 도달하게 합니다.

⑤ 동작을 너무 거칠게 하거나, 무리하면 부상을 입기 쉬우므로 주의합니다.

⑥ 모든 운동은 편해야하며, 불편하거나 통증이 오면 중단합니다.

⑦ 운동을 한 차례 하고 나선 휴식을 갖습니다.

⑧ 운동이 끝나면 정리 운동을 합니다. 정리 운동으로는 5분간 걷는 것이 좋습니다.

2. 운동의 종류 및 방법

17-3 ▸▸ 어떠한 운동이 폐경여성에게 적당합니까?

폐경여성에게 도움이 되는 운동은 크게 유산소 운동 (cardio-respiratory fitness, aerobic training, weight bearing training, impact training), 근력강화 운동 (muscle strength training, resistance training), 유연성과 평형성 운동 (flexibility training, postural stability training, balance training)으로 나뉩니다.

유산소 운동에는 달리기, 조깅, 걷기, 등산, 수영, 스케이팅, 자전거 타기, 노 젓기 등이 있습니다. 이러한 유산소 운동은 심혈관 기능의 향상이나 골소실의 방지에 도움이 되는데, 저강도 (low intensity)보다는 중등도 (moderate intensity) 이상으로 장기간 시행하는 것이 좋습니다. 꾸준한 지구력운동은 노화에 의한 최대 산소 소비량 (maximal oxygen consumption, maximal aerobic power, VO_2max)의 감소율을 낮출 수 있습니다.

근력의 약화는 노화의 주 현상입니다. 근력의 소실은 50, 60대에는 매 십년마다 15% 정도이나 그 이후에는 매 십년마다 30%에 이르러, 근력의 소실은 70세 이후에 가장 심하게 됩니다. 또 다른 연구에 의하면 55-64세 여성의 40%, 65-74세 여성의 45%, 75-84세 여성의 65%가 4.5 kg을 들지 못한다고 합니다. 근력강화 운동은 부하가 걸린 근육의 뼈를 강화시키는데, 윗몸 일으키기, 들어올리기 (weight lifting) 등이 이에 속합니다. 일단의 연구들은 근력강화 운동이 근육의 힘은 증가시켰으나 골소실 방지에는 효과가 없었다고 하였습니다. 그러나 대부분의 연구들은 근력강화 운동은 골소실을 방지하여 골밀도를 유지하거나 증가시키고 또한 근력, 평형성, 그리고 전반적인 신체활동력을 증진시킨다고 하였습니다.

운동이 노인에서 평형성과 유연성을 증진시키는 역할에 대한 관심이 증가되고 있습니다. 노인에 있어 평형성의 이상은 감각과 운동기능의 이상 이외에 한 단계 높은 뇌의 이상에 의한 것으로 보입니다. 운동은 전반적인 신체상태의 개선을 통하여 평형성을 증진시킬 수 있을 것이라고 추측되고 있는데, 평형성을 유지하기 위한 운동으로는 춤추기, 태극권, 걷기 등이 있습니다. 한편 노화는 교원섬유의 변화를 초래하여 유연성을 감소시키므로 유연성은 20대에 최고치를 보이다가 점점 떨어집니다. 유연성을 증진시키기 위하여 운동을 하는 배경은, 운동이 근육이나 결합조직의 상태를 향상시키고, 관절통을 감소시킬 수 있지 않을까 하는 바램에서입니다. 걷기, 춤추기, 스트레칭(stretching) 등의 운동이 권고되고 있으며, 연구결과는 많지 않으나 운동의 효과가 긍정적인 것으로 나타나고 있습니다.

요약하면 이상적인 운동계획표는 유산소 운동, 근력강화 운동, 유연성과 평형성 운동을 조화시키는 것입니다. 운동은 개인의 능력을 감안하여야 하며, 적은 운동량에서부터 많은 운동량으로 서서히 적응을 시키며 늘려가야 합니다. 만약 운동을 시작하고자 하는 환자가 매우 낮은 체력을 가지고 있다면, 가장 먼저 심폐기능의 향상에 중점을 두어야 합니다.

17-4 ▸▸ 운동강도는 어느 정도로 하여야 합니까?

자신의 최대 운동능력의 60-70% 수준이 무난하며 80%를 넘는 강도의 운동은 노인들에게는 권하지 않는 것이 좋습니다.

운동처방에 있어 빈도 (frequency)와 시간 (duration)은 많이 언급되었으나 운동의 강도 (intensity)에 대해서는 상대적으로 연구가 소홀하였습니다. 그러나 실제로 운동처방에서 가장 중요한 것은 운동강도를 결정하는 것으로 운동의 강도는 자신의 최대 운동능력의 60-70% 수준이 무난하며 80%를 넘는 강도의 운동은 노인들에게는 권하지 않는 것이 좋습니다. 고강도의 운동은 고령의 여성에서 수용도가 낮아 (탈락율 30%) 효과가 없는 것으로 나타나고 있습니다. 폐경 전 여성의 경우 무월경을 초래할 정도의 심한 운동은 오히려 스트레스 골절 (stress fracture)이나 골다공증을 초래할 수 있다고 보고되고 있으므로 참고해야 합니다.

운동의 강도를 결정하는 방법은 최대 산소 소비량 (VO_2max)의 백분율, 최대 심박수 (maximal heart rate: HRmax)의 백분율, 예비 심박수 (HR reserve)의 백분율 혹은 자각적 운동강도 (rating of perceived exertion: RPE)를 이용하는 방법 등이 대표적입니다. 미국 스포츠 의학회 (American College of Sports Medicine, ACSM)는 4가지의 이러한 계산법을 서로 연관시킬 수 있는 지침서를 제시하였습니다 (표 17-1).

표 17-1. 미국 스포츠 의학회의 운동강도 분류

상대적 운동강도 (%)		자각적 운동강도
최대심박수	최대산소소비량 혹은 예비심박수	
<35%	<30%	<10
35-59%	30-49%	10-11
60-79%	50-74%	12-13
80-89%	75-84%	14-16
≥90%	≥85%	>16

이중에서 현재 최대 심박수 백분율을 이용한 방법이 60세 이상의 노년의 여성을 위한 운동강도를 처방할 때는 가장 효과적인 것으로 보고되고 있으며 흔히 사용되고 있습니다. 일반인을 대상으로 가장 많이 쓰이는 목표 심박수 (target heart rate) 결정 방법은 Karvonen 방법입니다 (표 17-2). 이 방법을 이용하여 간단하게 계산하는 방법을 소개하면 50세 되는 사람은 최대 심박수가 220-50=170, 60세는 220-60=160이 자기의 최대 심박수가 됩니다. 운동의 강도는 그 수치의 60~70%까지 도달시키는 것이니까 50세는 102~119가 목표가 되는 수치이며, 이것을 목표 심박수라고 합니다. 예비 심박수와 목표 심박수를 이용하는 방법은 자신의 심박수를 제대로 잴 수 있는 경우에 가능합니다.

표 17-2. 최대 심박수 산출방법

여자 또는 운동 초기단계의 남성의 최대 심박수 = 220 - 나이
체력단련이 된 남성의 최대 심박수 = 205 - 나이/2

자각적 운동강도 (rating of perceived exertion: RPE)란 운동 시 변화하는 느낌을 생리학적 반응에 맞추어 등급을 매기는 척도로서 심리학자인 Gunner Borg에 의해 개발되었습니다. Borg 척도 또는 RPE 척도라고 알려져 있는 이 척도는 운동이 얼마나 힘든지를 숫자로 표시함으로써 운동강도를 파악하는 방법입니다. 처음 발표되었던 6-20까지의 숫자로 표시하는 방법은 운동 시 나타날 수 있는 심장 박동수의 폭 60-200에서 따온 것으로 13은 심박수 130을 의미합니다 (표 17-3). 그 후에 일반인들이 산술적으로 좀 더 쉽게 사용할 수 있도록 0-10의 숫자를 사용하는 방법이 개발되었습니다 (표 17-4).

17-5 ▸▸ 운동시간은 어느 정도가 좋습니까?

일반적으로 운동시간은 처음에는 한번에 30-40분 정도로 시작하는 것이 좋으며, 차츰 시간을 늘려 60분 정도를 지속할 수 있으면 좋습니다.

표 17-3. 자각적 운동강도 (rating of perceived exertion: RPE)15등급

6	아주 많이 쉬움
7	
8	매우 쉬움
9	
10	상당히 쉬움
11	
12	어느 정도 힘듦
13	
14	힘듦
15	
16	많이 힘듦
17	
18	
19	아주 많이 힘듦
20	

표 17-4. 자각적 운동강도 (rating of perceived exertion: RPE)10등급

0	없음
0.5	아주 많이 약함
1	많이 약함
2	보통
3	보통
4	어느정도 강함상당히 쉬움
5	강함
6	
7	많이 강함
8	
9	
10	아주 많이 강함

그러나 운동시간은 처방된 운동강도의 수준에 따라 변할 수 있어, 운동시간과 운동강도는 역상관 관계로 운동강도가 높을수록 지속할 수 있는 운동시간은 짧아지게 됩니다. 미국 스포츠 의학회는 운동시간과 운동강도를 연관시켜 운동강도를 선택함에 있어 운동시간을 20분에서 60분 정도 지속할 수 있는 운동강도를 추천하고 있습니다. 정상적인 성인의 경우 최대운동능력의 40~60% 정도의 운동강도이면 이 정도의 시간 동안 운동을 지속할 수 있습니다. 최대운동능력이 높은 사람은 보다 높은 운동강도에서 장시간 동안 운동할 수 있습니다. 건강상의 문제로 한번에 30분 이상의 운동을 지속할 수 없는 상황일 경우에도 가장 중요한 것은 총 운동량이므로 짧지만 여러 차례로 나누

어 전체적인 운동량을 높일 수 있다면 충분한 운동효과를 기대할 수 있습니다. 이때 조직적인 운동 형태가 아닌 가사노동을 포함한 규칙적이며 활동적인 일상생활도 장기적으로 긍정적인 운동효과를 가져온다는 연구 결과도 있습니다.

모든 운동은 꾸준히 계속하여야만 소기의 효과를 얻을 수가 있습니다. 한두 주일 혹은 한두 달 하다가 그친다면 아무런 성과를 기대할 수가 없습니다. 운동에 의한 변화가 근육에는 수주 만에 나타나나 뼈에는 최소한 6개월이 지나야 나타나므로, 뼈에서 효과를 얻으려면 적어도 6개월 이상은 하여야 합니다.

17-6 ▸▸ 운동의 빈도는 어느 정도가 되어야 효과적입니까?

정상 성인의 경우 최소한 일주일에 3회 정도는 운동을 실시해야 심폐지구력 향상을 꾀할 수 있습니다.

운동빈도란 처방된 종목, 강도, 시간으로 구성된 운동프로그램을 1주중 실시한 횟수를 의미합니다. 운동빈도 설정은 개인의 여건이나 상태가 배려되어야 하나 이러한 조건이 충분한 경우에는 운동의 효과와 운동 후에 나타나는 피로가 우선적으로 고려되어야 합니다. 운동빈도, 즉 주당 운동을 몇 번 정도 할 것인가는 각 개인의 건강과 체력수준에 달려 있습니다. 정상 성인의 경우 최소한 일주일에 3회 정도는 운동을 실시해야 심폐지구력 향상을 꾀할 수 있습니다. 그러나 체력수준이 높아지면 일주일에 3회 정도의 운동은 심폐기능을 유지시켜주는데 그치게 되어, 주당 5회 정도의 운동을 실시해야 지속적인 심폐지구력의 향상을 기대할 수 있습니다. 이와는 반대로 체력이 약한 사람은 하루 1~2회 10분 정도의 운동을 하는 것이 좋고, 체력이 매우 약한 사람은 1회 운동시간이 5분 정도의 운동을 하루에 3~4회 정도 나누어서 실시하는 것이 바람직합니다.

운동을 주당 3회 이하로 할 때는 연속으로 하는 것보다는 운동일과 휴식일을 교대로 하며 시행하는 것이 좋습니다. 운동빈도를 주당 5회 이상으로 할 경우에는 체중부담을 안고 하는 운동 (weight-bearing exercise; 걷기, 달리기 등)과 체중부담 없이 하는 운동 (non-weight-bearing exercise; 수영, 자전거 타기 등)을 번갈아 가며 실시하는 것이 바람직합니다.

운동빈도를 높이면 그에 따라 효과가 커지는 것은 분명합니다. 그러나 피로가 축적되면 부작용이 초래되므로 주의하여야 합니다. 따라서 운동빈도의 설정은 가벼운 운동은 매일, 그 밖의 경우는 1주일에 3~5회로 하되 운동강도, 피로, 체력, 연령 등이 충분히 고려되어야 합니다.

3. 운동이 폐경 증상에 미치는 영향

17-7 ▸▸ 폐경 여성에서 나타나는 열성홍조를 운동으로 치료할 수 있습니까?

치료할 수 없으나 도움이 될 수는 있습니다.

신체활동이 왕성한 여성에서 이러한 증상이 적다는 속설은 있으나 열성홍조와 운동과의 관계를 조사한 연구는 드뭅니다. 최근의 한 연구에 의하면 심한 열성홍조의 빈도가 활발한 운동을 하는 여성의 경우는 5%인 반면 운동을 하지 않는 여성의 경우는 14-16%라고 하였습니다. 이들은 결과의 해석으로서 규칙적인 운동이 시상하부의 β-엔돌핀 (endorphin) 생산을 증가시켜 온도조절중추를 안정시키기 때문이라고 설명하였습니다. β-엔돌핀은 폐경 시 에스트로겐이 감소하면 함께 떨어지고 에스트로겐 치료를 하면 다시 증가하는 것으로 알려져 있습니다. 그리고 운동과 β-엔돌핀의 관계에 있어 운동의 형태나 기간보다는 운동의 강도가 높은 연관성을 보이는 것으로 추정되고 있습니다. 또 다른 설명으로 운동을 하는 여성은 열감이나 땀이 나는 것에 익숙해져있기 때문에 열성홍조를 덜 느낀다고 하였습니다. 운동이 열성홍조에 효과가 있는 지에 대해서는 더 많은 연구가 필요할 것으로 사료됩니다.

17-8 ▸▸ 운동이 심혈관 기능에 미치는 영향은 무엇입니까?

심혈관기능을 증진시킵니다.

최대 심혈관 기능 (maximal CV function)의 지표인 최대 산소 소비량 (VO_2max)은 25세 이후에 매 10년마다 5-15%씩 감소합니다. 이러한 최대 산소 소비량의 감소는 최대 심박출량 (maximal cardiac output)과 최대 동정맥 산소농도 차 (maximal arteriovenous O_2 difference)의 감소에 의하며, 최대 심박출량의 감소는 매 십년마다 6-10 bpm (beats per minute)씩 감소하는 최대 심박수에 기인합니다. 꾸준한 운동은 심박수를 낮추고, 심박출량을 높이며, 수축기 혈압을 낮추고, 모세혈관수를 늘리며, 최대 산소 소비량의 감소율을 낮출 수 있습니다. 최근의 연구들에서는 운동이 오히려 최대 산소 소비량을 10-30% 증가시킨다고 하였으며, 최대 산소 소비량의 증가에는 운동강도가 운동빈도보다 중요하다고 하였습니다. 심혈관 기능의 향상을 위해서는 걷기, 달리기, 수영, 자전거 타기 등이 권장할 만한 운동이며 저강도보다는 중등도 이상으로 장기간 시행하는 것이 도움이 됩니다.

임상적으로 규칙적 유산소 운동은 심폐기능을 증진시키고 심혈관 질환의 위험 요인을 저하시키므로 심혈관 질환에 의한 사망률을 감소시킵니다. 운동 빈도와 시간의 증가는 효과도 증가시키나 부상의 위험도 높아지므로 일주일에 3회, 1회에 30분의 운동량이 권고되고 있습니다. 운동은 그 외에 당과 지질대사를 좋게 하고, 총 콜레스테롤 치를 낮추며, 고밀도 콜레스테롤 치를 높입니다.

17-9 ▸▸ 운동 시 발생하는 산소 유리기 (oxygen free radicals)는 어떠한 영향을 줍니까?

가벼운 운동의 경우에는 별 영향이 없으나, 고강도의 운동은 인체의 산소 이용률을 높이고, 동시에 지속적인 에너지 생산과정에서 유해 산소 유리기의 생성량을 증가시킵니다.

산소 유리기는 에너지 생산을 위하여 미토콘드리아 내에서 진행되는 전자 전달계의 전반기 과정에서 주로 생성됩니다. 유산소성 생체 대사과정에서 생기는 전자들은 그 수용체인 산소분자와 결합하여 아데노신삼인산 (adenosine triphosphate: ATP)의 형태의 에너지와 물을 생성하나, 간혹 부분환원이나 전자의 재배치 등을 통해서 반응성이 매우 높은 산소 유도물을 만들기도 하는데, 이들은 산소 유리기 (oxygen free radicals), 유해산소 (toxic oxygens), 반응성 산소종 (reactive oxygen species: ROS) 등으로 불리웁니다. 이들은 반응성이 매우 높아서 주변의 단백질, 지질, 핵산의 연쇄적인 파괴 또는 변형을 유발하여 효소의 활성이나 유전자의 정상적인 발현 등 중요한 생리적 기능을 저하시킵니다. 일반적으로 유해한 형태의 산소 유도물이 생성되는 비율은 전체 산소 소비량의 약 5%미만으로 알려져 있으며, 이 정도의 유해 산소량은 항산화 효소로 대표되는 인체가 지닌 방어 기능에 의해서 큰 피해 없이 처리될 수 있습니다. 하지만 이들의 생성량이 급격히 증가하여, 항산화 물질들에 의한 인체의 방어능력으로는 감당하기 어려운 수준의 산소 유리기가 체내에 존재하는 상태가 초래될 수 있습니다. 이러한 경우를 산화적 스트레스 (oxidative stress)라고 표현하며, 그 정도에 따라 인체 조직의 여러 단위에 심각한 손상이 초래되어 다양한 질병의 발생에 영향을 주는 것으로 알려져 있습니다.

가벼운 운동의 경우에는 유해산소의 생성량이 줄어들거나 적어도 평소보다 크게 늘지 않지만, 고강도의 운동은 인체의 산소 이용률을 높이고, 동시에 지속적인 에너지 생산과정에서 유해 산소 유리기의 생성량을 증가시킵니다. 이러한 산소 유리기의 발생 증가는 노화, 발암, 그리고 기타 퇴행성 질환들을 초래할 수 있으므로 운동에 대한 부정적인 사고를 유발할 수 있습니다. 그러나 운동 직후 나타나는 유해산소의 활성은 훈련 전에 비해서 훈련에 적응된 후에 적은 것으로 보고되고 있습니다. 그리고 노화에 의한 항산화체계의 기능 저하도 운동에 의해 단련된 사람의 경우가 단련되지 않은 사람에 비해서 적은 것 같습니다. 따라서 운동과 유해산소 생성량의 관계는 앞으로 밝혀져야 할 과제이며, 운동의 지속시간, 빈도, 강도의 조절이 적절하면 운동효과를 최대한 얻으면서도 산소유리기에 의한 피해는 최소화할 수 있을 것입니다.

장기간의 극심한 유산소성 훈련이 필요한 운동선수나 나이가 든 일반인의 경우, 인체가 기본적으로 지니고 있는 항산화 기능만으로 이러한 특수한 상황에서 증가된 산소유리기를 처리하기 어려우면, 증가된 산화 스트레스로부터 보호받기 위해서 음식물 외에 추가적인 항산화 물질의 공급을 고려할 수 있습니다. 우리가 섭취하는 음식물의 성분 중에는 산화 스트레스로부터 조직을 보호하는 기능이 있는 것으로 알려진 항산화 물질이 포함되어 있습니다. 그중 대표적인 것이 비타민 A, C, E, 페놀산, 켑싸이신, 글루타치온, 식물 화학물 (phytochemicals), 멜라토닌 등입니다. 아직 이러한 항산화 물질들의 정확한 작용기전이나 적정 투여량 및 방법에 대한 명확한 지침은 없지만, 항산화 물질의 투여가 인체의 항산화 기능을 보조해줄 수 있다는 점은 대체적으로 인정되고 있습니다.

4. 골다공증과 운동

17-10 ▸▸ 건강한 성인을 위한 운동의 지침은 무엇입니까?

유산소 운동과 근력강화 운동 이외에 유연성과 평형성 운동도 합니다.

1998년 미국 스포츠 의학회는 건강한 성인을 위한 개정된 지침서를 발표하였는데 중요한 점은 기존의 유산소 운동과 근력강화 운동 이외에 유연성과 평형성 운동을 추가하였다는 것입니다.

심폐기능을 유지하기 위해서는 유산소 운동은 20-60분씩 일주일에 3-5일, 최대 심박수의 55-90%를 달성하는 강도로 시행하도록 권하였습니다. 노약자의 경우는 강도를 낮추어 30분 이상 시행하고, 고강도의 운동을 할 때는 20분 정도가 적당하다고 하였으며, 대부분의 보통 성인에게는 중등도로 장시간 (60분) 하는 것이 좋다고 하였습니다.

근력강화를 위한 운동은 주요 (큰) 근육을 사용하는 8-10가지 운동을 한 조 (세트, set)로 하여 일주일에 2-3일 할 것을 권하고 있으며, 매 운동의 시행 시 반복 횟수는 8-12회가 적당하다고 하였습니다. 운동시간은 60분 이하가 좋은 것으로 권해지는데, 한 조를 끝내는데는 보통 20분이 소요되며 3 조를 하면 50분 정도가 걸립니다. 이 기준보다 더 자주 그리고 강하게 운동을 하는 것은 효과가 별로 없는 것으로 보고되고 있으며, 특히 중년 이상의 경우에는 부상이나 심장의 이상을 초래할 위험성만 높이는 것으로 보입니다.

유연성과 평형성 운동은 일주일에 2-3일, 근육당 4회 반복을 권하고 있습니다. 이 운동은 주요 근육과 인대를 움직이게 하여야 하며, 정지상태의 운동 (static technique), 신경근육의 자기자극 감응촉진 운동 (proprioceptive neuromuscular facilitation technique), 그리고 탄력운동 (ballistic technique) 등의 3가지 방법이 있습니다. 정지상태의 운동은 인대와 근육을 서서히 신장되게 (stretched) 하는 방법으로, 10-30초간 신장된 상태를 유지하여야 합니다. 탄력운동의 예는 반복적으로 뛰어오르는 동작입니다. 신경근육의 자기자극 감응촉진 운동은 6초 정도의 등장성의 근육수축 (isometric muscle contraction)과 10-30초 정도의 수동적인 신장 (passive stretching)이 교대로 반복되는 운동입니다.

17-11 ▸▸ 운동은 어떤 기전에 의하여 뼈에 영향을 줍니까?

뼈에 직접적인 기계적 부하 (mechanical loading)를 주는 것과 근육의 작용에 의해 뼈에 영향을 줍니다

골세포는 주위환경을 예민하게 감지하여 반응하는 것으로 여겨지는데, 대표적인 예가 무동화 (immobilization)에 의한 골소실과 테니스 선수의 양팔이 크기가 다른 것입니다. 골세포와 골조직에 대한 실험에 의하면 기계적인 부하는 뼈에 과로 (strain)를 주고 형태의 변경을 일으키며 국소적인 뼈의 반응을 유발하여 골흡수를 억제하고 골형성을 촉진하는 것으로 보입니다. 즉, 조골세포의 세포막에 있는 양이온 통로를 활성화시키고, 골세포의 효소를 변화시키며, 산화질소 (nitric oxide) 대사물, 프로스타글란딘 (prostaglandin), 프로스타싸이클린 (prostacyclin)의 분비를 증가시킵니다. 골형성의 촉진은 부하를 받는 뼈에 국소적으로 조골세포의 숫자가 증가되는 것으로도 관찰되었습니다. 조골세포를 24-48시간 동안 자극하는 데는 임상적으로 최소한의 운동으로도 충분하다고 소수의 연구자들이 주장하나, 적절한 운동방법이나 기간은 아직 정립되지 않았습니다. 운동은 또한 성장호르몬 (growth hormone)의 분비를 자극하는 것으로 알려져 있으며, 운동에 의한 대사성 산증 (metabolic acidosis)은 골의 재형성에 영향을 주는 것으로 보고되고 있습니다.

운동은 뼈에 직접적인 부하를 주는 것 이외에도 근육의 작용에 의해 뼈에 영향을 주므로, 근육을 강화시키는 것은 곧, 골밀도를 증가시키는 것이 됩니다. 앞에서 언급했듯이 운동에 의한 효과가 근육에는 수 주 만에 나타나나 뼈에서 변화를 보이려면 최소한 6개월이 소요됩니다. 따라서 연구방법의 모색이나 연구결과의 해석 시 이점을 참고하여야 하며 연구기간은 최소한 9개월은 되어야 합니다. 성장기에 운동은 뼈의 크기와 골밀도에 영향을 주나, 성인에게는 골밀도에만 영향을 줍니다.

17-12 ▸▸ 골다공증 여성에서의 운동치료의 목적은 무엇입니까?

첫째는 골다공증의 예방이고, 둘째는 골다공증이 이미 있는 경우 적당한 운동으로 골강도를 증가시키는 것이고, 셋째는 골다공증에 의한 골절 등의 합병증이 있는 경우 일상생활에 빨리 복귀할 수 있게 재활을 돕는 것입니다. 예방법으로는 골절이 발생하지 않도록 평소 생활 자세를 교정하고 골절을 유발할 수 있는 운동을 회피하는 것입니다. 또한 몸의 유연성이나 평형성 등을 증진시키는 것입니다.

17-13 ▸▸ 골다공증 여성에서의 운동치료의 원칙은 무엇입니까?

17-2의 폐경여성을 위한 운동시 고려할 사항에서 언급한 것이 기본입니다. 골다공증의 경우를 위해 덧붙여서 정리하면

① 점진적으로 운동 강도를 증가시켜야 하며 (progression)
② 안전을 우선으로 하고 격렬한 운동은 피하고
③ 체간굴곡이 심하게 일어나는 운동은 피하며
④ 골밀도와 환자의 활동능력에 따라 적절한 운동이 처방되어야 하고 (specificity)
⑤ 지속적인 교육과 관찰이 필요합니다.

17-14 ▸▸ 운동이 골다공증에 효과가 있습니까? 효과가 있다면 골다공증에 적절한 운동은 무엇입니까?

약간의 효과가 있는 것으로 보이나 더 많은 연구가 필요합니다.

구미 각국의 골다공증의 빈도에 대한 연구결과에 의하면 50세 이상의 백인 여성의 20%, 65세 이상 여성의 1/3에서 주로 골반이나 요추에 골다공증을 보이는 것으로 나

타나고 있는데, 이 수치는 동양인에게도 비슷한 것으로 보고되고 있습니다. 골량이 1 표준편차 (standard deviation: SD) 치 감소하면 대퇴부 골절의 위험도는 2.5배, 척추 골절의 위험도는 1.9배 증가되는 것으로 나타나고 있습니다. 미국의 경우 1996년에 골다공증의 발병인구는 23,000,000명으로 발표되었고, 이 숫자는 2015년에 35,000,000명으로 늘어날 것으로 추산되고 있습니다. 규칙적인 운동이 골밀도를 증가시키는 것은 많은 연구에서 보고되었으며 이러한 가정을 입증하는 2가지 대표적인 연구결과가 있어 우선 소개합니다. Jacobson 등은 운동선수급 (athletic)인 폐경 여성의 경우 요추 골밀도가 젊은이와 같다고 하였습니다. 운동선수급으로 불리우려면 일주에 3일 이상, 1년에 8개월 이상, 3년 이상 운동을 하는 사람으로서, 이 결과는 운동의 효과를 단적으로 말해주고 있습니다. Dalsky 등은 폐경여성에서 1년의 운동요법 후에 척추골밀도가 5% 증가하였으나, 다음 1년간 운동을 중단한 결과 4%의 골소실이 일어났다고 하였습니다. 이 결과도 운동과 비운동의 효과를 잘 대변하고 있습니다.

이와 같이 운동 효과의 연구결과들을 조사해보면, 운동처방의 조건에 따라 다양한 결과를 보이나 정리하면 몇 가지 특징과 문제점이 발견됩니다.

① 강한 운동이 골밀도의 증가에 효과적이며 걷기 등의 약한 운동은 골다공증의 위험도를 약화시킬 뿐 근본적인 치료는 되지 않았습니다. 그러나 최근에 계단 오르기 (stair-climbing)나 속보 (brisk walking) 등의 운동을 한 여성군에서 운동을 하지 않은 대조군에 비하여 골반을 포함한 전신의 높은 골밀도 수치를 보였다는 연구결과는, 대개 이 정도의 운동은 효과가 없다고 했던 과거의 연구와는 상이한 결과로서 운동의 효과에 대한 연구를 체계적으로 정밀하게 할 필요성을 제시하고 있습니다.

② 단독운동보다는 2가지 이상의 운동을 병행하는 것이 골밀도에 효과적인 것으로 나타나고 있습니다.

③ 골밀도를 변화시키기 위해서는 골 부위 (skeletal site)에 하중이 실리는 (load-bearing) 운동이 골량을 유지 또는 증가시키는데 가장 효과적인 것으로 나타났습니다. 즉, 특정 부위에 강한 부하를 주는 것이 전신적으로 약하게 주는 것보다 더 효과적으로 골형성을 자극한다고 보고되었습니다. 예를 들면, 빨리 걷기, 조깅은 요추에 체중의 1배, 1.75배의 자극을 주고, 중량을 드는 운동은 체중의 5-6배의 부하를 주는 것으로 알려졌습니다. 또 다른 메타분석 (meta-analysis)에 의하면 운동부위 (regional)의 골밀도가 유산소 운동에 의해서는 1.62%, 근력강화 운동에 의해서는 0.65% 증가되었다고 하였습니다.

④ 장기간 (20년 이상)의 운동은 골밀도, 근력, 평형성을 좋게 하는데 매우 효과적입니다. 실험적 연구 (intervention study)에 의한 임상연구결과를 보면 운동조건에 따라 다르기는 하나 장기간의 운동 후 2.8-5.2%의 골밀도 증가를 보고하였습니다. 그러나 운동은 지속적으로 유지하지 않으면 효과가 약화되는 것으로 보여, 운동에

의한 전반적인 이점은 0.5-2% 정도인 것으로 보여지고 있습니다.

⑤ 운동은 골량을 유지하거나 골소실을 경감시킬 수 있으나 골흡수 억제제를 대체할 수는 없으며, 운동요법에 칼슘이나 호르몬 요법을 병행하는 것은 운동요법 단독보다 골밀도 증가효과를 높입니다.

요약하면, 인과관계를 규명할 수 있는 장점이 있는 전향적 연구 (prospective study)의 결과들은 서로 상반되고 있으나, 장기간의 효과를 측정할 수 있는 장점이 있는 단면연구 (cross-sectional study)의 거의 대부분의 연구결과가 운동이 골밀도에 긍정적인 영향을 주는 것으로 보고되어, 전체 연구의 3/4이 좋은 효과를 시사하였으므로, 운동이 골소실 방지나 골량의 유지 혹은 증가에 도움이 되는 것으로 보입니다. 그러나 무작위화 (randomization), 운동방법, 연령, 내인성호르몬 상태, 개개인의 건강상태, 골밀도 측정방법과 측정부위, 추적관찰기간의 차이에 따라 연구결과가 달라 어떠한 형태의 운동법이 효과적인지는 결론을 내지 못한 상태입니다.

17-15 ▸▸ 운동이 낙상과 골절방지에 효과가 있습니까?

약간의 효과가 있는 것으로 보이나 더 많은 연구가 필요합니다.

매년 약 30%의 노인이 낙상을 당하고, 이로 인한 골절로 장기간 입원하거나 불구가 되는 빈도가 증가하고 있어, 골다공증은 중요한 사회적 건강 문제로 대두되고 있습니다. 특히 대퇴골 골절에 의해서는 이환율 (morbidity)이 50%가 되고 사망율 (mortality)이 10-20%에 이르므로 의료 경제적인 손실이 큽니다.

낮은 골량이 골절의 위험인자이긴 하나 골절의 90%는 낙상에 의한 것으로, 대퇴골 골절의 위험도는 골량의 1 표준편차 (standard deviation: SD) 치 감소로 2.5배 증가되나 낙상에 의해서는 5배 이상 증가된다고 하였습니다. 특히 75세 이상에서 골절의 위험도는 골량감소에 의해서는 변화가 없고 낙상에 의해서만 증가합니다. 골절방지를 위해서는 평형성 유지와 낙상 방지를 위한 운동이 골다공증을 치료하기 위한 약제의 사용만큼 중요한 것으로 보입니다. 평형성을 측정하는데 체위기록법 (posturography)이 자주 사용되는 방법으로 동적체위기록법 (dynamic posturography)이 정적체위기록법 (static posturography)보다 유용하다고 보고되었습니다.

고령의 여성에서 운동으로 골밀도를 증가시켜서 골절을 예방하기는 어려우므로 골밀도만을 증가시키는 운동보다는 낙상의 방지를 위한 근력, 조화, 평형성을 증진시키는 운동이 좋은데, 춤추기, 태극권, 걷기 등의 평형성 운동은 장기간 시행할 때 낙상방지를 위하여 효과적인 것으로 입증되었습니다. 메타분석에 의하면 이러한 운동은 낙상

빈도를 10% 감소시키는 효과가 있을 뿐 아니라, 넘어지더라도 부상의 정도를 작게 합니다. 태극권의 경우는 낙상의 빈도를 47% 감소시키고, 대퇴부 골절의 위험도를 1/4로 줄인다고 보고되기도 하였습니다. 운동이 낙상을 예방하는 효과의 기전은 아직 잘 모르며, 적절한 운동 빈도와 강도의 설정을 위한 연구도 필요할 것으로 보입니다.

17-16 ▸▸ 골다공증 환자가 피해야 할 운동이 있습니까?

있습니다.

척추골절은 무리한 운동뿐 아니라 일상생활에서도 발생할 수 있습니다, 앞으로 몸을 숙여서 물건을 드는 자세는 척추뼈에 10-20배나 높은 압박을 초래합니다. 그림 17-1에서와 같이 척추뼈가 감당할 수 있는 범위 (biomechanical competence)를 넘어서는 압박을 초래하는 운동이나 자세는 피해야 합니다. 한 연구에 의하면 척추골다공증이 있는 49-60세 사이의 여성을 대상으로 평균 2년간 추적하면서 척추골절의 발생을 관찰한 결과 운동을 하지 않은 군은 67%에서 골절이 발생한 반면 척추굴곡운동을 한 군은 89%에서 골절이 발생하였다고 하였습니다.

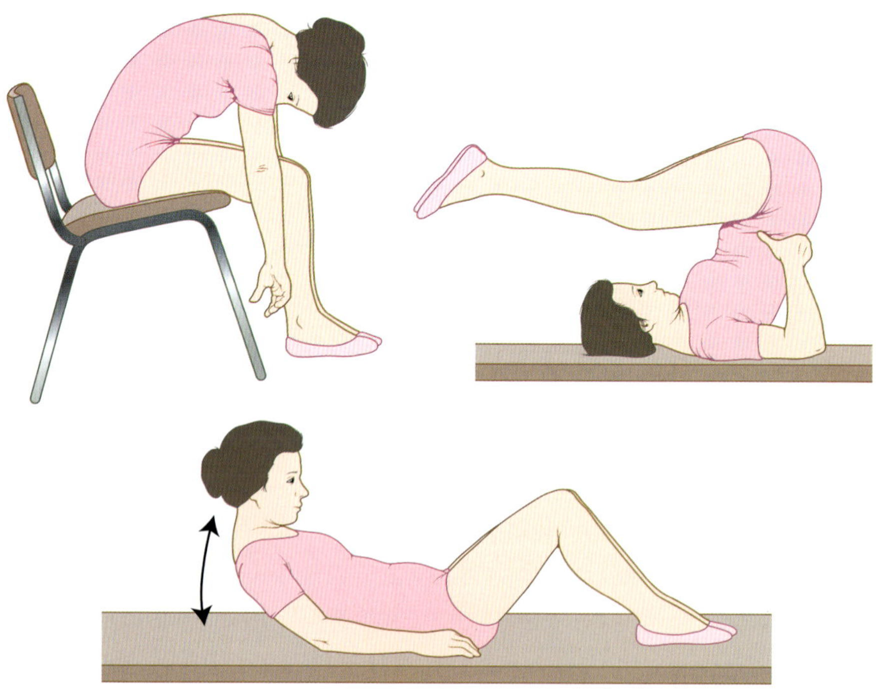

그림 17-1. 척추굴곡운동

17-17 ▸▸ 진동치료 (vibration therapy)가 골다공증에 도움이 됩니까?

진동치료란 스포츠센타에 있는 진동발생기를 이용하여 근골격계에 자극을 주는 방법입니다. 근육계에 대해서는 약간의 연구보고가 있으나 골격계에 대한 연구는 아직 드문 실정이고 특별한 효과도 입증되지 않았습니다.

참고문헌

박현. 노년기 운동과 산화 스트레스. 대한폐경학회 제11차 춘계연수교육 1999; 45.

진영수. 폐경후의 여성의 운동. 대한폐경학회 제8차 학술대회 1997; 75.

American College of Sports Medicine Position Stand. Exercise and physical activity for older adults. Med Sci Sports Exerc 1998; 30: 992-1008.

Borg GA. Psychophysical bases of perceived exertion. Med Sci Sports Exerc 1982; 14: 377-81.

Chumlea WC, Guo SS. Body mass and bone mineral quality. Curr Opin Rheumatol 1999; 11: 307-11.

Coupland CA, Cliffe SJ, Bassey EJ, Grainge MJ, Hosking DJ, Chilvers CE. Habitual physical activity and bone mineral density in postmenopausal women in England. Int J Epidemiol 1999; 28: 241-6.

Dawson-Hughes B. Prevention. In: Riggs BL. editor. Osteoporosis. Philadelphia: Lippincott-Raven Press; 1995. p.335.

Ivarsson T, Spetz AC, Hammar M. Physical exercise and vasomotor symptoms in postmenopausal women. Maturitas 1998; 29: 139-46.

Kelley GA. Aerobic exercise and bone density at the hip in postmenopausal women: a meta-analysis. Prev Med 1998; 27: 798-807.

Kelley GA. Exercise and regional bone mineral density in postmenopausal women: a meta-analytic review of randomized trials. Am J Phys Med Rehabil 1998; 77: 76-87.

Kerschan K, Alacamlioglu Y, Kollmitzer J, Wober C, Kaider A, Hartard M, et al. Functional impact of unvarying exercise program in women after menopause. Am J Phys Med Rehabil 1998; 77: 326-32.

Kohrt WM. Prescribing exercise intensity for older women. J Am Geriatr Soc 1998; 46: 129-33.

Lane JM, Nydick M. Osteoporosis: current modes of prevention and reatment. J Am Acad Orthop Surg 1999; 7: 19-31.

Morey SS. ACSM revises guidelines for exercise to maintain fitness. Am Fam Physician 1999; 59: 473.

Reid IR. Therapy of osteoporosis: calcium, vitamin D, and exercise. Am J Med Sci 1996; 312: 278-86.

Ryan AS, Treuth MS, Hunter GR, Elahi D. Resistive training maintains bone mineral density in postmenopausal women. Calcif Tissue Int 1998; 62: 295-9.

Shangold MM. Role of exercise and nutrition. In: Lobo RA. (eds). Treatment of the postmenopausal woman. New York: Raven press; 1994; p.289.

Shapses SA, Riedt CS. Bone, body weight, and weight reduction: What are the concerns? J Nutr 2006; 136: 1453-6.

Sinaki M, Mikkelsen BA. Postmenopausal spinal osteoporosis; flexion versus extension exercise. Arch Phys Med Rehabil 1984; 65: 593-6.

Snow CM, Shaw JM. Physical activity and risk for osteoporosis. In: Marcus R. (eds). Osteoporosis. New

York: Academic Press; 1996. p.511.

Snow-Harter C, Chay C, Marcus R. Exercise and its relationship to bone mass and cardiovascular function. In: Lorrain J, editor. Comprehensive management of menopause. New York: Springer-Verlag Press; 1994. p.159.

Uusi-Rasi K, Sievänen H, Vuori I, Heinonen A, Kannus P, Pasanen M, et al. Long-term recreational gymnastics, estrogen use, and selected risk factors for osteoporotic fractures. J Bone Miner Res 1999; 14: 1231-8.

Chapter / 18

폐경 여성의 피부관리

요약 K.e.y.p.o.i.n.t

폐경 후 에스트로겐 분비가 감소하면 피부의 수분과 콜라겐 감소로 피부가 얇아지고 탄력성이 소실됩니다. 폐경 후 호르몬 요법은 피부의 진피내의 콜라겐과 물의 양을 증가시켜 피부건조, 주름 등 피부문제를 완화시킵니다. 특히 호르몬은 경피 투여가 경구 투여에 비해 피부 콜라겐을 더욱 증가시킵니다. 그러나 위험도와 이점을 비교해서 생각해 볼 때 피부 증상을 완화하기 위한 목적만으로는 에스트로겐 투여는 추천되지 않습니다.

1. 노화 및 폐경에 따른 피부변화

18-1 ▸▸ 연령이 증가하면서 피부는 어떠한 변화를 보입니까?

피부에 있어서의 노화 현상은 피부가 건조해지거나 거칠어지는 것이 주된 증상입니다.

노화에 따라 표피는 점차 얇아지고 편평해지며 재상피화가 늦어져 진피는 점차 얇아지고 탄력성을 잃어갑니다. 또한, 신장 강도와 콜라겐 합성이 감소하고, 콜라겐 교체와 콜라겐 교차결합이 증가하며 물과 글라이코스 아미노글라이칸 (glycosaminoglycan: GAG)양이 감소합니다.

연령이 증가함에 따라 피부가 건조해지고 거칠어지며 피부의 탄력성이 감소하며 사마귀나 주근깨 등이 증가하고 주름이 늘게 됩니다. 또한 연령이 증가함에 따라 피하지방이 감소하게 되어 피부가 늘어지며 피부 탄성 및 유연성이 없어집니다.

연령 증가에 따른 피부 변화는 폐경이 되면서 에스트로겐이 감소하면서 가속화됩니다. 일반적으로 여성에 있어서, 노화가 일어나는 시기는 폐경기와 일치하게 되어 50대 이후에 일어나는 피부 변화를 단순히 연령증가로 인한 현상인지 폐경 후 여성호르몬 결핍으로 생긴 것인지를 명확히 구분하기는 어렵습니다.

18-2 ▸▸ 폐경 후 에스트로겐의 결핍은 피부에 어떠한 변화를 일으킵니까?

피부에서 에스트로겐 결핍은 주름, 건조, 위축, 늘어짐, 느린 상처회복 등으로 나타납니다. 이러한 피부의 변화는 콜라겐 감소에 의하는데 골에서 나타나는 콜라겐 감소와 연관 있게 나타납니다.

피부에 있어서의 에스트로겐 작용은 주로 콜라겐에 의해 나타납니다. 피부의 콜라겐 양은 에스트로겐에 의하여 영향을 받아 폐경 초기부터 급격하게 양이 감소하는데 폐경 후 첫 5년 동안 피부 콜라겐의 30%가 소실되며 그 후 20년간 매년 2.1%씩 감소합니다. 피부 생검 연구에서 피부 콜라겐은 연령이 증가함에 따라 감소하며 폐경 후 1년 내에 감소하는 정도가 더욱 심해져서 폐경 시작 후 수년간에 가속화된다고 하였습니다. 따라서 피부의 콜라겐 양은 연령증가보다는 폐경 후 기간과 역비례 한다고 보고되고 있습니다.

또한 에스트로겐 분비가 감소하면 피부의 수분이 감소하고 피부 히알루론산(hyaluronic acid)의 감소, 피부 수분을 조절하는 물질의 변화 등이 일어납니다. 이러한 변화는 남성호르몬에 의하여 주로 영향을 받으며 여성호르몬도 일부 관여 하는 것으로 알려져 있습니다. 폐경 후 여성에서 발생율이 높은 폐경기 각질 피부증은 손바닥과 발바닥에 주로 생기는 과각화증 (hyperkeratosis)으로 처음에는 체중이 부하되는 발뒤꿈치 부위의 각질층으로부터 생기기 시작하는데 피부 연화제 등을 사용하면 치료가 됩니다.

에스트로겐 결핍은 콜라겐 감소와 수분 감소 외에 진피 탄성섬유 (elastic fiber)의 퇴행성 변화, 피부의 탄력 감소, 피부 신장성 증가 등의 원인이 됩니다. 폐경기 여성에서 피부 신장성 증가가 주름의 원인이 되는데 흡연을 하는 여성에서 증가가 가장 크고 호르몬 요법을 하지 않는 경우가 하는 경우 보다 신장성이 더 크게 나타나 주름이 더 큽니다.

한편 폐경 후 피부 콜라겐 양과 골량은 같은 양상으로 급격하게 감소하며 피부 콜라겐 양과 요추 골밀도의 변화, 오스테오칼신의 변화 등이 서로 상관관계가 있으며, 피부층이 두터운 사람보다 피부가 얇고 투명한 사람에서 골다공증이 더 많다는 보고도 있습니다. 또한 연령의 증가와 폐경 후 기간은 골밀도, 피부 탄력성에 음의 상관관계를 보였으며 골밀도와 피부 탄력성 간에는 양의 상관관계가 있습니다. Limpaphayom은 피부 두께와 요추 골밀도가 상관관계가 있으며 초음파로 피부 두께를 측정하면 폐경기 혹은 폐경 후 수 년 간 골감소증을 예측할 수 있다고 보고하는 등 피부 두께를 측정하여 폐경 후 골다공증을 선별하려는 연구들도 있습니다.

2. 호르몬 치료가 피부에 미치는 영향

18-3 ▸▸ 에스트로겐과 상처회복/ 반흔의 관계는 어떻습니까?

여러 연구에서 에스트로겐이 상처회복을 향상시키는 것으로 보고되고 있습니다.

피부상처의 회복은 처음에는 염증반응이 먼저 일어나고 육아조직 (granulation tissue)이 자란 후 재상피화 과정을 거칩니다. 연령증가에 따른 상처 회복 지연의 한 원인으로 과도한 염증 반응에 의한 단백 분해의 증가를 들 수 있습니다. 에스트로겐은 결합조직의 대사에 중요한 역할을 하며 인슐린 유사 성장인자 (insulin like growth factor: IGF) 등과 같이 정상 상처 회복에 매우 중요한 성장 인자의 분비를 자극하는 작용이 있으므로 폐경 후 에스트로겐의 감소로 정상 상처 회복이 느려 집니다. 한 연구에서는 피부 생검 후 상처주위 피부에 에스트로겐 농도를 높여준 결과 대조군에 비하여 상처 크기가 현저하게 작았으며 콜라겐 또한 증가 되어 있었고 80일 후에 상처 부위의 궁극적 파열 강도 (ultimate breaking strength) 와 연관 되는 강직 (stiffness)의 증가를 보였다고 하였습니다. 65-95세 사이의 여성을 대상으로 하는 대조군 연구에서 호르몬 치료를 하는 경우 혈관성 혹은 압박성 궤양 (pressure ulceration)이 30-40% 정도 감소되어 있다고 보고하였습니다.

반흔의 경우 연령이 증가하면서 젊은 사람에 비해 흐리고 편평한 반흔이 생기는데 호르몬 치료를 하는 경우 젊은 사람들처럼 착색되어 있으면서 두드러진 반흔이 생기며 이는 에스트로겐에 의한 전환성장인자 b1 (transforming growth factor: TGF-β1)에 의한 작용 때문으로 알려져 있습니다.

18-4 ▸▸ 폐경 후 호르몬 요법은 피부에 어떤 영향이 있습니까?

폐경 후 호르몬 요법은 노화에 의한 피부 두께의 감소, 콜라겐 양의 감소, 탄성 섬유의 변화를 일으켜 피부의 신장성을 감소시킴으로서 피부 처짐을 줄이고 주름을 줄입니다.

에스트로겐은 콜라겐 합성을 증가시키고 세포자멸사 (apoptosis)를 억제하여 피부 위축, 건조, 주름 등을 방지합니다. 에스트로겐을 프로게스토겐과 함께 투여하면 각질형성세포 (keratinocyte)의 증식을 자극하고 섬유아세포의 기질 금속단백 분해효소 (matrix metalloproteinase: MMP)의 활성도를 억제하여 콜라겐 분해를 억제함으로써 피부두께를 유지하는 기능을 합니다. 에스트리올 크림을 사용하면 탄력 섬유 구조의 향상과 산성 점액 다당류와 히알루론산 증가로 진피 내의 수분량이 증가하고 프로게스토겐은 피지 합성을 증가시킵니다. 결과적으로 호르몬치료는 표피 지방을 증가시키고 수분을 함유하고 있는 능력을 증가시켜 건조를 방지하며 피부가 얇아지는 현상도 줄여 전반적으로 피부 노화를 감소시킵니다. 폐경 전 여성에서도 여성호르몬을 치료하면 피부노화가 감소합니다. 호르몬 치료의 피부에 대한 효과는 흡연자의 경우에는 나타나지 않습니다.

Dunn 등은 에스트로겐 치료시 노인성 피부 건조에 대한 위험도 (odd ratio: OR) 0.76, 피부 주름에 대한 위험도 0.68로 폐경과 관련된 피부 질환을 방지하는데 도움이 되는 것으로 보고 하였습니다. 한국 폐경여성을 대상으로 한 결과에서도 호르몬 치료는 얼굴 주름을 방지했습니다 (위험도: 0.22).

그러나 에스트로겐에 대한 피부의 반응은 용량에 따라 다른 결과를 보이는데 난소절제술을 한 여성에서 저용량의 에스트로겐을 3개월간 투여 하면 표피의 두께가 두꺼워 지지만 고용량 사용시에는 오히려 감소한다고 보고 하였습니다. 이러한 현상은 에스트로겐 국소요법, 이식, 테스토스테론과의 병합 요법 모두에서 유사하게 나타납니다.

또한 폐경 후 호르몬 치료는 기미와도 연관성이 있는데 기미의 원인은 다인성으로 알려져 있으며 임신, 경구 피임제의 사용, 호르몬 치료, 화장품의 사용, 광민감성약제(photosensitizing drug)의 사용, 유전적 소인, 햇볕에 노출 등이 원인으로 지적되고 있습니다. 폐경 후 호르몬 치료로 인한 기미는 경구 피임제와는 달리 임신 중 기미와는 관계가 없습니다.

18-5 ▸▸ 폐경 후 호르몬 요법을 할 때 그 투여 경로에 따라 피부에 미치는 영향이 달라집니까?

경피 투여가 경구 투여에 비하여 피부 콜라겐을 더 많이 증가 시킵니다.

폐경 후 호르몬 요법을 받지 않은 경우 1년 후 콜라겐이 3.2% 감소하는 반면 호르몬 요법을 받은 경우 1년 후 피부 콜라겐은 경구로 주기요법을 한 경우 2%, 경구로 지속 요법을 한 경우 인 경우 3%증가 하며 경피 투여를 한 경우 5.1%의 증가를 보여 경피 투여가 경구 투여에 비하여 피부 콜라겐을 더 많이 증가 시킵니다.

18-6 ▸▸ 폐경 여성에서 피부 증상 완화를 위하여 국소 요법으로 에스트라디올과 에스트리올을 사용한 경우 그 효과 및 부작용에 차이가 있습니까?

에스트라디올과 에스트리올의 피부에 대한 효과는 같으나 부작용은 에스트리올이 적습니다.

에스트로겐 복합체는 폐경 여성의 피부 노화를 방지, 치료할 수 있으며 에스트라디올과 에스트리올 모두 콜라겐 섬유의 증가와 III형 콜라겐 (type III collagen)의 증가 효과를 보이며 얼굴과 목에 사용하면 전신 부작용 없이 유사한 좋은 효과를 보입니다.

에스트라디올은 국소적으로 사용한 경우에도 그 농도에 따라 전신적인 부작용이 있을 수 있으나 에스트리올은 비교적 약한 에스트로겐으로서 전신적인 부작용이 없으면서 국소 효과는 좋아서 피부 증상만을 위하여 에스트로겐을 처방 할 경우 에스트리올이 부작용이 적습니다.

유방통은 에스트리올을 사용한 경우 25%, 에스트라디올을 사용한 경우 40%에서 나타나며 에스트라디올을 사용한 경우 10.7%에서 얼굴에 착색이 되는 것으로 보고되고 있습니다.

그러나 프레마린 연고 1 g을 매일 투여 한 경우 24주가 지나면 질에 호르몬 변화를 보이는 것으로 보아 전신적인 영향이 있는 것으로 생각 되나 혈압이나 심박 수, 체중변화 등의 심각한 증세는 일으키지 않아서 안전을 이유로 투여를 중단한 경우는 없었습니다.

18-7 ▸▸ 폐경 여성에서 호르몬 요법을 한 경우 피부에 나타나는 부작용에는 어떤 것이 있습니까?

흑색종의 위험이나 기미의 발생이 증가할 수 있습니다.

흑색종은 경구용 피임약을 복용한 경우 그 빈도가 증가하지만 폐경 자체가 흑색종의 위험을 증가시키지 않고 폐경 후 호르몬 요법으로도 빈도가 증가하지 않는 것으로 되어 있었으나 Holly 등은 55세 이후 폐경이 된 여성에서 표면으로 퍼지는 흑색종의 빈도가 증가하며 폐경이 비교적 일찍 된 경우 호르몬 요법에 의하여 흑색종의 위험이 증가 된다고 보고하였습니다.

Maeda 등은 에스트로겐은 상피의 멜라닌 세포의 멜라닌 생성을 자극하여 피부의 과색소 침착을 유발하며 폐경여성에서 접합마에스트로겐 (conjugated equine estrogen: CEE)을 사용하면 기미가 증가한다고 하여 에스트로겐과 프로게스토겐은 기미의 원인이 되는 것으로 생각 됩니다. 그 외에 폐경여성에서 호르몬 치료를 한 후 점이 커지거나 진해지는 증상, 거미모양 혈관 확장증 (spider telangiectasia), 지연피부포르피린증 (porphyria cutanea tarda) 등의 증세가 심하여 지며 흑색 극세포증 (acanthosis nigricans)등이 나타날 수 있습니다. 호르몬 요법시 첩포를 사용할 경우 제제에 대한 알러지 반응 등이 있는데 이는 프로게스토겐 제제 사용에 의하여 일어나는 자가면역성 프로게스토겐 피부염으로 인한 것입니다.

18-8 ▸▸ 폐경 여성에서 호르몬 치료 기간에 따라 피부 효과가 다르게 나타납니까?

12주 정도 경피 투여한 경우에도 그 효과가 빠르게 나타나기 시작하며 경구투여의 경우 6개월 정도 사용하면 효과가 있습니다.

폐경 후 호르몬 치료를 6개월 한 후에 각질층의 수분양이 증가하여 피부 탄력성과 유연성이 증가합니다. 0.01%의 에스트라디올과 0.3%의 에스트리올 복합체를 매일 1 g씩 6개월간 피부에 사용한 후 피부의 탄력성, 피부 견고성, 피부 수분양이 좋아지고 주름의 깊이와 모공 크기가 감소합니다. 프레마린 크림을 1일 1 g씩 12-24주 사용한 후에 잔주름이 줄었으며 24주를 사용하면 피부 두께가 현저히 증가합니다.

18-9 ▸▸ 식물성 에스트로겐은 폐경 여성의 피부에 어떤 영향을 미칩니까?

에스트로겐보다는 영향이 약한 것으로 보이지만 연구 결과가 아직 부족한 실정 입니다.

이소플라본의 하나인 다이드제인 (daidzein)은 피부 섬유아세포에 증식작용이 없는 것으로 알려져 있습니다. 제니스타인 (genistein)은 콩단백에 있는 것으로 자외선에 의한 피부 손상을 방지하지만 자외선에 의한 홍반에는 효과가 없는 것으로 알려져 있습니다.

한 이중맹검 대조군 연구에서 99 mg의 이소플라본을 포함하는 콩단백을 60-75세 사이의 폐경여성에게 12개월 투여하여 피부에서 에스트로겐과 같은 좋은 효과는 있으나 부작용이 없는 것으로 보고되었습니다. 또 다른 50-75세사이의 폐경 여성에게 3개월간 식물성 에스트로겐을 투여한 연구에서는 피부건조, 얼굴의 모발 등 에 대한 증상 완화는 없었다고 상반된 보고를 하고 있어 장기적인 식물성 에스트로겐 복용이 폐경여성의 피부에 어떤 역할을 하는지에 대하여는 아직 연구결과도 부족하고 논란의 여지가 있습니다.

18-10 ▸▸ 경피 프로게스토겐은 폐경 여성의 피부에 어떤 영향을 미칩니까?

전신적인 부작용 없이 피부 탄력 등에 효과가 있습니다.

3. 피부관리시 주의사항

18-11 ▸▸ 피부노화를 방지하기 위한 주의사항은 무엇입니까?

피부 건조는 주름과 피부노화의 원인이 됩니다. 특히 겨울철처럼 습도가 낮은 시기에는 되도록 보습기능이 있는 화장품을 사용하는 것이 도움이 됩니다. 햇빛 또한 주름 및 노화의 원인이 되므로 가능한 한 태양 광선에 피부 노출을 줄이기 위해서 양산이나, 모자, 썬글라스를 사용하는 것도 좋고 썬크림 등의 자외선 차단 화장품을 사용하는 것도 하나의 방법입니다. 평소에 항상 피부를 깨끗이 씻고 로션 (lotion)으로 수분 공급을 충분히 해주면 피부의 노화를 최대한으로 방지할 수 있습니다.

참고문헌

Baron YM, Brincat M, Galea R. Increased reduction in bone density and skin thickness in postmenopausal women on long-term corticosteroid therapy. A suggested role for estrogen add back therapy. Adv Exp Med Biol 1999; 455: 429-36.

Bolognia JL, Braverman IM, Rosseau ME, Sarrel PM. Skin changes in menopause. Maturitas 1989; 11: 295-304.

Brincat M, Moniz CJ, Studd JW, Darby A, Magos A, Emburey G, Versi E. Long-term effects of the menopause and sex hormones on skin thickness. Br J Obstet Gynaecol 1985; 92: 256-9.

Brincat M, Moniz CF, Kabalan S, Versi E, O'Dowd T, Magos AL, et al. Decline in skin collagen content and metacarpal index after the menopause and its prevention with sex hormone replacement. Br J Obstet Gynaecol 1987; 94: 126-9.

Brincat M, Versi E, O'Dowd T, Moniz CF, Magos A, Kabalan S, et al. Skin collagen changes in post-menopausal women receiving estradiol gel. Maturitas 1987; 9: 1-5.

Brincat M, Versi E, Moniz F, Magos A, de Trafford J, Studd JW. Skin collagen changes in postmenopausal women receiving different regimens of estrogen therapy. Obstet Gynecol 1987; 70:1 23-7.

Brincat MP, Baron YM, Galea R. Estrogens and the skin. Climacteric 2005; 8: 110-23.

Callens A, Vaillant L, Lecomte P, Horii I, Takahashi M, Hara M, et al. Does hormonal aging exist? A study of the influence of different hormone therapy regimens on the skin of postmentopausal women using non-invasive measurement techniques. Dermatology 1996; 193: 289-94.

Calvin M, Dyson M, Rymer J, Young SR. The effects of ovarian hormone deficiency on wound contraction in a rat model. Br J Obstet Gynaecol 1998; 105: 223-7.

Castelo-Branco C, Duran M, Gonzalez-Merlo J. Skin collagen changes related to age and hormone replacement therapy. Maturitas 1992; 15: 113-9.

Castelo-Branco C, Pons F, Gratacos E, Fortuny A, Vanrell JA, Gonzalez-Merlo J. Relationship between skin collagen and bone changes during aging. Maturitas 1994; 18: 199-206.

Castelo-Branco C, Figueras F, Martinez de Osaba MJ, Vanrell JA. Facial wrinkling in postmenopausal women. Effects of smoking status and hormone replacement therapy. Maturitas 1998; 29: 75-86.

Creidi P, Faivre B, Agache P, Richard E, Haudiquet V, Sauvanet JP. Effect of a conjugated oestrogen (Premarin) cream on aging facial skin. A comparative study with a placebo cream. Maturitas 1994; 19: 211-23.

Dunn LB, Damesyn M, Moore AA, Reuben DB, Greendale GA. Does estrogen prevent skin aging? Results from the First National Health and Nutrition Examination Survey. Arch Dermatol 1997; 133: 339-42.

Gniadecki R, Wyrwas B, Kabala A, Matecka J. Impairment of granulation tissue formation after menopause. J Endocrinol Invest 1996; 19: 215-8.

Graham-Brown R. Dermatologic problems of the menopause. Clin Dermatol 1997; 15: 143-5.

Guinot C, Malvy D, Ambroisine L, Latreille J, Mauger E, Guehenneux S, et al. Effect of hormonal replacement therapy on skin biophysical properties of menopausal women. Skin Res Technol 2005; 11: 201-4.

Haapasaari KM, Raudaskoski T, Kallioinen M, Suvanto-Luukkonen E, Kauppila A, Laara E, et al. Systemic therapy with estrogen or estrogen with progestin has no effect on skin collagen in postmenopausal women. Maturitas 1997; 27: 153-62.

Hall G, Phillips TJ. Estrogen and skin: the effects of estrogen, menopause, and hormone replacement therapy on the skin. J Am Acad Dermatol 2005 ;53: 555-68.

Holzer G, Riegler E, Honigsmann H, Farokhnia S, Schmidt JB. Effects and side-effects of 2% progesterone cream on the skin of peri- and postmenopausal women: results from a double-blind, vehicle-controlled, randomized study. Br J Dermatol 2005; 153: 626-34.

Kanda N, Watanabe S. Regulatory roles of sex hormones in cutaneous biology and immunology. J Dermatol Sci 2005; 38: 1-7.

Limpaphayom K, Panyakhamlerd K, Taechakraichana N, Kukulprasong A, Chotnopparatpattara P, Chaikittisilpa S. The predictive value of skin thickness in the diagnosis of osteopenia. J Med Assoc Thai 1999; 82: 347-51.

Maeda K, Naganuma M, Fukuda M, Matsunaga J, Tomita Y. Effect of pituitary and ovarian hormones on human melanocytes in vitro. Pigment Cell Res 1996; 9: 204-12.

Maheux R, Naud F, Rioux M, Grenier R, Lemay A, Guy J, et al. A randomized, double-blind, placebo-controlled study on the effect of conjugated estrogens on skin thickness. Am J Obstet Gynecol 1994; 170: 642-9.

Ohta H, Makita K, Kawashima T, Kinoshita S, Takenouchi M, Nozawa S. Relationship between dermato-physiological changes and hormonal status in pre-, peri-, and postmenopausal women. Maturitas 1998; 30: 55-62.

Panyakhamlerd K, Chotnopparatpattara P, Taechakraichana N, Kukulprasong A, Chaikittisilpa S, Limpaphayom K. Skin thickness in different menopausal status. J Med Assoc Thai 1999; 82: 352-6.

Paquet F, Pierard-Franchimont C, Fumal I, Goffin V, Paye M, Pierard GE. Sensitive skin at menopause ; new point and electrometric properties of the stratum corneum. Maturitas 1998; 28: 221-7.

Pierard GE, Letawe C, Dowlati A, Pierard-Franchimont C. Effect of hormone replacement therapy for menopause on the mechanical properties of skin. J Am Geriatr Soc 1995; 43: 662-5.

Rauramo L, Punnonen R. Wirkung einer oralen ostrogentherapie mit ostriolsuccinat auf die Haut kastrierter Frauen. Z Haut Geschl Kr 1969; 44: 463-470.

Sator PG, Schmidt JB, Sator MO, Huber JC, Honigsmann H. The influence of hormone replacement therapy on skin aging: a pilot study. Maturitas 2001; 39: 43-55.

Sauerbronn AV, Fonseca AM, Bagnoli VR, Saldiva PH, Pinotti JA. The effects of systemic hormonal replacement therapy on the skin of postmenopausal women. Int J Gynecol Obstet 2000; 68: 35-41.

Schmidt JB, Binder M, Demschik G, Bieglmayer C, Reiner A. Treatment of skin aging with topical estrogens. Int J Dermatol 1996; 35: 669-74.

Smith MA, Fine JA, Barnhill RL, Berwick M. Hormonal and reproductive influences and risk of melanoma in women. Int J Epidemiol 1998; 27: 751-7.

Sumino H, Ichikawa S, Abe M, Endo Y, Ishikawa O, Kurabayashi M. Effects of aging, menopause, and hormone replacement therapy on forearm skin elasticity in women. J Am Geriatr Soc 2004; 52: 945-9.

Sumino H, Ichikawa S, Abe M, Endo Y, Nakajima Y, Minegishi T, et al. Effects of aging and postmenopausal hypoestrogenism on skin elasticity and bone mineral density in Japanese women. Endocr J 2004; 51: 159-64.

Varila E, Rantala I, Oikarinen A, Risteli J, Reunala T, Oksanen H, et al. The effect of topical estradiol on skin collagen of postmenopausal women. Br J Obstet Gynaecol 1995; 102: 985-9.

Verdier-Sevrain S, Bonte F, Gilchrest B, Biology of estrogens in skin: implications for skin aging. Exp Dermatol 2006; 15: 83-94.

Vihtamaki T, Luukkaala T, Tuimala R. Skin contamination by oestradiol gel-a remarkable source of error in plasma oestradiol measurements during percutaneous hormone replacement therapy. Maturitas 2004; 48: 347-53.

Warren MP, Halpert S. Hormone replacement therapy: controversies, pros and cons. Best Pract Res Clin Endocrinol Metab 2004; 18: 317-32.

Wolff EF, Narayan D, Taylor HS. Long-term effects of hormone therapy on skin rigidity and wrinkles. Fertil Steril 2005; 84: 285-8.

Youn CS, Kwon OS, Won CH, Hwang EJ, Park BJ, Eun HC, et al. Effect of pregnancy and menopause on facial wrinkling in women. Acta Derm Venereol 2003; 83: 419-24.

Chapter / 19

폐경 후 비만 관리

요약 K.e.y.p.o.i.n.t

비만이란 건강을 해칠 정도로 지방 조직에 과도한 혹은 비정상적인 지질이 추적되는 상태를 의미하며, 여성에서는 폐경 후 여러 가지 호르몬의 변화와 함께 연령증가로 인한 변화로 비만이 나타날 수 있습니다. 비만은 고혈압, 당뇨병, 골관절 질환 이외에 각종 피부질환, 종양 등의 원인으로 작용하기 때문에 적절한 운동과 식이요법, 호르몬 요법 등을 통하여 정상체중을 유지하는 것이 매우 중요합니다. 비만의 치료약제는 매우 다양하기 때문에, 호르몬 요법 시처럼 개개인의 특성을 고려하여 약제를 처방하는 것이 좋으며, 개개인의 목표치를 설정하여 체중 뿐 만 아니라 혈중 콜레스테롤 수치, 혈압, 당화혈색소 등 여러 가지 비만관련인자들이 호전되는 것을 지속적으로 관찰해야 합니다.

1. 비만의 정의 및 진단

19-1 ▸▸ 비만 (obesity)의 정의는 무엇입니까?

비만은 "건강을 해칠 정도로 지방조직에 과도한 혹은 비정상적인 지질이 축적되는 상태' 입니다.

비만의 정의는 세계보건기구 (World Health Organization: WHO)에 따르면 표 19-1과 같으며 아시아-태평양 비만지침은 표 19-2와 같습니다. 아시아-태평양 비만지침은 세계보건기구 비만 기준과는 약간의 차이가 있으며 우리나라 비만 여성 환자의 상태 및 예후 치료모델을 설정하는데 중요한 지표로 유용하게 쓰이고 있습니다.

표 19-1. 체질량지수 (body mass index: BMI) 에 따른 비만의 기준 (세계보건기구, World Health Organization: WHO)

체질량지수				합병증 발생율
〈 18.5 kg/㎡	저체중	정상		낮음
18.5–24.9 kg/㎡	정상 체중			
25.0–29.9 kg/㎡	과체중	비만전단계		약간 증가함
30.0–34.9 kg/㎡		비만	class I	중등도 증가
35.0–39.9 kg/㎡			class II	높음
40.0 kg/㎡			clase III	매우 높음

표 19-2. 아시아-태평양 비만 지침

체질량지수			합병증 발생율			
			허리	남자	〈90cm	≥90cm
			둘레	여자	〈80cm	≥80cm
〈 18.5 kg/㎡	저체중	정상			낮음	평균
18.5–22.9 kg/㎡	정상체중				평균	증가
23.0–24.9 kg/㎡	과체중	비만전단계			중등도	증가
25.0–29.9 kg/㎡		비만	class I		증가	높음
≥30.0 kg/㎡			class II		높음	매우 높음

19-2 ▸▸ 비만을 진단하는 방법에는 어떠한 방법이 가장 좋습니까?

체지방의 양을 측정하는데, 수중 체밀도법 (under water method), 생체전기 저항분석법, 피부주름 두께측정법, 컴퓨터 단층 촬영에 의한 복부내장 지방 측정법 등이 있습니다.

실지 임상에서 많이 사용되는 체질량지수와 허리둘레 (waist circumference)는 신뢰도 및 검사 타당성이 높으며 사용에 편리하고 비용이 적게 들어 선호됩니다.

가) 체질량지수 (body mass index: BMI)

성인에서의 체중 (kg)을 신장 (m)의 제곱 치로 나누어 산출 (kg/㎡)하며, 건강 위험을 평가하는데 우수한 지표로 사용됩니다. 대부분의 연구에서 심 혈관 질환이나 암, 기타 다른 질환의 이환율과 조기 사망률을 포함하는 건강 위험율을 평가할 때 BMI를 사용하고 있습니다. 근육량이 많은 운동선수나 근육량이 매우 빈약한 노인, 임신부나 수

유중인 여성에게는 체질량지수를 적용 할 수 없으며, 성장기의 어린이의 경우는 그 연령에 준하는 기준을 따로 사용합니다.

나) 허리둘레 (waist circumference)

허리엉덩이 둘레비 (waist-hip ratio : WHR)도 많이 쓰이고 있으나 엉덩이 둘레 측정은 오차가 커서 최근에는 허리둘레 측정만을 복부내장 비만의 적절한 지표로 이용하고 있습니다. 허리둘레는 직립자세에서 최하위 늑골 하부와 골반장골릉 (iliac crest)의 중간부위를 측정하며 (cm) 이는 전상장골극 (anterior superior iliac spine)의 3 cm 상부 쪽을 의미합니다. 비만이 매우 심한 경우나 출산 후 혹은 폐경 후 노인에서 복부피하지방이 과도하게 늘어진 경우에서는 직립자세에서 허리 부위의 피하지방을 들어올리고 측정합니다. 허리둘레가 여성에서 80 cm 이상 (남성은 90 cm 이상)이면 비만으로 인하는 건강 위험지표로 봅니다.

2. 폐경과 비만

19-3 ▸▸ 폐경과 비만은 직접 관계가 있습니까? 그 원인은 무엇입니까?

폐경은 직/간접적으로 비만과 연관성이 있다고 생각됩니다.

여성은 폐경기에 체중이 대개 2-3 kg정도 증가하는데, 이러한 체중증가는 폐경 전의 체중과는 무관합니다. 폐경 후에는 체질량지수 (body mass index: BMI) 외에 전체적인 지방량 (overall adiposity), 중심지방 (central adiposity), 내장지방 (visceral adiposity)이 증가하여 지방 외성분 (fat free mass; FFM)은 감소하면서 신체지방량 (body fat mass : BFM)과 허리엉덩이 둘레비 (waist-hip ratio)는 증가한다는 보고가 있습니다.

체중 증가가 폐경 그 자체 보다는 나이와 더 관계가 있다고 보는 관점도 있습니다. 그러나, 폐경 후 신체활동량과 기초 대사량이 갑자기 감소하는 것도 큰 영향을 준다고 생각됩니다. 폐경 후 에스트로겐의 감소는 골격근의 감소를 유발하며, 이는 기초 대사량을 떨어뜨리게 됩니다. 기초 대사량은 하루 에너지 소모량의 대부분을 차지하기 때문에 저하 시 체중 증가의 원인이 됩니다.

폐경 후 여성에서의 체지방이 증가하는 다른 원인으로는, 안드로겐에서 말초 방향화로 만들어지는 에스트로겐의 증가, 전반적인 에스트로겐 감소로 인한 렙틴 (leptin) 생성의 감소, 성장 호르몬 분비의 감소 등이 있습니다.

19-4 ▸▸ 폐경 후 신체의 지방 분포 변화는 어떻게 달라집니까?

복부 비만이 심해지며 엉덩이 부분의 지방은 감소하게 됩니다.

에스트로겐은 지방세포대사에 국소적 특이효과가 있습니다. 에스트로겐은 엉덩이 부분의 지단백분해효소의 활성을 증가시키나 복부 및 유방의 지방세포 조직 내에서는 지방분해를 촉진시킵니다. 따라서 폐경 후 에스트로겐이 감소하면 복부지방의 지방분해가 감소되면서 복부비만이 가속되게 됩니다.

이러한 현상은 복부 또는 내장형 지방축적으로의 지방의 재분포와 관련이 있으며 한편 내장 비만이나 최대산소 소비량과는 역관계가 있어 중심 비만이 심해지는 원인이 됩니다. 체지방의 중심성 분포는 여성에서 심혈관질환의 발생에 독립적인 예측인자로 인식되고 있습니다. 1,075명의 치료받지 않은 건강한 여성을 대상으로 한 대규모의 단면연구에서, 폐경 후의 여성에서 폐경 전 여성에 비해 체중과 체질량 지수 (body mass index: BMI) 와 복부 지방의 양이 높았지만, 근육량과 사지의 지방량은 폐경 전 여성에 비해 낮다고 하였습니다.

19-5 ▸▸ 폐경 후 여성호르몬 요법이 비만의 원인이 될 수 있습니까?

호르몬 요법이 특별히 비만 발생을 촉진하는 것은 아닙니다.

대부분의 폐경여성들은 여성 호르몬을 복용하면 체중이 증가하는 것으로 알고 있으나 실제로는 폐경여성의 호르몬 치료는 체중증가나 체지방의 축적과는 큰 관계가 없습니다.

호르몬 요법을 받은 여성들은 오히려 체질량지수 (body mass index: BMI) 가 낮고 허리 엉덩이 둘레비 (waist-hip ratio)의 감소가 보이며, 특히 비만한 폐경여성의 경우는 치료하지 않은 여성군보다 허리 엉덩이 둘레비가 현저히 낮았습니다.

운동요법 후 호르몬 치료를 지속 할 경우에, 치료를 중단한 군에 비해 복부 지방의 증가가 유의하게 적어 호르몬 요법이 운동 중단 후 지방의 재 축적을 막거나 식이요법의 보조적 치료로 사용될 수 있다고 하였습니다.

3. 비만의 합병증

19-6 ▸▸ 폐경 후 비만여성에게 올 수 있는 합병증으로 어떠한 질환을 조심해야 합니까?

비만은 당뇨병, 고혈압, 담낭질환, 심장질환, 호흡기 질환, 골과 결체조직 질환 등 여러 가지 합병증을 유발합니다 (표 19-3).

비만은 단일 질환으로는 가장 많은 합병증을 유발하는 질환으로서 결과적으로 사망률을 증가시킵니다. 이러한 합병질환의 이환율과 사망률의 증가는 체질량지수 (body mass index: BMI)와 복부비만도가 증가할수록 증가합니다.

표 19-3. 비만 여성에서 발생가능한 합병증과 위험도

질환	위험성
당뇨	제 2형 당뇨병 증가. 비만의 정도와 기간과 비례 BMI 35 이상에서 상대 위험도 60.9 배
담낭질환	비만의 정도와 비례 BMI 30 이상시 발병율 3-4배 이상 증가 특히 콜레스테롤 담석이 증가함
골, 관절, 근육, 피부, 연결조직 질환	퇴행성 관절염 증가 다모증, 흑색 극피종, 피부 선조 등
고혈압	체중에 따라 증가
심장질환	BMI 29 인 경우 유병율 3.3 배 증가
호흡기 질환	BMI 30 이상시 10% 이상에서 수면 무호흡증 발생 코골이 지수 증가, 야간 산소포화도 저하
대사증후군	인슐린 저항성과 관련되어 증가

BMI: body mass index, 체질량지수

19-7 ▸▸ 비만은 암 발생과도 관련이 있습니까?

비만 여성에서는 유방암, 자궁 내막암이 증가합니다.

비만과 암 발생과의 상관관계는 코호트 연구를 통하여 비교적 많이 밝혀졌습니다. 미국인의 경우 1982년부터 1998년까지 조사한 결과에서 체질량지수 (body mass index: BMI) 40이상에서 암 사망 위험도가 남자는 1.52배였고 여자는 1.62배로 높았습니다.

발생 기전은 명확하지 않으나 체지방에서 생성되는 에스트로겐의 증가, 인슐린 분비 증가, 인슐린 저항성으로 인한 여러 가지 대사인자의 변화, 산화 유전인자의 손상 (oxidative DNA damage) 등이 원인이 되는 것을 생각되고 있습니다.

19-8 ▸▸ 비만의 합병증 중 대사증후군이란 어떤 병입니까?

미국 국립콜레스테롤 교육프로그램 (National Cholesterol Education Program; NCEP)이 제시한 대사증후군의 진단 기준은 표 19-4와 같습니다.

표 19-4. 미국 국립콜레스테롤 교육프로그램 (National Cholesterol Education Program; NCEP) 에서 제시한 대사증후군의 진단기준

복부비만	허리 둘레 남성 102 ㎝, 여성 88 ㎝ 이상
중성지방 증가	150 mg/dℓ 이상
고밀도 콜레스테롤 감소	고밀도 콜레스테롤 남성 40 mg/dℓ, 여성 50 mg/dℓ 미만
고혈압	수축기 130 ㎜Hg 이상 또는 이완기 85 ㎜Hg 이상
공복혈당 증가	≥ 6.1 mmol/L (110 mg/dl)

위의 5가지 중 3가지 이상 해당 시 대사증후군으로 진단.

대사증후군의 정의는 크게 국제 당뇨협회 (Internation Diabetes Federation, IDF) 에서 제시한 기준과 NCEP에서 제시한 두 가지 기준이 있습니다. IDF 기준의 특징은, 허리둘레가 늘어나 있지 않은 사람은 제외하며, 허리둘레의 기준에서 지역적 특성을 고려한다는 것입니다. 반면 국립 콜레스테롤 교육프로그램의 기준은 허리둘레가 정상이더라도 나머지 기준에 합당하면 대사증후군을 진단할 수 있으며, 허리둘레에 대한 지역적인 기준이 없이 일관적으로 적용합니다.

미국 심장협회 (American Heart Association) 에서는 NCEP에서 제시한 기준에서 공복혈당의 기준을 100 mg/dL (5.6 mmol/L) 으로 낮추어 제시하였으며, 혈당을 낮추기 위한 약물을 복용하고 있는 경우도 기준에 포함을 시켰습니다. IDF의 대사증후군의 기준은 표 19-5와 같습니다.

표 19-5. 국제 당뇨병 협회 (Internation Diabetes Federation; IDF)에서 제시한 대사증후군의 진단기준

복부비만 : 허리둘레 남성 94 cm (동양인 90 cm), 여성 80 cm (동양인 80 cm) 이상. 복부비만과 함께 아래 네 개 중 두개 이상이 해당되어야 함.	
중성지방 증가	150 mg/dℓ 이상 혹은 지질대사이상으로 치료를 받고 있는 경우
고밀도콜레스테롤 감소	남성 40 mg/dℓ, 여성 50 mg/dℓ 미만 혹은 지질대사이상으로 치료를 받고 있는 경우
고혈압	수축기 130 ㎜Hg 이상 또는 이완기 85 ㎜Hg 이상 혹은 고혈압 진단받고 치료하고 있는 경우
공복혈당 증가	≥ 5.6 mmol/L (100 mg/dl) 혹은 제 2형 당뇨를 진단받은 경우

이 중 복부비만은 당뇨 및 기타 내분비 합병증의 원인으로 생각되고 있습니다. 복부비만을 구성하는 내장지방은 대사적 활성이 높아 지방 분해에 민감하고 간으로 직접 유입되어 간에서 인슐린저항성을 유발해서 당 대사와 지질 대사의 이상을 초래하는 것으로 알려져 있습니다.

4. 비만 치료: 적응증과 치료법

19-9 ▸▸ 비만 치료 중 비수술적 요법의 적응증은 무엇입니까?

대한비만학회에서 정한 치료가 요구되는 비만 치료의 적응증은 표 19-6과 같습니다.

표 19-6. 체중감량 적응증

체질량지수 25이상, 25이상이면서 최근 체중이 급격하게 증가하거나 27이상이면 식사요법, 행동요법, 운동요법과 같은 비만치료가 적극 권장되며, 1일 800 kcal 이하의 초저열량 식사요법이나 약물요법은 다음과 같은 경우에 적응된다. 초저열량 식사요법의 적응증: • 체질량지수 27~32 이상이면서 식사, 운동, 행동요법을 시행하고, 12주후에도 현재 체중의 5% 이상이 감소되지 않는 경우 • 체질량지수가 32이상이고 현재체중의 10%이상의 감량을 목표로 정하는 경우 • 체중감량을 위한 수술적 치료의 전처치 약물요법의 적응증: • 체질량지수 27~32 이상이면서 식사, 운동, 행동요법을 시행하고, 12주후에도 현재 체중의 5% 이상이 감소되지 않는 경우 • 체질량지수가 32 이상이고 현재 체중의 10%이상의 감량을 목표로 정하는 경우 • 체질량지수 25~29.9이며 체중유지를 위하여 식사요법과 운동요법을 하고도, 24주 동안 정상적인 체중을 달성하지 못하고, 비만에 의한 합병증 위험도가 계속 있는 경우

19-10 ▸▸ 비만 치료 중 수술적 요법의 적응증은 무엇입니까?

고도 비만이 있으면서 체중 감량 프로그램에 의해서 체중은 감소되나 감량된 체중을 유지하기에 실패한 환자가 적응증입니다.

고도 비만환자의 95% 이상이 의학적 체중 감량 프로그램을 시도하지만 치료 시작 2년 안에 원래의 체중으로 돌아가거나 더 체중이 증가하게 됩니다. 체질량지수 (body mass index: BMI)가 40 kg/m² 이상이거나 35 kg/m²이면서 동반 질환 (관상동맥질환, 심부전, 호흡저하, 폐쇄성 수면무호흡증후군, 당뇨병, 고혈압, 고콜레스테롤혈증, 담석, 요실금, 식도 역류, 신증후군, 탈장, 정맥저류, 혈액응고증, 골관절염 등) 을 가지고 있는 환자들에게서 수술은 확실한 치료입니다. 비만의 치료방법으로 수술이 이차적으로 시행되는 이유는 수술로 열량 섭취를 감소시킬 수는 있으나 열량의 소모는 오히려 더 떨어뜨릴 수도 있기 때문입니다. 그러므로 수술 후 생활양식을 변화시켜 열량 소모를 증가하는 것이 효과를 극대화 할 수 있는 방법입니다.

현재 많이 사용되는 수술법으로는 수직 밴드 위성형술 (vertical banded gastroplasty), 조정 가능한 위결찰술 (adjustable gastric binding), 혹은 루앙 Y위우회술 (Rouxen-en-Y gastric bypass)이 북미와 유럽에서 선호되고 있으며 복강경을 이용한 비만 수술도 시도되고 있습니다.

19-11 ▸▸ 비만치료는 약물치료 전에 어떠한 치료를 먼저 하여야 합니까?

비만 치료는 일단 행동수정요법을 시행하며 식사요법과 운동요법을 병행해야 합니다.

행동수정요법에는 자극조절, 강화, 자기 관찰, 행동 계약, 사회적 지지와 인지변화가 포함됩니다.

식사요법은 저 열량식사요법이 중요하며 하루 섭취열량을 1,000-1,200 Kcal이하로 제한합니다. 전해질과 무기질의 결핍과 영양소의 불균형에 주의해야 하며, 특히 칼슘은 체중감소에 의한 골 소실을 고려하여 하루 500-1,000 mg정도 섭취해야합니다.

운동요법은 운동으로 열량을 소모함으로써 잉여 지방을 없애고 체지방을 줄이는 효과가 있습니다. 규칙적인 운동은 신체의 기초대사율을 올려 운동을 하지 않을 때도 체지방 연소를 늘리는 것으로 되어있습니다.

19-12 ▸▸ 비만의 운동 요법은 어떻게 관리합니까 ?

자신에게 맞는 운동을 선택하여 꾸준히 시행하는 것이 중요합니다.

한 연구에 의하면, 50-75세의 폐경여성에서 걷기 운동의 양은 전체 지방량과 중심성 비만과 반비례하며, 하루에 10,000 보 이상 걷는 것이 체중을 적절하게 유지하는데 매우 중요한 요소라고 발표한 바 있습니다. 체중 증가는 에너지 섭취뿐만 아니라 에너지 소모, 그리고 호르몬 상태 사이의 장기간에 걸친 상호작용의 결과로 나타납니다. 그러나 신체적으로 활동적인 생활양식은 폐경 후 여성에서 비만의 위험을 감소시키는 가장 중요한 요소입니다.

폐경이 되면 비만과 그로 인한 대사 질환의 위험은 증가합니다. 하루에 얼마 정도를 먹고 얼마나 운동을 해야 비만을 예방 할 수 있는지에 대한 적절한 치료 목표는 아직 확립되어 있지 않습니다.

폐경 후 여성이 하루에 10,000 보 이상 걷는 것은 체중 조절이나 골다공증의 예방에도 중요하지만, 적절한 신체활동이 모든 연령에서 비만과 대사 질환의 위험을 감소시킨다는 사실을 여성들에게 주지시킬 필요가 있습니다.

19-13 ▸▸ 비만치료에서 식사요법은 실제로 어떻게 지도합니까?

식사요법은 환자 개개인의 상태와 요구사항에 맞추어 계획 합니다. 체중조절을 위한 식사요법은 열량 수준이나 식사의 구성에 따라 다음과 같이 몇 가지로 분류할 수 있습니다.

가) 저 열량식사 (low calorie diet, LCD)

저 열량 식사 (1000-1200 kcal)를 이용하여 안전하고 효과적인 체중조절을 하기 위해서는 평소의 식사섭취량을 파악하여 이를 근거로 적절한 영양소가 포함될 수 있도록 균형 잡힌 저 열량 식사를 계획하여야 합니다. 이상적인 저 열량식사는 식품 교환 표를 이용하여 쉽게 계획할 수 있지만 비만 환자 중에 상당수는 갑자기 변화된 식사에 제대로 적응하지 못하며 공복감을 이기지 못해 실패합니다. 저 열량 식사를 이용 시에는 가능한 환자의 생활 습관과 식품에 대한 선호도를 고려하여 계획하며, 식사요법 시행 시 발생 가능한 문제에 대해 사전에 대처할 수 있는 방안을 제시해야 합니다. 경우에 따라서는 상업적 조제식을 병용하여 사용하기도 합니다.

나) 초저열량 식사 (very low calorie diet, VLCD)

초저열량 식사는 1일 400-800kcal의 열량을 공급하는 매우 적극적인 치료방법으로 에너지 소모량보다 훨씬 적은 열량을 섭취함으로써, 부족한 에너지를 체지방으로부터 보충하여 단기간에 빠른 체중 감소가 이루어지도록 하는 방법입니다. 열량은 제한하되 당질과 고단백질, 필수지방산을 포함한 최소한의 지방, 권장량을 충족시킬 수 있는 비타민과 무기질이 포함시켜 케톤산혈증과 질소 및 전해질 손실을 최소화해야 합니다. 이 방법을 사용할 경우 1주일에 1.5-2.5 kg 정도가, 12-16주 사용시 20-25 kg이 감소됩니다.

초저열량식은 심각한 의학적 문제가 발생할 수 있으므로 전문가의 엄격한 감시와 통제 하에 실시되어야 합니다. 부작용으로는 급사를 비롯하여 빈혈, 복부팽만감, 오심, 구토, 복통, 설사, 담낭질환의 악화, 부정맥, 월경이상, 피부건조, 모발손실, 두통, 허약, 무기력감, 저혈압, 구취 등이 있습니다. 초저열량식을 사용할 때에는 반드시 사전에 충분한 의학적 평가가 이루어져야 합니다.

19-14 ▸▸ 저열량 식사 중에는 비타민을 따로 공급해야 합니까?

1일 권장량을 충족시킬 수 있도록 각종 비타민과 미네랄을 공급해야 합니다.

열량을 감소시키더라도 비타민과 무기질은 1일 권장량을 충족시킬 수 있도록 반드시 공급되어야 합니다. 1,200 kcal 이하의 식사를 하는 경우 식사만으로는 권장량을 충족시키기 어렵습니다. 따라서 열량섭취수준이 매우 낮을 경우에는 별도의 보충이 필요합니다.

감량식사를 하는 경우에는 식단을 어육류, 저지방 유제품, 채소 및 과일류가 다양하게 포함되도록 하여야 하며 칼슘, 인, 철분 등을 비롯한 여러 가지 무기질 섭취에 불균형이 초래되어 문제가 발생할 수 있으므로 주의를 기울여야 하겠습니다.

19-15 ▸▸ 운동 중 사망사고가 간혹 있는데, 비만치료로 운동요법을 추천 할 때 주의해야 할 사항은 무엇입니까?

비만 환자의 운동능력을 평가하고 운동을 해도 되는 상태인지를 검사하는 것이 중요합니다.

운동평가와 운동 처방 시 모든 참여자에게 문진, 이학적 검사 및 기본적인 검사실 검사를 시행합니다. 특히 심 혈관질환과 관련된 증상 및 운동습관 파악이 중요합니다.

운동전 위험도를 미리 파악해 보는 간단한 방법으로 The Canadian Physical Activity Readiness Questionnaire (PAR-Q)라는 설문이 있는데 운동하지 말아야 할 사람을 골라내는 예민도가 80%, 특이도가 100%입니다. 다음의 표 19-7 에서 한 문항에라도 '예' 라고 긍정적으로 응답한다면 심한 운동이나 운동부하 검사 전에 의학적 문제가 없는지 검진해야 합니다.

이학적 검사를 통해서는 심폐 질환, 말초혈관질환, 비만, 근 골격계 질환 등을 파악해야 하며 기본적인 검사실 검사로는 혈색소, 혈당, 콜레스테롤, 고밀도 지단백 측정, 크레아티닌, 흉부방사선 검사 등이며, 필요시 심전도, 폐 기능검사, 심장 초음파검사 등을 추가합니다. 고위험군 및 만성병 환자에게는 운동부하 심전도를 측정해야 하고 이러한 운동전 건강검사의 결과를 분석, 평가하여 모든 대상자를 건강군, 위험군, 질병군 및 운동 금기군으로 나눌 수 있으며 각 군에 대한 운동의 계획을 달리 설정하여 운동처방을 하도록 합니다.

표 19-7. 운동저해요인 설문(Physical Activity Readiness Questionnaire: PAR-Q)

1. 의사로부터 심장병이 있다고 들은 적이 있습니까?
2. 자주 가슴에 통증을 느낍니까?
3. 현기증을 느끼거나 심하게 어지러운 적이 있습니까?
4. 의사로부터 혈압이 높다고 들은 적이 있습니까?
5. 운동하면 심해지는 관절이나 뼈 질환이 있다고 의사로부터 들은 적이 있습니까?
6. 위에 적히지 않았지만, 운동하고 싶어도 못하는 다른 신체적 문제가 있습니까?
7. 65세 이상이고 심한 운동을 해본 적이 있습니까?

19-16 ▸▸ 실제로 널리 쓰이는 비만치료 약물에는 어떠한 약제가 있습니까?

과거에 체중감량 목적으로 쓰였던 펜플루라민 (fenfluramine)이나 펜터민 (phentermine)은 심장판막질환과 폐동맥성 고혈압유발의 위험으로 현재는 사용이 중지되었고 에페드린 (ephedrine)과 카페인 (caffein)도 부정맥을 유발시키는 효과가 있어 쓰이지 않는 약제들입니다. 빠른 효과를 보기 위해 무조건 여러 약제를 병합투여 하는 것은 부작용을 초래하고 그 효과도 부정적이므로 약물에 대한 정확한 지식을 바탕으로 하는 개별적인 맞춤처방이 바람직합니다.

현재 임상적으로 많이 쓰이는 약제는 표 19-8과 같습니다.

표 19-8. 임상에서 많이 사용되는 비만 치료용 약제

성분명	Orlistat	Sibutramine: β-phenylethylamine
상품명	Xenical	Reductil
작용기전	지방 흡수 억제 섭취 지방의 30% 배설	중추신경계 신경 말단에서 세로토닌과 노르아드레날린 재흡수를 억제하여 포만감을 항진시키며 식욕을 억제
상용량	하루 세 번 식 후 120 mg 씩 복용	식사와 상관없이 1일 1회 아침에 10 mg 복용
용법	식사 후 1시간 이내에 1일 3회 120 mg 씩을 섭취함.	3개월 이내 최소 체중의 5% 이상 감량시 3개월 이상 지속 4주간 체중감소가 2kg 미만시 15 mg으로 증량, 체중감량이 지속되지 않으면 치료 중단.
부작용	급변, 묽은 변, 지방변, 분비물 포함 위장내 가스	두통, 입 마름, 식욕부진, 변비, 불면, 어지러움
주의사항	사용 금기: 만성흡수불량, 담즙 울혈, 과민반응 지용성 비타민 흡수를 감소시킴.	사용금기: 관상동맥질환, 뇌졸중, 심부전, 부정맥, 조절되지 않는 고혈압, 신 장애, 간 장애, 경련성 질환, 파킨슨, 녹내장, 신경성 식욕 부진증, 과민반응자, 임신부, 수유부, 소아
기타	타약제와 상호작용 미미 LDL콜레스테롤 감소효과	노인도 상용량 투여. 중성지방, VLDL콜레스테롤, 인슐린, C-펩티드 및 요산 개선효과

LDL: 저밀도 지단백, low density lipoprotein
VLDL: 초저밀도 지단백, very low density lipoprotein

19-17 ▸▸ 항우울제를 체중감소 목적으로 사용할 수 있습니까?

식욕감소 효과는 있으나 체중감소의 목적으로 사용할 수는 없습니다.

플루옥세틴 (fluoxetine)은 신경말단에서 세로토닌의 재흡수를 선택적으로 억제하는 선택적 세로토닌 노르아드레날린 억제제 (selective serotoninergic and noradrenergic inhibitor: SSRI, SSNI)계열의 항 우울제로서 식욕을 감소시켜 체중감소를 유도하는 작용이 있습니다. 특히 스트레스성 폭식증과 밤참 증후군의 식욕억제효과가 크며 월경 전 식욕증가와 월경통에 효과적입니다. 무 반응자가 약 10%정도 되며 6개월 복용 시에 최대 효과가 나타나는데 더 장기적으로 복용했을 때는 체중이 다시 늘어나기도 합니다. 부작용으로 오심이 나타날 수 있으며 복통, 설사, 무력증, 졸리움, 불면, 성기능장애 등이 있습니다. 미국 식품의약품 안전청 (Food & Drug Administration: FDA) 승인은 항우울제로 받았으며 체중감량으로는 승인이 되지 않은 약제입니다.

19-18 ▸▸ 노르아드레날린계 (noradrenergic) 약물을 체중감량제로 사용할 수 있습니까?

노르아드레날린계 약물들은 전신부작용이 있으므로 사용 시 매우 주의를 요합니다.

노르아드레날린계 약물들은 혈압을 상승시키고, 신경접합부에서 노르아드레날린을 분비시키거나 재흡수를 억제하고, 혹은 세로토닌의 재흡수도 같이 억제하기도 하며, 아드레날린 수용체에 직접 작용하기도 합니다. 식욕억제 효과나 발열 등의 효과로 체중을 감량시킨다고 하지만, 아직 연구가 진행 중으로 장기간의 이중맹검, 위약-대조군 연구가 없는 경우가 대부분이라 승인되지 않은 약물들은 사용 시 주의를 요합니다.

19-19 ▸▸ 에페드린 (ephedrine) 과 카페인 (caffein)을 체중감량 목적으로 사용할 수 있습니까?

사용이 가능하나 병합투여 해야 하며 부작용이 있어 주의를 요합니다.

에페드린은 페닐프로파놀아민 (phenylpropanolamine)의 이성질체 (isomer)로 아드레날린을 유리시켜 열 발생을 촉진시킵니다. 에페드린에 의하는 체중감량은 75%는 식욕억제로 25%는 대사율 증가 효과로 나타나고 있습니다. 카페인과 병합 투여 시에만 체중감량 효과가 나타나며 부작용으로 어지러움, 불면증, 빈맥, 구강 건조 등이 올 수 있습니다. 고혈압, 교감신경 흥분성 아민류 과민증, 관상동맥질환, 갑상샘 기능항진증, 당뇨병, 수유부, 간기능 이상, 녹내장 환자 등에서 투여할 수 없습니다. 부작용으로 고혈압, 심계항진, 빈맥, 흉통, 어지러움, 근무력증, 구토, 구역, 배뇨장애, 호흡곤란 등 전신 부작용이 있으므로 식욕조절의 목적으로는 사용하지 않는 것이 좋습니다.

19-20 ▶▶ 아미노필린 (aminophylline)을 체중감량 목적으로 사용할 수 있습니까?

아미노필린은 체중감량 목적으로 사용하지 않는 것이 좋습니다.

아미노필린은 열 발생에 관여 한다고 알려져 있으나, 경구제제나 주사제의 사용이 체중감량을 일으킨다는 증거는 없습니다. 다만 크림제제가 대퇴부에 한하여 국소지방 변화를 초래한 연구결과가 있으나 그 부작용 측면에서 독성이 강하기 때문에 비만치료제로서 허용되지 않고 있습니다. 심한 경우, 경련, 섬망, 혼수 등에 빠질 수 있습니다. 크림 사용만으로도 알레르기 유발 물질이 감작되어 차후 경구용이나 주사용 제제 사용 시 심각한 과민 반응이 올 수 있으므로 사용하지 말 것으로 권고되고 있습니다.

19-21 ▶▶ 이뇨제나 설사제를 체중감량 목적으로 사용할 수 있습니까?

이뇨제나 설사제로 체중감량이 된다는 어떠한 증거도 없으므로 사용할 수 없습니다.

고혈압을 동반하는 비만환자에서 고혈압을 치료 목적으로 이뇨제를 사용할 수는 있지만 고혈압이 없는 비만 환자에서 체중감량목적의 이뇨제 사용은 체중저하의 어떠한 증거도 없습니다. 이 약제의 사용은 지방을 줄이는 것이 아니라 이뇨작용에 의하는 수분배출로 전해질 이상이 나타날 수 있으며 약을 중지 했을 때 부종이 심하게 나타납니다.

설사제 역시 체중감량의 목적으로 사용 할 수 없습니다. 지방을 줄이는 것이 아니라 역시 이뇨작용으로 수분 배출로 전해질 이상이 나타날 수 있으며 약을 끊었을 때 변비가 더 심해지는 부작용이 나타날 수 있습니다.

19-22 ▸▸ 비만 치료에 사용되는 여러 약물을 병합투여하면 효과가 증강됩니까?

단일 요법보다 체중 감량효과가 우수하다는 어떠한 근거도 없습니다.

에페드린 (ephedrine)과 카페인 (caffein)의 병합요법에 대한 치료효과가 있으나 장기적 안정성에 대한 근거가 불충분하여 미국 식품의약품 안전청 (Food & Drug Administration: FDA)에서 승인하지 않고 있습니다. 전체적으로 비만치료만을 목적으로 약제를 병용하는 것은 허용되지 않고 있습니다. 오히려 부작용만 증가시키고 비용부담만 늘어나므로 병합요법은 하지 않도록 권고하고 있습니다.

19-23 ▸▸ 최근 들어 성장호르몬이 비만 치료에 쓰이는데 폐경기 비만여성에게도 사용할 수 있습니까?

성장호르몬은 비만치료의 목적으로 사용하기에는 아직 안정성이 입증된 방법이 아닙니다.

성장호르몬은 인슐린의 항 지방분해 효과를 감소시키는데, 이러한 효과는 주로 내장비만 조직에서 일어납니다. 또한 호르몬 의존성 리파제 (lipase)의 활성도를 증가시켜 유리지방산의 배출을 증가시키며, 중성지방의 저장을 억제하는 기능이 있습니다. 성인에서 20세 이후 매 10년에 14%씩 감소하여 60세가 되면 20대의 절반 정도로 감소하기 때문에 폐경 이후 성장호르몬의 감소가 내장비만을 가중시키는 원인 중에 하나로 의심되고 있습니다.

그러나 성장호르몬은 이미 당뇨병이 있는 사람에서는 사용 금기이며, 성인에서 사용 시 종양의 발생이나 신체 대사에 어떠한 영향을 주는 지가 아직 명확하게 밝혀져 있지 않습니다.

따라서 뇌하수체 성장호르몬 결핍으로 인한 소아 왜소증 이외의 다른 이유로 성장호르몬을 사용하는 것은 매우 위험한 시도로 생각됩니다.

19-24 ▸▸ 체중감량의 치료효과는 어떻게 평가합니까?

체중이나 체질량지수 (body mass index: BMI)의 감소, 비만에 동반되는 위험인자 (수축기와 이완기 혈압, 당화혈색소, 혈당, 혈중 지질) 의 호전 등을 통해 평가합니다.

많은 비만환자에서는 약제 투여 중단 후에 다시 체중이 증가됩니다. 따라서 비만 치료는 당뇨병 치료와 같이 지속적으로 이루어져야 합니다. 비만치료의 목표를 완전한 정상 체중으로의 도달로 생각할 것이 아니라, 지속적인 5-10%의 감량상태 유지로 잡아야 합니다.

미국식품의약청은 체중 감량제의 효과를 평가하기 위한 기준을 다음과 같이 제시하고 있습니다.

추적기간에 따라 최저 6개월, 중기 24개월, 장기 60개월로 나누어 각각 다른 목표지점을 선정하여 최저 기간에 5-10%, 중기에 50%, 장기에는 100%의 변수 호전을 목표로 합니다. 평가는 체중이나 체질량지수만으로는 충분하지 않으며, 비만에 동반되는 위험인자 즉, 수축기와 이완기 혈압, 당화혈색소, 혈당, 콜레스테롤, 중성지방 등을 평가하는데, 임상시험에서의 최종효과는 체중요인 (체중이나 체질량지수) 한가지와 비만 동반 인자 중 한 가지만 평가합니다. 투약을 종료한 사람을 대상으로 효과를 분석하며 조기에 중단한 사람은 치료실패로 간주하고, 치료효과는 이중 맹검으로 1년간의 투약 후 5%의 체중 감량 및 동반된 위험인자의 호전 또는 위험요인이 없는 경우 10%의 감량으로 하고 있습니다.

19-25 ▸▸ 비만 치료 후 요요현상을 예방하기 위해서는 어떻게 해야 합니까?

행동수정요법과 더불어 자신감을 상실하지 않게 인지행동전략을 배워야 합니다.

모든 비만 치료 방법들의 주된 문제점은 치료가 끝난 후 서서히 원래 체중으로 돌아간다는 점입니다. 체중 유지를 위해 다이어트 일기를 쓰고, 규칙적으로 운동하며, 체중을 기록하는 것을 효과적입니다. 재발 방지에는 과식이나 체중이 약간 증가하는 위기상황이 왔을 때 즉시 대처하는 기술을 갖는 것이 매우 중요합니다. 체중 감소 후 다시 발생하는 약간의 제중 증가는 앞으로 체중이 계속 증가할 수 있음을 알리는 위기신호입니다. 이 순간을 그냥 넘기지 말고 빨리 대처하는 것이 중요합니다. 지속적인 행동수정요법을 시행하며, 식사 중 부적절한 식 행동을 하였더라도 죄책감이나 절망감으로 자신감을 상실하지 않게 대처할 수 있는 인지행동전략을 가르치는 것이 좋습니다.

참고문헌

Alpert MA: Obesity cardiomyopathy: Pathophysiology and evolution of the clinical syndrome. Am J Med Sci 2001; 321: 225-36.

American College of Obstetricians and Gynecologists: Weight Control: Assessment and management. Clinical updates in women's health care. Vol II, No. 3, 2003

Baydock S, Chari R. Prepregnancy obesity as an independent risk factor for unexplained stillbirth. Obstet Gynecol 2002;99:74S.

Buchwald H, Avidor Y, Braunwald E, ensen MD, Pories W, Fahrbach K, et al. Bariatric surgery: A systematic review and meta-analysis. JAMA 2004;292:1724-37.

Bray GA. Low-carbohydrate diets and realities of weight loss. JAMA 2003;289:1853-5.

Calle EE, Rodriguez C, Walker-Thurmond K, Thun MJ. Overweight, obesity, and mortality from cancer in a prospectively studied cohort of U.S. adults. N Engl J Med 2003;348:1625-38.

Carroll CS Sr, Magann EF, Chauham SP. Klauser CK. Morrison JC. Vaginal birth after cesarean section versus elective repeat cesarean delivery: Weight-based outcomes. Am J Obstet Gynecol 2003;188:1520-2.

Cohen DA, Finch BK, Bower A, Sastry N. Collective efficacy and obesity: the potential influence of social factors on health. Soc Sci Med 2006; 62:769-78.

de Farias M, Cruz L, Clapauch R, Siqueira C. Effects of transdermic estrogen therapy, isolated or in association with micronized progesterone, on clotting factors in overweight or normal postmenopausal women. Arq Bras Endocrinol Metabol 2006;50:505-14.

Foster GD, Wyatt HR, Hill JO, Mc Guckin BG, Brill C, Mohammed BS, et al. A randomized trial of a low carbohydrate diet for obesity. New Engl J Med 2003;348:2082-90.

Heshka S, Anderson JW, Atkinson RL, Greenway FL, Hill JO, Phinney SD, et al. Weight loss with self-help compared with a structured commercial program: a randomized trial. JAMA 2003;289:1792-8.

Jakicic JM, Marcus BH, Gallagher KI, Napolitano M, Lang W. Effect of exercise duration and intensity in weight loss in overweight, sedentary women: a randomized trial. JAMA 2003;290:1323-30.

Jan JC, Hong D, Bardaro SJ, July LV, Patterson EJ. Comparative study between laparoscopic adjustable gastric banding and laparoscopic gastric bypass: single-institution, 5-year experience in bariatric surgery. Surg Obes Relat Dis 2007;3:42-50.

Kellogg TA, Andrade R, Maddaus M, Slusarek B, Buchwald H, Ikramuddin S. Anatomic findings and outcomes after antireflux procedures in morbidly obese patients undergoing laparoscopic conversion to Roux-en-Y gastric bypass. Surg Obes Relat Dis 2007;3:52-7.

Koprovicova J, Kollar J, Petrasova D. Nutrition, body weight and deterioration of familial combined hyperlipidemia. Coll Antropol. 2006;30:777-82.

Mancini MC, Halpern A. Pharmacological treatment of obesity. Arq Bras Endocrinol Metabol. 2006;50:377-89.

Park YW, Zhu S, Palaniappan L, Heshka S, Carnethon MR, Heymsfield SB. The metabolic syndrome: prevalence and associated risk factor findings in the US population from the Third National Health and Nutrition Examination Survey, 1988-1994. Arch Intern Med 2003;163:427-36.

Pecis M, Zaslavsky LM, Mallmann FB, Pante L, Krahe AL, Stringhari FF, et al. Visceral obesity is associated with higher urinary albumin excretion levels in normoalbuminuric type 2 diabetic patients. Arq Bras Endocrinol Metabol 2006;50:466-71.

Peeters A, Barendregt JJ, Willekens F, Mackenbach JP, Al Mamun A, Bonneux L. Obesity in adulthood and its consequences for life expectancy: a life-table analysis. Ann Intern Med 2003;138: 24-32.

Proceedings of the Bjorntorp Symposium on Stress, Obesity, and Metabolic Syndrome, a satellite symposium to the 39th Annual Scientific Meeting of the European Society of Clinical Investigation. April 9-10, 2005. Athens, Greece. Ann N Y Acad Sci 2006; 1083: 1-344.

Rector RS, Turk JR, Sun GY, Guilford BL, Toedebusch BW, McClanahan MW, et al. Short-term lifestyle modification alters circulating biomarkers of endothelial health in sedentary, overweight adults. Appl Physiol Nutr Metab 2006;31:512-7.

Sowemimo OA, Yood SM, Courtney J, Moore J, Huang M, Ross R, et al. Natural history of morbid obesity without surgical intervention. Surg Obes Relat Dis 2007;3:73-7.

Spyropoulos C, Katsakoulis E, Mead N, Vagenas K, Kalfarentzos F. Intragastric balloon for high-risk super-obese patients: a prospective analysis of efficacy. Surg Obes Relat Dis 2007;3:78-83.

Zajc M, Naranci NS, Skari-Juri T, Milici J, Barbali M, Salopek KM, et al. Body mass index and nutritional status of the Bayash Roma from eastern Croatia. Coll Antropol 2006;30:783-7.

Chapter / 20

폐경 여성의 비뇨부인과적 관리

요약 K.e.y.p.o.i.n.t

여성의 비뇨기계와 생식기계는 동일한 태생학적 근원을 가지므로 비뇨생식기계는 모두 여성 호르몬에 민감한 영향을 받습니다. 폐경 후 일어날 수 있는 생식기계적 증상은 성교통, 가려움증, 화끈거림, 건조증 등의 질위축 증상이 많이 나타납니다. 폐경 후 나타나는 각종 생식기계 질환들의 치료법은 다양하나 근본적인 치료는 에스트로겐 처방을 해주는 것입니다. 자궁탈출증, 방광 혹은 직장 탈출증은 대개 골반의 근육과 인대가 늘어나서 생기는 것으로 대증적 혹은 수술적 치료를 하며, 최근에는 테잎 (tension−free tape)이나 그물 (mesh)을 이용한 수술이 소개되고 있습니다.

여성의 하부요로계는 여성호르몬에 민감한 조직으로 알려져 있어 폐경여성에서 빈뇨, 야뇨, 요실금, 요로 감염, 절박뇨 등이 나타날 수 있습니다. 복압성 요실금의 치료로는 비수술적 방법과 수술적 방법이 있으며, 절박성 요실금은 행동치료와 약물치료가 원칙입니다. 폐경여성에서 호르몬 치료를 함으로써 요실금의 발생 및 치료에 도움이 되는지 또는 악영향을 가져오는지에 관하여는 아직 불분명합니다. 그러나 호르몬 치료는 비뇨 생식기계의 위축증상을 치료하고 방광염과 질염에 예방적 효과를 기대할 수 있습니다.

1. 생식기계 관리

20-1 ▸▸ 폐경 후 나타나는 생식기계 질환의 원인과 위험인자는 어떠한 것들이 있습니까?

① 에스트로겐 결핍 ② 질벽 세포내 글라이코겐 (glycogen) 감소에 따라 락토산간균 (lactobacilli)의 기능이 줄어드는 것이 중요한 원인입니다. 이러한 호르몬과 세균들의 상호작용에 의해 유지되던 질내 환경이 깨지면서 질염과 비뇨기계 염증을 일으키게 됩

니다. 이처럼 에스트로겐 결핍이 가장 주요한 원인이 되지만, 흡연도 질벽 상피세포에 직접적인 영향을 끼쳐 에스트로겐의 기능을 감소시키는 것으로 알려져 있습니다. 또한 안드로겐의 수치가 원인인자로 제시되기도 합니다. 그 외 질식 분만을 하지 않은 여성에서 질위축 등의 증상이 호발하는 것으로 알려져 있습니다.

20-2 ▸▸ 골반장기 탈출증 (자궁, 방광, 직장 탈출증)의 원인과 위험인자는 무엇입니까?

골반장기 탈출증의 원인은 아직 확실하게 밝혀져 있지 않으나 골반을 지지하는 구조(근육, 신경, 결체조직, 혈관 등)가 어떤 이유로든지 약해지거나 손상을 받을 경우에 발생한다고 알려져 있으며, 임신, 질식분만, 노화, 여성호르몬 결핍, 폐경, 만성적인 복압의 증가, 외상, 유전적 요인, 인종, 근골격계 질환, 만성질환, 흡연, 이전 수술력 등이 위험인자로 작용합니다.

20-3 ▸▸ 골반장기 탈출증 (자궁, 방광, 직장 탈출증)의 정도를 계량할 수 있는 방법으로는 무엇이 있습니까?

골반장기 탈출증의 정도를 측정하는 방법으로는 여러 가지가 있지만 최근에는 International Continence Society에서 만든 POP-Q 시스템 (Pelvic Organ Prolapse Quantification system)을 많이 이용합니다 (그림 20-1, 표 20-1, 표 20-2).

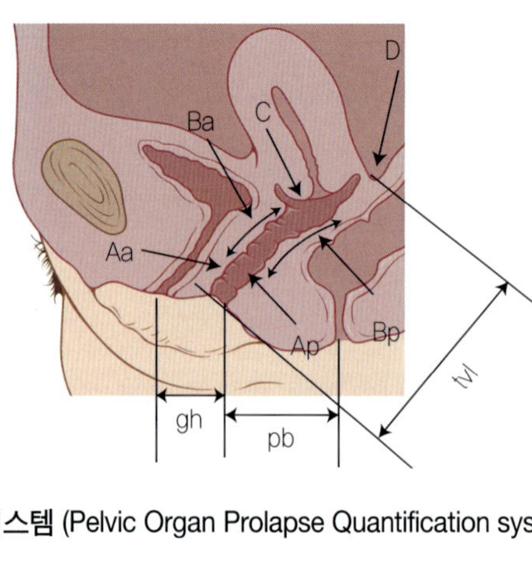

그림 20-1. POP-Q 시스템 (Pelvic Organ Prolapse Quantification system)에서의 기준점

표 20-1. 골반 장기 탈출증의 계량법 (Pelvic Organ Prolapse Quantitative System; POP-Q System)

위치 기호	해부학적 위치	탈출의 범위
Aa	처녀막으로부터 근위부로 3 cm 위의 전질벽	−3 cm 에서 +3 cm
Ba	전질벽 Aa지점에서 전방 질원개 또는 질단까지 사이의 탈출된 부위 최저점	−3 cm 에서 +전체 질길이
C	자궁경부의 가장 최저점 또는 자궁적출술을 한 경우 질단의 시작 부위	±전체 질길이
D	후방 질원개나 더글라스와 부위 (자궁적출술을 한 경우 D는 생략)	±전체 질길이 혹은 생략
Ap	처녀막으로부터 3 cm 위의 후질벽	−3 cm 에서 +3 cm
Bp	후질벽 Ap지점에서 후방 질원개 또는 질단까지 사이의 탈출된 부위 최저점	−3 cm 에서 +전체 질길이

모든 위치는 복부에 힘을 준 상태에서 측정한다.

탈출의 범위 : 정상위치부터 병적으로 가능한 탈출위치까지의 범위

처녀막이 기준점 0 cm이고 −는 처녀막 기준점으로부터 위를 +는 아래 (밖으로 빠져 나온 상태)를 의미한다.

표 20-2. 골반 장기 탈출증의 병기 (Stages of Pelvic Organ Prolapse)

0 기	탈출증이 없는 상태로 Aa, Ap, Ba, Bp 지점이 모두 −3이며, C나 D 지점이 정위치 (전체 질길이)나 2 cm 빠져 나온 사이에 있는 경우.
I 기	탈출 최저점이 처녀막에서 1 cm 이상 상방에 위치하는 경우.
II 기	탈출 최저점이 처녀막을 기준으로 −1 ~ +1 cm 사이에 위치하는 경우.
III 기	탈출 최저점이 처녀막에서 +1 cm 하방을 넘지만, 처녀막 밖으로 탈출되지 않은 질길이가 2 cm 이상 남은 경우
IV 기	처녀막 밖으로 탈출되지 않은 질길이가 2 cm 미만이어서 질이 거의 탈출된 경우

20-4 ▸▸ 골반장기 탈출증 (자궁, 방광, 직장 탈출증)의 비수술적 치료법은 무엇이 있습니까?

비수술적 치료법은 크게 대증적 치료와 페사리 (pessary) (그림 20-2) 를 이용하는 방법이 있으며, 대증적 치료는 체중을 줄이거나 변비, 만성 기침 등 복압을 증가시키는 활동을 줄이는 등의 생활습관의 개선과 골반저 근육 강화 운동이 있습니다.

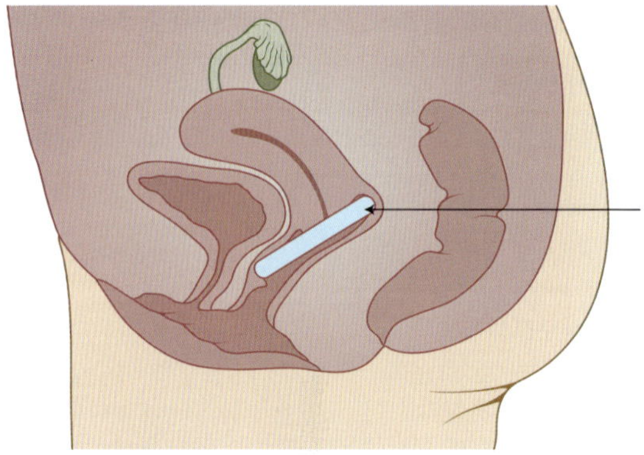

A.

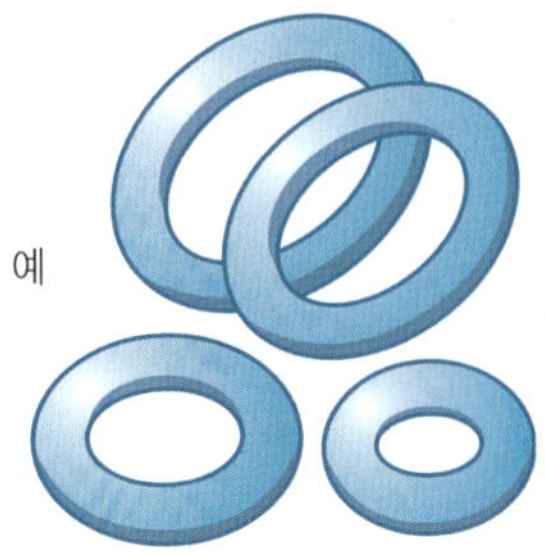

B. 크기에 따른 페사리

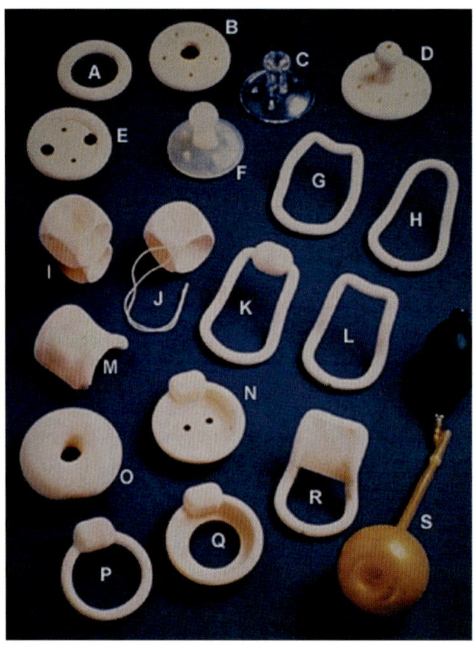

A ; 지지없는 링 (ring without support)
B ; 샤쯔 (Shaatz)
C ; Gellhorn Rigid
D ; Gellhorn Flexible
E ; 지지 링 (ring with support)
F ; Gellhorn 95% Rigid
G ; Risser
H ; Smith
I ; Tandem-Cube
J ; Cube
K ; Hodge with Knob
L ; Hodge
M ; Gehung
N ; Incontinence dish with support
O ; Donut
P ; Ring incontinence
Q ; Incontinence dish
R ; Hodge with support
S ; Inflatoball

C. 여러 종류의 페사리

그림 20-2. 페사리 (pessary)

20-5 ▸▸ 골반장기 탈출증 (자궁, 방광, 직장 탈출증)의 수술적 치료법은 무엇이 있습니까?

골반장기 탈출증의 수술적 치료는 탈출이 발생한 부위에 따라 시행합니다. 자궁탈출증의 경우 심한 정도에 따라 자궁 절제술을 시행하고 질고정술을 시행하며, 방광탈출증은 전질벽 성형술, 질주위 복구술 (paravaginal repair), 직장 탈출증은 후질벽 성형술을 시행합니다. 최근에 그물 (mesh)을 이용한 수술이 소개되고 있습니다 (그림 20-3, 20-4, 20-5).

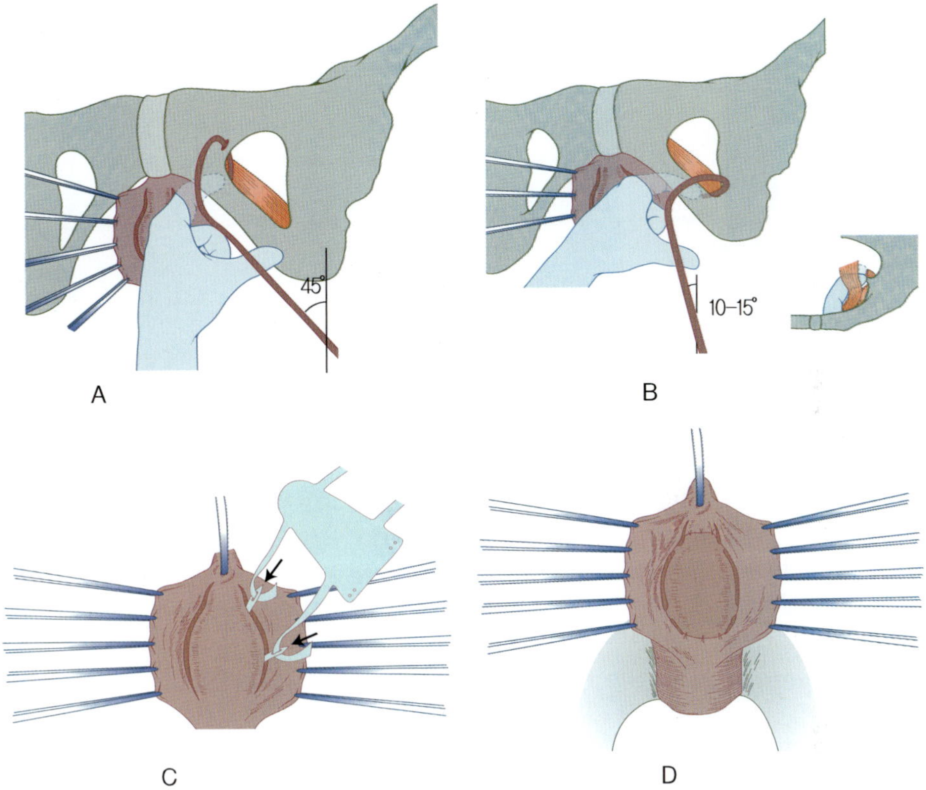

그림 20-3. 방광탈출증 수술법: 그물을 이용하여 교정하는 방법

먼저 투과침을 폐쇄공의 상부에 그림 A와 같이 삽입합니다. 마찬가지로 두 번째 투과침을 그림 B와 같이 폐쇄공의 하부에 삽입합니다. 그림 C와 같이 천공된 두 개의 투과침에 그물의 팔 (arm)을 연결하여 밖으로 뺍니다. 반대편을 같은 방식으로 시행하면 그림 D와 같이 그물이 방광의 탈출부를 받쳐주게 됩니다.

2. 비뇨기계 관리

20-6 ▸▸ 폐경 후 일어날 수 있는 비뇨기계 질환은 무엇이 있으며 그 병리 기전은 무엇입니까?

빈뇨, 야뇨, 요실금, 요로 감염, 절박뇨 등이 나타날 수 있으며, 방광 기능의 약화로 요속

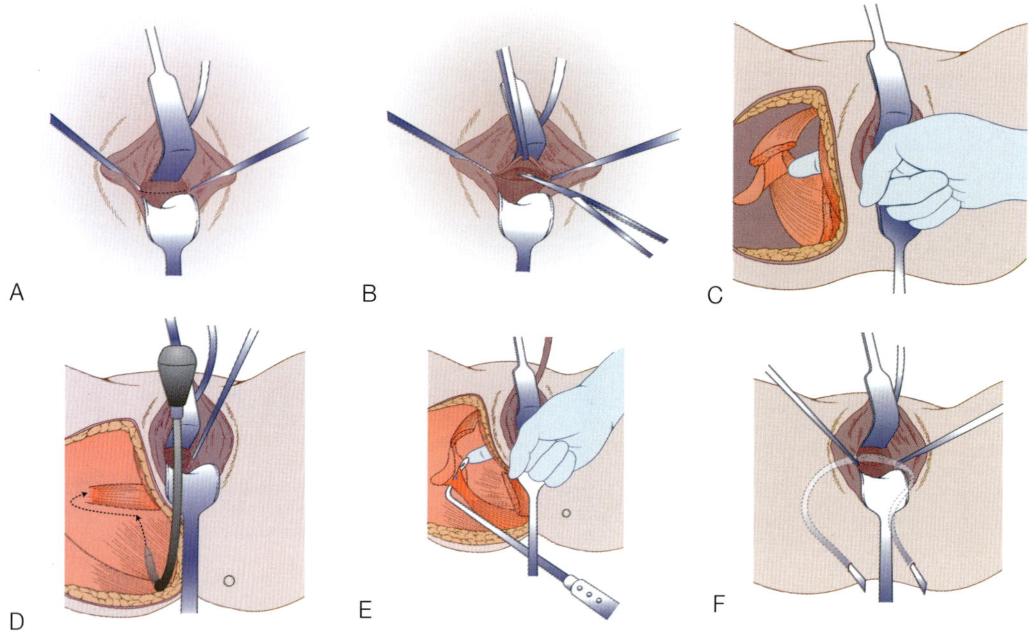

그림 20-4. 직장탈출증 수술법: 그물을 이용하여 교정하는 방법

후질벽을 그림 A, B와 같이 절개하고 천골인대 부위까지 박리합니다 (C). 항문 측방향으로 2-3 cm, 하방향으로 2-3 cm 위치에서 투과침을 삽입하고 천골인대 부위까지 통과시킨 후 (D, E) 그림 (F)와 같이 그물을 연결하여 밖으로 뺍니다. 반대편을 같은 방식으로 시행합니다.

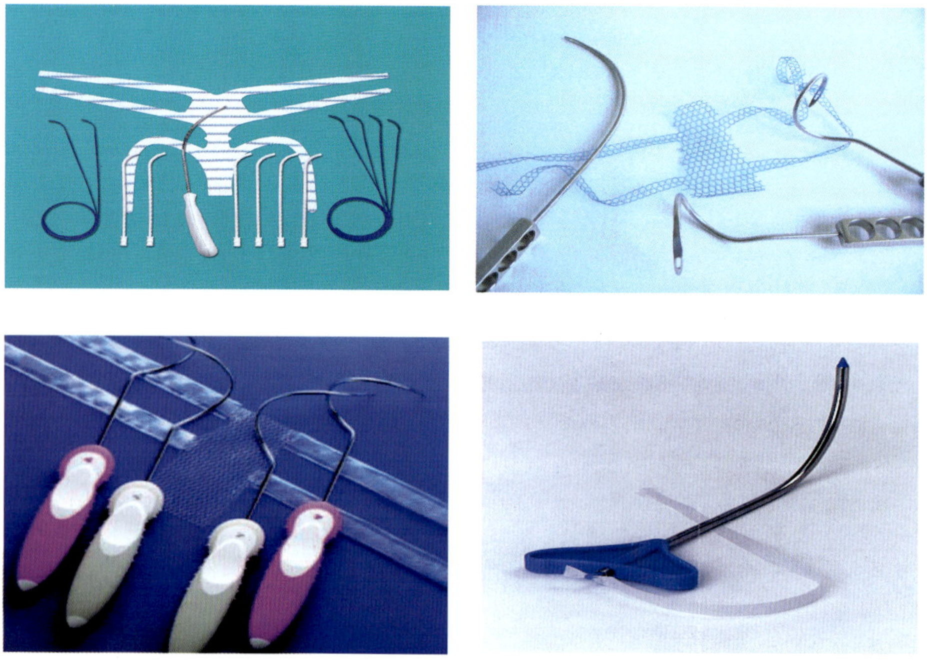

그림 20-5. 골반 장기 탈출증 수술에 사용되는 그물, 테잎, 기구들

감소, 잔뇨량 증가, 첫 요의를 느끼는 요부피의 증가, 방광 용적의 증가 (70–80대에선 감소), 요도개폐시의 배뇨근 압력의 감소에 기인합니다.

빈뇨, 야간뇨, 요실금, 요로 감염, 절박뇨 등이 나타날 수 있으며 55세 이상의 2,045명 영국 여성을 대상으로 한 조사에서는 폐경 여성의 48.5%가 이러한 비뇨기계 질환을 경험한다고 발표하였다.

병리기전으로는 젊은 사람들과는 달리 발목 등에 저장된 수분들이 밤에 소변으로 배출되게 되며, 이는 비정상적인 수면 양상, 항이뇨호르몬의 분비 장애 등과 아울러 야뇨를 유발하게 됩니다. 또한, 연령이 증가함에 따라 방광 기능이 약화되며 이는 요속 감소, 잔뇨량 증가, 첫 요의를 느끼는 요부피의 증가, 방광 용적의 증가 (70–80대에선 감소), 요도개폐시의 배뇨근 압력의 감소 에 기인하며 이러한 현상은 요역동학적 변화를 통해 알 수 있습니다.

20-7 ▸▸ 요실금 증상이 있는 폐경 여성에서 시행하는 요검사는 무엇이 있습니까?

요기본 검사와 세균 배양 검사가 있습니다.

기본적으로 요기본 검사와 세균 배양 검사를 시행하며, 자극적 배뇨증상을 가진 폐경 여성에서는 비뇨기 종양을 배제하기 위하여 소변 세포 검사를 시행할 수 있고 혈뇨가 있을 경우에는 소변세포검사와 함께 정맥 신우조영술과 방광경 검사를 시행할 수 있습니다.

1) 요실금의 진단

20-8 ▸▸ 요실금이란 무엇이며 종류는 어떤 것이 있습니까?

요실금이란 국제 배뇨자제 협회 (international continence society: ICS) 정의에 따르면 불수의적인 요의 유출로 인하여 사회위생적 문제가 따르며 객관적으로 요의 누출이 증명되어야 한다고 하였습니다

요실금의 형태에 따른 분류방법은 저자에 따라서 약간의 차이를 보이나 다음과 같이 분류할 수 있습니다 (표 20-3).

표 20-3 . 요실금의 분류

유형	특징
절박성 요실금 (과민성 방광) (urge or overactive bladder)	불수의적 방광 수축 혹은 과민성 방광
복압성 요실금 (stress incontinence)	발살바 방법 등의 복압 상승으로 요도의 과다한 움직임에 의한 요실금
혼합성 요실금 (mixed incontinence)	절박성 + 복압성 요실금
범람성 요실금 (overflow incontinence)	방광 유출로 폐쇄에 의한 방광의 과다 용적 증가에 의한 요실금
기능성 요실금 (functional incontinence)	적절한 시점에 배뇨를 하는데 물리적 혹은 인지적 장애가 있는 경우
일시적 요실금 (transient incontinence)	급성 병증이나 약물에 의한 요실금
지속성 혹은 배뇨후 요실금 (continuous or postvoid incontinence)	해부학적 이상에 의한 요실금

20-9 ▸▸ 폐경 후 요실금이 증가합니까?

연령이 증가함에 따라 전체적인 요실금의 유병율은 증가합니다.

최근 연구에 의하면 요실금의 유병율은 나이가 증가함에 따라 직선 형태로 증가하는 것은 아니라 45-55세에 가장 높은 유병율을 보였다가 이후 감소하는 추세를 보이다가 65-70 세 이후부터 점차 증가하는 양상을 보이는 것으로 보고하고 있습니다. 이는 복압성 요실금의 경우 그 유병율이 폐경 전 여성에서 더 높고 폐경이후 오히려 감소하는 결과를 보이며, 절박성 요실금은 폐경 후 증가하는 양상을 반영하는 것으로 보입니다.

20-10 ▸▸ 요실금의 원인 혹은 위험인자는 어떠한 것들이 있습니까?

연령, 임신, 출산, 비만, 기능적 장애가 원인으로 알려져 있으며, 그 외 폐경, 자궁절제술, 카페인 섭취, 인지 장애, 가족력 및 유전, 운동, 흡연, 호흡기계 문제, 변비 등도 원인으로 제시되고 있습니다.

20-11 ▸▸ 요실금이 있을 때 병력 청취시 주의사항은 무엇입니까?

전반적인 증상, 일반적인 과거력 및 수술력, 현재 복용하고 있는 약을 포함하여 철저한 병력 청취를 해야 합니다. 전반적인 증상에는 요실금의 횟수, 양, 유발 및 악화 인자, 이전에 받았던 치료 등이 포함됩니다. 과거력은 요실금을 유발할 수 있는 다른 질환에 대해 문진해야 하는데 당뇨병, 혈관 기능 부전 (vascular insufficiency), 만성 폐질환, 신경학적 질환에 대해 확인해 보아야 하며, 현재 복용 중인 약 또한 요실금을 유발할 수 있어 병력 청취 중 확인이 필요합니다 (표 20-4).

표 20-4. 요실금에 영향을 줄 수 있는 약제

진정제 (벤조디아제핀계)	노년층에서 2차성 요실금 유발 가능
알코올	벤조디아제핀과 비슷한 효과를 가지며 운동 장애를 유발하고 이뇨 작용
항콜린성 약물 (항히스타민제, 항우울제, 진경제, 마약성 진통제, 파킨슨씨병에 쓰이는 약물)	배뇨근 수축 장애를 유발하여 배뇨 장애 및 범람 요실금 유발 가능
알파 수용체 작용제	감기약 포함 성분인 경우가 있으며 요도의 저항을 증가시켜 배뇨 장애 유발 가능
알파 수용체 차단제	요도 폐쇄압을 감소시켜 복압성 요실금 유발 가능
칼슘 채널 차단제	방광 근육 수축력을 감소시켜 배뇨 장애나 요실금 유발 가능
안지오텐신 변환효소 차단제	만성 기침을 유발하여 복압성 요실금 유발 가능

20-12 ▶▶ 요실금의 검사법은 어떠한 것이 있습니까?

환자의 병력, 신경학적 검사를 포함한 신체검사, 최소 3일간의 배뇨일지, 요검사 및 요배양검사를 시행하게 되며, 요실금 증상을 보이는 경우 방광충만 검사 또는 Pad 검사, Q-tip 검사 (요도 운동성 평가), 요도방광경 및 요역동학 검사 등을 시행하게 됩니다.

20-13 ▶▶ 요실금 환자의 신경학적 검진에서 천골 반사 (sacral reflex) 검사는 어떻게 시행하며 그 의미는 무엇입니까?

천골반사에는 항문반사 (anal reflex) 와 망울해면체반사 (bulbocavernosus reflex)가 있습니다 (그림 20-6). 항문반사란 항문근처의 피부를 타격하면 외항문조임근이 수축을 하는 것을 확인할 수 있습니다. 망울해면체 반사란 음핵에 압력을 가하면 망울해면체 근육 (bulbocavernosus muscle)과 궁둥해면체 근육 (ischiocavernosus muscle)이 수축하는 것을 확인할 수 있습니다. 이러한 반사는 천골신경반사가 완전한 것을 의미하나 정상 여성의 10%에서는 확인되지 않을 수 있습니다.

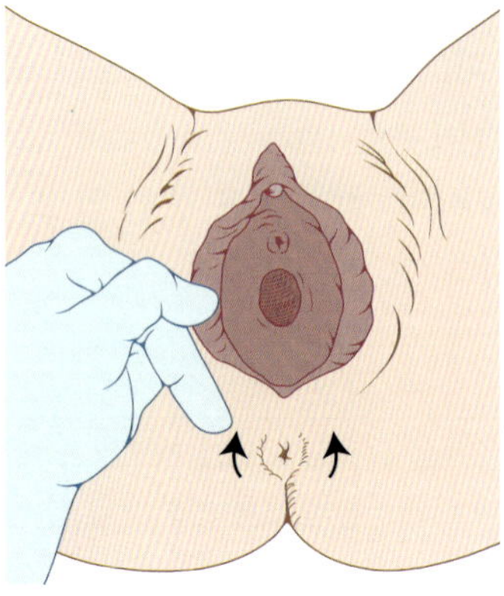

A. 항문반사 (anal reflex)

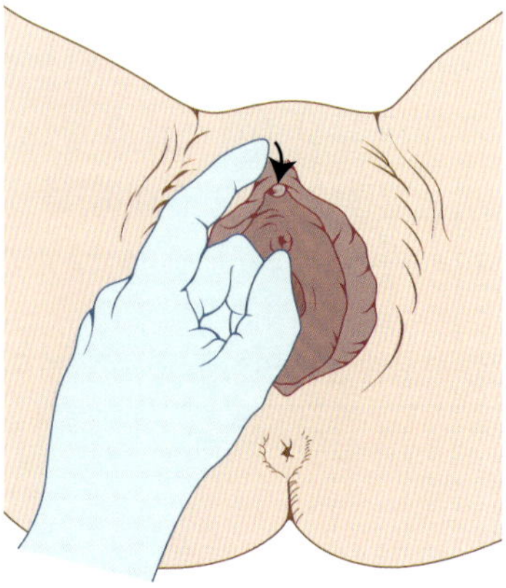

B. 망울해면체 반사 (bulbocavernosus reflex)

그림 20-6. 천골반사 (sacral reflex)

20-14 ▸▸ Q-tip 검사는 어떻게 시행합니까?

Q-tip 검사는 방광과 요도의 과다한 움직임 (hypermobility)을 측정하기 위한 것으로 소독된 면봉에 멸균 젤리를 묻혀 요도를 통해 방광에 삽입합니다. 환자가 배에 힘을 주도록 하여 각도가 35도 이상 차이가 나게 되면 양성으로 판정하고 과다한 움직임이 있음을 의미합니다 (그림 20-7).

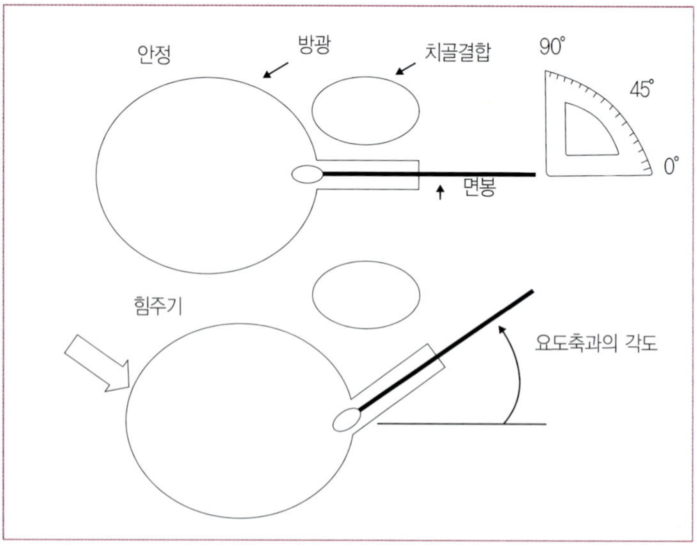

그림 20-7. Q -tip 검사

등록번호 : 0 2 3 17
성 명 :
나이/성별 : 37 / 여
진 료 과 : 산부인과

방광일지

날짜 : 년 월 일					요실금					
시 간	수분섭취		소 변		요실금			절박감 유무		소변이 샐때
	종 류	양	횟 수	양	양 (O표시 해주세요) 소량	중	다량	해당되는 문항에 표시해주세요		무엇을 하고 있었나요?
(예)	우유	1컵	2번	600cc	O			예(O)	아니오	뜀뛰기
오전 6시–7시										
7시–8시										
8시–9시	-	1/2	1	390				O		
9시–10시										
10시–11시										
11시–12시		1	1	270	O			O		걸을때
오후 12시–1시				130	O					걸을때
1시–2시	물,커피	2	1	330		O				[illegible]
2시–3시	쥬스,커피	1 1/2	2	610	O	×	O			줄넘기(大) 기침(小)
3시–4시	물	1								
4시–5시			1	390						
5시–6시	쥬스,물	1 1/2	1	90						
6시–7시	물	1 1/2								
7시–8시			1	90						
8시–9시			1	200		O		O		
9시–10시	쥬스	1								
10시–11시	한약	1봉지								걸을때
11시–12시	물	1/2	1	150		O		O		[illegible]
오전 12시–1시			1	200						
1시–2시										
2시–3시										
3시–4시										
4시–5시			1	400				O		
5시–6시										

그림 20-8. 실제 환자가 작성한 방광일지

20-15 ▸▸ 방광일지는 무엇입니까?

환자가 수일동안 기록지에 24시간 단위로 배뇨 시간, 배뇨 빈도와 소변량, 요실금의 정도와 패드 사용, 수분 섭취 및 절박감 여부, 실금한 상황과 유발 인자 등의 내용을 기록하는 것입니다 (그림 20-8).

환자로 하여금 여러 날의 배뇨와 증상을 기록하게 하면 귀중한 정보를 얻을 수 있습니다. 기록지에는 24시간 단위로 배뇨 시간, 배뇨 빈도와 소변량, 요실금의 정도와 패드 사용, 수분 섭취 및 절박감 여부, 실금한 상황과 유발 인자 등의 내용을 기록하여야 하며 이 기록에 따른 분석 용어는 다음과 같습니다. 주간 빈뇨란 아침에 잠자리에서 일어나서 잠자기 전까지 배뇨 회수가 잦은 것이며, 야간 빈뇨 (nocturia)는 밤에 잠자는 동안 배뇨 횟수가 잦은 것이고, 24시간 빈도는 24시간 동안의 배뇨 회수이고, 24시간 생산은 24시간 동안의 소변량을 말합니다. 다뇨 (polyuria)란 24시간 동안 2.8 L 이상의 소변량을 말하며, 야간 요량은 잠잘 때 만들어지는 소변의 총량을 말하고, 야간 다뇨란 잠 잘 때 소변량이 많은 것이고, 최대 배뇨량은 한 번 눈 것으로는 가장 많은 소변량을 말합니다. 보통 24시간 배뇨 기록지를 사용하며 하루 동안의 소변보는 회수와 전체 소변량, 평균 소변량, 기능적 방광 용적 (최대 소변량)을 알 수 있으며 정상 일일 소변량은 1,500-2,500 mL, 평균 소변량은 250 mL, 기능적 방광 용적은 400-600 mL 입니다. 잘 기록되어진 방광일지는 요역동학 검사로 얻을 수 없는 24시간 생체 정보를 얻을 수 있으므로 배뇨 장애의 행동 치료 요법에 기본적 도움이 될 수 있습니다.

20-16 ▸▸ 요실금을 검사하는 패드검사의 방법 및 해석은 어떻게 합니까?

24시간 동안 패드를 채운 후 무게를 재어봐서 4 g 이상 증가되어 있거나, 1시간 동안 패드를 채우고 요실금을 유발 시킬 수 있는 규정된 운동을 시켜 1 g 이상 무게가 증가하면 양성으로 판정합니다.

객관적으로 요실금의 유무와 정도를 확인하기 위해 패드 테스트를 하는데 일반적으로 1시간 패드 테스트를 권하고 있으며 적절한 검사로 인정되고 있습니다. 그 방법은 무게를 잰 패드를 착용한 후 500 cc의 물을 15분에 걸쳐 마신 다음, 30분간 다음과 같은 행동을 한 다음 패드의 무게를 재는 방법입니다 : 걷고, 계단을 오르고, 앉았다 일어서기 10회, 기침 10회, 1분간 제자리 달리기, 몸을 구부렸다 폈다 하는 것을 5회, 1분간 손 씻기를 한 다음 패드를 빼서 무게를 잽니다 (그림 20-9). 1시간 패드 테스트 전후에 패드 무게를 측정하였을 때 정상에서는 그 패드 무게의 증가가 평균 0.26 g-0.39 g으로 1 g을 넘지 않는 것으로 간주합니다. 이러한 1시간 패드 테스트를 한 후 요실금의 정도가 평소에 요실금의 정도를 잘 반영하는지를 환자에게 확인하는 것이 중요하며, 그렇지 않다면 1시간 더 패드 테스트를 하는 것도 고려하여야 합니다. 1시간 패드 테스트는 외래에서 간단히 시행할 수 있는 장점이 있는 반면, 단점은 테스트 전 소변을 보지 않고 시행하므로 방광 내 소변의 양에 따라 그리고 운동의 심한 정도에 따라 결과가 크게 차이가 나며 또 재현성이 크게 떨어져 그 결과가 항상 같지 않다는 것입니다. 또는 24시간 동안 집에서 사용한 패드를 모아 오게 해서 측정할

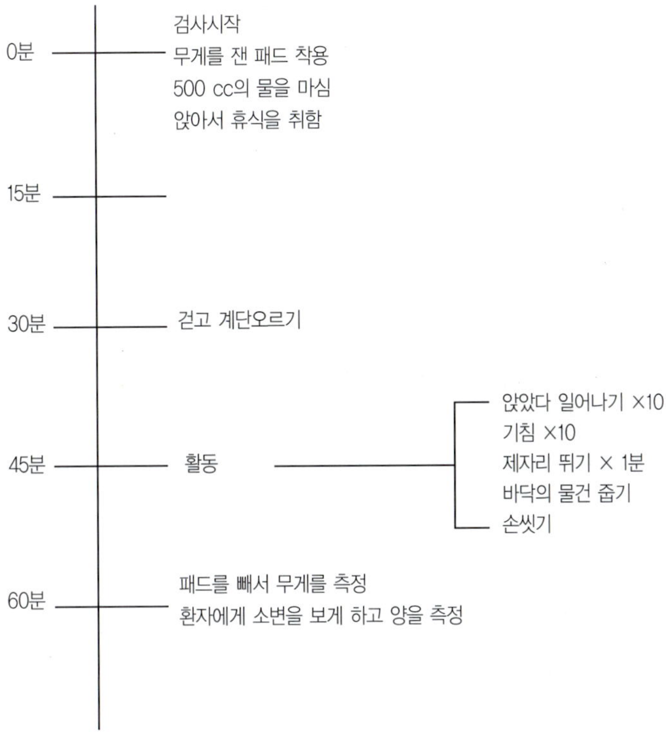

그림 20-9. 패드검사

수도 있습니다. 실제로 패드테스트에서 측정된 요실금의 양과 비디오 요역동학 검사(videourodynamic study)에서 측정되는 요실금의 심한 정도는 서로 일치도가 낮으며 민감도가 낮아, 임상에서 1시간 패드 테스트를 널리 사용하는데 제한점을 가지고 있습니다.

20-17 ▸▸ 요역동학검사 (urodynamic study)는 어떠한 경우에 시행합니까?

전형적인 요도 방광 접합부 위치 교정술로 만족스럽게 치료할 수 있는 요실금은 진성 복압성 요실금뿐이므로 수술 전 환자가 진성 복압성 요실금인지 아니면 다른 종류의 요실금인지를 확인하고자할 때 시행합니다.

요역동학 검사는 하부요로의 기능에 대한 객관적인 증거를 확보하기 위한 기본적 검사로 치료 전에 요역동학 검사를 함으로서 환자가 진성 복압성 요실금인지 아니면 다른 종류의 요실금인지를 확인하고자 함이 가장 중요한 목적이라고 할 수 있습니다. 산부인과 의사들이 흔히 시술하는 개복 혹은 내시경적 방법의 전형적인 요도 방광 접합부 위치 교정술로 만족스럽게 치료할 수 있는 요실금은 진성 복압성 요실금뿐이므로 이의 구분을 수술 전에 정확히 하는 것이 환자의 수술 성공률이나 예후를 가늠하는 데 중요합니다. 요역동학 검사에서 International Continence Society (ICS)기준을 만족하면 진성 복압성 요실금으로 진단할 수 있습니다. 즉 배뇨근의 수축 없이 물리적 스트레스와 연동하여 방광압이 요도압을 넘어서면서 요실금 현상이 나타나는 것입니다. 요역동학 검사의 적응증은 다음과 같습니다.

① 환자의 증상과 일치하지 않는 소견이 있을 때
② 요실금은 호소하나 다른 방법으로 증명이 되지 않을 때
③ 기본적인 간단한 검사로 진단을 내리기 어려울 때
④ 보존적인 치료에 반응하지 않을 때
⑤ 과거에 요실금 수술을 받은 적이 있거나 요실금 수술이 고려될 때
⑥ 혼합 요실금의 증상이 있어서 주 증상의 원인 규명이 필요할 때
⑦ 직장암이나 자궁암 등으로 근치 수술이나 방사선 조사를 받았을 때
⑧ 신경 질환의 의심이 있을 때
⑨ 심한 골반 장기 탈출증이 동반되었을 때
⑩ 잔뇨량이 많을 때
⑪ 감염증이 없으면서 혈뇨가 있을 때

20-18 ▸▸ 요역동학검사를 어떻게 시행합니까?

요역동학검사는 크게 요류검사, 방광내압 측정 검사, 요도내압 검사가 포함되며 방광내압과 복압을 도관을 이용하여 검사를 시행합니다.

요역동학검사는 단순 방광 충전 검사, 다중 채널 요역동학 검사 (그림 20-10)와 비디오 요역동학 검사가 있으며, 다중 채널 요역동학 검사가 가장 많이 시행됩니다. 다중 채널 요역동학 검사는 방광 내압을 측정하는 도뇨관을 방광에 넣고 복압을 재는 도관을 복부에 부착하여 방광이 충전되는 시기와 배뇨하는 동안에 방광과 요도의 생리적 기능을 확인 검사입니다. 이 검사에는 요류검사, 방광내압 측정 검사, 압력 요류검사, 요도내압 검사가 포함됩니다. 요류 검사는 환자가 배뇨하고자 하는 욕구가 있을 때 제작된 변기에 앉아 소변을 보게 하여 그 시간과 소변양을 측정하는 것으로 방광 출구 폐쇄을 선별할 수 있으며 배뇨 후 잔뇨량도 측정할 수 있습니다 (그림 20-11, 그림 20-12). 방광내압측정 검사는 충전기 및 배뇨기에 방광의 압력을 함께 측정하는 검사로 보다 많은 정보를 제공할 수 있습니다. 방광 충전기에 방광내압을 측정하면서 환자에게 기침을 하도록 하거나 (cough leak point pressure: CLPP), 발살바를 시킨 후

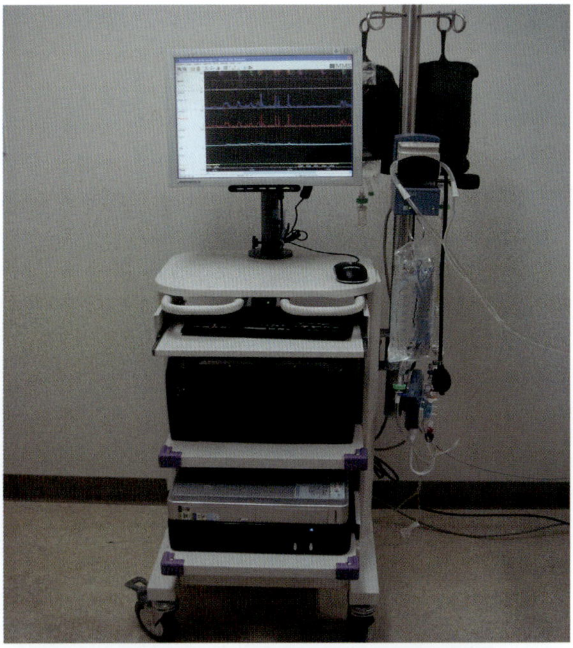

그림 20-10. 다중채널 요역동학검사

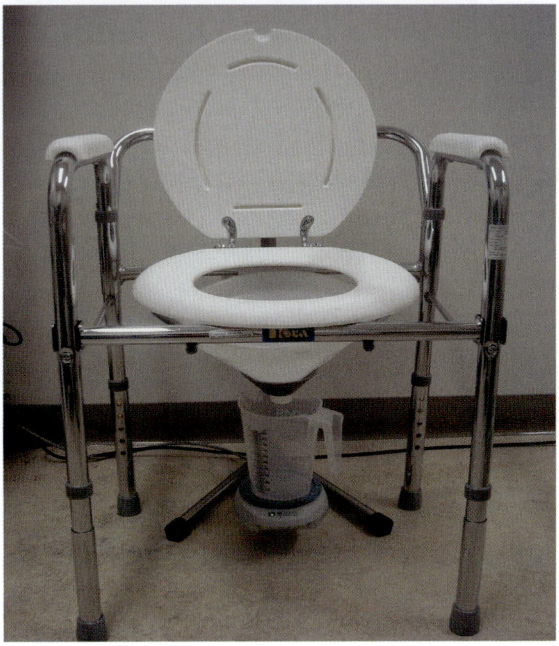

그림 20-11. 요류검사

(valsalva leak point pressure: VLPP) 요 누출을 관찰하여 CLPP와 VLPP를 측정할 수 있습니다. CLPP와 VLPP 수치는 요 누출을 보일 때의 방광내압 (Pves)의 증가 값

으로서 대개 방광을 200-300ml 정도 채운 상태에서 검사를 시행합니다. 요도내압 검사는 요도 기능을 평가하는 검사 방법으로 방광의 휴지기에 요도의 전 길이에 걸친 내압을 측정하는 검사입니다. 앙와위 자세로 측정하며, 4-10 Fr.의 요도관 (catheter)를 이용하여 요도관 (catheter)를 1 mm/초 정도의 속도로 빼면서 측정합니다. 이 때 최대 요도 압력, 최대 요도 폐쇄 압력, 기능적 요도 길이를 구합니다.

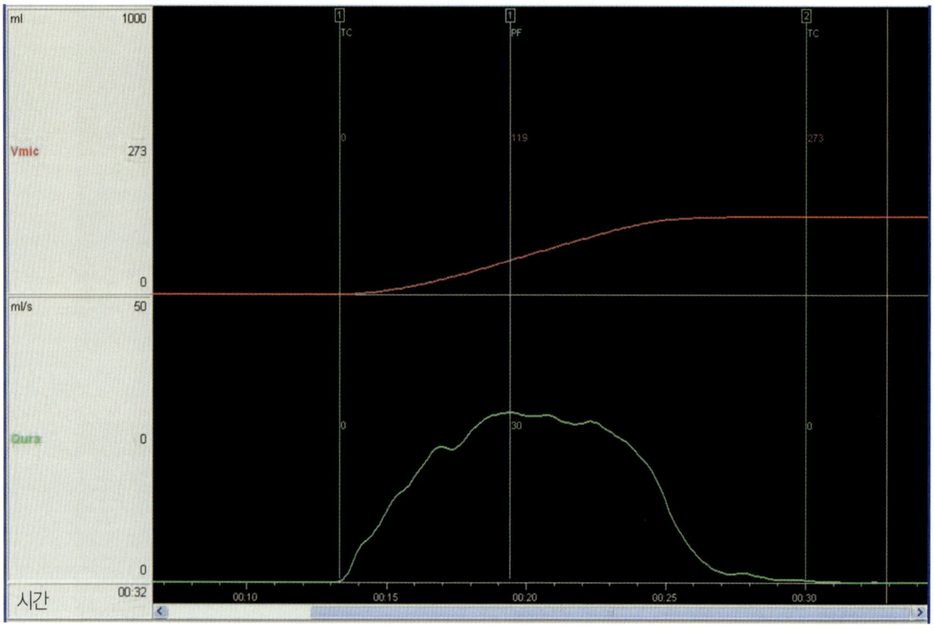

그림 20-12. 273 ml의 소변을 20초 이내에 배뇨하면서 최대 요속 30ml/초 을 보이는 종모양의 곡선을 보이는 정상요류곡선의 예

20-19 ▸▸ 우리나라에서 요역동학검사의 보험 인정 기준은 어떻게 됩니까?

현재까지 요역동학 검사의 보험 인정 기준이 따로 만들어져 있지는 않습니다. 환자의 증상으로 보아 의사가 필요하다고 생각되면 요역동학 검사를 급여로 시행할 수 있습니다.

20-20 ▸▸ 요역동학검사에서 방광의 과활동성을 진단하는 기준은 무엇입니까?

요역동학검사상 방광의 과활동성은 방광 충만 동안 불수의적 배뇨근의 수축이 있으면서 당시 환자가 절박감을 느끼면 진단이 가능하지만, 진단율이 약 30%로서 방광의 과활동성은 요역동학검사로만은 진단이 어렵습니다 (그림 20-13).

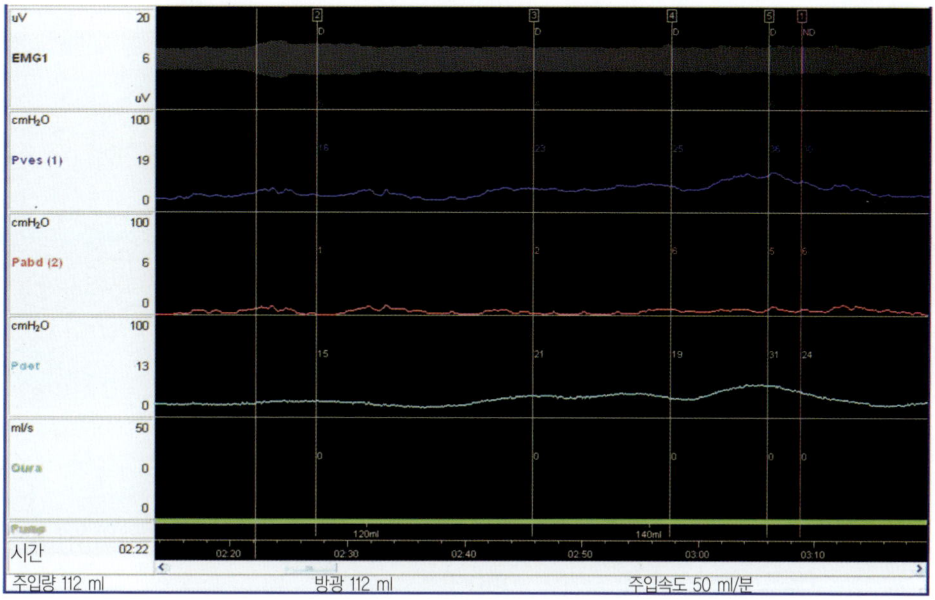

그림 20-13. 방광의 과활동성

방광을 충전시키는 동안 불수의적인 방광 (Pdet)의 수축과 함께 절박뇨 증상을 호소하는 경우에 진단내릴 수 있습니다.

20-21 ▸▸ 요역동학 검사에서 발살바 요누출압 (valsalva leak point pressure: VLPP)를 측정하는 방법과 해석은 어떻게 합니까?

방광을 150-200 ml 까지 채우고 요누출이 일어날 때까지 환자에게 발사바법을 시행하게 하고 방광내압을 측정하여 60 cmH_2O 이하에서 소변 유출이 있으면 내괄약근 결핍을 의미합니다 (그림 20-14).

발살바 요누출압은 방광을 200ml까지 채운 후 방광내압 측정을 하는 도중에 시행합니다. 요누출이 일어날 때까지 환자에게 숨을 참고 배에 힘을 주어 무언가를 밀어내듯 해보라고 요구하는 발살바법 (valsalva maneuver)을 천천히 시행하게 합니다. 만약 요의 유출이 관찰되지 않으면 기침을 시켜 요누출을 살펴보고, 60 cmH_2O 이하에서 소변 유출이 있으면 내괄약근 결핍을 의미합니다. 최근의 의학적 가이드라인은 복압성 요실금의 치료로 요도주위 확장제 주입술 (periurethral bulking agent injection)을 고려할 경우 발살바 요누출압이 100 cmH_2O보다 작아야 합니다. 만약 150 cmH_2O보다 높은 압력에서도 요실금이 없다면 요도 이상이 원인이 아닐 가능성이 많습니다.

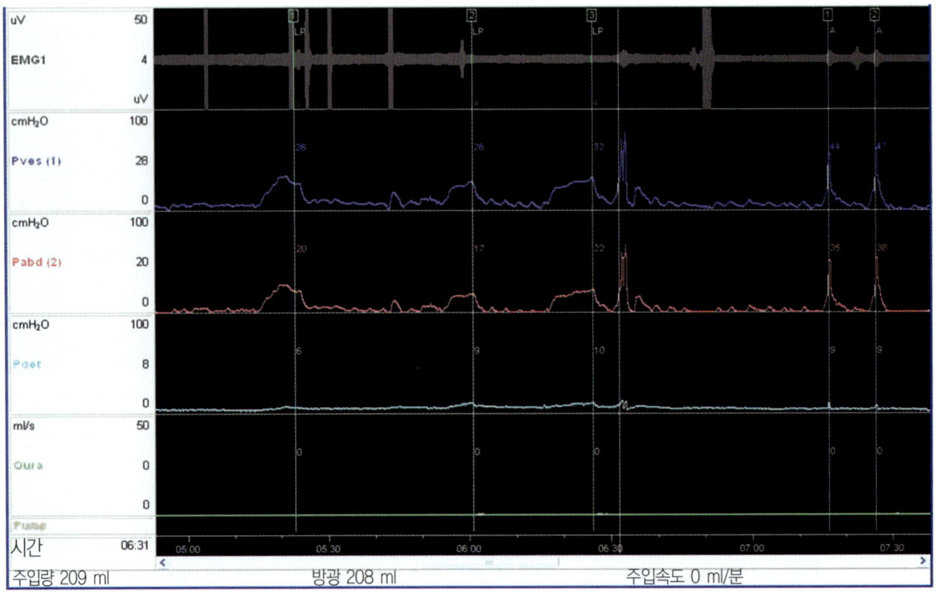

그림 20-14. 발살바 요누출압 (VLLP)을 측정하는 방법

본 예는 방광을 208 ml 채운 상태에서 숨을 참고 아랫배에 힘을 주어 밀어내는 발살바법을 시행하게 하여 요누출이 일어날 때 배뇨근의 수축이 없이 가장 낮게 측정되는 방광압 (P_{ves})으로 이 검사에서는 발살바 요누출압이 26 cmH_2O 로 측정됩니다.

2) 요실금의 치료

20-22 ▸▸ 요실금의 내과적 치료에는 무엇이 있습니까?

체중조절, 질 원추 (weighted vaginal cone), 전기자극, 골반저 근육운동 (pelvic floor muscle training)과 약제가 있습니다.

질 원추, 전기자극, 골반저 근육운동은 효과 면에서 차이가 없습니다. 질 원추는 질 내로 원추를 삽입하여 원추가 질 밖으로 빠져나오지 못하도록 골반저 근육을 수축하게 하는 방법입니다.

골반저 근육운동은 복압성 요실금과 혼합성 요실금에 효과가 있으며 급박성 요실금에 대한 효과는 불확실합니다. 골반저 근육운동은 복압성 요실금이 있는 40-50대 여성에서 3개월 이상 실시할 경우 가장 치료효과가 크다고 합니다. 골반저 근육운동 방법은 다양하나 표준적인 방법은 다음과 같습니다. 골반저 근육을 천천히 강하게 수축한 상태로 6-8초 유지하는 것을 8-12회 실시하며 이를 3회 실시하는 것이 한 세트입니다. 한 세트를 일주일에 3-4회 실시하고 이를 15-20주간 실시합니다. 수축의 강도와 시기는 4-8주에 호전되지만 임상적으로 호전되려면 5개월이 소요되기도 합니다. 골반저 근육운동에는 강화훈련과 기술훈련이 있습니다. 강화훈련은 수주 내지 수개월이 걸리며 근육비대를 초래하게 됩니다. 근육비대는 요도를 압박하게 되어 요실금의 빈도를 감소시키게 됩니다. 기술훈련은 Knack이라고 불리는데 소변이 누출되는 요인이 있을 경우 근육을 수축하게 하여 누출되는 뇨량을 줄이게 합니다.

복압성 요실금의 약제는 요도와 방광의 긴장을 유지하는 알파 작용제 (α-agonist)인 이미프라민 (imipramine), 에페드린 (ephedrine), 위에페드린 (pseudoephedrine), 페닐프로판올아민 (phenylpropanolamine), 노르에피네프린 (norepinephrine)등이 있으나 이들 약제 대부분은 혈관긴장을 증가시키므로 고혈압을 유발합니다. 또한 페닐프로판올아민 (phenylpropanolamine)은 출혈성 뇌졸중을 증가시킨다는 미국식약청의 경고도 있습니다. 그러므로 복압성 요실금의 치료제로 알파 작용제 (α-agonist)의 사용은 제한적입니다. 선택적 세로토닌 재흡수 억제제 (selective serotonine reuptake inhibitor: SSRI)와 선택적 노르아드레날린 재흡수억제제 (selective norepinephrine reuptake inhibitor: SNRI)는 현재 복압성 요실금의 치료제로 적합하지 않으나 세로토닌과 노르아드레날린재흡수 억제제인 두록세틴 (duloxetine)은 음부 (pudendal) 신경을 통하여 횡문조임근 (rhabdosphincter)의 수축을 강화하여 요실금 빈도를 감소시킵니다. 투여 초기에 오심이 있으나 2-4주내에 없어진다고 합니다.

최근 International Consultation on Incontinence의 가이드라인에 의하면 골반저

표 20-5. 절박성 요실금에 사용되는 약제들

약제 (성분 및 상표명)	경구 용량
Oxybutynin	
Ditropan	2.5-5 mg 3회~4회/일
Ditropan syrup	1차스푼 (5 mg)
Dicyclomine	
Dicyclomine HCl	20 mg 4회 /일
Dicromin	20 mg 4회 /일
Spatomin	20 mg 4회 /일
Easy	20 mg 4회 /일
Solifenacin succinate	5-20 mg 1회/일 (일반 용량: 5-10 mg 1회/일)
Vesicare	

근육운동과 duloxetine이 복압성 요실금치료의 일차적 방법으로 권장되고 있으며 같이 사용할 경우 보다 효과적입니다.

절박성 요실금의 약제는 항콜린제로서 옥시부틴 (oxybutin), 히오시아민 (hyoscyamine), 디사이클로민 (dicyclomine), 프로바텔린 (probantheline), 톨테리덴 (tolteridene), 염화 트로스피움 (trospium chloride), 숙신산염 솔리페나신 (solifenacin succinate) 등이 있습니다 (표 20-5). 부작용으로는 입이 마르는 것이 있는데 이 경우 물을 마시는 것보다 껌을 씹는다든가, 아이스 바를 먹거나, 즙이 많은 과일을 먹는 것이 좋습니다.

20-23 ▸▸ 요실금에서 수술의 적응증은 어떻게 됩니까?

불수의적인 요누출이 사회적, 개인적 문제가 될 정도로 불편한 상태에 이르는 경우, 이것이 복압성 또는 복압성 요실금이 주된 증상인 복합성 요실금이라면 모두 수술의 적응증이 될 수 있습니다. 다만 국내에는 특수한 상황으로 인하여 급여 기준을 위한 요역동학 검사를 시행하여야 합니다. 사실은 급여 기준을 만족하지 않는 경우라도 충분히 환자가 불편해 한다면 수술을 할 수 있겠으나 이런 경우 비급여 대상인 점을 환자가 이해하여야 가능할 것으로 생각됩니다. 최근에는 절박성 요실금의 경우에도 인조 테이프를 이용한 요실금 수술이 효과가 있다는 연구들이 있으나 정확한 교과서적인 치료는 아니고, 향후 장기간의 추적 결과가 필요할 것으로 생각되며, 따라서 절박성 요실금인 경우에는 비수술적 치료를 고려하는 것이 바람직하다고 할 수 있겠습니다. 요역동학 검사 결과 복압성 요실금의 원인이 외인성 괄약근 부전증에 의한 것으로 의심된다면 기존의 인조 테이프를 이용한 요실금수술의 효과가 요도의 과운동성에 의한 경우보다 다소 떨어질 것을 예측하고 환자에게도 설명하는 것이 필요하겠습니다.

20-24 ▸▸ 복압성요실금의 수술방법에는 무엇이 있습니까 ?

200여 가지 이상의 방법이 있는데 이들은 전체적으로 방광목 걸기 (bladder neck suspension: Burch 수술), 걸이 수술 (sling operation) 등으로 대분될 수 있습니다. 이중에서도 1990년대 중반에 개발된 중부요도슬링 (mid-urethral sling) 수술인 tension free vaginal tape (TVT) 수술, trans obturator tape (TOT) 수술이 최근 널리 사용되고 있습니다. TOT는 양쪽 폐쇄공 (obturator foramen)을 통과하는 후크를 이용하여 중간 요도 하부에 특수한 테이프를 끼어서 요도 걸기 (suspension)를 하는 것으로 1년간 추적 시 성공률이 90%정도 보고되고 있습니다.

20-25 ▸▸ 복압성 요실금의 수술에서 보험 기준은 어떻게 됩니까?

인조테이프를 이용한 요실금 수술은 요역동학검사 (방광내압측정 및 요누출압검사)로 복압성 요실금 또는 복압성 요실금이 주된 혼합성 요실금이 확인되고 요누출압이 120 cmH_2O 미만인 경우에 인정하며, 동 인정기준 이외에는 비용 효과성이 떨어지고 치료보다 예방적 목적이 크다고 간주하여 시술료 및 치료재료 비용 전액은 환자가 부담하도록 (비급여) 하고 있습니다. 따라서, 요실금수술 인정기준에 해당되지 않는 경우 수술료 및 치료재료 외의 진료비용에 대하여 '인조테이프를 이용한 요실금수술 인정기준' 에 해당되지 않는 경우에는 수술료 및 치료재료 비용 뿐 아니라 입원료, 마취료 등 제반 진료비용 전액 환자부담 (비급여)하고 있습니다. 만약 요역동학검사를 실시하지 않고 요실금 수술을 시행하게 되는 경우라면 현행 인정기준에 해당되지 않으므로 비급여 대상이 되겠습니다.

또한, 종전에 절박성 요실금이 주 증상으로 진단된 복합성 요실금인 경우라 할지라도 수술 시점에 복압성 요실금이 주 증상으로 다시 진단된다면 요역동학 검사 결과를 첨부하여 급여 대상이 될 수 있겠습니다. 마지막으로 요역동학검사 결과 등으로 복압성 요실금 또는 복압성 요실금이 주된 혼합성 요실금으로 진단되었다면, 진단 시기에 관계없이 급여 대상이 되겠습니다 (보건복지부 고시 제 2007-3호).

20-26 ▸▸ 호르몬 요법이 요실금에 미치는 영향은 무엇입니까?

호르몬 요법이 요실금에 미치는 영향에 대한 공통된 결론을 이루지 못하고 있어 좀더 많은 연구가 필요합니다.

초기에는 대부분이 효과적이라는 연구 결과가 많았습니다. 복압성 요실금에 에스트리올 (1 mg 하루 1회 질내투여)과 페닐프라놀라민 (phenylpranolamine: PPA) (하루2회 경구투여)를 병행하면 효과적이라 하였으나 PPA의 임상적 부작용으로 사용이 어려운 상태입니다. 절박성 요실금의 경우 증상의 호전을 보이나 객관적 결과의 차이는 보이지 않는 것으로 알려져 있으며, 최근의 연구 결과에서는 오히려 비효과적으로 증상을 악화시킨다는 보고가 많습니다.

HERS (Heart and Estrogen/Progestin Replacement Study)보고에서 경구 호르몬 요법 시 절박성 및 복압성 요실금이 더 악화된다고 발표되었는데, 최근의 WHI (Women's Health Initiative)보고서에 따르면 연구대상 선정과 요실금 판정에 있어서 문제가 있었지만, 경구 호르몬 요법시 복압성 요실금과 절박성 요실금의 악화를 보였습니다. 이러한 결과들은 일반적으로 비뇨기계 증상호전에 효과적이라고 알려진 국소투여가 아닌 경구투여의 결과이므로 앞으로 국소투여에 의한 대규모 연구가 필요할 것으로 생각됩니다.

3) 기타

20-27 ▸▸ 폐경 후 방광염이 호발하는 이유는 무엇입니까?

방광의 배뇨 기능 약화, 회음부의 불청결, 변실금 및 요실금 때문입니다. 또한, 폐경에 따른 질내 상재균의 변화 [pH 증가 및 락토간균 (lactobacilli)의 감소에 의한 그람 음성균의 집락화 (colonization)]가 특히 성관계가 활발한 경우 위험성을 높이는 것으로 생각되어 집니다. 현재로서는 연령 증가에 따른 면역기능 저하가 독립적인 원인인지는 분명하지 않습니다.

20-28 ▸▸ 에스트로겐이 방광염 예방에 효과가 있습니까?

에스트로겐 투여시 폐경에 따른 질내 상재균의 변화를 회복시킬 수 있기 때문에 예방적 효과를 기대할 수 있습니다.

Kirkenberg 등은 재발성 요로감염을 보이는 40명의 노년 여성을 대상으로 한 무작위 연구에서 에스트리올 (4주간 3 mg 매일 복용후 8주간 매일 1 mg 복용) 투여시와 위약 투여시를 비교하였을 때 첫 치료기간 후에는 차이를 보이지 않았으나, 두 번째 치료기간 후에는 요로감염 발생이 유의하게 감소하는 결과를 보였으며, 93명의 폐경여성을 대상으로 한 다른 연구 역시 에스트리올 질 크림 투여시 재발성 요로감염 예방에 도움이 된다는 결과를 보고한 바 있습니다. 하지만 에스트리올을 경구 투여 하였을 때는 이와 같은 결과를 보이지 않았습니다.

20-29 ▸▸ 과민성 방광 (overactive bladder)은 무엇이며 그 치료는 어떻게 합니까?

방광 근육의 과민으로 뇨의를 느낄 때 이를 참지 못하고 소변이 흐르는 것으로 절박뇨, 빈뇨, 긴박성 요실금의 증상을 보이는 것을 말합니다, 뇌졸중, 파킨슨씨 병, 다발성 경화증 과 같은 신경병적인 과정에서 나타나는 경우도 있으나 대부분 이런 병변이 없이 방광근육의 불안정에 의해 나타납니다. 진단은 병력청취, 배뇨일지, 소변검사 등을 하고 요역동학 검사를 합니다.

과민성 방광의 일차 치료는 약물과 행동치료입니다.

행동치료로 방광훈련 및 골반근육운동법을 실시하는데, 방광훈련은 소변이 마려운 것을 참는 것으로 요누출이 없다면 배뇨 간격이 2-4시간 될 때까지 15분씩 배뇨 간격을 늘려 갑니다. 골반근육운동법은 요의를 느낄 때 스스로 골반근육을 수축시켜서 방광근육이 수축되지 못하도록 하는 방법입니다. 이때 생활 습관도 중요한데 카페인이 들어 있는 음료와 방광을 자극하는 음식은 자제하는 것이 좋습니다.

약물로는 방광에서 아세틸 콜린의 작용을 억제하는 항무스카린제제가 널리 쓰이는데 입이마르거나 빈맥, 변비, 시력불선명 (blurred vision) 등의 부작용이 있을 수 있습니다. 최근 소개된 톨레로딘 (tolerodine ;Detrol®)은 항 무스카린 수용체 억제재로서 조직 특이적 특성을 가지고 있어 타액선에서는 부작용이 적게 나타나면서 방광에서의 효과는 좋으며 하루에 한,두번 만 복용해도 되는 장점을 가지고 있습니다. 옥시부티닌 (oxybutynin)은 항콜린 과 평활근 이완 작용이 있으며 톨레로딘과 그 효과는 유사하나 부작용의 빈도는 높은 것으로 알려져 있습니다.

참고문헌

1. 생식기계 관리

Atiemo H, Daneshgari F. Surgical innovations in pelvic organ prolapse and incontinence. Clin Geriatr Med 2006; 22: 605-21.

Castelo-Branco C, Cancelo MJ, Villero J, Nohales F, Julia MD. Management of post-menopausal vaginal atrophy and atrophic vaginitis. Maturitas 2005; 52: S46-52.

Goldstein I, Alexander JL. Practical aspects in the management of vaginal atrophy and sexual dysfunction in perimenopausal and postmenopausal women. J Sex Med 2005; 2: S154-65.

Keil K. Urogenital atrophy: diagnosis, sequelae, and management. Curr Womens Health Rep 2002; 2: 305-11.

Kim S, Harvey MA, Johnston S. A review of the epidemiology and pathophysiology of pelvic floor dysfunction: do racial differences matter? J Obstet Gynaecol Can 2005; 27: 251-9.

Klingele CJ. Advances in urogynecology. Int J Fertil Womens Med 2005; 50: 18-23.

Lightner DJ. Menopause hormonal therapy from the urologist's perspective. Curr Urol Rep 2006; 7: 1-3.

Maher C, Baessler K, Glazener CM, Adams EJ, Hagen S. Surgical management of pelvic organ prolapse in women. Cochrane Database Syst Rev 2004; 4: CD004014.

Mouritsen L. Classification and evaluation of prolapse. Best Pract Res Clin Obstet Gynaecol 2005; 19: 895-911.

Novara G, Artibani W. Surgery for pelvic organ prolapse: current status and future perspectives. Curr Opin Urol 2005; 15: 256-62.

Oskay UY, Beji NK, Yalcin O. A study on urogenital complaints of postmenopausal women aged 50 and over. Acta Obstet Gynecol Scand 2005; 84: 72-8.

Schaffer JI, Wai CY, Boreham MK. Etiology of pelvic organ prolapse. Clin Obstet Gynecol 2005; 48: 639-47.

Smith PP, Appell RA. Pelvic organ prolapse and the lower urinary tract: the relationship of vaginal prolapse to stress urinary incontinence. Curr Urol Rep 2005; 6: 340-7.

Society of Obstetricians and Gynaecologists of Canada. SOGC clinical practice guidelines. The detection and management of vaginal atrophy. Number 145, May 2004. Int J Gynaecol Obstet 2005; 88: 222-8.

Swift S. Current opinion on the classification and definition of genital tract prolapse. Curr Opin Obstet Gynecol 2002; 14: 503-7.

Trowbridge ER, Fenner DE. Conservative management of pelvic organ prolapse. Clin Obstet Gynecol 2005; 48: 668-81.

2. 비뇨기계 관리

Al-Badr A, Ross S, Soroka D, Drutz HP. What is the available evidence for hormone replacement therapy for women with stress urinary incontinence? J Obstet Gynecol Can 2003; 25: 567-74.

Barlow DH, Cardozo LD, Francis RM, Griffin M, Hart DM, Stephens E, et al. Urogenital ageing and its effect on sexual health in older British women. Br J Obstet Gynaecol 1997; 104: 87-919.

Beisland HO, Fossberg E, Moer A, Sander S. Urethral insufficiency in postmenopausal females: treatment with phenylpropanolamine and estriol separately and in combination. Urol Int 1984; 39: 211-6.

Blomquist J, Germain MM. Surgical treatment of stress incontinence with hypermobility. In: Ostergard's Urogynecology and pelvic floor dysfunction. 5th ed. Philadelphia: Lippincott Williams & Wilkins Press. p.457-68.

Boscia JA, Kaye D. Asymptomatic bacteria in the elderly. Infect Dis Clin North Am 1987; 1: 893-903.

Brown JS, Seeley DG, Fong J, Black DM, Enslud KE, Grady D. Urinary incontinence in older women: who is at risk? Obstet Gynecol 1996; 87: 715-21.

Cardozo LD, Tapp A, Versi E. The lower urinary tract in peri- and postmenopausal women. In: Samsioe G, Bonne Erickson P, editor. The Urogenital Oestrogen Deficiency Syndrome. Bagsverd, Denmark: Novo Industri AS Press; 1987. p.10-17.

Cardozo L, Benness C, Abbott D. Low dose oestrogen prophylaxis for recurrent urinary tract infections in elderly women. Br J Obstet Gynaecol 1998; 105: 403-7.

Cardozo L, Lose G, Mc Clish D, Versi E, de Koning Gans H. A systematic review of oestrogens for recurrent urinary tract infections: third report of the hormones and urogenital therapy committee. Int Urogynecol J Pelvic Floor Dysfunction 2001; 12: 15-20.

Cardozo L, Lose G, Mc Clish D, Versi E. A systematic review of the effects of estrogens for symptoms suggestive of overactive bladder. Acta Obstet Gynecol Scand 2004; 83: 892-7.

Chaliha C, Kalia V, Stanton SL, Sultan AH. What does pregnancy and delivery do to bladder function? A urodynamic viewpoint. Neurourol Urodyn 1998; 17: 415-6.

Collas DM, Malone Lee J. Age-associated changes in detrusor sensory function in women with lower urinary tract symptoms. Int Urogynecol J 1996; 7: 24-9.

Cutner A, Carey A, Cardozo LD. Lower urinary tract symptoms in early pregnancy. J Obstet Gynaecol 1992; 12: 75-8.

Cutner A. The Lower urinary tract in pregnancy. MD thesis, University of London Press; 1993.

DuBeau CE. Estrogen treatment for urinary incontinence. Never, now or in the future? JAMA 2005; 293: 998-1001.

Eriksen B. A randomized, open, parallel group-study on the preventive effect of an estradiol-releasing vaginal ring (Estring) on recurrent urinary infections in postmenopausal women. Am J Obstet Gynecol 1999; 180: 1072-9.

Fantl JA, Cardozo L, McClish DK. Estrogen therapy in the management of urinary incontinence in postmenopausal women: a meta-analysis. Obstet Gynecol 1994; 83: 12-8.

Freeman RM. Initial management of stress urinary incontinence: pelvic floor muscle training and duloxetine. BJOG 2006; 113: S10-16.

Goldstein SR, Johnson S, Walls NB. Incidence of urinary incontinence in postmenopausal women treated with raloxifene or estrogen. Menopause 2005; 12: 160-4.

Grady D, Brown JS, Vittinghoff E, Applegate W, Varner E, Snyder T; HERS Research Group. Postmenopausal hormones and incontinence: the heart and estrogen/progestin replacement study. Obstet Gynecol 2001; 97: 116-20.

Grodstein F, Lifford K, Resnick NM, Curhan GG. Postmenopausal hormone therapy and risk of developing urinary incontinence. Obstet Gynecol 2004; 103: 254-60.

Hay-Smith E, Bo K, Berghmans L, Hendriks H, de Bie R, van Waalwijk van Doorn E. Pelvic floor muscle training for urinary incontinence in women. Cochrane Database Syst Rev 2007;3:CD001407.

Hendrix SL, Cochrane BB, Nygaard IE, Handa VL, Barnabei VM, Iglesia C, et al. Effects of estrogen with and without progestin on urinary incontinence. JAMA 2005; 293: 935-48.

Herbison P, Plevnik S, Mantle J. Weighted vaginal cones for urinary incontinence. Cochrane Database Syst Rev. 2002;1:CD002114.

Hextall A, Bidmead B, Cardozo L, Hooper R. The impact of the menstrual cycle on urinary symptoms and the results of urodynamic investigation. BJOG 2001; 108: 1193-6.

Hextall A, Hooper R, Cardozo LD, Stinger C, Workman R. Dose the menopause influence the risk of bacteriuria? Int J Urogynecol J Pelvic Floor Dysfunct 2001; 12: 332-6.

Hilton P. Urethral pressure measurement by micro transducer: Observations on the methodology, the pathophysiology of stress incontinence and the effects of treatment in the female. MD thesis, University of Newcastle upon Tyne Press; 1981.

Hilton P, Tweddel AL, Mayne C. Oral and intravaginal estrogens alone and in combination with alpha adrenergics stimulation in genuine stress incontinence. Int Urogynecol J 1990; 12: 80-6.

Horan MA, Parker SG. Infections, aging and host response. In: Horan MA, Little RA, editor. Injury in the Aging. Cambridge: Cambridge University Press, 1998; 126-46.

Hunskaar S, Burgio K, Diokno AC, Herzog AR, Hjalmas K, Lapitan MC. Epidemiology and natural history of urinary incontinence. In: Abrams P, Cardozo L, Khoury S, Wein A, editors. Incontinence. 2nd international consultation on incontinence, 2nd ed.Plymouth; Health Publication Press. p.165-201.

Jolleys JV. Reported prevalence of urinary incontinence in a general practice. Br Med J 1988; 296: 1300-2.

Kirkengen AL, Anderson P, Gjersoe E, Johannessen GR, Johnsen N, Bodd E. Oestriol in the prophylactic treatment of recurrent urinary tract infections in post-menopausal women. Scand J Prim Health Care 1992; 10: 139-42.

Kjaergaard B, Walter S, Knudsen A, Johansen B, Barlebo H. Treatment with low dose vaginal estradiol in post-menopausal women. A double blind controlled trial. Ugeskr Laeger 1990; 152: 658-9.

Klutke JJ, Bergman A. Nonsurgical treatment of stress urinary incontinence. In: Ostergard's Urogynecology and pelvic floor dysfunction. 5th ed. Philadelphia; Lippincott Williams & Wilkins Press. p.447-51.

Koelbl H, Naumann G. Diagnostic methods to detect female urinary incontinence In: Becker HD, et al. editors. Urinary and Fecal incontinence. 1st ed. Berlin Heidelberg: Springer Press. p.156-166-11.

Kubic K, Horbach NS. Suburethral sling procedures and treatment of complicated stress incontinence. In: Ostergard's Urogynecology and pelvic floor dysfunction. 5th ed. Philadelphia: Lippincott Williams & Wilkins Press. p.469-93.

Malone Lee J, Waheda I. The characterization of detrusor contractile function in relation to old age. Br J Urol 1993; 72: 873-80.

Moehrer B, Hexatall A, Jackson S. Oestrogens for urinary stress incontinence in women. Cochrane Database Syst Rev 2003; 2: CD001405.

Montella JM. Management of overactive bladder. In: Ostergard's Urogynecology and pelvic floor dysfunction. 5th ed. Philadelphia: Lippincott Williams & Wilkins Press. p.293-306.

Nygaard E, Menefee SA, Wall LL. Lower urinary tract disorders. In: Berek JS, editor. Berek & Novak's Gynecology. 14th ed. Philadelphia: Lippincott Williams & Wilkins Press ; 2007. p.849-898.

Ouslander JG, Greendale GA, Uman G, Lee C, Paul W, Schnelle J. Effects of oral oestrogen and progestin on the lower urinary tract among female nursing home residents. Am Geriatr Soc 2001; 49: 803-7.

Raz R, Stamm WE. A controlled trial of intravaginal estriol in post-menopausal women with recurrent urinary tract infections. N Engl J Med 1993; 329: 753-6.

Rekers H, Drogendijk AC, Valenburg H, Riphagen F. Urinary incontinence in women from 35 to 79 years of age: prevalence and consequences. Eur J Obstet Gynecol Reprod Biol 1992; 43: 229-34.

Rud T, Anderson KE, Asmussen M, Hunting A, Ulmsten U. Factors maintaining the urethral pressure in women. Invest Urol 1980; 17: 343-7.

Rufford J, Hextall A, Cardozo L, Khullar K. A double-blind placebo controlled trials on the effects of 25 mg oestradiol implants on the urge syndrome in postmenopausal women. Int Urogynecol J 2003; 14: 78-83.

Sandford JP. Urinary tract symptoms and infection. Ann Rev Med 1975; 26: 485-505.

Stanton SL, Kerr-Wilson R, Harris VG. The incidence of urological symptoms in normal pregnancy. Br J Obstet Gynaecol 1980; 87: 897-900.

Swithinbank LV, Vestey S, Abrams P. Nocturnal polyuria in community dwelling women. Neurourol Urodyn 1998; 17: 314-5.

Thomas TM, Plymat KR, Blannin J, Meade TW. Prevalence of urinary incontinence. Br Med J 1980; 281: 1243-5.

Van Geelen JM, Doesburg WH, Thomas CMG. Urodynamic studies in the normal menstrual cycle: the relationship between hormonal changes during the menstrual cycle and the urethral pressure profile. Am J Obstet Gynecol 1981; 141: 384-92.

Vetter NJ, Jones DA, Victor CR. Urinary incontinence in the elderly at home. Lancet 1981; 2: 1275-7.

Wagg AS, Lieu PK, Ding YY. A urodynamic evaluation of age associated changes in urethral function in women with lower urinary tract symptoms. J urol 1996; 156: 1984-8.

Weinberger MW. Differential diagnosis of urinary incontinence. In: Bent AE, et al., eds. Ostergard's Urogynecology and pelvic floor dysfunction. 5th ed. Philadelphia: Lippincott Williams & Wilkins Press. p61-68.

Chapter / 21

폐경 후 유방 관리

요약 K.e.y.p.o.i.n.t

폐경 후 유방은 유선 조직이 줄어들고 지방 조직으로 대체됩니다. 그러나 폐경 후 비만이나 호르몬 요법은 유방암의 위험성을 유의하게 증가시킵니다. 따라서 폐경 후 비만이나 호르몬 요법은 유방암 검진 간격을 단축시키고 부수적 검사의 빈도를 증가시킬 수 있습니다. 유방 관리는 환자 자신이 시진, 촉진 등의 자가 검진으로 실시할 수도 있으나 전문가에 의한 정기적인 유방 진찰 및 검사가 더 중요합니다. 유방자가검진 도중 유방종괴, 유두분비, 유방통증, 불편감, 유두함몰, 겨드랑이 종괴, 유방의 피부변화가 발견되면 반드시 전문의의 진찰과 정밀 검사를 받아야 합니다.

유방영상검사에는 유방촬영술, 초음파, 자기공명영상 (magnetic resonance imaging:MRI), 컴퓨터 단층촬영 (computed tomography: CT), 유선촬영술 (galactography) 등이 있습니다. 정상 유방 조직은 유방촬영술에서 피부, 유선조직, 대흉근은 흰음영으로 보이고, 피하지방과 유선 후 지방은 검게 보이며 이상 소견은 종괴 (mass), 석회화 (calcification), 구조 왜곡 (architectural distortion), 비대칭 음영 (asymmetry) 등으로 보입니다.

유방 초음파는 유방촬영술에서 이상 소견이 있어 자세한 관찰이 필요한 경우, 촉지되는 종괴가 유방촬영술에서 보이지 않는 경우, 종괴가 낭성인지, 고형인지 구별하고자 할 때, 40세 이전의 젊은 여성의 유방을 검사할 때, 유방에 통증과 유두분비물이 나오는 경우, 유방성형술 후 숨은 병변을 찾고자 할 때 시행합니다.

유방 MRI는 유방촬영술과 초음파 검사 상 진단이 어려운 병소의 평가나, 유방성형술 후 합병증의 진단, 유방암 환자의 관리 등을 위한 검사입니다.

유방 질환의 조직검사방법으로는 가는 주사기로 하는 세포검사 (fine needle aspiration: FNA)와 굵은 바늘로 하는 침생검 (core needle biopsy: CNB)이 있고, 최근에 맘모톰 (mammotome)이라는 조직검사 장비가 개발되어 보다 많은 조직을 제거하여 정확한 검사를 할 수 있게 되었습니다.

폐경 후 유방통은 이상 병변의 유무 확인 후 질환이 없으면 대부분 2-3개월후 소실되는 경우가 많으므로 경과를 관찰하거나 간혹 식이요법, 약물요법을 고려할 수 있습니다. 유방통을 호소하는 여성 중 유방암이 발견되는 경우는 매우 드물어서 1 ~2 % 정도입니다.

1. 폐경과 유방암

21-1 ▸▸ 폐경 후에 유방에는 어떠한 변화가 옵니까?

유선 조직이 줄어들고 지방 조직으로 대체되어 방사선이 쉽게 통과하므로 유방 X선 촬영을 통해 내부를 선명히 들여다 볼 수 있습니다.

폐경여성의 유방에서는 퇴행성 변화가 진행되어 실질조직 중 특히 소엽이 섬유화 (fibrosis)되고 유리질화 (hyalinization) 되며 콜라겐 (collagen), 탄력섬유 (elastic fiber), 지방 등의 기질성분 또한 변화하여 결과적으로 유방에 전체적으로 지방 침착이 늘어나고 결합조직이 줄어들며 소엽은 없어지고 미세낭 소엽 변화 (microcystic lobular change)가 일어납니다. 따라서 유방은 탄력을 잃고 처지게 되고 유방 X 선 촬영을 통해 내부를 선명히 들여다 볼 수 있습니다. 따라서 이 시기에는 암을 포함한 유방의 질환을 평가하는 데에 X선 촬영이 유용 합니다.

21-2 ▸▸ 폐경 후 비만과 유방암 발생과의 관계는 어떠합니까?

폐경 후 비만은 유방암의 위험성을 유의하게 증가시키며 예후에도 영향을 끼칩니다.

미국에서는 폐경 후 유방암의 20%, 유방암에 의한 사망의 50%가 비만에 의한 것으로 평가됩니다. 성인에서 체중의 증가는 유방암 위험의 증가로 연결되는데 체중이 5kg 증가할 경우 유방암의 위험이 1.08배 (95% 신뢰구간: 1.04-1.12) 증가한다고 보여 지고 15-20kg의 체중 증가가 있을 경우 유방암의 위험이 1.5배 증가하게 됩니다 (95% 신뢰구간: 1.06-2.13). 폐경 여성에서 비만은 유방암의 위험을 1.3배 증가시키고 비만은 유방암 환자에서 나쁜 예후인자 중 하나이기도 합니다.

국내의 보고에서는 폐경 여성에서 비만이 유방암 위험을 높이는 것으로 나타나지만 폐경 전 여성에서는 상반된 결과가 발표됩니다.

비만 여성은 정상 여성에 비해 130% 가량의 높은 에스트라디올 농도를 보이고, 지방세포가 증가할수록 테스토스테론의 농도도 높으면서 성호르몬결합글로불린 (sex hormone binding globulin: SHBG)의 농도가 낮아져 이들 호르몬의 생체이용률 (bioavailability)을 증가시킵니다. 아울러 동반된 고인슐린혈증은 인슐린유사성장인자 (insulin like growth factor: IGF)와 렙틴 (leptin)의 농도를 증가시켜 종양발생에 관여하게 됩니다.

또한 비만한 여성일수록 유방암 진단 시에 병변의 크기가 큰 경향이 있고 세포 분열이 보다 활발하며 림프절 전이를 나타내는 경우가 많고 호르몬 수용체 음성인 경우가 많아 예후가 좋지 않은 경향이 있습니다. 치료 과정에서도 수술이나 방사선 치료 후 합병증이 비만한 여성에서 더 많이 나타납니다.

21-3 ▸▸ 폐경 후 호르몬 요법은 유방암 조기 검진에 어떤 영향을 미칩니까?

검진 간격을 단축시키고 부수적 초음파 영상 진단의 빈도가 증가될 수 있습니다.

폐경 후 호르몬 치료는 투여되는 제제와 무관하게 유방 촬영술 상, 치밀도를 증가시켜 유방 촬영술의 특이도와 예민도를 떨어트리기 때문에 검사빈도를 증가시킵니다. 치밀도의 증가 정도는 에스트로겐 단독 제제 보다는 프로게스토겐이 첨가된 병합 요법에서 더 크나 티볼론 (tibolone) 투여군 에서는 그 정도가 미약합니다.

21-4 ▸▸ 폐경 후 호르몬 요법과 유방암 발생의 연관성은 어떻게 됩니까?

에스트로겐 단독요법은 유방암이 오히려 감소하는 경향을 보이고 있는 반면에 에스트로겐과 프로게스테론 복합요법을 7년까지 사용할 경우 유방암의 위험도는 증가하지 않습니다. 또한 프로게스토겐을 장기간 사용한 경우에는 유방암의 발생 빈도를 증가시킬 가능성이 있는 것으로 보고된 바 있습니다 (문항 9-19 참조).

21-5 ▸▸ 호르몬 치료로 발생되는 유방암과 호르몬 치료를 받지 않는 유방암의 생물학적 특성의 차이가 있습니까?

차이가 있습니다 (9-27 참조).

2. 유방암의 역학

21-6 ▸▸ 우리나라 여성에서의 유방암의 역학적 특성은 무엇입니까?

현재 우리나라에서 유방암은 여성의 악성 종양 중 위암 다음으로 두 번째로 흔한 암이며, 아직은 서구의 발생빈도에 비해 1/4 가량의 낮은 빈도를 보이나 매년 증가하는 추세를 보이고 있습니다. 2000년에는 인구 10만명 당 22.9명, 2002년에는 25.7명의 발생률을 보였으며 생활양식의 서구화에 따라 비만 증가, 출산율 감소, 수유감소, 늦은 결혼, 이른 초경 등의 위험인자에 따라 앞으로도 계속 증가할 것으로 예상되고 있습니다.

우리나라 여성에서의 유방암은 특징적으로 20세 이후부터 연령 증가에 따라 증가하다가 45~50세의 폐경이행기에서 가장 높은 발생률을 보이고 이후 점차 감소하는 경향을 보여 50세 이후에 유방암을 진단받는 환자가 전체 유방암 환자의 약 38.7%입니다. 이것은 유방암 발생률이 높은 지역에서 폐경 후에도 연령에 따라 계속해서 유방암 발생률이 증가하는 것과 비교되는 소견입니다.

하지만 일본의 경우 과거 1980년대에는 지금의 우리나라와 같은 발생률 양상을 보이다가 1990년대에는 폐경 후에도 발생률 감소가 관찰되지 않는 양상으로 변화한 것을 보면 우리나라 여성에서의 유방암의 역학적 특성도 앞으로 변화할 가능성이 있습니다.

21-7 ▶▶ 음주 및 흡연과 유방암 발생과의 관련성은 어떻게 됩니까?

음주는 유방암 위험을 증가시킬 수 있으나 흡연은 확실하지 않습니다.

음주는 유방암 위험을 약 1.5배 정도 증가시키는 것으로 보이는데 그 기전으로는 알코올에 의한 ① 혈중 에스트로겐 농도 증가에 따른 대사 산물의 증가와, ② 발암 물질에 대한 유방 조직의 세포막 투과성 증가가 가정되고 있습니다.

최근 여러 연구에 의하면 간접흡연이 유방암의 위험을 증가시킨다는 결과가 있으나 흡연과 유방암 발생은 연관성이 확실하지 않습니다.

21-8 ▶▶ 골다공증과 유방암 발생과는 어떤 관계가 있습니까?

고령을 제외하곤 아직 긍정적 연관 관계가 있다고 하기엔 이릅니다.

Toronto 연구에서는 유방 촬영술 상 치밀도와 함께 골다공증을 독립적인 발생 위험인자로 보고하고 Rotterdam 연구에서는 고령인 경우, 요추 골 밀도와 밀접한 상관관계가 있다 하였으며 Pittsburg's 연구에서는 에스트라디올 (estradiol)이 낮고 대퇴골 경부 골 밀도치가 높은 군에서의 유방암 발생 위험도는 2.4배이지만 전체적인 의미는 매우 미약함을 지적하고 있는 실정으로, 있다 하더라도 골 밀도를 유방암 검진에 하나의 임상 표지자로 이용할 정도는 아니라는 견해와 밀접한 관련이 있다는 견해가 아직은 상충되는 추세입니다.

3. 유방암의 진단

21-9 ▸▸ 유방암의 조기진단을 위하여 필요한 검진 방법은 무엇입니까?

유방암의 조기 검진 방법에는 유방 자가 검진, 의사에 의한 임상 진찰, 유방 촬영술과 초음파 검사 등이 있습니다. 필요하면 세포진 검사와 생검을 시행합니다.

유방암을 예방할 수 있는 방법이 현재로서는 없기 때문에 유방암의 정기 검진을 통한 조기 발견은 유방암 치료의 성적을 높이기 위한 가장 중요한 방법입니다. 유방암의 조기 검진은 주로 유방 자가 검진, 의사에 의한 임상 진찰, 유방 촬영술과 초음파 검사 등을 통하여 이루어집니다. 유방 촬영술은 이학적 검진에서 발견되기 이전 단계에서 종양을 발견할 수 있는 장점이 있습니다. 최근 유방 촬영술의 발전으로 작은 종괴의 발견이 가능하여졌으며, 유방암으로 이행하기 전단계인 비침윤암 (관상피내암 등)의 발견율도 증가하여 이 선별검사를 통해 약 25%의 유방암 사망률 감소가 있다는 보고가 있습니다. 그러나 15%정도의 유방암은 유방 촬영술에서 발견되지 않는 것으로 알려져 있어 임상 소견에 따라 유방 초음파를 시행하기도 하며, 고위험군에서는 유방 MRI를 생각해볼 수도 있습니다.

미국 의사 손해 보험 협회에서 4-6년 주기로 발간한 최근 백서에 의하면 유방암 지연 진단의 손꼽히는 원인 중 유방 조영술 판독 결과의 잘못과 함께 환자의 주 호소를 무시하는 결과가 전자와 비슷한 비율로 소송의 원인으로 손꼽히고 있는 실정입니다. 따라서 아무리 사소한 증세 (예, 단순 유방통)라도 무시해서 그냥 지나쳐서는 안되며 유방 증세를 호소하는 환자가 내원 할 경우 바로 영상 진단을 실시하여 환자의 안심을 도모 해 주어야 함을 절대 간과해서는 안 됩니다. 종괴를 호소하는 환자는 임신 여부와 상관없이 영상 진단, 세포진 검사에 이은 개방성 생검으로 악성 질환 여부를 반드시 밝혀내야 합니다. 나아가서 발생 고 위험 군 관리가 중요한데 특히 진단 시 40세 이전의 갑상선 암 생존자들의 경우 정기적 검진을 보다 철저히 실시할 것이며 아울러 난소암 및 자궁 내막암 생존자들도 유방 관리에 게을리 해서는 안됩니다.

다음은 한국유방암학회와 국립암센터에서 제정한 유방암 정기 검진 권고안입니다 (표 21-1).

표 21-1. 한국인 유방암 정기검진 지침

검진방법	검진 시작시기	횟수
자가검진	30세 이후부터	한달에 한번씩
의사에 의한 유방촉진	35세 이후부터	2년에 한번씩
유방촬영술	40세 이후부터	1-2년마다 한번씩

21-10 ▸▸ 유방암의 자가 검진 방법과 시기는 어떻게 됩니까?

가) 시진

① 먼저 옷을 벗고 거울 앞에 서서 양쪽 유방을 주의 깊게 관찰합니다.

ㄱ. 유방의 양쪽 크기가 다른지

ㄴ. 피부에 주름이 잡혀있는지

ㄷ. 움푹 들어가는 부분은 없는지

ㄹ. 유두에서 분비물이 있는지, 유두가 침몰되지 않았는지 관찰합니다 (그림 21-1 A①)

② 거울 앞에서 머리 뒤로 양 손을 깍지 끼워 올리고 다시 같은 방법으로 관찰합니다 (그림 21-1 A②)

③ 양손을 양 허리에 고정시키고 몸을 앞으로 약간 기울이면서 거울을 향해서 팔과 어깨를 앞으로 내밀며 고개를 수그리고 같은 방법으로 관찰합니다 (그림 21-1 A ③)

나) 촉진

① 한쪽 손을 머리 위로 올리고 반대편 손가락 3~4개로 유방을 누르거나, 달팽이 모양으로 유두를 중심으로 점점 원을 크게 만들면서 만져 봅니다. 특히 겨드랑이와 유방 상부 외측을 잘 살펴 봅니다 (그림 21-1 B①).

② 유두를 조심스럽게 짜면서 분비물이나 혈액 등이 비치는지 살펴 봅니다 (그림 21-1 B②).

③ 어깨 밑에 베게를 놓고 누워서, 한쪽 손을 머리 위로 하고, 반대편 손으로 다시 유두를 중심으로 달팽이 모양으로 원을 크게 그리면서 멍울이 있는지 살펴 봅니다 (그림 21-1 B③).

생리를 하는 연령의 여성은 생리가 끝나고 2-3일 지나서 이 자가 진단법을 해 보는 것이 가장 좋습니다. 왜냐하면 이 때는 생리통도 없어지고 유방의 부풀음도 사라지기 때문입니다.

생리가 끝난 폐경기의 여성은 매달 같은날 (월초 혹은 자기 생일과 같은 날)을 택해서하는 것이 바람직합니다

A. 시진

상의를 벗고 거울 앞에 서서 양쪽 유방의 전체적인 모양, 피부 상태, 유두의 분비물을 관찰합니다.

①

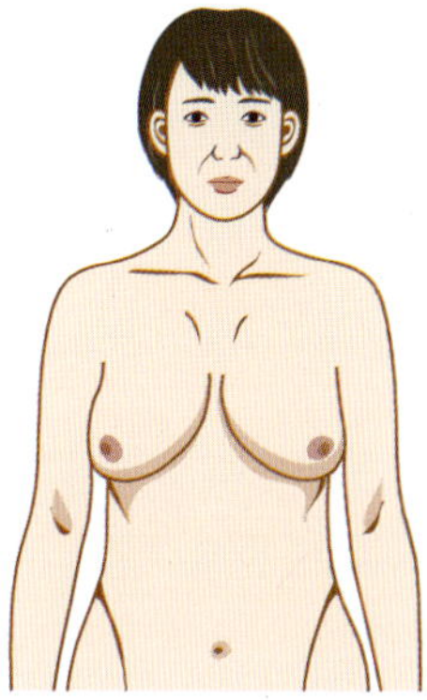

양팔을 몸에 붙이고 서 있는 자세

②

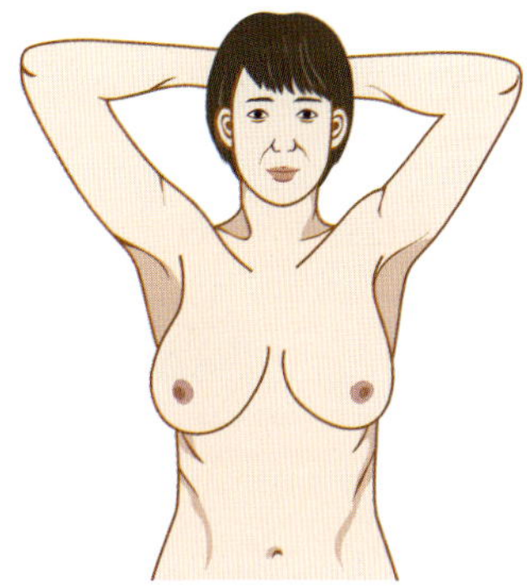

양손을 머리 뒤에서 깍지 낀 자세

③

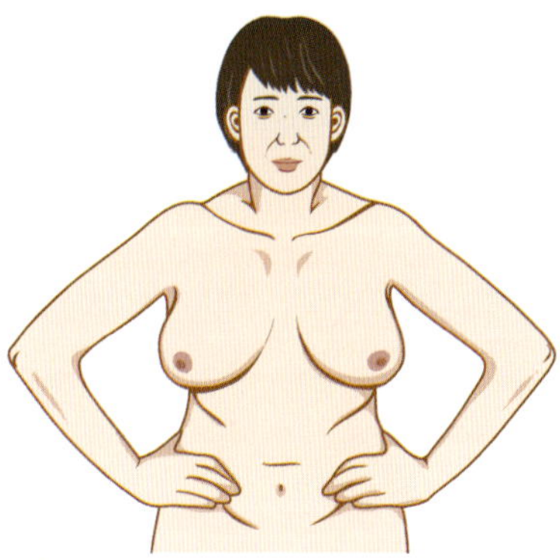

양손을 양쪽 허리에 고정시키고 팔과 어깨를 앞으로 내민 자세

④

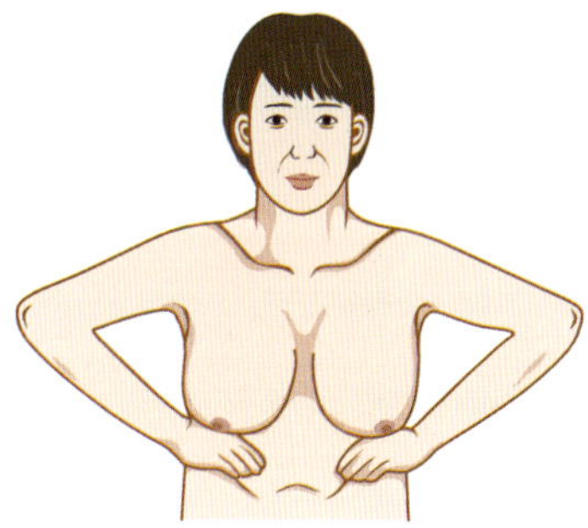

몸을 앞쪽으로 기울여 유방을 늘어트린 자세

B. 촉진

①

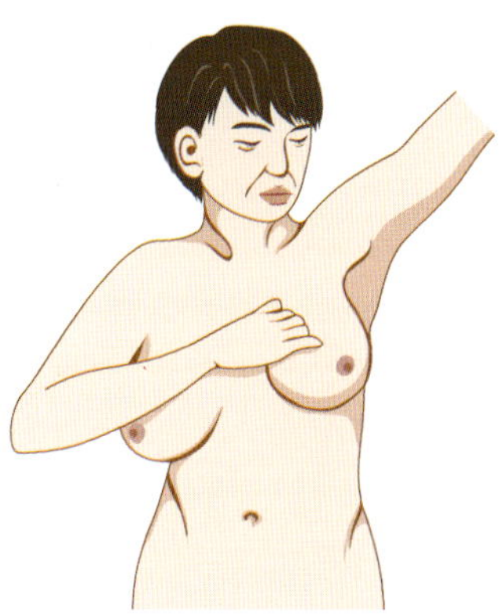

②

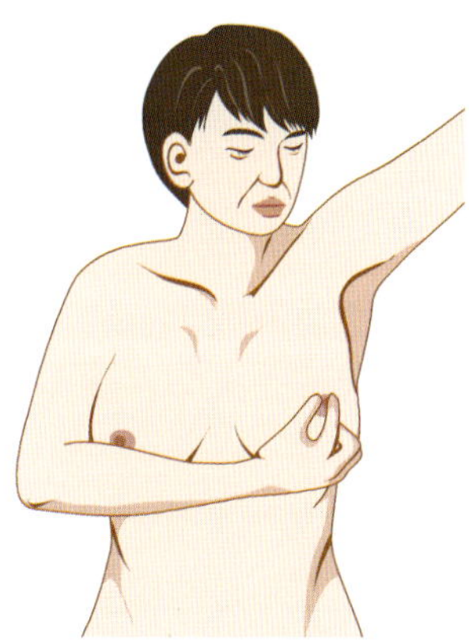

③

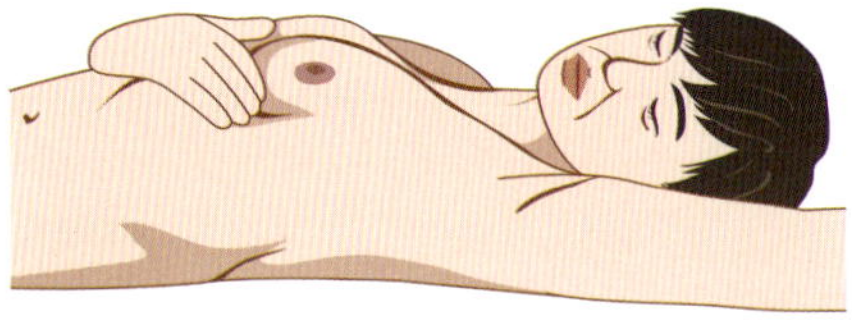

C. 촉진 시 유의사항

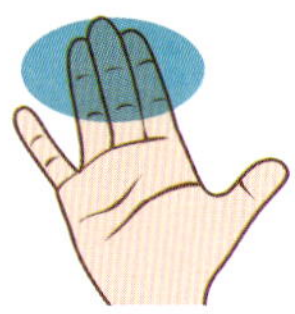

2, 3, 4번째 손가락의 첫 번째, 두 번째 마디를 이용하여 검진을 합니다.

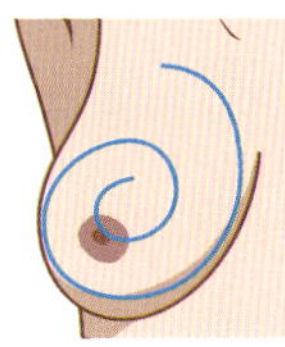

쇄골 아래에서부터 시작하여 전체 가슴을 유방의 바깥쪽에서 안쪽으로 500원짜리 동전 크기의 원을 겹쳐가며 그리듯이 검진합니다.

유방은 두께가 있으므로 세 가지 깊이로 만져야 합니다.

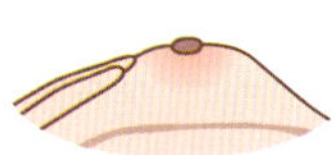

얕게

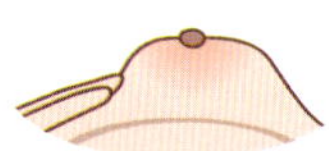

중간

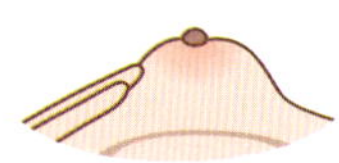

깊게

이 때, 세 가지 깊이를 각각 "얕게"는 "하나", "중간"은 "둘", "깊게"는 "셋"으로 구령을 붙입니다.

그림 21-1. 유방암의 자가검진 방법

21-11 ▸▸ 유방의 자가검진 시 전문의 진찰을 받도록 해야 하는 이상 소견으로 무엇이 있습니까?

유방의 자가검진 도중 다음과 같은 사항이 발견되면 반드시 전문의의 진찰을 받게 하여야 합니다.

① 유방에 무언가가 잡히는 느낌이다. 좀 딱딱한 것 같기도 하다.
② 유방 한부분이 자꾸 화끈거린다. 약간 부은 것 같기도 하고 발적 되어 있는 듯하다.
③ 크기와 모양이 조금 바뀐 느낌이 든다.
④ 유방조직이 함몰되어 있거나 오므라들어 있는 듯하다.

⑤ 유두가 가렵고 발갛게 발적 되어 있는 듯하다.
⑥ 유두가 함몰되어 있거나 오므라들어 있는 듯하다.
⑦ 갑자기 유두에서 무언가 분비되어 나오는 듯하다 (특히 혈액이 섞인 듯하다).

21-12 ▸▸ 유방에서 무언가 만져지는 듯한 경우에 유방암의 가능성은 얼마나 됩니까?

폐경 여성에서 만져지는 종괴의 경우 악성의 가능성을 고려하여야 합니다.

유방에서 종괴가 만져지는 경우 반대쪽 유방과는 비대칭이고, 유방촬영상 3차원적 모양으로 주위 조직과 분명하게 구별되는 경우는 비정상적인 유방 종괴로 간주하여야 합니다. 30대 젊은 여성에서 경계가 명확하며 유동성이 좋고 부드러운 종괴로 발견되는 경우 대부분 유방 낭종인 경우가 많지만 40세 이상의 여성에서 고형 종괴는 임상증상과 상관없이 악성 가능성을 고려해야 합니다.

유방암으로 수술 받은 환자의 임상증상을 분석한 2005년 한국 중앙암등록사업의 보고에 따르면 통증이 없는 유방 종괴가 59.8%, 통증을 동반한 유방 종괴가 6.9%로 환자들이 종괴를 발견하여 병원을 찾는 경우가 65.7% 이었다고 합니다 (표 21-2).

표 21-2. 유방암의 증상별 빈도

환자의 증상	환자 수	%
유방종괴 (통증이 없는 경우)	18,973	59.8
유방종괴 (통증이 있는 경우)	2,201	6.9
증상없이 발견된 경우	2,264	7.1
유두분비	1,318	4.2
유방통증, 불편감	902	2.8
유두함몰	779	2.5
겨드랑이 종괴	663	2.1
유방의 피부변화	529	1.7
기타	963	3.1
합계	31,276	100.0

21-13 ▸▸ 유두 분비물이 있는 환자에서 유방암의 가능성은 얼마나 됩니까?

유두 분비물은 전체 유방과 관련한 임상증상의 5%를 차지하고 있으며, 대부분은 유두종과 같은 양성질환이 원인이 경우가 대부분입니다. 그러나 병적 유두 분비물을 호소하는 여성의 9.3%에서, 많게는 21.3%에서 침윤성 유방암이 발견되기 때문에 임상의는 이를 놓치지 않도록 주의해야 합니다. 병적 유두 분비물이란, 일측성, 하나의 유관에서 유래하거나, 자극 없이 저절로 나오거나, 지속적인 분비물을 말합니다. 이에 반해 양성 유두 분비물은 양쪽 유방에서 여러 유관으로부터 기인한 분비물이 유방을 만지거나 자극하게 할 때 나오게 됩니다. 유선은 아포크린샘 (apocrine gland)이기 때문에 분비물의 색깔은 양성일 경우, 흰색에서 노란색 혹은 녹색에서부터 갈색으로 다양한 색을 띠게 됩니다. 반면 악성 유두 분비물은 맑은 장액성의 분홍빛 혹은 피 빛의 색을 띕니다. 촉지 되는 종괴를 동반하거나, 유방촬영 및 초음파에서 이상 소견이 나타나는 유두 분비물일수록 침윤성 유방암이 존재할 가능성이 높습니다.

21-14 ▸▸ 유방진찰에서 종괴가 발견되었을 때 처치는 어떻게 합니까?

유방 촬영, 유방 초음파 검사 및 맘모톰 등의 정밀 검사가 필요합니다.

21-15 ▸▸ 유방의 영상 검사로는 어떠한 것들이 있습니까?

유방영상검사에는 유방촬영술, 초음파 검사, 자기공명영상 검사 (magnetic resonance imaging: MRI), 컴퓨터 단층촬영 (computed tomography: CT), 유선촬영술 (galactography) 등이 있습니다.

이 중 유방촬영술, 컴퓨터 단층촬영, 유선촬영술 등은 X-선을 이용한 검사로 방사선의 노출을 최소화하여 고해상도, 고대조도의 영상을 얻는 것이 목적입니다. 초음파는 인간의 가청영역 범위보다 높은 주파수의 음파를 이용하여 유방을 검사하는 것이고, 자기공명영상은 자석을 이용하여 유방 내 성분의 신호 강도의 차이로 영상을 얻는 것입니다. 위의 검사에서 이상이 발견되면 조직이나 세포를 얻기 위해 영상 유도하 세침흡입술, 조직 생검, 맘모톰 생검 등을 시행합니다. 비촉지성 병변은 수술적 완전절제를 위해서 수술 전에 영상 유도하 위치결정술 (localization)을 시행합니다. "영상 유도하"란 뜻은 정확한 병소를 얻기 위해 세침흡입술, 조직 생검, 맘모톰 생검, 위치결정술 등을 시행할 때 유방촬영술, 초음파 등의 영상 기법들을 이용하여 병소에 바늘을 위치시키는 것입니다.

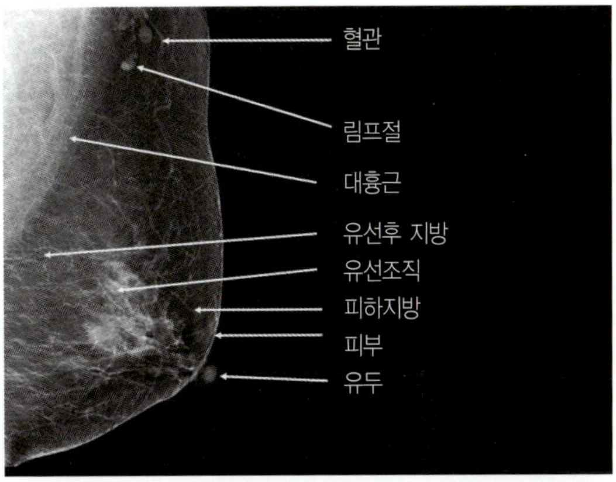

그림 21-2. 유방촬영술 상 정상 소견과 해부학

21-16 ▸▸ 유방촬영술 상 정상소견은 어떻게 됩니까?

유방촬영술은 X-선을 유방에 통과시켜 정상 조직과 병소 사이의 밀도 차이로 인한 회색조의 차이로 병소을 찾는 것입니다. 유방촬영술의 기본 촬영은 상하촬영 (craniocaudal view)과 내외사촬영 (mediolateral oblique view)이 있습니다. 각각 유방에서 두 장의 촬영을 하므로 정상인은 4장의 사진을 얻게 됩니다. 기본 촬영에서 이상 소견이 있으면 확대촬영, 압박촬영 등의 부가적인 촬영을 시행 합니다.

정상 유방 조직은 표피부터 심부까지 살펴볼 때 피부, 피하지방, 유선조직, 유선후 지방 (retromammary fat), 대흉근이 위치합니다. 유방촬영술에서 피부, 유선조직, 대

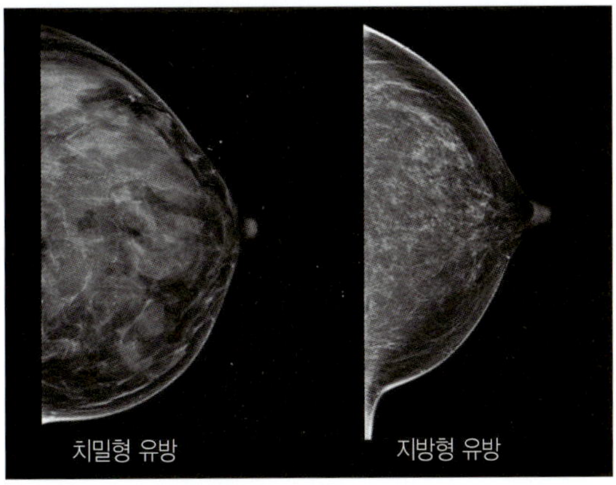

그림 21-3. 유방촬영술 상 치밀형 유방과 지방형 유방

흉근은 흰음영으로 보이고, 피하지방과 유선후 지방은 검게 보입니다. 유두 아래에는 유관에 의한 선상 음영이 보일 수 있습니다. 액와 부위에는 정상적으로 림프절이 보이고 혈관이 분포합니다 (그림 21-2).

유방의 음영은 유방내 유선조직과 지방의 구성 비율에 따라 다양한 양상을 보입니다. 유선과 결체조직이 풍부하여 유방의 대부분이 희게 보이는 경우를 치밀형 유방이라 하고, 지방의 비율이 높아 검게 보이는 경우를 지방형 유방이라 합니다. 치밀형 유방은 유방촬영술에서 병소를 놓치기 쉬워 유방촬영술의 위음성률이 높습니다 (그림 21-3).

21-17 ▸▸ 유방촬영술에서 양성과 악성 병소는 어떻게 보입니까? (문항 11-18 참조)

유방촬영술에서 이상 소견은 종괴 (mass), 석회화 (calcification), 구조 왜곡 (architectural distortion), 비대칭 음영 (asymmetry) 등입니다.

종괴가 있으면 종괴의 경계, 모양, 음영 정도에 따라 양성과 악성을 구별합니다. 경계가 뚜렷한 경우 (circumscribed)는 양성이고, 불분명하거나 침상 (spiculated)인 경우는 악성입니다. 모양은 원형이나 타원형은 양성이고, 불규칙적인 경우는 악성입니다. 음영은 주변의 정상 유방 조직과 비교하여 음영이 낮은 경우 (hypodense)는 양성이고, 음영이 높은 경우 (hyperdense)는 악성입니다.

석회는 1 mm 이하의 미세석회화 소견을 찾는 게 중요한데 1 mm 이상의 큰 석회화는 유선 분비에 따른 분비성 석회화 이거나 지방 괴사 등에 의한 양성석회화입니다. 미세석회화가 있을 때는 분포와 모양에 따라 양성과 악성을 감별합니다. 분포에 있어서는 군집성 (clustered), 구역성 (segmental), 선상 (linear)로 분포하는 경우는 악성의 가능성이 있고, 유방 여러 곳에 흩어져 있는 경우 (scattered)는 양성의 가능성이 높습니다. 모양은 미세석회화가 다양한 크기와 모양 (pleomorphic, heterogeneous)을 보이거나 선상 (fine linear)인 경우는 악성의 가능성이 높습니다.

구조 왜곡이란 한 점을 향해 가는 선들이 모이는 현상으로 내부에 뚜렷한 종괴는 동반하지 않습니다. 구조 왜곡이 있으면 수술의 병력이 있는지 먼저 확인해야 합니다. 수술로 인한 상처가 아니라면 유방암에 의해서 혹은 유방암의 고위험 질환인 방사상 반흔 (radial scar), 비정형관상증식증 (atypical ductal hyperplasia)에 의해서 생길 수 있으므로 적극적인 조직 생검이 필요합니다.

비대칭 음영은 정상 유선 조직이 양측에 비대칭적으로 분포해서 보일 수 있으나 유방 병소에 의한 것인지 부가적 유방촬영술과 초음파로 구별을 해야 합니다 (그림 21-4).

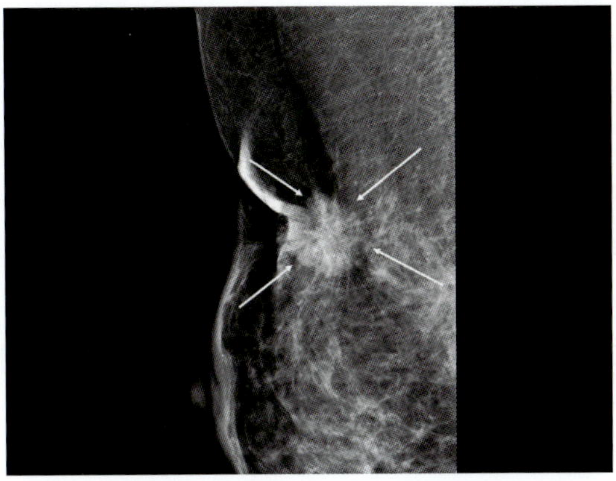

그림 21-4. 유방촬영술 상 유방암의 예
불규칙한 모양의 침상 경계를 보이고, 주변 피부의 함몰과 미세석회화를 동반하고 있다.

21-18 ▶▶ 유방 검사에 있어서 유방초음파의 적응증은 무엇입니까?

유방초음파는 방사선이 나오지 않는 검사로 유방 질환이 있는 소아와 가임기 여성에서 안전하게 실시할 수 있는 검사입니다. 초음파는 유방촬영술에서 이상 소견이 있어 자세한 관찰이 필요한 경우, 촉지되는 종괴가 유방촬영술에서 보이지 않는 경우, 종괴가 낭성인지, 고형인지 구별하고자 할 때, 40세 이전의 젊은 여성의 유방을 검사할 때, 유방에 통증과 유두분비물이 나오는 경우, 유방성형술 후 숨은 병변을 찾고자 할 때 시행합니다. 또한 유방촬영술에서 치밀형 유방으로 유방촬영술 만으로는 유방암 진단의 위음성률이 높으므로 유방초음파를 스크리닝 목적으로 이용하기도 합니다. 또한 초음파는 영상 유도하 (image-guided) 중재적 시술을 위해 사용되는데 영상 유도하 조직 생검, 세침 흡입, 맘모톰 생검 시 정확한 병소의 위치를 결정하는데 사용합니다.

21-19 ▶▶ 유방 초음파는 어떻게 시행합니까?

유방초음파는 환자가 양팔을 머리위로 올리고 앙와위 (supine)로 누워서 시행합니다. 환자의 유방에 물성분의 젤을 바른 후 초음파 탐촉자 (probe)를 유방에 대고 검사합니다. 탐촉자는 위에서 아래로, 좌에서 우로 문지르며 유방과 액와까지 꼼꼼히 검사

합니다. 탐촉자는 최소한 7.5 MHz 이상의 고주파수여야 고해상도의 영상을 얻을 수 있고, 선상 탐촉자 (linear transducer)여야 합니다. 화면에서 회색조를 적절히 세팅하여 너무 밝거나 어둡지 않게 하고, 관심있는 병소가 있을 때에는 초점을 병소 부위에 맞추어 검사합니다. 초음파 영상에는 환자의 이름, 병록 번호나 주민등록번호, 촬영 기관, 날짜, 좌측과 우측의 표시가 포함되어야 합니다.

이상이 발견되면 병소의 횡단면 (transverse plane)과 종단면 (longitudinal plane)의 영상을 모두 얻고 병소의 크기도 두 방향 이상에서 측정합니다. 병소의 위치 표시는 유방을 네 군데로 구분지어 상외측, 상내측, 하외측, 하내측으로 나타내거나 시계방향으로 표시합니다. 유방촬영술을 먼저 시행한 경우는 초음파를 시행할 때 유방촬영술 소견을 참고하여 두 검사 간에 병소의 위치와 소견이 일치하는지 꼭 확인하여야 합니다.

21-20 ▸▸ 유방초음파에서 양성과 악성 병소는 어떻게 보입니까?

유방초음파 검사에서 종괴가 보이면 모양, 경계, 내부 에코, 후방 에코, 방향, 주변 조직 소견 등을 면밀히 관찰해야 합니다. 모양은 원형이나 타원형은 양성의 소견이고, 불규칙적인 경우는 악성입니다. 경계는 뚜렷한 경계를 보이면 양성의 가능성이 크고, 불분명하거나, 침상, 미세소엽성 (microlobulation) 인 경우는 악성의 가능성이 큽니다. 내부에코는 무에코의 경우는 낭성 병소이고, 저에코나 낭성과 고형 성분이 혼합되어 있는 경우는 악성의 가능성을 고려해야 합니다. 후방에코는 종괴 뒷면에 생기는 에코로 종괴 뒤에 검은 그림자를 보이면 악성의 가능성이 있습니다. 방향은 종괴가 피부면과 평행하게 위치하면 양성의 가능성이 크고 피부면과 직각을 이루면 악성의 가능성이 큽니다. 주변 조직 소견은 유선의 확장, 피부 비후, 부종 등의 동반 유무를 관찰하는 것입니다. 또한 종괴의 내부에 석회화의 동반 유무를 관찰해야 하며 미세석회화가 동반되어 있는 경우는 악성의 가능성이 있습니다. 무엇보다 중요한 것은 종괴의 평가에 있어서 모양이면 모양, 경계면 경계 등의 한 가지 소견만으로 양성과 악성을 구별하는 것이 아니라 여러 소견을 종합하여 평가하여야 한다는 것입니다 (그림 21-5).

21-21 ▸▸ 어떤 경우에 유방 자기공명영상 검사 (magnetic resonance imaging: MRI)를 시행합니까?

유방 MRI는 방사선 노출이 없고 영상 대조도가 뛰어난 장점을 가지고 있습니다. 유

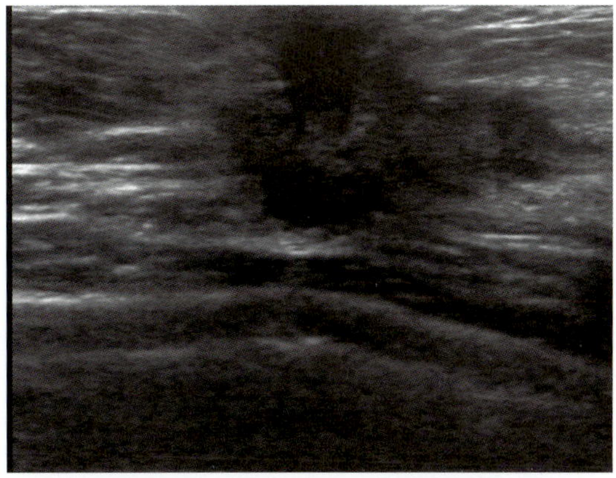

그림 21-5. 유방초음파 상 유방암의 예

불규칙한 모양의 침상 경계를 보이고, 내부 에코는 저에코이며, 주변의 구조 왜곡을 동반하고 피부까지 침윤하고 있다.

방 MRI의 적응증은 유방암을 진단받은 환자에서 다발성 암의 진단과 수술 전 유방암의 침윤 범위를 정하기 위해, 유방암의 항암 치료 후 반응을 평가하기 위해, 유방암 수술 후 재발의 진단을 위해, 유방촬영술과 초음파 검사 상 진단이 어려운 병소의 평가를 위해, 유방성형술 후 합병증의 진단을 위해 (예, 유방보형물 파괴), 고위험군 환자에서 유방암의 스크리닝 검사 등 입니다. 무엇보다도 유방 MRI는 단독으로 시행하는 일차 검사가 아니고, 유방촬영술이나 초음파 후 시행하는 보조 검사로 유방 MRI 영상 소견 단독으로 유방의 병소를 평가해서는 안됩니다.

21-22 ▸▸ 유방 질환의 조직검사방법으로는 무엇이 있습니까?

조직검사 방법으로는 가는 주사기로 하는 세포검사 (fine needle aspiration: FNA)와 굵은 바늘로 하는 침생검 (core needle biopsy: CNB)이 있고, 세포검사는 간편하게 검사할 수 있지만 침생검이 좀더 정확합니다. 만져지지 않는 작은 혹은 초음파를 보면서 검사를 할 수 있습니다. 최근에 맘모톰 (mammotome)이라는 조직검사 장비가 개발되어 보다 많은 조직을 제거하여 정확한 검사를 할 수 있게 되었습니다. 암이 의심되는 미세석회화침착을 조직검사하기 위해서는 입체정위적 조직검사 장비가 필요합니다.

한편, 이러한 검사에서 정확한 진단이 어려울 때는 혹이나 미세석회화침착을 수술적 방법으로 일부 혹은 모두 제거하여 확실하게 조직검사하는 방법 (유방절제생검:

excisional biopsy)이 있습니다. 만져지는 혹은 바로 제거할 수 있으나, 만져지지 않는 작은 혹이나 미세석회화침착은 초음파나 유방촬영술의 도움을 받아 병소를 찾아내어 피부에 표시를 하거나 가는 철사 (wire)로 위치를 고정시킨 다음 수술로 확실하게 제거해 냅니다.

21-23 ▸▸ 세침흡인과 세침흡인세포검사는 어떻게 시행합니까?

세침흡인은 유방낭종의 진단 및 치료 방법으로 쓰일 수 있으며 시행 중 낭종이 아니라 고형종괴일 때에는 세침흡인세포검사를 시행합니다. 세침흡인은 먼저 유방의 피부를 소독한 후 필요하면 국소 마취를 시행하고 21 G 주사바늘을 이용하여 시행합니다. 주사기의 크기는 낭종의 크기에 따라 결정하며 한 손으로 낭종을 고정시키고 나머지 한 손으로 주사기를 들고 찔러 흡인합니다. 흡인 후에는 5분 이상 압박하여 출혈을 막고 농도가 옅고 유백색인 보통의 낭종액인 경우는 반드시 세포검사를 시행할 필요는 없지만 혈성이거나 낭종액을 뽑아낸 후 고형 종괴가 남는 경우, 여러번 천자해도 재발하는 경우는 암의 가능성이 있으므로 반드시 세포 검사를 시행합니다.

세침흡인세포검사는 피부를 소독한 후 21~27 게이지 바늘에 20 ml 주사기를 연결하여 사용하며 병소를 여러 각도로 3~10번 방향을 바꾸어 가며 흡인합니다. 채취 후 바로 슬라이드에 도말하여 마르기 전에 95% 에틸알코올 용액에 고정시키거나 공기에 말린 후 세포병리학자에게 보냅니다.

21-24 ▸▸ 세침흡인세포검사의 오진 원인으로는 무엇이 있습니까?

세침흡인 검사는 숙련된 의사가 시술하고 전문 병리과 의사가 진단을 내려야 합니다. 세침흡입검사의 특이도는 91-100%로 보고되고 있고, 민감도는 53-100%로 다양합니다. 유방암은 정상이나 양성 세포보다 세포의 응집력이 떨어져 쉽게 떨어져 나오므로 세침흡인으로 진단할 수 있습니다. 유방암을 진단하는데 있어서 위음성률을 보이는 이유는 기술적인 문제로 병소가 작아 병소 내에 바늘이 정확히 위치하지 않는 경우, 병소 자체의 특성 상 섬유화가 심해 세포가 적은 경우 등 입니다. 섬유선종에서 불충분한 검사율은 20%나 되며, 섬유화가 심한 침윤성 소엽성 암 (invasive lobular carcinoma)과 관상암 (tubular carcinoma)에서 위음성률이 높습니다. 반면 위양성률을 보이는 경우는 유두종 (papilloma), 비정형세포증식증 (atypical ductal hyperplasia), 관상 선종 (tubular adenoma) 등으로 이들 질환은 다세포성 양성 병소로 유방암으로 세침흡인검사에서 오인될 수 있습니다.

21-25 ▸▸ 세침흡인검사의 합병증으로는 무엇이 있습니까?

세침흡인검사의 합병증으로는 혈종이 흔히 발생하는데 혈종 발생 후 유방촬영술을 시행할 경우 혈종이 유방내 종괴로 오인될 수 있으므로 유방촬영술을 시행한 후 세침흡인검사를 시행하고, 유방촬영술이 필요한 경우는 세침흡인검사 시행 2주 이후에 시행하는 것이 좋습니다. 그 외 합병증으로 바늘이 흉벽을 관통하거나 액와부, 쇄골상부 관통 시 기흉이 발생할 수 있습니다.

21-26 ▸▸ 유방 코어바늘생검은 어떻게 시행합니까?

피부를 소독액으로 닦은 후 병소가 위치한 곳의 피부에 2% 리도카인 2-5 cc 정도로 국소 마취를 합니다. 코어 바늘 생검을 위해 14 G 트루컷 바늘 (trucut needle)을 자동총에 끼워 준비하고 피부에 2-3 mm 정도의 절개를 합니다. 유방 촬영술이나 초음파, 자기공명영상 검사 (magnetic resonance imaging: MRI)를 이용하여 영상유도하 바늘을 병소 앞에 위치시킵니다. 발사하면 빠른 속도로 바늘이 1-2 cm 앞으로 튀어 나

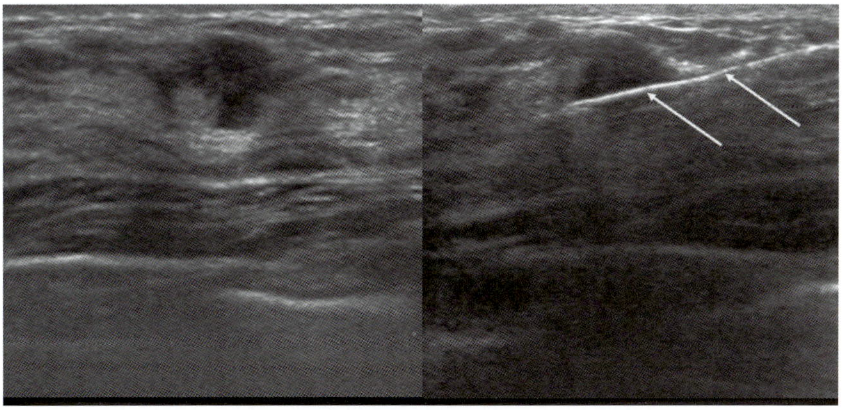

그림 21-6. 유방 초음파유도하 코어 바늘 생검

좌측 사진에는 초음파상 불규칙한 모양의 종괴가 있음. 우측 사진은 초음파 유도하 코어 바늘 (화살표)을 종괴 내로 주입하여 조직 생검을 하는 것임.

가 조직을 얻게 됩니다 (그림 21-6). 한 병소에서 적어도 4개 이상의 조직 얻어야 아며 얻은 조직은 포르말린 통에 보관하여 병리과로 보냅니다. 시술 후 병소부위를 손으로 압박하여 출혈을 막고, 피부에 거즈를 붙여주고 1-3일간은 물이 들어가지 않게 환자에게 주위를 줍니다.

코어 바늘 생검은 세침흡인검사보다 많은 조직을 얻을 수 있어 높은 진단 정확도를 보입니다. 그러나 병소가 너무 피부에 가까우면 피부에 손상을 줄 수 있고, 병소가 너무 깊으면 기흉을 유발할 수 있다는 문제점이 있습니다. 시술 후 혈종과 감염 등의 합병증이 생길 수 있으나 매우 드물게 발생합니다.

21-27 ▸▸ 영상 유도하 중재적 시술에는 무엇이 있습니까?

유방 영상에서 유방암이 의심되는 소견이 있으면 세포나 조직을 얻어 병리조직학적으로 확진을 하여야 합니다. 최근 고해상도의 유방촬영술과 초음파 기기의 보급으로 비촉지성 작은 병소의 발견이 증가되어 영상 유도하 중재적 시술이 증가하고 있습니다.

영상 유도 방법은 유방촬영술, 초음파, MRI 등을 이용할 수 있습니다. 바늘의 종류는 흡인술을 위한 세침 (fine needle), 조직 생검을 위한 코어 바늘 (core needle), 맘모톰 생검과 절제를 위한 바늘 (vacuum assisted core needle) 등이 있습니다. 바늘의 굵기는 각 검사마다 모두 달라서 세침은 20-25 G로 가장 가늘고, 코어 바늘은 14 G, 맘모톰 생검은 11 G, 맘모톰으로 병소의 완전 절제를 위해서는 8 G의 바늘을 사용합니다.

21-28 ▸▸ 초음파영상유도하 세침흡인은 어떻게 시행합니까?

먼저 초음파에서 병소를 확인 후 피부를 소독액으로 닦습니다. 2% 리도카인으로 피부에 국소 마취를 하기도 하고 국소 마취 없이 시행하기도 합니다. 20-25 G의 세침 뒤에 주사기를 연결하여 준비해 두고 초음파 유도 하에 세침을 병소내로 주입한 후 주사기를 잡아 당겨 음압을 가합니다. 바늘을 병소 내에서 앞뒤로 움직여 세포를 얻습니다. 시술 후에는 바늘 속에 들어있는 세포를 유리 슬라이드에 뿌린 후 얇게 밀어서 알코올 통에 담아 병리과로 보냅니다. 시술 후에 잠깐 압박을 하여 출혈이 생기지 않게 한 후 반창고를 붙여줍니다.

21-29 ▸▸ 맘모톰 생검의 적응증은 무엇입니까?

맘모톰은 생검과 종괴 절제용으로 사용할 수 있습니다. 생검은 유방암이 의심되는 경우에 양성과 악성의 감별을 위해 시행합니다. 맘모톰 생검은 유방 코어 바늘 생검에 비해 바늘을 한 번 삽입하여 여러 조직을 얻을 수 있고, 조직의 직경이 굵어 유방암 진단의 위음성률이 낮다는 장점이 있으며 맘모톰 생검의 민감도는 98-100%, 특이도는 100%로 매우 높은 진단률을 보입니다.

맘모톰을 이용한 종괴절제술은 8 G의 굵은 바늘을 이용하여 양성 병소의 완전절제를 위해 사용합니다. 외과적 수술에 비해 흉터가 거의 남지 않고, 입원과 전신마취가 필요 없다는 장점이 있습니다. 적응증은 촉지성 병소에 대해 불안해하는 여성, 제거를 원하나 흉터가 걱정되는 여성, 임신 예정, 성형 수술 예정, 유방암치료 병력이 있거나 고위험군의 여성에서 양성 병소의 완전 절제를 위해 사용합니다.

21-30 ▸▸ 맘모톰 생검은 어떻게 시행합니까?

맘모톰 생검기는 진공흡입기의 원리를 이용한 기계입니다. 유방초음파나 유방촬영술로 병소의 위치를 확인 후 피부와 병소 주변에 2% 리도카인과 에피네프린 (200,000:1)을 혼합한 용액을 10-15 cc 정도 주입합니다. 2-3 mm 정도 피부 절개를 한 후 맘모톰 바늘을 종괴의 후면에 삽입한다. 유방 내의 종괴에 바늘를 삽입하면 바늘 내에 회전하는 칼이 있어 흡입된 종괴를 절단한다. 회전칼을 후진시키면 절단된 조각은 바늘 뒤쪽으로 끌려 나옵니다. 핀셋으로 나온 조각은 집어 거즈에 모읍니다. 회전칼의 전진, 후진을 반복하는 동안 병소 내에 위치한 바늘의 방향을 -30° 에서 +30° 정도로 바꾸어 병소의 여러 부위를 골고루 얻습니다. 맘모톰 생검은 바늘을 빼지 않고 삽입한 채로 위치를 바꾸어가며 병소의 절제를 할 수 있고 굵은 직경의 조직을 얻을 수 있는 장점이 있는데 생검용으로는 11 G 바늘을 사용하고, 절제용으로는 8 G 바늘을 사용하여 8 G 바늘의 경우 직경 2 mm의 굵은 조직을 얻을 수 있습니다. 얻은 조직은 포르말린 통에 담아 병리과에 보냅니다. 시술 후 출혈의 위험이 크므로 20-30분간 압박해야 하며 압박 후 피부 상처 부위를 소독하고 거즈를 두껍게 댄 후 압박붕대로 압박하여 감아줍니다. 압박붕대와 거즈는 2-3일 후 제거합니다.

21-31 ▸▸ 맘모톰 생검의 합병증은 무엇입니까?

시술 후 출혈이 가능한데 심한 경우는 혈종이 발생할 수도 있습니다. 8 G 바늘과 11

G 바늘 사이의 합병증 발생 빈도의 차이는 없으며 시술 후 통증이 가능하나 진통제가 필요없는 경우가 대부분입니다.

4. 유방통 및 유방암의 치료

21-32 ▸▸ 폐경 후 유방통에는 어떠한 치료가 필요합니까?

이상 병변의 유무 확인 후 질환이 없으면 대부분의 통증은 2-3개월이 지나면 소실되는 경우가 많으므로 경과를 관찰하거나 간혹 식이요법, 약물요법을 고려할 수 있습니다. 유방통을 호소하는 여성 중 유방암이 발견되는 경우는 매우 드물어서 1 ~2 % 정도입니다.

유방통이 있을 때 여성들이 가장 염려하는 것은 통증이 유방암의 증상이 아닐까 하는 것인데 유방암이 발견되는 경우는 1 ~2 % 정도이나 유방암 환자의 7 ~9 %가 유방통을 호소했다는 보고가 있습니다. 통증을 느끼면서 유방에 종괴가 만져질 때는 반드시 유방암과의 감별진단이 필요합니다.

유방통은 유방과는 별개로 다른 원인에 의해서 올 수도 있습니다. 음식물 (커피, 홍차, 고지방식, 알코올), 스트레스, 상체의 무리한 운동, 흡연, 잦은 유방 자극 등의 생활습관에서 비롯되는 경우도 있으며 식도 질환, 심장질환, 신경계 질환, 정신과적 질환, 흉골과 늑골 연결부위의 염증 등에 의한 증상과 유사할 수 있으므로 이를 감별하는 것도 중요합니다.

진찰과 검사 상에서 이상이 없는 경우, 대부분의 통증은 2-3개월이 지나면 소실되는 경우가 많으므로 안심해도 좋습니다. 이러한 단순 유방통 중에서 일상생활에 영향을 주거나 장기간 유방통이 지속될 때에는 다음과 같은 치료를 할 수 있습니다. 1) 잘 맞는 브래지어의 착용으로 유방의 흔들림을 줄여줍니다. 2) 커피, 콜라, 초콜릿 등의 카페인 함유 음식과 지방식을 제한하는 식이요법과 금연을 합니다. 3) 약물 치료로는 다나졸(danazol), 타목시펜 (tamoxifen), 브로모크립틴 (bromocriptine), 프로게스테론(progesterone), 달맞이꽃 종자유의 복용, 진통제의 국소 투여 등을 고려할 수 있습니다.

21-33 ▸▸ 폐경 후 발생된 유방암의 치료 원칙은 무엇입니까?

조기 유방암인 경우, 보존적 수술과 부수적 방사선, 항암 화학 치료, 내분비 치료를 하며

진행된 경우에는 선행 항암 화학 요법에 이은 수술과 방사선 조사 외에 부수적 항암 혹은 방향효소 억제제 (aromatase inhibitor)를 사용합니다.

폐경과 무관하게 조기 유방암 (병기 I, II)의 치료 원칙은 보존적 수술 (광범위 절제술, 유선 부분 절제, 유선 분엽 절제, 유선 1/4 구획 절제, 혹은 종괴 적출술)과 액와 림프절절제술 (axillary lymphadenectomy) I, II 및 부수적 방사선 조사를 표준 치료법으로 제시하고 있습니다. 치료 센터의 선호도와 환자의 세포 생물학적 표현 양상에 따라 부수적 방사선 치료는 전신 항암 화학 치료나 내분비적 치료로 대치할 수도 있으며 선행 항암 화학 요법을 시행 한 경우 보존적 수술을 하는 경우가 많습니다.

21-34 ▸▸ 유방암 치료 후 타목시펜 (tamoxifen) 혹은 방향효소 억제제 (aromatase inhibitor) 치료 시 반드시 검사해야 할 사항은 무엇입니까?

타목시펜이 투여된 군에서는 주기적인 골반 초음파 검사를 통한 자궁내막 두께 측정이 필요하며 방향효소 억제제 (aromatase inhibitor) 투여 군에서는 골밀도 검사를 해야 합니다.

타목시펜은 자궁내막에는 에스트로겐 작용제 작용을 나타내면서 자궁내막암의 위험을 2-3배 가량 높이게 되는데 이러한 위험은 타목시펜을 끊은 후에도 감소하지 않습니다. 자궁내막암의 위험은 타목시펜을 사용한 기간에 비례하며 이들 환자에서 발견된 자궁내막암은 분화도가 낮고 에스트로겐 수용체 음성인 경우가 많으며 2/3 가량의 환자에서는 나쁜 예후를 조직학적 형태를 보이는 경우가 상대적으로 많습니다. 1,026명의 타목시펜을 사용하는 유방암 환자를 대상으로 한 연구에서 자궁내막암은 1.25%의 빈도를 보였으며 이들 중 1/6의 환자는 아무 증상이 없었습니다. 따라서 이들 환자에서 자궁내막에 대한 추적관찰이 중요한데 질초음파나 외래에서 시행하는 자궁내막생검, 혹은 자궁경 (hysteroscopy) 검사가 이용됩니다. 가장 흔히 이용되는 질초음파의 경우 다른 검사 결과와 불일치되는 경우가 49-90%에 이르고 초음파를 통한 자궁내막의 두께가 3mm 임에도 불구하고 자궁내막 출혈이 있는 여성에서 자궁내막암이 보고되는 등의 결과로 인해 1996년 ACOG (American College of Obstetricians and Gynecologist) 는 이들 환자에선 일반 여성과 같은 매년 시행하는 검사만을 시행하고 자궁내막출혈이 있는 여성에서만 상세한 검사를 시행할 것을 권고하합니다. 하지만 어떤 방법의 추적관찰이 가장 효과적인지는 아직 밝혀져 있지 않아서, 여전히 6-12개월 간격의 질초음파 검사를 권고하고 있습니다.

방향효소 억제제 (aromatase inhibitor)의 경우 폐경 여성에서 타목시펜에 비해 우월한 무병생존율 (disease free survival) 을 보이면서 안면홍조나 질출혈, 자궁내막증, 혈전색전증의 위험은 타목시펜에 비해 적게 나타내는 장점이 있으나 골절의 위험을 증가시키는 문제가 있습니다. 따라서 이들 환자에서는 우선적으로 골밀도 측정이 실시되어야 하며 하루 1,500 mg의 칼슘과 800 IU 이상의 비타민 D를 공급하고 필요하면 골다공증 치료제를 사용해야 합니다.

5. 유방암의 예후

21-35 ▶▶ 양성 유방 병소에서 조직학적 소견에 따른 침윤성 유방암의 상대적 위험도는 어떻게 됩니까?

양성 병변을 크게 비증식성, 비정형이 없는 증식성, 비정형성 증식성 병변의 3가지 분류로 나누고, 암 발생 위험도와의 상관관계를 연구 분석 한 Dupont와 Page 등에 의하면 비증식성 병변의 암 발생 위험도는 1.2, 비정형이 없는 증식성 병변은 상대적 위험도가 1.9, 비정형성 증식증의 경우 5.3 이었습니다 (표 21-3). 다른 비슷한 연구에서도 수치의 차이는 있어도 그 결과는 비슷했습니다. 이들 결과에 가족력여부도 영향을 미치는데, 가족력이 있는 경우 그 위험도는 배가 됩니다. 그 외에도 폐경유무 등도 위험도의 변화를 초래할 수 있는 인자 중의 하나입니다.

표 21-3. 양성유방 병소에서 조직학적 소견에 따른 유방암의 상대적 위험도

조직학적 분류	비교위험도	95% 신뢰구간	P-값
비증식성 병변			
모든환자	0.89	0.62-1.3	0.51
가족력이 없는 환자	0.86	0.59-1.3	0.43
가족력이 있는 환자	1.2	0.43-3.1	0.78
비정형이 없는 증식성 병변			
모든환자	1.6	1.3-2.0	0.0001
가족력이 없는 환자	1.5	1.2-1.9	0.0002
가족력이 있는 환자	2.1	1.2-3.7	0.0007
비정형성 증식증			
모든환자	4.4	3.1-6.3	<0.0001
가족력이 없는 환자	3.5	2.2-5.5	<0.0001
가족력이 있는 환자	8.9	4.8-17.0	<0.0001

영국 여성의 경우 최근 암치료 기술의 발달로 인해 유방암의 생존률이 많이 향상되었는데, 국내 보고에서는 치료한 유방암 여성들의 수술 후 평균 5년 생존율이 I기의 경우 95%, II기의 경우 87%, III기 57%, IV기 16%로 나타납니다.

21-36 ▸▸ 우리나라 여성에서 유방암의 자연경과, 예후는 어떻습니까?

유방암을 치료하지 않을 경우 증상이 나타난 후 평균 3년 가량 생존하며 5년 생존율이 15%, 10년 생존율이 3.6%, 15년 생존율이 0.8%이라고 합니다. 우리나라 여성에서 유방암의 자연경과는 알려져 있지 않으나 영국 여성의 경우 최근 암치료 기술의 발달로 인해 유방암의 생존률이 많이 향상되었는데, 국내 보고에서는 치료한 유방암 여성들의 수술 후 평균 5년 생존율이 I기의 경우 95%, II기의 경우 87%, III기 57%, IV기 16%로 나타납니다.

21-37 ▸▸ 유방암 여성에서 예후에 영향을 주는 인자들로는 무엇이 있습니까?

유방암의 종양병기분류계통 (tumor-node-netastasis: TNM) 병기, 조직학적 유형과 분화도, 호르몬 수용체 상태 등이 가장 중요한 예후 인자입니다.

먼저 유방암 종양의 크기는 크기에 따라 림프절 전이율이 다르고 림프절 전이가 없는 환자에서는 종양의 크기가 예후에 영향을 줍니다. 액와 림프절의 경우 전이 유무, 그리고 전이가 있는 경우 10개 이상의 림프절 전이 여부에 따라서 예후가 달라지게 됩니다. 조직학적으로는 우리나라에서는 침윤성 유관암 (invasive ductal carcinoma)과 침윤성 소엽암 (invasive lobular carcinoma)이 가장 흔한데 이외의 상암종 (tubular carcinoma), 점액암종 (mucinous carcinoma), 수질암종 (medulalry carcinoma) 의 경우 보다 좋은 예후를 보이는 것으로 알려져 있습니다. 그리고 조직학적 분화도, 핵분열 상태도 예후에 영향을 주며 호르몬 수용체의 경우 에스트로겐 수용체 양성인 유방암이 보다 예후가 좋습니다.

그 외의 예후에 영향을 주는 인자로는 암세포의 증식 지표인 유사분열지수와 Ki-67 / MIB-1, HER-2 / neu (erb-B2) 의 증폭 혹은 과발현, 우로키나아제형 플라스미노겐 활성제/플라스미노겐 활성제 억제제 (urokinase type plasminogen activator/plasminogen activator inhibitor: uPA/PAI) 등이 알려져 있습니다.

6. 유방 보호요법

21-38 ▸▸ 폐경 후 유방보호를 위한 식이요법이나 대체요법이 있습니까?

미국에서 많이 사용되는 유방암 예방 식이-생활요법의 방법을 요약하면 다음과 같습니다.

① 콩은 인체에서 에스트로겐과 수용체 단계에서 경쟁하기 때문에 에스트로겐 수용체 억제 요법이 필요할 경우 35-60g의 콩 단백질이나 25g의 아마씨 (flaxseed)를 매일 섭취하는 것은 유방암의 발생을 억제할 수 있다.

② 저지방과 채식 위주의 식사가 권장되나 지방을 섭취할 경우는 포화 지방, 전이 지방, 오메가-6 (omega-6) 등의 섭취를 가능한 피하고 생선 기름이나 올리브 기름을 선택하는 것이 좋다.

③ 배추류의 채소는 에스트로겐 대사과정에서 좋은 대사물이 생성되도록 영향을 주므로 하루에 두 번 이상 섭취하는 것이 좋다. 보조 약제로서 배추류와 비슷한 효과를 주는 인돌-3 카르비놀 (indole-3 carbinol)을 하루에 500 mg 섭취하는 것을 고려할 수 있다.

④ 산소활성기의 생성을 줄이는 강력한 항산화 식품인 채소와 과일을 많이 섭취하는 것은 유방암 확률을 40%나 줄일 수도 있다.

⑤ 혈중 인슐린이 높으면 유방 세포의 변화와 분열, 성장을 자극한다. 따라서 혈중 인슐린 농도를 낮추려면 포화 지방을 피하고, 상복부 비만을 줄이며, 포도당 섭취를 억제해야 한다.

⑥ 섬유질은 장에서 에스트로겐의 재흡수를 막아주므로 고섬유질 음식의 섭취를 증가시키는 것이 권장된다.

⑦ 화학적 에스트로겐은 유방암의 위험인자인데 대표적인 것이 살충제이다. 살충제 등의 체내 축적을 피하려면 유기 농법으로 생산된 식품을 선택하고 육지에서 멀리 떨어진 바다에서 잡힌 생선을 섭취하는 것이 좋다.

⑧ 비만은 대표적인 유방암의 위험인자이다. 특히 복부 비만은 에스트로겐 생성의 주범이므로 복부 지방을 줄이는 것은 가장 중요한 일이다.

⑨ 알코올은 전혀 섭취하지 않는 것이 바람직하나, 음주를 하게 되면 곡주나 과일주가 발암물질에 오염될 위험이 적으므로 상대적으로 안전하다.

⑩ 유방암을 예방하기 위해서는 하루에 200-1000 IU의 비타민 D를 섭취하거나 일주일에 3회, 한번에 15분 정도 바깥에 나가 햇볕을 쬐는것이 바람직하다.

⑪ 운동은 에스트로겐이 작용하는 핵심 경로를 여러 위치에서 억제하므로 에어로빅 등을 일주일에 4 시간 이상 하는 것이 권장된다.

참고문헌

1. 폐경과 유방암

노동영, 강대희. 유방암의 분자역학. 대한외과학회지 2006;70:241-52.

안세현, 김미경, 김석일. 한국인 유방암에서 폐경여부에 따른 신장, 체중 및 비만도와의 관련성. 대한암학회지 1999; 31: 72-81.

Carmichael AR. Obesity as a risk factor for development and poor prognosis of breast cancer. BJOG 2006;

113: 1160-6.

Chlebowski RT, Hendrix SL. Langer RD, Stefanick ML, Gass M, Lane D, et al. Influence of estrogen plus progestin on breast cancer and mammography in healthy postmenopausal women : the Women's Health Initiative Randomized Trial. JAMA. 2003; 289: 3243-53.

Feigelson HS, Jonas CR, Teras LR, Thun MJ, Calle EE. Weight gain, body mass index, hormone replacement therapy, and postmenopausal breast cancer in a large prospective study. Cancer Epidemiol Biomarkers Prev 2004; 13: 220-4.

Huang Z, Hankinson SE, Colditz GA, Stampfer MJ, Hunter DJ, Manson JE, et al. Dual effects of weight and weight gain on breast cancer risk. JAMA 1997; 278: 1407-11.

Li CI, Anderson BO, Daling JR, Moe RE. Trends in incidence rates of invasive lobular and ductal breast carcinoma. JAMA. 2003; 289: 1421-4.

Li CI, Malone KE, Porter PL, Weiss NS, Tang MT, Cushing-Haugen KL, et al. Relationship between long durations and different regimens of hormone therapy and risk of breast cancer. JAMA. 2003; 289: 3254-63.

Meyer JS. Cell proliferation in normal breast duct, fibroadenomas and other ductal hyperplasia measured by nucleolar labeling with tritiated thymidine. Effects of menstrual phase, age, oral contraceptive hormones. Hum Pathol 1997; 8: 67-81.

Reeves GK, Beral V, Green J, Gathani T, Bull D; Million Women Study Collaborators. Hormonal therapy for menopause and breast-cancer risk by histologic type : a cohort study and meta-analysis. Lancet Oncol 2006; 7: 910-8.

Rosenberg LU, Magnusson C, Lindstrom E, Wedren S, Hall P, Dickman PW. Menopausal hormone therapy and other breast cancer risk factors in relation to the risk of different histological subtypes of breast cancer ; a case-control study. Breast Cancer Res. 2006; 8: R11.

Suh JS, Yoo KY, Kwon OJ, Yun IJ, Han SH, Noh DY, et al. Menstrual and reproductive factors related to the risk of breast cancer in Korea. Ovarian hormone effect on breast cancer. J Korean Med Sci 1996; 11: 501-8.

2. 유방암의 역학

Body NF, Martin LJ, Sun L, Guo H, Chiarelli A, Hislop G, et al. Body size, mammographic density, and breast cancer risk. Cancer Epidemiol Biomarkers Prev 2006; 15: 2086-92.

Buist DS, LaCroix AZ, Barlow WE, White E, Weiss NS. Bone mineral density and breast cancer risk in postmenopausal women. J Clin Epidemiol 2001; 54: 417-22.

Cauley JA, Song J, Dowsett SA, Mershon JL, Cummings SR. Risk factors for breast cancer in older women: the relative contribution of bone mineral density and other established risk factors. Breast Cancer Res Treat 2007; 102: 181-8.

Chen WY, Colditz GA, Rosner B, Hankinson SE, Hunter DJ, Manson JE, et al. Use of postmenopausal hormones, alcohol, and risk for invasive breast cancer. Ann Intern Med 2002; 137: 798-804.

Ganry O, Baudoin C, Fardellone P, Peng J, Raverdy N. Bone mass density and risk of breast cancer and survival in older women. Eur J Epidemiol 2004; 19: 785-92.

Kerlikowske K, Shepherd J, Creasman J, Tice JA, Ziv E, Cummings SR. Are breast density and bone mineral density independent risk factors for breast cancer? J Natl Cancer Inst 2005; 97: 368-74.

Kritz-Silverstein D, Schneider DL, Sandwell J. Breast cancer and bone mass in older women; Is bone density prescreening for mammography useful? Osteoporos Int 2006; 17: 1196-201.

Lee KM, Abel J, Ko Y, Harth V, Park WY, Kang DH, et al. Genetic polymorphisms of cytochrome P450 19 and 1B1, alcohol use, and breast cancer risk. Br J Cancer 2003; 88: 675-8.

Park SK, Yoo KY, Lee SJ, Kim SK, Ahn SH, Kang DH, et al. Alcohol consumption, glutathione S-transferase M1 and T1 genetic polymorphisms and breast cancer risk. Pharmacogenetics 2000; 10: 301-9.

Stewart A, Kumar V, Torgerson DJ, Fraser WD, Gilbert JF, Reid DM. Axial BMD, change in BMD and bone turnover do not predict breast cancer incidence in early postmenopausal women. Osteoporosis Int 2005; 16: 1627-32.

van den Brandt PA, Goldbohm RA, van' t Veer P. Alcohol and breast cancer: results from the Netherlands Cohort Study. Am J Epidemiol 1995; 141: 907-15.

van der Klift M, de Laet CE, Coebergh JW, Horman A, Pols HA. Rotterdam Study. Bone mineral density and the risk of breast cancer; the Rotterdam Study. Bone 2003; 32: 211-6.

Yoo KY, Kang DH, Park SK, Kim SK, Shin AS, Choe KJ, et al. Epidemiology of breast cancer in Korea. Occurrence, high risk groups, and prevention. J Korean Med Sci 2002; 17: 386-90.

Zmuda JM, Cauley JA, Ljung BM, Bauer DC, Cummings SR, Kuller LH; Study of Osteoporotic Fractures Research Group. Bone mass and breast cancer risk in older women: difference by stage at diagnosis. J Natl Cancer Inst 2001; 93: 930-6.

3. 유방암의 진단

대한유방영상의학회. 제 6장 유방의 중재적 시술. 유방영상진단학. 2006

American college of Radiology. Breast Imaging Reporting and Data System (BI-RADS®)-Ultrasound. 1st ed. Reston, Va: American College of Radiology. 2003.

American college of Radiology. Breast Imaging Reporting and Data System (BI-RADS®)-Mammography. 4th ed. Reston, Va: American College of Radiology. 2003.

Dixon JM, Mansel RE. ABC of breast diseases. Symptoms assessment and guidelines for referral. BMJ. 1994; 309: 722-6.

Gordon PB, Goldenberg SL, Chan NH. Solid breast lesions: diagnosis with US-guided fine-needle aspirtaion biopsy. Radiology 1993; 189: 573-80.

Gülay H, Bora S, Kìlìçurgay S, Hamaloqlu E, Göksel HA. Management of nipple discharge. J Am Coll Surg 1994; 178: 471-4.

Leis HP Jr. Management of nipple discharge. World J Surg 1989; 13: 736-42.

Liberman L. Clinical management issues in percutaneous core breast biopsy. Radiol Clin North Am 2000; 38: 791-807.

Mayer JE, Smith DN, Lester SC, Kaelin C, DiPiro PJ, Denison CM, et al. Large-core needle biopsy of nonpalpable breast lesions. JAMA 1999; 281: 1638-41.

Richards T, Hunt A, Courtney S, Umeh H. Nipple discharge: a sign of breast cancer? Ann R Coll Surg Engl 2007; 89: 124-6.

Stavros AT, Thickman D, Rapp CL, Dennis MA, Parker SH, Sisney GA. Solid breast nodules: use of sonography to distinguish between benign and malignant lesions. Radiology 1995; 196: 123-34.

4. 유방통 및 유방암의 치료

Apantaku LM, Breast-conserving surgery for breast cancer. American Family Physician 2002; 66: 2271-8.

McCready D. Holloway C, Shelly W, Down N, Robinson P, Sinclair S, et al. Surgical management of early stage invasive breast cancer: a practice guideline. Can J Surg 2005; 48: 185-94.

Millet AV, Dirbas FM. Clinical management of breast pain: a review. Obstet Gynecol Sur 2002; 57: 451-61.

NCCN Clinical Practice Guidelines in Oncology. http://www.nccn.org/professionals/

physician_gls/PDF/breast.pdf

Nishimura R, Akizuki M, Tashima R, Ootao R. Investigation of factors related to periods to ipsilateral breast tumor recurrence after breast-conserving surgery and measures for preventing recurrence in early breast cancer. Breast Cancer 2006; 13: 152-8.

Preece PE, Mansel RE, Bolton PM, Hughes LM, Baum M, Gravelle IH. Clinical syndromes of mastalgia. Lancet 1976; 2: 670-3.

Pye JK, Mansel RE, Hughes LE. Clinical experience of drug treatments for mastalgia. Lancet 1985; 2: 373-7.

Witherby SM, Muss HB. Update in medical oncology for older patients : Focus on breast cancer : Management of early breast cancer. Cancer J 2005; 11: 506-17.

5. 유방암의 예후

고승상, 김승기, 김승일, 박병우, 이경식. 체질량지수와 유방암의 위험도 및 예후와의 관련성. 대한외과학회지 2002; 63: 449-57.

김성용, 노동영, 노재윤, 박경미, 박병우, 배정원, 이민혁, 이수정, 임철완, 정성후, 한세환, 한원식. 예후인자와 예측인자. In: 한국유방암학회. 유방학 제2판. 서울: 일조각, 2005 p.357-401.

Bloom HJ, Richardson WW, Harries EJ. Natural history of untreated breast cancer (1805-1933). Comparison of untreated and treated cases according to histological grade of malignancy. Br Med J 1962; 2: 213-21.

Dupont WD, Page DL. Risk factors for breast cancer in women with proliferative breast disease. N Engl J Med 1985; 312: 146-51.

6. 유방 보호요법

노동영 (역), 유방암 예방 식이요법. 일조각

Chapter / 22

폐경기의 기타 질환

요약 K.e.y.p.o.i.n.t

폐경 여성에서 발생할 수 있는 질환으로 당뇨병, 고혈압, 고지혈증 등의 대사성 질환이 있으며, 이로 인해 폐경기 이후 여성에서는 심혈관계 질환의 위험률이 높아지게 됩니다. 이들이 복합적으로 나타날 경우 "증후군 X (Syndrome X)"라는 대사성 증후군으로 분류할 수 있고, 폐경기 여성에서 발병률이 높은데, 그 원인이 폐경여성에서 나타나는 호르몬 결핍에 의한 것이라기보다는 노화로 인한 변화로 생각되고 있습니다. 이러한 폐경기 여성에서의 대사성 질환의 치료는 다른 일반적인 치료원칙과 같습니다. 생활습관의 개선, 혈당강하제, 인슐린치료, 고혈압 약제 및 고지혈증약제의 사용으로 각각의 질환을 잘 조절할 수 있는 경우에는 호르몬 치료도 함께 시행할 수 있습니다. 또한 폐경여성에서는 나이가 들면서 근골격계 및 연골조직의 약화로 골관절염의 발생이 증가합니다. 골관절염과 호르몬 치료와의 뚜렷한 상관관계는 밝혀져 있지 않으나, 일반적으로 에스트로겐 투여가 고관절 및 슬관절의 골관절염 발생을 줄인다는 견해가 지배적입니다.

1. 폐경과 당뇨병

22-1 ▸▸ 폐경과 당뇨병은 특정한 관련성을 가지고 있습니까?

밀접한 관계가 있습니다.

폐경에 따른 여성 호르몬 부족은 당뇨병과 관련이 없습니다. 그러나 체형 변화에 따르는 복부지방조직의 축적은 당뇨병의 병태생리인 인슐린 저항성을 유발하고 이러한 인슐린 작용의 민감도 감소가 당뇨병을 유발합니다.

따라서 폐경 이후에 체중이 증가되는 여성은 반드시 당뇨검사를 할 필요가 있습니다.

22-2 ▸▸ 폐경 이후 당뇨병 진단의 필요성과 선별검사 방법은 무엇입니까?

당뇨병의 증상은 다양하며 때로는 전혀 증상이 없는 경우도 있습니다.
따라서 다음과 같은 경우에는 당뇨병에 대한 검사를 해 보는 것이 좋습니다.

① 연령 · 체형 : 40세 이상으로 비만한 사람
② 가족력 : 가까운 친척, 특히 제1도 근친이 당뇨병이 있는 사람
③ 자각증상 : 갈증, 다음, 다뇨, 다식, 피로감, 체중감소 등의 증상이 있는 사람
④ 당뇨병이 합병되기 쉬운 질환이 있는 사람 : 고혈압, 췌장염, 내분비 질환, 담석증
⑤ 당뇨병 발병을 촉진하는 약물을 사용하고 있는 사람 : 티아자이드 (thiazide) 계 혈압 강하제나 신경통에 쓰이는 부신피질 호르몬인 스테로이드 제품을 장기간 복용하는 사람

미국 당뇨병학회의 전문위원회가 2000년도에 새로이 제안한 당뇨병 진단 기준은 표 22-1과 같습니다.

표 22-1. 당뇨병 진단 기준 (미국 당뇨병학회의 전문위원회, 2000)

갈증, 소변량의 증가, 체중감소 등의 당뇨병 증상이 있으면서 무작위혈당 (식사 여부와 상관없이 하루 중 아무 때나 측정한 혈당)이 200 mg/dl (11.1 mmol/L) 이상인 경우
혹은
공복 (최소한 8시간 이상 금식 후)시 정맥 혈당이 126 mg/dl (7 mmol/L) 이상인 경우
혹은
공복시 시행한 75g 포도당을 이용한 경구 당부하 검사에서 2시간 후 혈당이 200 mg/dl (11.1 mmol/L) 이상인 경우

22-3 ▸▸ 폐경 이후 발병한 당뇨병의 기본적 치료방법은 무엇입니까?

가) 치료의 원칙

일단 당뇨병이 발병되면 당뇨병이 아주 없어지는 것, 즉 완치는 불가능하기 때문에, 당뇨병 치료의 목적은 혈당을 정상화시킴으로써 당뇨병으로 인한 증상을 없애고, 급성 및 만성 합병증을 예방하는데 있습니다. 또한 당뇨병 치료의 목표는 당뇨병으로 인한 모든 대사 장애가 개선이 되어 정상적인 삶을 누리는데 있으며, 현실적으로는 혈당조절 기준에 따라 혈당을 최대한 정상으로 조절하는데 있습니다. 성인 당뇨병 치료에 있어서 가장 중요한 것은 식사요법과 운동요법이며, 여기에 약물요법이 추가됩니다.

한국 당뇨병 학회에서 제시하는 당뇨병 치료의 원칙은 다음과 같습니다.
① 가장 기본이 되는 식사요법을 잘 이행한다.
② 매일 규칙적인 운동을 한다.
③ 체중을 표준체중 범위내로 조절한다.
④ 위의 3가지를 엄격히 시행하여도 혈당조절이 안될때는 약물요법, 즉 경구용 혈당강하제나 인슐린요법을 추가한다.
⑤ 당뇨병에 동반된 고지혈증을 정상화 시킨다.
⑥ 합병증 발생을 억제하도록 하며, 이미 발생한 합병증을 치료한다.

나) 혈당조절의 기준

식전 공복시와 식후 2시간을 기준으로 하였을 때, 정상인의 경우에는 혈당이 공복시 110 mg/dL, 식후 2시간 140 mg/dL을 넘지 않습니다. 당뇨병을 가진 사람은 전신 상태, 섭취하는 음식물의 종류와 양, 나이, 합병증의 유무, 스트레스, 기타 동반된 질환 등 많은 여건들에 의하여 하루 중에도 혈당의 변동이 심하고, 매일매일 변화가 있으므로 정상인과는 차이가 있습니다. 그러나, 공복시 140 mg/dL, 식후 2시간 200 mg/dL를 허용 가능한 수치로 정하고 이를 권장하고 있습니다. 또한 당화 혈색소(HbA1C)를 기준으로 하였을 때는 7% 이하로 조절하도록 권장하고 있습니다.

그러나, 최근에는 혈당조절기준을 공복시 126 mg/dL, 식후 2시간 180 mg/dL으로 내려서 더욱 엄격히 조절하는 경향이 있습니다.

혈당이 정상화되면 다음과 같은 효과를 얻을 수 있습니다.
① 당뇨병으로 인한 증상이 소실된다.
② 표준 체중이 유지된다.
③ 당뇨병에 동반된 고지혈증 (동맥경화증)도 호전된다.
④ 급성 및 만성 합병증이 예방된다.

22-4 ▸▸ 당뇨병 치료시 사용가능한 경구 혈당강하제의 종류와 사용법은 어떻게 됩니까?

주로 사용되는 경구 혈당강하제는 5가지 종류가 있습니다.

가) 설폰요소제 (sulfonylurea) (표 22-2)

① 작용기전: 췌장 베타세포로부터 인슐린 분비를 자극합니다.

② 금기증: 제 1형 당뇨병이나 췌장절제 후의 당뇨병에는 효과가 없고 임산부와 수유 시에도 금기입니다. 제 2형 당뇨병의 경우에도 심한 감염증, 대수술, 외상, 급성 심근경색과 같은 중증 질환에서는 사용해서는 안되며 간, 신기능의 장애가 있는 경우에는 약제에 따라 주의를 요합니다.

③ 부작용: 가장 흔하고 중요한 합병증은 저혈당과 체중증가입니다.

④ 처방: 대개 약물의 최대용량을 4정으로 기억하고 있으면 편합니다. 원칙적으로는 신장기능, 간기능이 나쁜 경우는 인슐린을 사용해야 하나 경구 혈당강하제를 사용한다면, 신장기능이 안 좋은 환자에게는 글리퀴돈 (gliquidone)을 간기능이 안 좋은 환자에게는 글리피지드 (glipizide)를 사용해볼 수 있습니다.

⑤ 투여방법: 각 해당 약제의 최소량으로 아침식사 30분전에 투여하는 것으로 시작합니다. 약 1~2주 간격으로 부작용 유무와 혈당 조절상태를 관찰하며 증량합니다. 용량이 하루 최대용량의 1/2 이상이 되면 분할투여가 가능한 약의 경우 아침, 저녁으로 나누어 투여할 수 있습니다.

표 22-2. 설폰요소제 제제 (sulfonylurea preparations)

일반명	상품명	단위 (mg/정)	최대 용량 (mg/일)	작용 기간 (시간)	하루 투여 빈도	신장 배설(%)
Gliclazide	Diamicron, Diamicron MR	80, 30	320, 120	16~24	1~2	70
Gliquidone	Glurenorm	30	120	5~7	1~3	5
Glibenclamid	Daonil	5	20	12~24	1~2	50
Glipizide	Digrin	5	40	15~24	1~2	80
Glimepiride	Amaryl	2	8	24	1	60

나) 메트포민 (metformin)

① 작용기전: 간에서의 포도당 신합성을 억제합니다.

② 적응증 및 금기증

ㄱ. 제 2형 당뇨병 환자에서 처음부터 단독으로 투여할 수 있고 체중증가를 일으키지 않고 오히려 약간의 체중감소를 일으키므로 비만한 환자에서 1차적으로 선택되는 약물입니다.

ㄴ. 드물게 유산혈증이 발생할 수 있는데 하루 최대용량인 2.5 g 이상을 사용하거나 신장기능이 저하되어 있는 경우 (남자 Cr 〉 1.5 mg/dl, 여자 Cr 〉 1.4 mg/dl)에 많으며 이런 경우 메트포민의 사용을 금해야 합니다. 이외 유산혈증이 생기기 쉬운 심부전, 저산소증, 패혈증, 알코올 중독, 심한 간질환이 있는 환자 및 임신 시에는 사용하지 않아야 합니다.

③ 부작용: 식욕부진, 오심, 복부 불쾌감 및 설사 등의 소화기 증세가 흔하며 적은 용량에서 시작해서 천천히 증량하고 오랫동안 사용하게 되면 정도가 덜해집니다.

④ 투여방법: 부작용을 줄이기 위해 250~500 mg을 1일 1회 혹은 하1일 2회 식사와 함께 (혹은 식후에) 복용하는 것으로 시작합니다. 부작용 유무와 혈당조절 상태를 보면서 1~2주 간격으로 500 mg 정도씩 증량합니다. 최종적으로 1일 1.0~2.5g을 2~3회 분할 투여합니다.

다) 알파-글루코시데이즈 억제제 (α-glucosidase inhibitor) (표 22-3)

① 작용기전: 소장의 당질분해 효소인 알파글루코시데이즈의 작용을 억제하여 당질의 소화 및 흡수가 상부공장에서 일어나지 않고 소장 전체에서 서서히 진행되도록 하여 식후 혈당의 증가를 줄입니다.

② 금기증 : 제 1형 당뇨병 환자의 1차 약제로는 쓸 수 없고 소화기 질환을 가진 환자이거나 임신, 수유 중인 경우에도 쓸 수 없습니다. 그밖에 심한 간기능 장애 및 신기능 장애 (Cr 〉 2.0 mg/dl) 등에서도 사용하지 않는 것이 좋습니다.

③ 부작용: 복부팽만감, 복명, 설사 등의 소화기 장애가 주된 부작용이며 주로 용량과 관계되고 장기간 사용하면 감소됩니다. 1차 치료제로 사용시 저혈당은 발생하지 않으며 인슐린 또는 설폰요소제와 같이 사용 할 때 저혈당이 발생하면 복합당질이 아닌 포도당으로 치료해야 합니다 (특히 고령의 환자에서 인슐린과 함께 사용시 저혈당이 발생하면 회복이 늦어질 수 있습니다).

④ 투여방법: 아카보스 (acarbose) 50 mg 혹은 보글리보스 (voglibose) 0.2 mg을 1일 2~3회 투여하기 시작하여 약 2주 정도의 간격으로 acarbose 100 mg 혹은 voglibose 0.3 mg을 1일 3회까지 증량합니다.

표 22-3. 알파-글루코시데이즈 억제제 제제 (Alpha glucosidase inhibitor preparations)

일반명	상품명	단위 (mg/정)	최대 용량 (mg/일)
Acarbose	Glucobay	50 or100	300
Voglibose	Basen	0.2 or 0.3	0.9

라) 글리타존 계열 약제 (glitazones, thiazolidinedione derivatives) (표 22-4)

① 작용기전: 인슐린의 표적장기인 근육, 간, 지방조직에서 인슐린에 대한 감수성을 증가시키는 것입니다. 인슐린의 분비는 증가시키지 않으며 단독투여 시 저혈당이 발생하지 않습니다. 간의 중성지방 합성을 억제하고 말초에서 청소율을 증가시킴으로써 지질농도를 낮추는 효과가 있습니다.

② 적응증 및 금기증: 제 2형 당뇨병 환자, 그 중에서도 인슐린 저항성이 크다고 생각

되는 경우에 사용합니다. 대개는 1차 약제로 쓰기 보다는 설폰요소제, 메트포민이나 인슐린과 병합요법 (인슐린과 함께 사용 시 하루에 사용하는 인슐린이 60단위 이상일 경우에만 보험이 적용)으로 사용합니다. 제 1형 당뇨병과 임신, 수유 시에는 사용하지 않으며 심한 간질환, 심부전이 있는 경우에도 사용하지 않습니다.

③ 부작용: 부종, 체중증가, 혈장량 증가에 의한 심부전 악화, 간기능장애 등이 있을 수 있으며, 다른 약제와 함께 쓰는 경우 저혈당이 올 수 있습니다. 주기적인 간기능 검사를 해보는 것이 좋습니다.

④ 투여방법: 식사와 관계없이 로지글리타존 (rosiglitazone) 4 mg 혹은 피오글리타존 (pioglitazone) 15 mg을 1일 1회로 시작하여 약 3개월 정도의 충분한 시간 간격을 두고 증량합니다 (약효가 충분히 나타나는데 2~3개월 정도 걸립니다).

표 22-4. 글리타존 계열 약제 제제 (glitazone preparations)

일반명	상품명	단위 (mg/정)	최대 용량 (mg/일)
Rosiglitazone	Avandia	4	8
Pioglitazone	Actos	15	45

마) 메글리티나이드계 약제 (meglitinide) (표 22-5)

① 작용기전: 비설폰계 인슐린 분비 촉진제로 삼인산아데노신 (adenosine triphosphate: ATP) 의존성 칼륨통로 차단 역할을 하며 설폰요소제가 결합하는 수용체와 다른 수용체에 결합하여 인슐린 분비를 촉진시키는 것으로 알려져 있습니다. 설폰요소제와 가장 큰 차이점은 작용속도에 있습니다. 최대 작용시간은 복용 후 1시간 정도이며 간에서 분해되어 소실되는 시간은 3~4시간으로 알려져 있습니다.

② 적응증 및 금기증: 식사, 운동만으로 조절되지 않는 제 2형 당뇨병 환자에게 사용할 수 있으며 신기능에 이상이 있는 경우에도 초기용량의 조절 없이 사용 가능합니다 (주로 간에서 대사되어 담즙으로 분비). 간기능에 이상이 있는 경우는 용량을 줄이거나 복용간격을 늘려 투여해볼 수 있습니다. 다른 금기증은 설폰요소제와 동일하다고 보면 됩니다.

③ 부작용: 저혈당과 체중증가가 올 수 있습니다. 저혈당의 경우는 약을 복용한 후 식사를 거르지 않으면 예방할 수 있습니다.

④ 투여방법: 나테글리니드 (nateglinide) 30 mg을 1일 3회 매 식사 직전 복용하는 것으로 시작하여, 1~2주 간격으로 증량합니다. 식사를 거르게 될 경우는 투여하지 않는 것이 좋습니다. 다른 약제들에 비해 혈당강하효과가 약합니다.

표 22-5. 메글리티나이드계 약제 제제 (meglitinide preparation)

일반명	상품명	단위 (mg/정)	최대 용량 (mg/일)
Nateglinide	Fastic	30 /90 /120	360

22-5 ▸▸ 당뇨병 치료시 인슐린은 어떻게 사용합니까?

적응증, 사용가능한 인슐린 종류, 투여방법, 사용시 주의사항, 경구 혈당강하제로 변경하는 경우는 다음과 같습니다.

가) 인슐린 치료의 적응증

① 제 1형 당뇨병 환자 혹은 췌장이 없는 환자
② 식사, 운동 및 경구 혈당강하제로 조절되지 않는 제 2형 당뇨병 환자
③ 당뇨병 환자가 임신한 경우 혹은 임신성 당뇨병
④ 당뇨병성 케톤산혈증 (diabetes ketotic acidemia: DKA) 이나 비케톤성 고삼투압성 증후군 (nonketotic hyperosmolar syndrome: NKHS) 같은 응급상황
⑤ 간이나 신기능에 이상이 있는 환자
⑥ 제 2형 당뇨병으로 식사요법이나 경구 혈당강하제를 사용하고 있던 환자에서 대수술이나 감염, 기타 스트레스가 심한 상태에서 인슐린의 요구량이 급증하는 때
⑦ 심한 체중감소, 저체중
⑧ 기저 혹은 글루카곤 자극 후 혈청 c-펩티드 농도가 낮은 경우
⑨ 중성지방 농도가 매우 증가되어 있는 경우

나) 작용시간에 따른 인슐린의 분류

① 초속효성: 리스프로 (lispro), 아스파트 (aspart)
② 속효성: 레귤러 인슐린 (regular insulin)
③ 중간형: 엔피에이취 (neutral protamine hagedorn: NPH) 인슐린
④ 중간형 인슐린과 속효성 인슐린의 혼합제제
⑤ 지속형: 글라진 (glargine)

다) 인슐린 투여 방법

① 일반적인 방법

ㄱ. 중간형 인슐린 1일 1회 투여
: 아침 식전 피하 주사

ㄴ. 중간형 인슐린과 속효성 인슐린 혼합 투여
: 아침 식전 혼합 주사
: 중간형 인슐린과 속효성 인슐린의 비율은 2:1로 시작하여 아침식전 혼합 피하주사하며, 혈당상황에 따라 조절합니다.

ㄷ. 중간형 인슐린의 분할 투여

: 중간형 인슐린을 아침과 저녁 식전에 피하 주사, 혹은 아침과 취침전에 피하 주사 합니다 [이 경우 취침전 중간형 인슐린은 전체 용량의 1/4을 넘지 않도록 합니다. 취침 전 인슐린을 사용할 경우에는 인슐린 글라진 (glargine)이 유리 합니다].

- 중간형 인슐린과 속효성 인슐린의 분할 혼합 투여

  : 중간형 인슐린과 속효성 인슐린을 혼합하여 아침과 저녁 식전 피하 주사 합니다. 이 때 아침과 저녁 식전 인슐린 용량은 2:1의 비율로 시작하며, 아침 저녁 각각의 중간형 인슐린과 속효성 인슐린의 비율도 2:1로 시작하여 혈당 상황에 따라 비율을 조절할 수 있습니다.

② 다중 피하 인슐린 주사법 (multiple subcutaneous insulin injection)

: 취침 전에 중간형 인슐린을 하루 총 용량의 25%, 매 식전 속효성 인슐린을 하루 총 투여 속효성 인슐린 양 4:3:3으로 나누어 시작하며, 혈당 상황에 따라 각 용량을 조절합니다.

③ 지속성 피하 인슐린 주사법 (continuous subcutaneous insulin injection, 인슐린 펌프)

: 기저 인슐린 (총 하루 인슐린 필요량의 40~50%)과 식전 (50~60%, 아침:점심:저녁 4:3:3 비율로 분할) 인슐린으로 나누어 투여합니다. 하루 20~24 단위의 인슐린 용량에서 시작하며 혈당에 따라 점차로 증량합니다. 만일 이전에 인슐린을 사용하고 있던 환자라면 하루에 필요했던 총량의 90% 정도로 계산하여 시작합니다.

라) 인슐린 사용 시 일반적인 주의사항

① 시작 용량은 일반적으로 중간형 인슐린 20 단위 정도 (0.2~0.4 단위/kg/일)이나, 인슐린 저항성이 있을 것으로 판단되는 환자는 초기용량으로 그 이상도 사용 가능합니다.

② 일반적인 방법을 사용하는 경우 매일 용량을 변경시키지 않습니다.
인슐린 효과가 최대한으로 나타나는데 1주일 정도 걸리므로 2~3일간 혈당조절의 추이를 보면서 4~8단위 정도 용량을 증감합니다.

③ 급성대사합병증 상태가 아니면 혈당이 높다고 해서 식사와 무관한 시간에 속효성 인슐린을 주지 않습니다. 또한 식사가 가능한 환자에서 속효성 인슐린을 정주하여 혈당을 조절하는 방법은 사용하지 않습니다.

④ 가급적 퇴원 후에도 실천이 가능한 용법으로 합니다.

마) 인슐린에서 경구 혈당강하제로 변경하는 경우

① 인슐린의 절대적 분비부족에 의한 경우가 아니며 일시적으로 인슐린을 사용해야 했던 원인이 사라진 상태라면 인슐린을 중단하고 경구혈당강하제의 사용을 고려해 볼 수 있습니다.

② 대략적인 기준으로는 중간형 인슐린 25~30 단위 정도로 혈당이 잘 조절되고 인슐린 분비능이 충분하다고 판단되는 경우에 경구혈당 강하제로의 변경을 시도합니다. 퇴원을 계획 중인 환자에서 인슐린을 중단하고 경구 혈당강하제를 사용하는 경우는 경구 혈당강하제가 효과가 있는지를 판단하기 위하여 퇴원하기 수일 전부터 경구 혈당강하제를 투여한 후 며칠 간 혈당조절 상태를 살펴본 후 퇴원 시키는 것이 바람직합니다.

22-6 ▸▸ 폐경 이후 관절염 약제 중 하나인 스테로이드 복용으로 발생한 당뇨병은 일반적인 당뇨병과 다릅니까?

일반적으로 우리 나라에서 아직까지도 관절염 치료제로 스테로이드가 많이 사용되고 있어 관절염 약제 복용 후 생긴 당뇨병 환자의 병력상 스테로이드의 사용이나 이러한 성분이 들어있는 여러 한약재를 사용한 경우가 많습니다. 스테로이드를 사용하면 혈당치가 상승하고 인슐린의 분비가 촉진된다는 것은 잘 알려진 사실이지만 그 기전에 대하서는 아직도 잘 알려져 있지 않습니다. 당대사 혹은 인슐린 저항성에 관여하는 세포내 기전을 방해하거나 포도당 신생을 촉진시켜서 혈당이 높아지는 것으로 추정하고 있습니다. 따라서 관절염 치료를 위해 이러한 스테로이드를 사용하게 되면 당뇨병을 인지하지 못하고 있던 환자에게는 고혈당을 일으키는 위험 요소로 작용하고 당뇨병 환자에게는 당뇨를 악화시킬 수 있습니다.

치료로는 불필요한 스테로이드의 사용 감량 및 중단이며, 장기간 꼭 사용해야 되는 환자의 경우 고혈당의 치료는 다른 당뇨병 치료와 동일합니다.

22-7 ▸▸ 폐경 이후 비만과 당뇨가 있는 여성에서 호르몬 치료가 위험합니까?

위험하지 않습니다 (문항 10-11 참조).

정상 폐경 여성에서 호르몬 치료는 사용된 에스트로겐 호르몬의 양과 투여 경로에 따라 혈당에 미치는 영향이 다릅니다. 일반적으로 사용되는 용량인 1일 접합마에스트로겐 (conjugated equine estrogen: CEE) 0.625 mg 경구투여와 1일 50 ㎍의 경피투여는 인슐린 저항성을 낮추어 탄수화물대사에 유리하며 경피 투여가 더 유리합니다. 그러나 고용량인 1일 접합마에스트로겐 1.25 mg 경구투여는 인슐린 저항성을 높여 당뇨의 위험을 높일 수 있습니다.

자궁이 있는 여성에서는 호르몬 치료를 하는 경우 에스트로겐-프로제스토겐 병합요법을 하게 되는데 함께 사용된 프로게스테론 약제의 종류에 따라 당 대사와 인슐린 저항성에 미치는 영향은 다르게 나타납니다. 병용되는 제제 중 레보노르게스트렐 (levonorgestrel) 과 메드록시프로게스테론 아세테이트 (medroxyprogesterone acetate) 는 인슐린 저항성을 높여 당뇨에 불리하게 작용하나 다이드로제스테론 (dydrogesterone)은 당대사에 영향을 미치지 않는 것으로 알려져 있어 당뇨 환자의 경우 다이드로제스테론 제제를 병용하는 것이 유리합니다. 결론적으로 당뇨는 호르몬 치료의 금기 사항이 아니며 오히려 호르몬 치료제를 잘 선택하면 당대사에 도움을 주고 심혈관 질환의 위험을 낮추는 이득이 있습니다.

따라서 여성 호르몬은 안전하게 당뇨병 환자에서도 사용 가능하고 가장 수직적으로 연구가 잘 된 역학조사 PEPI (Postmenopausal Estrogen/Progestin Intervention) 연구 결과 역시 여성 호르몬의 안정성을 입증해 주고 있습니다.

2. 폐경과 고혈압

22-8 ▶▶ 폐경 이후 고혈압 발생에 가장 중요한 원인인자는 무엇입니까?

비만입니다.

체중과 체중증가는 고혈압의 발생과 진행에 절대적으로 관련되어 있습니다. 남녀 모두에서 체중과 혈압사이에는 일직선의 관계가 있습니다. 체질량지수 (body mass index) 26-28 kg/m^2 사이의 여성이 체질량지수 23 kg/m^{2}이하인 여성보다 4년 동안에 고혈압으로 발전할 확률이 대략 3배 이상 되는 것으로 알려져 있으며 체질량지수가 32 kg/m^{2}이상인 여성은 고혈압으로 발전할 확률이 6배나 됩니다. 비만이 고혈압을 일으키는 기전을 보면, 과체중인 사람들과 비만인 들에게 공통적으로 나타나는 고인슐린혈증이 나트륨축적와 함께 교감신경계를 활성화하는 원인이 될 수 있고, 이로 인해 고혈압의 발병을 증가시키게 됩니다. 표준 체중보다 10 kg 이상 과도한 체중은 수축기 혈압을 5 mmHg 및 확장기 혈압을 3 mmHg 이상 높입니다. 이런 혈압 증가는 심혈관

질환의 위험도를 15% 가량 높여줍니다. 몇 가지 역학 연구에서도 (National Health and Nutrition Examination Survey (NHANSE) II 및 Framingham 연구) 과체중이 정상 체중에 비해 고혈압을 2.9배 - 8배 까지 증가시킨다고 보고했으며, 고혈압을 갖는 환자에서, 정상 혈압을 갖는 환자보다 체중 증가가 현저합니다.
따라서 지속적인 체중 감량은 관상동맥질환 위험요인을 10-15% 정도 호전시키는 것과 더불어 고혈압을 호전시키는 결과를 가져오게 됩니다.

22-9 ▸▸ 고혈압은 어떻게 진단합니까?

일반적으로 혈압의 측정은 바른 자세로 5분 간격으로 연속 3회 이상을 재고 그중 제일 적은 혈압 값으로 취하도록 하고 있습니다. 고혈압을 진단할 때 주의할 점은 일반적으로 혈압이 하루 중에도 상당한 정도로 변한다는 점입니다. 따라서 한 번의 혈압 측정으로 고혈압을 진단하는 것이 아니라 1~2분 시간 간격을 두고 두 번 이상 측정해야 하고 두 번 이상 고혈압 기준을 만족하면 고혈압으로 진단합니다.

2003년 5월 고혈압에 대한 대규모 임상 연구의 결과로 미국 고혈압 합동위원회 제 7차 보고서 (Joint National committee (JNC)-7)에 새로운 고혈압 분류가 발표되었습니다. 일반적으로 정상혈압은 120/80 mmHg이하로 하고, 120-139/80-89 mmHg를 전단계 고혈압 (prehypertension)으로, 140-159/90-99 mmHg를 1기 고혈압, 〉160/〉100 mmHg를 2기 고혈압으로 진단할 수 있습니다 (표 22-6).

표 22-6. 고혈압의 분류

혈압분류	수축기혈압 (mmHg)		확장기 혈압 (mmHg)
정상	〈120	그리고	〈80
고혈압 전단계	120-139	또는	80-89
제 1기 고혈압	140-159	또는	90-99
제 2기 고혈압	≥160	또는	≥100

전단계고혈압에서는 고혈압의 합병증이나 위험요인이 없으면 약물치료 없이 생활개선요법만을 시행하며, 당뇨병 등의 철저한 혈압조절이 필요한 적응증이 있는 경우에는 약물치료를 시행하여 적극적으로 목표혈압에 도달하도록 하고 있습니다. 고혈압 치료의 가장 중요한 목표는 고혈압에 의한 심혈관 질환과 신장기능 저하로 인한 사망률을 낮추는 데 있습니다. 심혈관 질환의 예방을 위하여 140/90 mmHg 미만으로, 신장질환과 당뇨병이 있는 경우에는 120/80 mmHg 미만으로 유지하여야 합니다.

22-10 ▸▸ 고혈압 관리를 위하여 생활 습관을 어떻게 개선해야 합니까?

모든 고혈압 환자의 치료에서 체중 감량 및 식사습관, 운동, 금연, 절주 등은 기본이 되는 중요한 방법입니다 (표 22-7). 이와 같은 생활습관 개선은 저위험군의 경증 고혈압 환자의 초기 치료뿐만 아니라 약물요법을 시행하고 있는 고혈압 환자에서 보조치료로써 중요합니다.

표 22-7. 고혈압 관리를 위한 생활 습관 개선

개선법	권고사항	수축기 혈압의 감소
체중감량	이상체중의 유지 (체질량지수: 18.5~24.9)	5-20 mmHg/10kg체중감소
건강식사법	포화지방산과 지방의 섭취를 줄이고 야채, 채소, 저지방유제품의 섭취를 증가	8-14 mmHg
저염식	하루 염분 6g 이하로 섭취	2-8 mmHg
운동량증가	하루 30분 이상 매일 속보로 걷기 등의 유산소 운동	4-9 mmHg
절주	하루 30ml 이하의 알코올 섭취 여자나 마른 남자에서는 15ml이하의 섭취	2-4 mmHg

22-11 ▸▸ 어떤 환자에서 약물 요법을 시작해야 합니까?

대한고혈압학회에서는 혈압이 140/90 mmHg 이상이면 가능한 한 약물치료를 권장하도록 하고 있습니다. 특히 제1기 고혈압이라도 합병증이나 표적 장기 손상이 있거나 당뇨병을 동반 시에는 약물요법을 통한 적극적인 감압이 필요합니다.

대부분 환자의 적절한 목표혈압은 수축기 혈압 140 mmHg 미만, 확장기 혈압 90 mmHg 미만이며 당뇨병 환자와 신질환 환자에서는 130/80 mmHg 미만으로 더 강력히 조절해야 합니다.

22-12 ▸▸ 표적장기 손상이란 무엇을 의미합니까?

고혈압에 의한 합병증이 생기는 장기인 뇌, 심장, 신장. 혈관의 이상 징후를 의미하며 뇌졸중, 관상동맥질환, 심부전, 대동맥질환, 말초혈관질환은 물론 고혈압성 망막병증, 단백뇨, 신기능이상, 심전도 상 좌심실비후도 포함됩니다.

22-13 ▸▸ 고혈압의 초기 치료로 어떤 약제를 선택하여야 합니까?

일반적으로 초기 치료에 사용할 수 있는 고혈압약제로는 티아자이드 (thiazide)계 이뇨제, 베타차단제, 칼슘길항제, 안지오텐신 전환효소 억제제 (angiotensin converting enzyme inhibitor: ACEI, ACE 억제제), 안지오텐신 수용체 차단제 (angiotensin receptor blocker: ARB)의 다섯 가지 종류가 있습니다.

특별한 동반 질환이 없으면 만 55세보다 젊은 사람은 ACE 억제제 (또는 안지오텐신 수용체 저해제) 또는 베타차단제를 투여하고 고령자에서는 칼슘길항제 또는 이뇨제를 우선 투여합니다. 혈압이 140/90 mmHg이하로 조절되지 않을 때는 그림 22-1과 같이 단계적으로 치료합니다. 처음 혈압이 160/100 mmHg 이상인 경우는 처음부터 두 가지 약제를 조합하여 사용하기도 합니다.

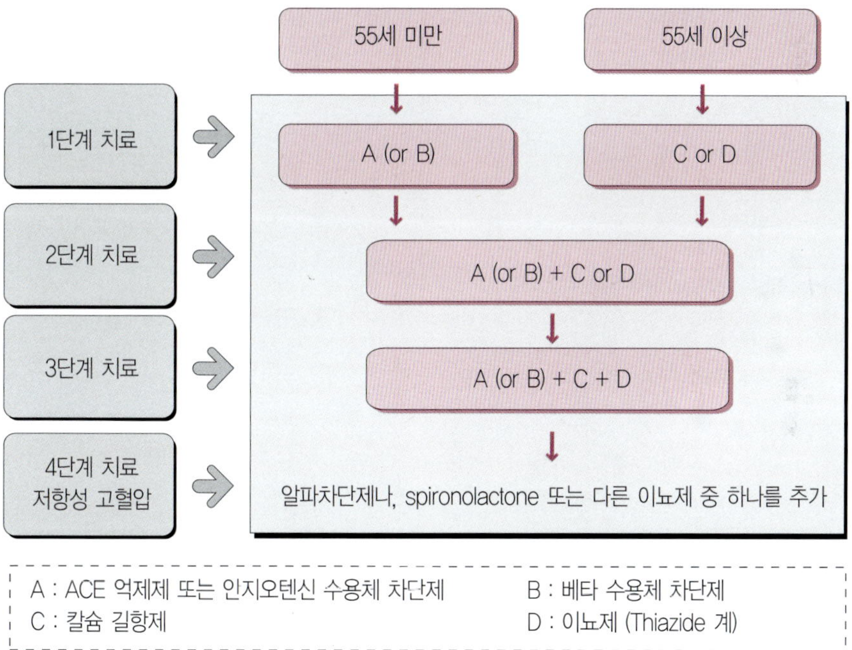

그림 22-1. 고혈압의 약물치료

22-14 ▸▸ 질환에 따른 추천 고혈압 약제는 없습니까?

앞서 이야기하였던 다섯 가지의 고혈압 약제는 모두 비슷한 정도의 강압효과를 보이지만 특정 질환에 따라 생존율 개선효과나 사망률, 부작용 발생에서 큰 차이를 나타낼 수 있기에 질환에 따른 추천약제를 처방해야 합니다 (표 22-8).

대표적인 예를 들면 다음과 같습니다.
65세 남자, 당뇨 (+), 관동맥질환 병력 없음: 이뇨제, 칼슘 길항제를 우선으로 선택
50세 여자, 고지혈증 외 다른 위험인자 없음: ACE 억제제 (또는 ARB) 우선으로 선택
34세 남자, 가족성 고콜레스테롤혈증, 흡연 : ACE 억제제, 칼슘길항제를 우선으로 선택
(베타차단제, 이뇨제는 콜레스테롤 농도 높일 수 있어 이차 약제로 선택하는 게 안전함.)
48세 여자, 승모판협착증, 현재 호흡곤란없음: ACE 억제제 (또는 ARB) 우선으로 선택
베타차단제, 알도스테론 길항제, 이뇨제 순으로 선택 가능
68세 남자, 당뇨성 만성신질환: ACE 억제제 (또는 ARB)

표 22-8. 질환별 추천 고혈압 약물

강제적응증	이뇨제	BB	ACEI	ARB	CCB	Aldo ANT
노인성 수축기 고혈압	○				○	
심부전	○	○	○	○		○
심근경색 후		○	○			○
관동맥 질환	○	○	○		○	
당뇨병	○	○	○	○	○	
만성 신질환			○	○		
뇌졸중	○		○			

BB: Beta bocker 베타 차단제
ACEI: Angiotensin converting enzyme inhibitor ACE 억제제
ARB: Angiotensin II receptor blocker 안지오텐신 수용체 차단제
CCB: Calcium channel blocker 칼슘 차단제
Aldo ANT: Aldosterone antagonist 알도스테론 길항제

22-15 ▸▸ 대표적인 고혈압 약제는 무엇이며 흔히 쓰는 초기 치료 1일 용량은 어떻게 됩니까?

가) 티아자이드 (thiazide) 계

하이드로클로르티아자이드 (hydrochlorthiazide) 12.5 mg 1일 1회

나) 베타 차단제

심장선택적: 아테놀롤 (atenolol) 50 mg 1일 1회
베타솔롤(betaxolol) 20 mg 1 일 1회
비소프롤롤 (bisoprolol) 5 mg 1일 1회

심장비선택적: 프로프라놀롤 (propranolol) 40 mg 1일 3회
알파베타차단: 카베딜롤 (carvedilol) 6.25 mg 1일 1회

다) 칼슘 차단제

암로디핀 (amlodipine) 5 mg 1일 1회
실니디핀 (silnidipine) 5 mg 1일 1회
펠로디핀 (felodipine) 2.5~5 mg 1일 1회
라시디핀 (lacidipine) 2 mg 1일 1회
레카디핀 (lecardipine) 5 mg 1일 1회
니페디핀 (nifedipine) OROS 30 mg 1일 1회
딜티아젬 (diltiazem) 90 mg 1일 1회
베라파밀 (verapamil) 40 mg 1일 1회

라) 안지오텐신 변환 효소 (ACE) 억제제

캡토프릴 (captopril) 12.5 mg 1일 3회
실라자프릴 (cilazapril) 1.25 mg 1일 1회
에날라프릴 (enalapril) 5 mg 1일 1회
포시노프릴 (fosinopril) 10 mg 1일 1회
이미다프릴 (imidapril) 2.5 mg 1일 1회
리시노프릴 (lisinopril) 10 mg 1일 1회
페린도프릴 (perindopril) 4 mg 1일 1회
라미프릴 (ramipril) 2.5~5 mg 1일 1회

마) 안지오텐신 수용체 차단제 (ARB)

칸데사르탄 (candesartan) 8 mg 1일 1회
어베사르탄 (irbesartan) 150 mg 1일 1회
로사르탄 (losartan) 50 mg 1일 1회
텔미사르탄 (telmisartan) 40 mg 1일 1회
발사르탄 (valsartan) 80 mg 1일 1회

바) 알파 차단제: 전립선 비대증이 없으면 초치료로 쓰지 않습니다.

독사조신 (doxazocin) 4 mg 1일 1회
프라조신 (prazocin) 1 mg 1일 1회
테라조신 (terazocin) 1 mg 1일 1회

사) 복합제제

- ACE 억제제 + 티아자이드 (thiazide) 또는 ARB + 티아자이드
  ACE 억제제와 ARB는 티아자이드 계 이뇨제와 복합 처방하는 빈도가 높아 복합제제가 시판되고 있습니다. 모든 ARB는 티아자이드와 복합되어 있는 복합제제가 있으며 ACE 억제제 중에서도 라미프릴 등은 티아자이드와 복합제제가 있습니다.
- ACE 억제제 + 칼슘 차단제
  라미프릴 + 펠로디핀, 에날라프릴 + 니트레디핀 등의 복합제제가 있습니다.

22-16 ▶▶ 폐경 후 고혈압 환자에서 호르몬치료가 가능합니까 ?

가능합니다.

여성 호르몬요법을 시행한 폐경 여성과 시행하지 않은 여성을 비교 분석한 대단위 보고들에 의하면 두 군 간에 혈압의 차이가 없다고 합니다 (문항 9-2 참조). 그러므로 여성 호르몬요법이 혈압의 변화에 주 영향을 주지 않으며 고혈압이 여성 호르몬요법의 금기증은 아닙니다. 잘 조절되고 있는 고혈압을 가지고 있는 여성에서 다른 폐경증상의 치료를 위해 호르몬요법을 사용할 수 있습니다. 한편, 고혈압 환자에게 호르몬 요법 시는 항상 환자의 혈압 변화와 다른 심혈관 질환 유무 등을 고려해야 합니다.

최근에는 호르몬 요법 중 병합 처방하는 프로게스토겐으로 스피로노락톤 (spironolactone) 유도체인 드로스피레논 (drospirenone) 이 개발되어 상용화되고 있는데, 이 제재는 항 알도스테론 작용이 있어 호르몬 치료시의 수분 및 염분 저류를 예방하여 체중의 증가가 없으며, 다소 혈압을 낮추는 효과도 있다고 알려져 있는 제품입니다. 따라서 혈압이 있는 여성에서 폐경 증상의 치료를 위해 호르몬처방을 할 경우 일차적으로 고려해 볼 수 있겠습니다.

3. 폐경과 고지혈증

22-17 ▶▶ 고지혈증의 진단은 어떻게 합니까?

고지혈증을 진단하기 위해서는 최소한 총콜레스테롤, 중성지방 및 고밀도 지단백 (high density lipoprotein: HDL) 콜레스테롤을 검사해야 합니다. 저밀도 지단백 (low-density lipoprotein:LDL) 콜레스테롤은 위의 세가지 수치로 계산할 수 있으나

(표 22-9) 동맥경화의 위험인자로 가장 중요하기 때문에 최근에는 LDL 콜레스테롤을 직접 측정할 것을 권하고 있습니다.

표 22-9. 저밀도 지단백 (low-density lipoprotein:LDL) 콜레스테롤 계산법

LDL = 총콜레스테롤 수치 − (중성지방/5) − HDL 콜레스테롤

혈청 지질의 검사에서 중요한 점은 적어도 16시간 이상 금식 (전날 저녁식사 후 금식 시작하여 아침식사를 하지 않은 상태)한 후 채혈을 하여야 하며 술은 적어도 3일간 마시지 않아야 한다는 점입니다.

고지혈증의 진단 및 치료에 관한 가장 중요한 지침은 미국의 National Cholesterol Education Program 에서 제안한 ATP-III (Adult Treatmenet Panel III) 가이드라인입니다. 이에 따른 고지혈증의 진단기준은 표 22-10과 같습니다.

표 22-10. 고지혈증의 진단기준

총콜레스테롤 (mg/dL)		LDL-콜레스테롤 (mg/dL)		HDL-콜레스테롤 (mg/dL)		중성지방 (mg/dL)	
<200	바람직	<100	적정	<40	낮음	<150	정상(normal)
200-239	경계수준	100-129	정상 상한	≥60	높음	150-199	경계수준
≥240	높음	130-159	경계수준			200-499	높음
		160-189	높음			≥500	매우높음
		≥ 190	매우높음				

바람직한 총 콜레스테롤 수치는 200 mg/dℓ 미만이며, 200~239 mg/dℓ은 경계수준, 그리고 240 mg/dℓ이상은 고콜레스테롤혈증이라고 합니다.

중성지방이 200 mg/dℓ을초과하면 고중성지방혈증이라고 합니다.
LDL콜레스테롤은 100 mg/dℓ미만이면 바람직한 수준이며 100~129 mg/dℓ 이면 정상의 상한, 130~159 mg/dℓ이면 경계수준, 그리고 160~190 mg/dℓ 이면 높은 수준, 190 mg/dℓ이상이면 매우 높은 수준으로 규정합니다.

22-18 ▸▸ 고지혈증의 치료 목표는 무엇입니까?

가장 먼저 중요하게 조절해야 하는 것은 바로 저밀도 지단백 (low-density lipoprotein, LDL) 콜레스테롤입니다.

중성지방이 500 mg/dℓ 을 초과하지 않는다면 먼저 LDL 콜레스테롤 목표 도달을 위한 치료를 충분히 해야 합니다. LDL 콜레스테롤을 조절하기 위한 목표치는 환자의 위험인자, 기저질환에 따라 다릅니다 (표 22-11).

표 22-11. 저밀도 지단백 (low-density lipoprotein: LDL) 콜레스테롤의 치료 목표

위험분류	LDL 목표 (mg/dℓ)	치료적 생활습관 개선을 시작하는 LDL 수준 (mg/dℓ)	약물요법을 고려하는 LDL 수준 (mg/dℓ)
CHD or CHD risk equivalents† (10-year risk 〉20%)	〈100 (적정 〈70)	≧ 100	≧ 100 (〈100: 약제 적정)
위험인자* ≧ 2 10-year risk 10-20%	〈130 (적정 〈100)	≧ 130	≧ 130 (100-129: 약제 적정)
위험인자* ≧ 2 10-year risk 〈10%	〈130	≧ 130	≧ 160
위험인자* 0-1	〈160	≧ 160	≧ 190 (160-189: 약제 적정)

Adult Treatment Panel III, National Institutes of Health

CHD: coronary heart disease

*위험인자: 흡연, 고혈압, HDL 콜레스테롤 〈40 mg/dL, 젊은 연령에서의 심혈관계 질환의 가족력 (남성에서 55세 미만, 여성에서 65세 미만에 심근경색이나 급사한 직계가족이 있을 경우), 남성 ≥45세, 여성 ≥55세, 당뇨
HDL 콜레스테롤 ≧ 60 mg/dL: 위험인자 개수에서 하나를 감함.

†CHD 위험 해당량 (risk equivalent): 당뇨 (diabetes: DM), 관상동맥질환 (carotid artery disease), 복부대동맥류 (abdominal aortic aneurysm: AAA), 말초동맥질환 (peripheral artery disease: PAD) 이 있는 경우로서 10년 내에 심근경색이나 관상동맥 질환으로 인한 사망의 확률이 20%를 넘음

예를 들면 다음과 같습니다.

- 56세 남자, 말초동맥질환이 있고 LDL 콜레스테롤 140 mg/dl: 목표는 LDL 콜레스테롤 〈100 mg/dL, statin 사용
- 64세 여자, 폐경, 당뇨, LDL 콜레스테롤 148 mg/dl: 목표는 LDL 콜레스테롤 〈100, statin사용
- 73세 남자, 뇌혈관질환, 고혈압, LDL 콜레스테롤 115 mg/dl: 목표는 LDL 콜레스테롤 〈100, statin사용
- 48세 남자, 고혈압, 흡연, 관상동맥질환의 가족력, 체질량지수 (BMI) 26 kg/m², LDL 콜레스테롤 143 mg/dl: 목표는 LDL 콜레스테롤 〈 130, statin 사용 (2개 이상의 위험인자를 가지고 있으며, 10년 위험도 〉10%)
- 40세 남자, 당뇨없고 고혈압 없으며 비흡연자, LDL 콜레스테롤 162 mg/dl :목표는 LDL 콜레스테롤 〈160, 생활습관교정만 시도

22-19 ▸▸ 고지혈증 관리를 위한 생활습관 개선은 무엇입니까?

생활 습관 개선은 식사뿐만 아니라 음주, 흡연, 운동 등을 포함한 거의 전 생활 양식을 바꾸는 것입니다.

가장 중요한 것은 물론 식사요법입니다. 식사요법의 요점은 칼로리 제한 체중 조절을 전제로 식사의 콜레스테롤량, 포화지방산의 양, 식이섬유의 양을 결정합니다. 식사요법을 실시하고 2~3개월 후 혈청 지질을 검사하여 그 성과를 조사합니다.

또한 규칙적으로 충분한 운동을 하는 것도 중요합니다. 이와 같은 식사요법과 운동요법을 통하여 적정 체중을 유지하여야 합니다.

음주와 흡연 같은 습관들도 조절이 필요합니다. 술은 직접적으로 중성지방을 상승시키고 적정량을 초과하면 고지혈증 및 동맥경화를 촉진시킵니다. 흡연은 혈압을 높이고 고지혈증 및 동맥경화를 악화시킵니다.

22-20 ▸▸ 스타틴 (statin) 약제는 어떤 것입니까?

스타틴 (statin) 제제는 고지혈증 조절을 위해 가장 중요한 약물로 HMG-CoA 환원효소를 억제하여 혈중 콜레스테롤 상승을 억제합니다. 약제에 따라 다르지만 저밀도 지단백 (low-density lipoprotein: LDL) 콜레스테롤을 18-55% 정도 낮추는 효과가 있습니다. 고밀도 지단백 (high-density lipoprotein: HDL) 콜레스테롤 및 중성지방에 대한 효과는 다소 작은 편이지만 HDL 콜레스테롤은 5-15% 정도 상승시키고 중성지방은 7-30% 정도 감소시키는 효과를 보입니다.

중요한 부작용은 근육염과 간효소 상승이 있으며 단독으로 사용하였을 때는 거의 발생하지 않지만 횡문근 융해증 (rhabdomyolysis)과 같은 치명적인 부작용이 발생할 수 있습니다. 급만성 간질환이 있을 때는 사용하지 않아야 합니다.

환자의 기저질환, 위험인자를 바탕으로 10년 위험도를 평가하고 그에 따라 LDL 콜레스테롤 목표치를 결정합니다. 약물요법을 시작하는 수준이면 statin 제제를 우선 처방하게 됩니다. 흔히 쓰는 statin 제제의 종류와 1일 초기 치료 용량은 다음과 같습니다.

- 심바스타틴 (Simvastatin) 20 mg 1일 1회
- 아토르바스타틴 (Atorvastatin) 10 mg 1일 1회
- 프라바스타틴 (Pravastatin) 20 mg 1일 1회
- 로수바스타틴 (Rosuvastatin) 10 mg 1일 1회

• 플루바스타틴 (Fluvastatin) 20 mg 1일 1회
• 피타바스타틴 (Pitavastatin) 2 mg 1일 1회

22-21 ▸▸ 고중성 지방혈증은 어떻게 치료합니까?

중성지방이 500 mg/dℓ 이 넘지 않으면 저밀도 지단백 (low-density lipoprotein, LDL) 콜레스테롤을 조절하기 위한 치료를 먼저 합니다. 치료적 생활습관 개선으로도 중성지방을 충분히 낮출 수 있습니다. LDL 콜레스테롤 목표에 도달했음에도 중성지방이 200 mg/dℓ 이상이면 피브레이트 (fibrate)나 니아신 (niacin) 제제를 추가하여 사용합니다. 이 두 약제는 LDL 콜레스테롤보다는 중성지방을 낮추는데 효과적입니다. 니아신 제제는 혈당 및 요산 수치를 상승시키는 부작용이 있어 당뇨병 환자나 통풍환자 등에서는 될 수 있는 한 처방하지 않아야 합니다.

보통 사용하는 피브레이트와 니아신 제제의 1일 초기 치료 용량은 다음과 같습니다.
• 페노피브레이트 (Fenofibrate) 160 mg 1일 1회
• 니코티닉산 (Nicotinic acid) 375 mg 1일 1회

4. 폐경 여성에서의 연부조직의 변화와 그 예방책

22-22 ▸▸ 폐경 여성들에서 나타날 수 있는 근육의 변화와 그 예방책은 무엇입니까?

연령 증가에 따라 근력, 근량의 감소가 일어나므로 이를 증가시킬 수 있는 운동이 필요합니다.

인체 골격근의 근력약화는 25세 이후에 나타나기 시작하여 50세까지는 10년마다 약 4%, 그 이후에는 10%씩 감소합니다. 노화에 따르는 근력저하는 근력의 절대 감소로 인한 근 위약 (weakness)과, 지속적인 신체활동을 위한 근력유지가 어려워지는 근 피로 (fatigue)로 대별됩니다. 노화에 따르는 골격근 변화의 기전에 대해 아직 정확히 밝혀지진 않았으나 척수 운동신경의 수와 크기 감소, 축삭 흐름과 신경근 접합부의 변화와 같은 신경성, 근수축에 의한 손상과 근육 신호 전도상의 변화를 일컫는 근육성, 근 불응이나 자극-수축 결합 장애 등의 신경-근육 복합성, 산화성 스트레스

나 노화에 따른 혈관변성 등의 골격근에 관련된 일반적인 기전으로 설명되어지고 있습니다.

예방 방법으로는 운동으로 인하여 통증을 유발하거나 근육 조직에 손상을 줄 수 있는 요인들 (비만, 관절손상, 근력약화, 골관절염 등)이 있는지 확인해야 하며 근력, 근량 그리고 수축력을 증가시킬 수 있는 운동을 서서히 시작하는 것이 좋습니다.

22-23 ▶▶ 폐경 여성에서 볼 수 있는 인대 및 건의 변화는 무엇이며, 그 예방책은 무엇입니까?

인대와 건의 양이 감소하므로 근육-인대 신장 운동이 필요합니다.

뼈와 인대의 약화는 20-40대에 가장 빠르게 진행되며 70대에는 인대와 건의 양이 가임기 여성의 반밖에 되지 않습니다. 또한 인대로의 영양공급과 생합성 기능의 장애로 인해 이완에 문제를 일으켜 작은 손상에서도 인대와 건의 염좌 및 파열이 잘 발생하게 됩니다. 이로 인해 운동의 장애와 함께 골격근의 통증을 유발하게 됩니다. 이를 예방하기 위해 근육-인대 신장운동을 시작하는 것이 좋습니다.

22-24 ▶▶ 폐경 여성들에서 나타날 수 있는 관절연골의 변화와 그 예방책은 무엇입니까?

노쇠한 관절연골에서는 영양공급이 불충분하여 변성되고 연골세포의 감소, 표재층 연골기질의 마모 등 퇴행성 변화가 나타납니다. 퇴행성 변화를 보이는 연골의 심층은 유연해지고 액화되어 결국 강 (cavity)을 형성하고 탄성도의 감소가 나타나며, 연골하골의 밀도를 증가시키고 골증식체를 만들어 골관절염, 관절통 그리고 강직을 초래할 수 있습니다.

이로 인해 생기는 골관절염은 무릎 관절에 잘 생기며 이로 인한 통증으로 보행장애가 나타날 수 있으며 이차적으로 요통과 고관절의 긴장을 같이 동반할 수 있습니다.

또한 관절의 사용이 줄어들면 근육의 위축이 동반해서 생길 수 있으므로 규칙적인 관절의 운동, 적절한 하중 그리고 보호가 필요합니다.

22-25 ▸▸ 폐경 여성들에서 나타날 수 있는 척추 추간판의 변화는 무엇입니까?

다른 부위보다 퇴행이 현저하게 나타나며 추간판의 퇴행성 변화가 요통의 가장 흔한 원인으로 생각되어지고 있습니다. 추간판의 노화는 특히 탈수로서 주로 수핵에서 현저합니다. 연령이 증가함에 따라 수핵 내의 수분과 단백다당의 양은 점차로 감소하고 교원섬유의 양은 증가하여, 수핵의 긴장도가 저하되고 추간판의 높이가 낮아집니다. 따라서 척추의 정상적인 움직임이 불안정해져서 골단판과 섬유윤에 전달되는 압력이 불규칙해지며, 이러한 일련의 퇴행성 변화로 인해 골극의 형성이 증가합니다. 추간판의 높이가 낮아짐으로 섬유윤은 상대적으로 이완되고, 또한 퇴행성 변화에 의한 섬유윤 탄력성의 감소로 척추는 더욱 불안정해지고 퇴행성 변화가 가속화되어 추간판 탈출증, 척추 협착, 척추 운동감소 등이 생길 수 있습니다.

5. 폐경여성에서의 골관절염 (osteoarthritis)

1) 원인인자

22-26 ▸▸ 골관절염 발생의 원인 및 발생을 조장할 수 있는 인자들은 무엇입니까?

발생 원인은 불확실하나 노쇠 현상이나 과다한 체중이 관련되어 있고, 성별, 유전적 요소, 비만증, 관절 연골에 손상을 줄 수 있는 외상, 질병 및 기형 등이 관여할 수 있습니다.

골관절염은 가장 흔한 만성 관절 질환으로 65세 이상 인구에서 흔한 장애의 원인이 되고 있습니다. 발생 원인은 불확실하나 노쇠 현상이나 과다한 체중과 관련되어 관절 연골이 닳아 없어지면서 국소적 퇴행성 변화를 일으키는 질환입니다. 연령, 성별, 유전적 요소, 비만증, 관절 연골에 손상을 줄 수 있는 외상, 질병 및 기형 등이 조장 인자로 관련될 수 있습니다. 이 질환에서는 관절 연골의 퇴행성 변화가 일차적으로 나타나고 진행되면 연골하골 (subchondral bone)의 경화, 관절주변 골의 과잉 형성, 관절 변형 등이 발생하여 방사선 검사상 연골하 골 변화를 보이는 것이 특징입니다.

중년 이후에는 나이가 많아질수록 발병 빈도가 높아지며 여성에서 더 흔히 더 심한 정도로 발병하는 경향이 있고 역학 조사에 의하면 가족력이 관련되는 경우가 많습니다. 비만증이 있는 경우는 정상인보다 약 2배 정도로 발생률이 높으며 이 때는 주로 체중 부하 관절에 발병하게 됩니다. 선천성 기형으로는 고관절 발육 부전, 내반슬, 외반슬 같이 관절의 정렬이 틀어진 경우 등이 있고 화농성 관절염, 결핵성 관절염, 무혈성 괴사, 심한 충격, 반복적인 가벼운 외상, 말단 비대증, 당뇨병, 통풍 등의 대사성 질환들도 골관절염을 조장하는 인자로 작용할 수 있습니다.

22-27 ▸▸ 골관절염 발생에 연령과 성별에 따른 차이가 있습니까?

일반적으로 50세까지는 남, 여의 차이가 없으나 그 후에는 나이가 들어감에 따라 여성에서 더 보편적으로 발생하는 것으로 되어 있습니다.

골관절염은 미국의 경우 30세 이상 인구의 10-15%에서 골관절염 증상을 보이는 것으로 보고되고 있습니다. 50세 이하 연령에서는 슬관절 골관절염은 남성에서 더 높은 발병 빈도를 보이지만 50세 이상 고령 연령에서는 남성보다 여성에서 급속하게 발병 빈도가 증가하는 경향을 보이고 있습니다. 특히 폐경 후에는 남성보다 여성에서 일반적 골관절염의 이환율이 높아지는 경향을 보입니다.
손의 골관절염은 주로 여성에서 많이 발생하며 여성의 경우 여러 관절을 침범하는 경향이 있으며 특히 손관절, 무릎관절, 발목관절에 더욱 높은 발병율과 심한 증상을 호소하는 것으로 되어 있습니다.

22-28 ▸▸ 월경력이나 출산력이 골관절염 발생에 영향을 미칩니까?

현재 연구가 부족하며 결론을 내리기가 어렵습니다.

22-29 ▸▸ 에스트로겐 혈중 농도가 골관절염 발생과 관련성이 있습니까?

골관절염과 혈중 에스트로겐치의 상관 관계에 관한 연구 결과가 일치하지 않아 아직 도출된 결론을 얻기가 어렵습니다.

22-30 ▸▸ 골밀도와 골관절염 발생 사이에 연관성이 있습니까?

분명한 연관성이 입증되어 있지 않습니다.

슬관절과 고관절에 골관절염을 가진 환자에서 대퇴부 골밀도가 더 높다는 연구 결과에 의해 골밀도가 높을수록 골관절염 발생 빈도가 높아진다는 견해가 있은데 이는 골관절염의 병태생리 과정에 에스트로겐이 관여할 가능성을 시사하고 있습니다. 에스트로겐은 골대사를 조절하므로 폐경전후 에스트로겐 결핍은 골밀도를 낮추는 효과를 나타냅니다. 폐경 후 골밀도가 높은 여성은 일생동안 에스트로겐이 다른 사람에 비해 더 많이 분비되어 왔음을 의미하고 이로 인해 연골에 생화학적 자극을 더 많이 주어 왔으며 또한 연골에 대해서 에스트로겐이 직접적으로 분리 작용하여 골관절염 발생 빈도를 높일 것으로 추론하고 있습니다. 그러나 수부의 부식성 골관절염 환자에서는 대퇴부와 요추 골밀도가 대조군에 비해 오히려 낮다는 연구 결과로 볼 때 모든 관절에서 골밀도와 골관절염의 관계를 일률적으로 설명하기는 어려울 것으로 보입니다.

2) 임상증상 및 진단

22-31 ▸▸ 골관절염은 관절에 어떠한 변화를 일으킵니까 ?

초기에는 정상적으로 매끄러운 관절면의 표면이 분열되어 얇은 조각으로 벗겨지거나 움푹 들어간 자국이 생기고 시간이 경과하면 연골이 갈라지고 침식되어 연골이 완전히 벗겨지면 연골하 골이 노출됩니다. 노출된 연골하 골에 신생골이 형성되면서 골질의 증식과 비후가 일어나게 됩니다.

생화학적 변화로는 연골의 다당단백 구성 성분인 글리코사미노글리칸(glycosaminoglycan)의 구성 성분에서의 변화를 보이는데 글리코사미노글리칸은 콘드로이틴-6-황산염 (chondroitin-6-sulfate)가 주성분으로 약 절반을 차지하고 있습니다. 미숙 연골의 글리코사미노글리칸은 콘드로이틴-4-황산염으로 주로 구성되며 각질 황산염 (keratin sulfate)은 조금 함유되어 있습니다. 어른이 되면 콘드로이틴-4-황산염은 전체 글리코사미노글리칸의 5% 정도로 떨어지고 각질 황산염이 50%로 증가하게 됩니다. 골관절염에서는 연골세포가 연골모세포와 비슷한 합성 기능을 보여 미숙 연골에서 볼 수 있는 콘드로이틴-4-황산염이 다량 합성되며 이러한 생화학적 변화는 교원질 섬유의 정상적 배열을 약화시켜 쉽게 손상을 일으키는 결과를 초래하게 됩니다.

22-32 ▸▸ 골관절염이 흔히 발생하는 부위와 중요한 증상들은 무엇입니까?

가장 흔히 발생하는 관절로는 고관절, 슬관절, 손 및 척추 등입니다. 초기에 나타나는 증

상으로는 경도의 동통이 가장 흔합니다.

동통은 춥거나 습기가 많은 날씨에 악화되는 경향을 보이며 또한 운동시 쉽게 피로감을 호소하고 관절의 운동 장애나 경도의 종창, 관절 주위의 압통을 호소하기도 합니다. 관절 연골의 소실과 변성에 의해 관절 면이 불규칙해지면 운동시 마찰음이 느껴질 수도 있습니다.

22-33 ▸▸ 각 관절에 따른 골관절염의 임상적 특징은 어떻게 다릅니까?

골관절염이 대퇴골관절에 발생 할 때의 주 증상은 보행 시 통증입니다. 이 통증은 둔부에서 시작되어 대퇴부 안쪽을 통해 무릎 관절로 파급 됩니다. 고관절의 내회전 시 통증이 유발되는 것으로 진단을 할 수 있으며 X선 촬영으로 확진을 하여야 합니다. 전 고관절 성형술 (total hip arthroplasty)이 일상 활동을 회복하는데 있어서 좋은 결과를 가져다 줄 수 있습니다.

무릎 관절은 골관절염의 호발 부위로서 퇴행성 변화 외에 무릎 관절 부위의 병변이나 손상 (반월상 연골손상, 골절, 탈구 등), 비만증, 내 · 외반슬등 기계적 부하축의 이상, 감염증, 관절염이 있는 경우 잘 발생합니다. 무릎 관절 주변의 통증과 이상음이 조기 증상으로 나타나며 기립이나 계단 오르기가 힘들게 됩니다. 또한 활액막의 비후, 관절액이 증가하며 근위축, 운동제한이 동반됩니다. 통풍 혹은 류마티스 관절염과의 감별진단을 위해 활액의 분석을 필요로 하며, 전 무릎 관절 성형술 (total knee arthroplasty)을 시행하기 전까지는 증상에 따른 치료가 필요합니다.

척추 관절의 골관절염은 주로 65세 이상의 고령 여성에서 흔하며 호발 부위는 4번째에서 6번째 경추와 3번째 요추에서 1번째 천추까지입니다. 많은 사람에서 비정상 X선 소견이 있더라도 증상은 없을 수 있으며 더 진행될 시 척추 협착을 일으키고 이로 인해 척추강이 좁아지며, 신경압박으로 인한 대퇴부 통증을 유발시킬 수 있습니다. 또한 동시에 하지 방사통을 호소할 수 있습니다.

22-34 ▸▸ 골관절염은 어떻게 진단합니까?

골관절염의 추정 진단은 자세한 병력을 분석하고 이학적, 방사선 소견에서 보이는 관절의 여러 가지 변화를 종합하여 이루어집니다.

방사성 동위원소를 이용한 골주사를 시행하여 관절에 경도 내지 중증도의 농도 증가를 관찰하여 진단에 도움을 받기도 하지만 확진은 다른 질환을 제외한 후 관절경이나 수술 등을 통해 퇴행성 변화를 직접 확인함으로써 이루어집니다.

3) 치료

22-35 ▸▸ 골관절염은 어떻게 치료합니까?

경증의 골관절염 환자의 치료는 운동, 체중감량, 비스테로이드성 항염제 등의 보존적 요법이 사용되며 중증도의 통증을 동반하거나 기능의 장애가 있은 경우에는 관절경을 이용한 연골, 반달판 괴사조직제거술 등을 시행하고 마지막 방법으로는 관절 치환술을 시행합니다.

22-36 ▸▸ 에스트로겐 치료가 골관절염 발생 및 예방에 효과가 있습니까?

예방 효과가 분명히 입증되어 있지는 않지만 연구 결과 대체적으로 예방 효과가 인정되고 있습니다.

폐경후의 호르몬 변화는 사이토카인 (cytokine)에 의한 연골 대사 (연골 파괴 증가, 염증 반응 증가)에 영향을 미칠 수가 있습니다. 또한 폐경 후 에스트로겐의 감소는 연골하 골 개형과 함께 골량 감소를 야기하는데 이러한 현상이 부분적으로 골관절염을 일으키는 원인이 될 것으로 추정하고 있습니다.

폐경 여성에서 에스트로겐 투여는 증상을 가진 고관절, 슬관절 골관절염의 발생을 줄인다는 견해가 지지를 받고 있으며 몇몇 연구에서는 골관절염의 발생과 진행을 억제한다는 보고도 있습니다. 10년간 에스트로겐을 투여했을 때 중등도 또는 중증의 증상을 가진 고관절염의 발생 위험이 유의성은 없으나 줄어드는 경향을 보이는 것으로 알려져 있습니다. 이들 연구 중 4개 연구에 대한 메타 분석에서는 호르몬 요법이 무릎과 고관절의 골관절염에 대하여 긍정적인 효과를 보인다고 하였습니다. 반면, 호르몬 치료가 골관절염의 위험을 증가시키거나 악화시킨다는 연구 결과들도 있습니다. 이에 대한 결과들을 요약하면 표 22-12와 같습니다.

표 22-12. 골관절염에서의 호르몬 요법의 효과

	연구 방식/ 대상자	사용한 호르몬/ 부위	위험도 (95% 신뢰구간)
Chingford 연구, 1997	질병-대조군연구/ 폐경 여성 606명	에스트로겐/ 슬관절염	과거사용자: 0.80 (0.43-1.49) 현사용자: 0.31 (0.11-0.93)
Framingham 연구, 1998	전향적 코호트 연구/ 폐경 여성 551명	에스트로겐/ 슬관절염	현사용자: 0.4 (0.1-3.0) 과거사용자: 0.8 (0.5-1.4)
Dennison 등, 1999	질병-대조군 연구	에스트로겐/ 고관절염	5년미만 사용자: 1.7 (0.9-3.3) 5년이상 사용자: 0.6 (0.2-1.8)
Sandmark 등, 1999	질병-대조군 연구/ 폐경여성 413명	에스트로겐/ 슬관절염	1.8 (1.2-2.6)
HERS 연구, 2001	질병-대조군 연구/ 50세 이상 여성 153명	에스트로겐-프로게스토겐 병합요법/ 슬관절염, 관련 증상	무릎관절염과 관련 증상에 효과 없음
Rancho Bernardo 연구, 2002	이중맹검, 위약대조연구/ 66세 이상 심혈관질환 여성	에스트로겐/ 손관절, 슬관절염	고관절염: 5.03 (1.7-14.8) 손관절염: 1.57 (1.05-2.33)

22-37 ▸▸ 호르몬 요법이 골관절염의 증상 및 질환의 진행에 영향을 미칠 수 있습니까?

호르몬 요법은 골관절염의 증상 및 질환 진행을 억제 한다는 연구 결과가 있는 반면 오히려 조장할 수 있다는 연구 결과가 섞여 있어 결론을 내리기는 어렵습니다. 그러나 대체적으로 호르몬 요법은 슬관절, 고관절의 골관절염의 진행을 완화시킨다는 견해가 더 많은 지지를 받고 있는 것으로 보입니다.

22-38 ▸▸ 글루코사민 제제는 골관절염에 어떠한 효과를 보입니까?

증거중심 의학적 측면으로 보면 효과가 확실하지 않습니다.

글루코사민은 관절 글리코사미노글리칸 (glycosaminoglycan)과 여러 결합조직의 구성성분인 아미노산당으로 그 작용 기전은 명확하지는 않지만 인터루킨-1 (interleukin-1: IL-1)과 같은 전염증분자의 이화작용을 하향조절하거나 관절연골 파괴와 관련된 기질 금속단백분해효소 (matrix metalloproteinase: MMP)-2, MMP-

9, MMP-13, 우로키나아제형 플라스미노겐 활성제 (urokinase type plasminogen activator), 플라스미노겐 활성제 억제제 (plasminogen activator inhibitor: PAI-1)의 생산, 분비를 억제하여 관절 보호 효과를 나타낼 것으로 추정하고 있습니다.

우리 몸에서는 주로 포도당을 ATP가 사용하여 글루타민으로부터 아민을 받아 생성되지만, 판매되는 대부분의 제제들은 주로 갑각류의 껍질로부터 추출한 키토산을 분해한 뒤 황산염을 추가한 것입니다.

글루코사민의 골관절염 환자에 대한 치료 효과에 대해서는 통증 완화, 관절기능 개선, 질병 진행 지연 효과가 있다는 연구결과와 그렇지 않다는 연구결과가 다양하게 보고되고 있으므로 아직까지 결론을 도출하기는 어렵습니다. 또한 치료 효과의 정도에 대해서도 관행적 골관절염 치료제인 비스테로이드성 항염제나 시클로옥시게나아제 (cyclo-oxygenase: COX)-2 억제제와 비교할 때 치료 효과에 대한 연구결과가 일치하지 않습니다.

22-39 ▸▸ 콘드로이틴 제제는 골관절염에 어떠한 효과를 보입니까?

콘드로이틴 제제는 골관절염 환자에서 비스테로이드성 항염제와 버금가는 통증 완화 효과, 관절기능 개선, 삶의 질 향상 효과가 있다는 보고들이 있습니다.

콘드로이틴은 세포외기질 프로테오글리칸 (proteoglycan) 의 글리코사미노글리칸 (glycosaminoglycan) 측사슬 (side chain)로 넓게 분포하며 조직 구조의 유지와 다당류 황화 (sulfation)와 관련된 기능을 가지는데, 시판되는 콘드로이틴 제제는 대부분 상어나 소/송아지의 연골에서 추출되는 것으로 콘드로이틴황산염-4 (chondroitin-4 sulfate)와 콘드로이틴황산염-6 (chondroitin-6 sulfate)로 이루어져 있으며 위장관에서 10%정도만 흡수됩니다.

관절염의 경과를 역전, 지연, 안정화 할 수 있는 구조개형 관절염 치료제로써의 가능성에 대한 많은 연구가 진행되고 있으나 현재까지의 연구결과 대체적으로 그 효과의 정도가 경미하여 표준 치료제로서는 권고되지 않고 있습니다.

콘드로이틴이 효과는 서서히 나타나고 비스테로이드항염제 (nonsteroidal antiinflammatory drugs: NSAIDs)보다 투여 중단 시에도 오래 지속되며 일부 연구자들은 콘드로이틴이 이러한 증상 완화뿐 아니라 글루코사민의 경우처럼 직접적으로 연골의 두께를 증가시키며 관절염으로 인한 방사선학적 소견도 개선시켜 관절강의 협착을 지연시킨다는 연구결과를 들어 콘드로이틴이 관절염에 있어 연골보호효과를 지니고 있다고 주장하고 있습니다. 권장량은 1일 1-2 g 입니다.

22-40 ▶▶ 초록입 홍합 (perna canaliculus: 리프리놀 lyprinol) 제제는 골관절염에 어떠한 효과를 보입니까?

항염증 성분 포함하고 있어 관절염의 보조적 치료제로 사용될 수 있습니다. (24-25 참조)

오래전부터 서부 멕시코와 남태평양 지역 원주민들은 관절염 치료를 위해 조개를 섭취하는 전통이 있다고 알려져 있으며, 초록입홍합에서 유효성분을 추출하여 제품화하였습니다.

리프리놀의 경우 류마티스관절염과 골관절염 환자의 약 76.7%, 70%에서 통증, 부종, 경직을 경감하고 관절 기능을 향상시켰다고 보고되었습니다. 2003년 국내 8개병원에서 시행된 60명의 골관절염 환자를 대상으로 한 연구에서도 4주복용 후 53%, 8주복용 후 80%의 환자가 통증 감소 및 관절기능향상을 보인다고 하여 효과적인 항염증물질로 골관절염의 치료에 사용할 수 있을 것으로 보입니다. 리프리놀 1알에는 초록입홍합 추출물 50 mg과 올리브오일 150 mg, 소량의 비타민 E가 들어있는데 2알을 1일 2회 복용하는 것이 권장됩니다.

22-41 ▶▶ SAMe (S-adenosylmethionine) 는 골관절염에 어떠한 효과를 보입니까?

SAMe (S-adenosylmethionine)은 골관절염 환자에서 관행적으로 사용되고 있는 비스테로이드성항염제 또는 시클로옥시게나아제 (COX)-2 억제제와 버금가는 통증 완화 효과를 가지는 것으로 보고되고 있습니다. SAMe가 골관절염 환자에서 치료 효과를 보이는 기전은 분명하지 않지만 관절 연골의 프로테오글리칸 (proteoglycan) 생산을 촉진하여 통증 완화와 관절 기능 호전 효과를 나타낼 것으로 추정되고 있습니다 (24-24 참조).

6. 뼈 통증 (bone pain)

22-42 ▶▶ 폐경 여성에서 요통을 유발할 수 있는 흔한 원인들로는 무엇이 있습니까?

골다공증과 관련된 척추의 압박골절, 요-천추부 염좌, 추간판성 통증 증후군 등을 가장 먼저 의심해 보아야 합니다.

폐경 여성에서 요통을 일으키는 흔한 원인들은 다음과 같습니다. 척추와 이에 속한 부속 조직에서 발원되는 원인이 가장 흔하며 요천추부 염좌, 압박 골절, 척추관 협착증, 척추골의 염증, 종양, 외상, 골다공증, 대사성 질환, 추간판 탈출증이 여기에 속합니다. 이외에도 다른 장기에서 생긴 질환이 하부 요추에 관련통 (referred pain)을 일으키는 경우나 심인성 원인에서 생기는 경우 등이 있습니다. 다른 장기에서 생긴 질환에 의한 관련통인 경우에는 대개 좌골 신경통이 동반되지 않는 특징을 가지며 심인성 통증은 여성에서 빈발하며 신경증이나 보상 심리 기전 등과 관계되는 것으로 알려져 있습니다.

22-43 ▶▶ 폐경이 추간판 탈출증 발생 빈도와 관련성이 있습니까?

폐경과 추간판 탈출증 발생 빈도와는 관련성이 없습니다.

추간판 탈출증은 30대와 50대 사이에 호발하고 여성 보다는 남성에서 호발 하는 질환으로 알려져 있으며 폐경 이후 고령 여성에서는 발생 빈도가 낮은 것으로 보고되어 있습니다.

22-44 ▶▶ 척추관 협착증 (spinal stenosis)의 특징은 무엇입니까?

어떤 원인에 의해 중앙의 척추관 (spinal canal), 신경근이 주행하는 돌기관절 전내측의 신경근관 (nerve root canal) 또는 추간공 (intervertebral foramen)이 좁아져서 요통이나 하지에 여러 가지 복합된 신경 증상을 일으키는 것을 척추관 협착증이라고 합니다.

척수 신경이 압박되는 것은 견고한 골조직에 둘러싸여 있는 신경 조직이 황색 인대의 비후 또는 척추벽과 관계된 연골, 추간판의 탈출, 관절 돌기 골극 형성 등에 의해 좁아지기 때문에 발생하게 됩니다. 척추관 협착증은 선천성과 후천성으로 분류되며 선천성은 30대 초기에 증상이 생기고 후천성의 퇴행형은 중년에서부터 50대나 60대에 시작되는데 제 4-5 요추에서 가장 흔히 발생합니다. 요통이 빈번히 발생하며 추간판 탈출증에서와는 달리 둔부나 항문 부위로 전이되는 것이 특징입니다. 통증은 걷거나 서 있을 때 악화되고 허리를 굽히면 완화되는 특징을 가집니다.

22-45 ▶▶ 골다공증이 통증 유발 원인이 될 수 있습니까?

골다공증은 골절이 일어나기 전까지는 증상이 나타나지 않습니다.

22-46 ▸▸ 요천추부 염좌의 원인과 임상적 특징은 무엇입니까?

요천추부 염좌는 어느 연령에서도 발생할 수 있으나 20-50대에 흔한 질환입니다. 염좌는 급성과 만성으로 구분되며 급성 염좌는 요추에 직접적인 외상을 받거나 무거운 물건을 좋지 않은 자세로 들어 올리거나 운동 등으로 연부 조직에 손상을 입었을 때 생기는 증상으로 주로 인대나 연조직의 과신전 또는 파열이 일어나는 것이며 만성 염좌는 대부분 여러 요인이 복합적으로 작용하여 하부 요추에 지속적인 스트레스가 가해져서 발생합니다. 즉 과도한 체중, 좋지 않은 자세를 장시간 지속적으로 취하는 경우, 요추에 생리적 곡선을 유지할 수 없게 되는 경우 등의 원인에 의해 발생하게 됩니다. 요추부 연부 조직에 손상을 받게 되면 근조직, 인대 및 건조직의 과신장 또는 파열이 동반되고 근육의 강직과 동통이 유발됩니다. 급성기에는 부종과 근육의 경련으로 심한 동통이 생기며 대부분에서 관련통은 둔부와 서혜부, 대퇴부의 후방이나 외측으로 퍼져나가는 특징을 가집니다. 만성 염좌에서는 급성에서보다 동통이 심하지는 않으나 불규칙적으로 자주 재발하게 되고 오래 지속되는 경향을 보입니다. 급성은 통증 부위가 확실하나 만성에서는 범발성 통증을 나타내는 경우가 많습니다. 이학적 소견은 척추부 근육 경련에 의한 척추 측만을 나타내고 굴곡, 신전, 측방굴곡, 회전 운동 등의 요추부 운동이 제한되는 특징을 보입니다.

22-47 ▸▸ 요통 환자들에서 진단을 위해서는 어떤 검사들을 해야 합니까?

요통 환자들의 진단을 위해서는 전후방 및 측면 단순 방사선 사진이 가장 많이 이용되고 환자의 임상 증상에 따라 정밀 진단을 위해 척수강조영술, 전산화 단층 촬영, 자기공명영상, 초음파 검사, 방사성핵종 스캔, 혈관 조영술, 추간판 조영술 등이 이용되고 있습니다.

22-48 ▸▸ 요통의 일반적 치료 방법은 무엇입니까?

요통의 치료는 대부분 보존적으로 이루어지며 보존적 치료로는 침상 안정, 자세 교정, 약물 치료, 물리 치료, 온열 치료, 한냉 치료, 전기 치료, 운동 치료 등으로 구성됩니다. 침상 안정은 추간판의 압력을 낮추고 추간판 주위 인대나 근육의 하중과 스트레스를 감소시켜 요통을 완화하는 효과를 나타내게 됩니다. 자세 교정의 경우 서는 자세는 머리를 세우고 턱을 안으로 당기며 가슴과 어깨를 펴고 복부 근육에 힘을 주어 배가 안으로 들어가게 하여 골반이 기울지 않게 자세를 유지하는 것이며 장기간 서 있을 경우에는 15 cm 높이의 발판에 번갈아 가면서 발을 올려놓는 것이 도움이 됩니다. 앉는 자세는 둔부를 의자 등받이에 바짝 대고 고관절, 몸통, 그리고 무릎을 구부린 각도가 모두 90 도로 유지하는 것이 좋습니다. 물건을 들 때에는 허리를 편 상태에서 물건과 몸이 가능한 가깝게 하여 팔을 몸 가까이에 붙여서 들도록 합니다. 통증 완화를 위해 사용하는 약제로는 진통제, 비스테로이드성 소염제, 근육이완제, 항우울제, 스테로이드 제제 등을 선택할 수 있으며 온열 치료로는 온습포, 적외선 치료, 증기욕, 초음파 치료 등이 있고, 혈관수축, 부종 감소, 근경련과 통증 완화를 위한 한랭 치료도 선택할 수 있습니다.

22-49 ▸▸ 요천추부 염좌의 경우 치료법에는 어떤 것들이 있습니까?

통증이 매우 심할 때는 침상 안정과 골반 견인, 더운물 찜질, 초음파 치료, 마사지, 소염진통제 복용 등으로 통증을 완화시킵니다. 침상 안정은 환자가 가장 편한 자세를 취하도록 하는데 대부분의 환자들은 슬관절과 고관절을 약간 굴곡시킨 자세에서 가장 편안해 하는 경향이 있습니다. 근경련에 의한 통증을 제거할 목적으로 근육이완제를 사용하기도 하나 장기 복용은 피하도록 합니다.

참고문헌

1. 폐경과 당뇨병

Espeland MA, Hogan PE, Fineberg SE, Howard G, Schrott H, Waclawiw MA, et al. Effect of postmenopausal hormone therapy on glucose and insulin concentrations. PEPI Investigators. Postmenopausal Estrogen/Progestin Interventions. Diabetes Care 1998 ; 21: 1589-95.

Gelfand MM, Fugere P, Bissonnette F, Wiita B, Yang HM, Lorrain J, et al. Conjugated equine estrogens combined with sequential dydrogesterone or medroxyprogeterone acetate in post-menopausal women: effects on lipoproteins, glucose tolerance, endometrial histology and bleeding. Menopause 1997; 4: 10-8.

Kahn SE, Horber FF, Prigeon RL, Haymond MW, Porte D Jr. Effect of glucocorticoid and growth hormone treatment on proinsulin levels in humans. Diabetes 1993 ; 42: 1082-5.

Kanaya AM, Herrington D, Vittinghoff E, Lin F, Grady D, Bittner V, et al. Glycemic effects of postmenopausal hormone therapy: the Heart and Estrogen/progestin Replacement Study. A randomized, double-blind, placebo-controlled trial. Ann Intern Med 2003; 138: 1-9.

Poehlman ET. Menopause, energy expenditure, and body composition. Acta Obstet Gynecol Scand 2005; 84: 1131.

World Health Organisation. Obesity: Preventing and Managing the Global Epidemic: Report of the WHO Consultation of Obesity. Geneva: World Health Organisation, 1997. (Publication No.WHO/NUT/NCD/98.1)

2. 폐경과 고혈압

Kannel WB, Hjortland MC, McNamara PM, Gordon T. Menopause and risk of cardiovascular disease: the Framingham study. Ann Intern Med 1976; 85: 447-52.

National Heart, Lung, and Blood Institute Joint National Committee on Prevention, Detection, Evaluation, and Treatment of High Blood Pressure; National High Blood Pressure Education Program Coordinating Committee. The Seventh Report of the Joint National Committee on Prevention, Detection, Evaluation, and Treatment of High Blood Pressure: the JNC 7 report. JAMA 2003; 289: 2560-72.

Wing RR, Jeffery RW. Effect of modest weight loss on changes in cardiovascular risk factors: are there differences between men and women or between weight loss and maintenance? Int J Obes Relat Metab Disord 1995; 19: 67-73.

Witteman JC, Willett WC, Stampfer MJ, Colditz GA, Sacks FM, Speizer FE, et al. A prospective study of nutritional factors and hypertension among US women. Circulation 1989; 80: 1320-7.

3. 폐경과 고지혈증

Davidson MH, Maki KC, Karp SK, Ingram KA. Management of hypercholesterolaemia in postmenopausal women. Drugs Aging 2002; 19: 169-78.

Grundy SM, Cleeman JI, Merz CN, Brewer HB Jr, Clark LT, Hunninghake DB, et al. Implications of recent clinical trials for the National Cholesterol Education Program Adult Treatment Panel III guidelines. Circulation 2004; 110: 227-39.

LaRosa JC. Outcomes of lipid-lowering treatment in postmenopausal women. Drugs Aging 2002; 19: 595-604.

Nichols GA, Nag S, Chan W. Intensity of lipid-lowering therapy and low-density lipoprotein cholesterol goal attainment among the elderly before and after the 2004 National Cholesterol Education Program Adult Treatment Panel III update. Am Heart J 2007; 154: 554-60.

4. 폐경 여성에서의 연부조직의 변화와 그 예방책

대한 노인병 학회. 노인병학. 제2판. 2005

대한 정형외과학회. 정형외과학. 제5판. 1999

Buckwalter JA, Woo SL, Goldberg VM, Hadley EC, Booth F, Oegema TR, et al. Soft-tissue aging and musculoskeletal function. J Bone Joint Surg Am 1993 ; 75: 1533-48.

5. 폐경 여성에서의 골관절염 (Osteoarthritis)

Bradley JD, Flusser D, Katz BP, Schumacher HR Jr, Brandt KD, Chambers MA, et al. A randomized, double blind, placebo controlled trial of intravenous loading with S-adenosylmethionine (SAM) followed by oral SAM therapy in patients with knee osteoarthritis. J Rheumatol 1994; 21: 905-11.

Cho SH, Jung HB, Seong SC, Park HB, Byun KY, Lee DC, et al. Clinical efficacy and safety of Lyprinol, a patented extract from new zealand green-lipped mussel(Perna canaliculus) on patients with osteoarthritis of the hip and knee: a multicenter 2-month clinical trial. Euro Ann Allerg Clin Immunol 2003; 35: 212-6.

Chu SC, Yang SF, Lue KH, Hsieh YS, Lee CY, Chou MC, et al. Glucosamine sulfate suppresses the expressions of urokinase plasminogen activator and inhibitor and gelatinases during the early stage of osteoarthritis. Clin Chim Acta 2006; 372: 167-72.

Dennison EM, Arden NK, Kellingray S, Croft P, Coggon D, Cooper C. Hormone replacement therapy, other reproductive variables and symptomatic hip osteoarthritis in elderly white women: a case-control study. Br J Rheumatol 1998; 7: 1198-202.

Erb A, Brenner H, Gunther KP, Sturmer T. Hormone replacement therapy and patterns of osteoarthritis: baseline data from the Ulm Osteoarthritis Study. Ann Rheum Dis 2000; 59: 105-9.

Felson DT, Anderson JJ, Naimark A, Kannel W, Meenan RF. The prevalence of chondrocalcinosis in the elderly and its association with knee osteoarthritis: the Framingham Study. J Rheumatol 1989; 16: 1241-5.

Felson DT, Nevitt MC. The effects of estrogen on osteoarthritis. Curr Opin Rheumatol 1998; 10: 269-72.

Felson DT, Nevitt MC. Estrogen and osteoarthritis: how do we explain conflicting study results? Prev Med 1999; 28: 445-8.

Gibson SLM, Gibson RG. The treatment of arthritis with a lipid extract of Perna Canaliculus; A randomised trial. Complimentary Therapies in Medicine 1998; 6: 122-6.

Herndon JH. Osteoarthritis in women after menopause. Menopause 2004; 11: 499-501.

Herrero-Beaumont G, Ivorra JA, Del Carmen Trabado M, Blanco FJ, Benito P, Martin-Mola E, et al. Glucosamine sulfate in the treatment of knee osteoarthritis symptoms: a randomized, double-blind, placebo-controlled study using acetaminophen as a side comparator. Arthritis Rheum 2007; 56: 555-67.

Herrero-Beaumont G, Rovati LC, Casta da S, Alvarez-Soria MA, Largo R. The reverse glucosamine sulfate pathway: application in knee osteoarthritis. Expert Opin Pharmacother 2007; 8: 215-25.

Lagnaoui R, Baumevielle M, Begaud B, Pouyanne P, Maurice G, Depont F, et al. Less use of NSAIDs in long-term than in recent chondroitin sulphate users in osteoarthritis: a pharmacy-based observational study in France. Therapie 2006; 61: 341-6.

Mazieres B, Hucher M, Zaim M, Garnero P. Effect of chondroitin sulphate in symptomatic knee osteoarthritis: a multicentre, randomised, double-blind, placebo-controlled study. Ann Rheum Dis 2007; 66: 639-45.

McCarty MF. The neglect of glucosamine as a treatment for osteoarthritis--a personal perspective. Med Hypotheses 1994; 42: 323-7.

Morelli V, Naquin C, Weaver V. Alternative therapies for traditional disease states: osteoarthritis. Am Fam Physician 2003; 67: 339-44.

Najm WI, Reinsch S, Hoehler F, Tobis JS, Harvey PW. S-adenosyl methionine (SAMe) versus celecoxib for the treatment of osteoarthritis symptoms: a double-blind cross-over trial. BMC Musculoskelet Disord 2004; 5: 6.

Nevitt MC, Felson DT. Sex hormones and the risk of osteoarthritis in women: epidemiological evidence. Ann Rheum Dis 1996; 55: 673-6.

Poolsup N, Suthisisang C, Channark P, Kittikulsuth W. Glucosamine long-term treatment and the progression of knee osteoarthritis: systematic review of randomized controlled trials. Ann Pharmacother 2005; 39: 1080-7.

Reginster JY, Bruyere O, Fraikin G, Henrotin Y. Current concepts in the therapeutic management of osteoarthritis with glucosamine. Bull Hosp Jt Dis. 2005; 63: 31-6.

Reichenbach S, Sterchi R, Scherer M, Trelle S, B gi E, B gi U, et al. Meta analysis: Chondroitin for osteoarthritis of the knee or hip. Ann Intern Med 2007; 146: 580-90.

Rosner IA, Goldberg VM, Moskowitz RW. Estrogens and osteoarthritis. Clin Orthop Relat Res 1986; 213: 77-83.

Sandmark H, Hogstedt C, Lewold S, Vingard E. Osteoarthrosis of the knee in men and women in association with overweight, smoking, and hormone therapy. Ann Rheum Dis 1999; 58: 151-5.

Silberberg M, Silberberg R. Role of sex hormone in the pathogenesis of osteoarthrosis of mice. Lab Invest 1963; 12: 285-9.

Soeken KL, Lee WL, Bausell RB, Agelli M, Berman BM. Safety and efficacy of S-adenosylmethionine (SAMe) for osteoarthritis. J Fam Pract 2002; 51: 425-30.

Sowers MF, Hochberg M, Crabbe JP, Muhich A, Crutchfield M, Updike S. Association of bone mineral density and sex hormone levels with osteoarthritis of the hand and knee in premenopausal women. Am J Epidemiol 1996; 143: 38-47.

Spector TD, Nandra D, Hart DJ, Doyle DV. Is hormone replacement therapy protective for hand and knee osteoarthritis in women?: The Chingford Study. Ann Rheum Dis 1997; 56: 432-4.

Towheed TE, Maxwell L, Anastassiades TP, Shea B, Houpt J, Robinson V, et al. Glucosamine therapy for treating osteoarthritis. Cochrane Database Syst Rev 2005; 2: CD002946.

Volpi N. Advances in chondroitin sulfate analysis: application in physiological and pathological States of connective tissue and during pharmacological treatment of osteoarthritis. Curr Pharm Des 2006; 12: 639-58.

Wilson MG, Michet CJ Jr, Ilstrup DM, Melton LJ 3rd. Idiopathic symptomatic osteoarthritis of the hip and knee: a population-based incidence study. Mayo Clin Proc 1990 ; 65: 1214-21.

Witte S, Lasek R, Victor N. Meta-analysis of the efficacy of adenosylmethionine and oxaceprol in the treatment of osteoarthritis. Orthopade 2002; 31: 1058-65.

Zerkak D, Dougados M. The use of glucosamine therapy in osteoarthritis. Curr Pain Headache Rep 2004; 8: 507-11.

Zoli A, Lizzio MM, Capuano A, Massafra U, Barini A, Ferraccioli G. Osteoporosis and bone metabolism in postmenopausal women with osteoarthritis of the hand. Menopause 2006; 13: 462-6.

6. 뼈 통증 (bone pain)

대한정형외과학회. 정형외과학. 제 6판. 서울: 최신의학사, 2006

Evans CH, Keuttner KE, Goldberg VM. Osteoarthritic Disorders. Rosemont, IL: American Academy of Orthopaedic Surgeons 1995; 271-80.

Speroff L, Fritz MA. Postmenopausal hormone therapy. In: Clinical gynecologic endocrinology and infertility. 7th ed. Philadelphia : Lippincott Williams & Wilkins Press; 2005. p.686-778.

Weinstein JN, Barmier JD. The dartmouth atlas of musculoskeletal health care. Chicago, IL: American Hospital Association Press; 2000.

Chapter / 23

폐경 주변기 여성의 피임

요약 K.e.y.p.o.i.n.t

폐경 주변기는 제 2의 인생이 시작되는 가장 안정되고 활동적이며 중요한 시기라고 할 수 있습니다. 따라서 이 시기의 관리는 중요한데, 나이가 들어 갈수록 생식능력은 떨어지지만 완전한 폐경에 이르기 까지는 항상 임신의 가능성이 존재합니다. 폐경 주변기 여성의 임신은 여러 가지 문제점이 많이 발생하므로 이 시기의 효과적인 피임은 매우 중요합니다.

사용할 수 있는 피임의 방법은 여러 가지가 있으나 이 시기에는 각 피임법의 장단점을 잘 이해하여 피임뿐만이 아니라 부수적인 얻을 수 있는 이점 등을 고려하여 개개인의 상황에 맞는 최선의 피임방법을 선택해야 합니다.

1. 피임의 중요성

23-1 ▸▸ 폐경주변기 여성도 피임을 해야 합니까?

원치 않는 임신을 예방하기 위해 피임을 하는 것을 권장합니다.

인공수정의 성공률이 30세 이하에서 74%이던 것이 35세 이상에서는 54%로 감소되었다는 보고에서 알 수 있듯이 여성이 나이가 많아질수록 생식능력이 저하되고, 점차 부부관계의 횟수도 감소하게 됩니다. 하지만 폐경 여성에서 높은 생식샘자극호르몬(gonadotropin)에도 불구하고 자연 배란주기를 보일 수도 있습니다. 사회적으로는 황혼이혼이나 사별 등으로 새로운 배우자를 만나는 경우가 점차 늘어남에 따라 나이가 많은 중년여성에서의 성관계의 빈도가 오히려 증가하는 경향을 보이기도 합니다. 40세 이상의 여성에서도 50%의 가임 능력이 있으며, 임신의 연간 위험도가 40~44세에서 10%, 45~49세에서 2~3%이고, 50세 이상에서도 0%는 아니라고 하며, 1년간 월경이 없던 45세 이상의 여성이 다시 월경이 나올 가능성도 무려 10%에 달합니다. 그러나 35세 이상의 고령 임신 자체가 많은 산과적 합병증을 동반하고, 이 시기의 임신 대부분이 원치 않은 임신인 경우가 많아서 인공유산이 시행되는 경우가 흔하고, 이로 인한 합병증이 생길 위험성이 높습니다. 2003년 보고에 따르면 40세 이상의 여성 1000명 중에서 10.7명에서 임신을 하였고, 영국에 거주하는 40세 이상의 임산부에서 약 35%가 인공유산을 시행했다고 합니다. 또한 모성과 태아에 미치는 건강상의 문제도 증가되어 모성사망률이 4배, 자연 유산율이 2배로 증가하고, 태아 염색체 이상 빈도도 증가되어 주산기 사망률이 2배로 증가합니다. 노산에 대한 사회적, 정신적 스트레스 또한 많아지므로 이 시기의 효과적인 피임은 중요합니다.

2. 피임기간

23-2 ▸▸ 피임은 언제까지 해야 합니까?

45세 이상의 여성에서 피임을 위해 차단피임법을 사용하는 경우에는 마지막 월경으로부터 2년간 피임을 지속하기를 권장합니다. 복합 경구피임제를 사용하고 있는 경우 50세 전후에 사용을 중단하고 프로게스테론 단독 피임제 혹은 차단피임법으로 전환합니다. 이후 혈중 난포자극호르몬으로 폐경 여부를 확인하여 피임 중단을 고려할 것을 권장하고 있습니다.

45세 이상의 여성에서 피임을 중단할 때 고려해야 할 것은 복합 경구피임제를 사용하고 있었는지, 폐경 이후 호르몬 요법에 대해 가지고 있는 본인의 관심이 어떠한지를 알아야 합니다.

45세 이상의 여성이 1년간 계속 월경이 없으면 자연폐경이 되었다고 하는데, 약 10%에서는 다시 배란이 될 수 있고 월경을 할 수 있습니다. 그러므로 비호르몬성 피임법(차단피임법)을 사용하는 45세 이상의 여성들은 마지막 월경으로부터 2년간 피임을 계속하도록 하는 것이 권장됩니다.

호르몬성 피임법 (복합 경구피임제)을 사용하는 경우에는 월경불순, 안면홍조와 같은 폐경 증상이 있어도 잘 모르고 지나치는 경우가 종종 있습니다. 복합 경구피임제를 복용하던 50세 여성은 사용을 중단하고, 프로게스테론 단독 피임제 (progesterone only pill) 혹은 차단피임법으로 전환하여 사용하면서 6-8주 간격으로 측정한 혈중 난포자극호르몬 (follicle stimulating hormone, FSH)이 2회 연속 30 IU/L 이상으로 높으면 피임을 중단하여도 됩니다. 프로게스테론 단독 피임제나 임플라논, 레보노르게스트렐 (levonorgestrel: LNG) 분비 자궁 내 시스템은 혈중 난포자극호르몬 분비에 영향을 미치지 않는 것으로 알려져 있어 이를 사용하는 여성에서는 2회 연속 난포자극호르몬이 증가한 경우, 혹은 가임력이 자연적으로 소실되는 나이로 알려진 55세까지 사용할 수 있습니다. 심혈관계 질환의 발생 위험도가 낮은 여성의 경우 에티닐 에스트라디올 (ethinyl estradiol)이 20~30 μg 들어있는 저용량 복합 경구피임제를 50세 이후에도 몇 년간은 사용할 수 있습니다.

3. 피임방법

23-3 ▸▸ 이 시기의 가장 좋은 피임 방법은 무엇입니까?

40세 이상의 모든 여성에게 해당되는 가장 좋은 피임법이란 없습니다.

비록 많은 부부들이 영구불임시술과 같은 완전한 피임 방법을 원하긴 하지만 일부에서는 수술을 기피하여 가역적인 방법으로 경구피임제나 그 밖의 다른 기구들을 사용하기도 합니다. 여러 가지 피임방법 중에서 이 시기에는 특별히 각 피임법의 장점과 단점을 잘 이해하고 피임뿐만이 아니라 부수적인 이점 등도 고려하여 각 부부의 상황에 맞는 최선의 피임방법을 선택하여야 합니다. 가임여성에서 사용했을 때 각각의 피임법의 실패율은 표 23-1과 같습니다.

표 23-1. 각 피임법을 사용할 경우 첫 1년간 피임에 실패하여 임신하는 확률

방법	1년 사용중 계획하지 않은 임신을 경험한 여성의 비율 (%)		1년 후에 계속 사용중인 여성의 비율 (%)
	통상적 사용	완벽한 사용	
피임하지 않음	85	85	42
살정제 (spermicide)	29	18	43
성교 중 중단	27	4	51
주기적 금욕	25	9	
콘돔 (남성용)	15	2	53
복합 경구 피임약	8	0.3	68
자궁내 피임기구			
구리 (copper)	0.8	0.6	78
미레나 (Mirena)	0.1	0.1	81
임플라논 임프란트 (Implanon implant)	0.05	0.05	84
여성 피임 시술	0.5	0.5	100
남성 피임 시술	0.15	0.10	100

사후 응급 피임약: 피임하지 않은 성교후 72 시간 내에 치료를 시작하면 최소 75 %까지 임신의 위험을 낮출 수 있다.

1) 경구피임제

23-4 ▸▸ **폐경 주변기 여성에서 복합 경구피임제를 복용해도 괜찮습니까?**

복합 경구피임제 사용의 금기증에 해당되지 않는다면 복용해도 됩니다.

최초의 복합 경구피임제인 에노비드 (Enovid; mestranol 150 mg+norethynodrel 9.85 mg)가 1960년 미국에서 시판된 이후, 그 용량 및 제제의 많은 개선을 통해 1980년대 말 이후에는 호르몬 함량을 최소화시켜 과거의 고용량 경구피임제의 부작용을 많이 해결할 수 있게 되었습니다. 최근에는 과거의 고용량 경구피임제에 비하여 에스트로겐 함량이 약 1/5, 프로게스토겐 함량이 약 1/10로 감소된 저용량 경구피임제를 사용하고 있습니다.

과거의 고용량 경구피임제은 심혈관 질환의 발생 위험의 증가를 우려하여 35세 이전의 여성에서만 제한적으로 사용하였는데, 1988년 2월 미국 식품의약품 안전청 (Food & Drug Administration: FDA)은 저용량 경구피임제을 사용한 여성에서 심혈관계 질환으로 인한 사망률이 증가하지 않고, 임신 전이나 임신 초기에 사용하여도 태아기형의 위험성이 증가하지 않는다고 하였습니다. 이를 토대로 미국 산부인과 학회는 35세 이상의 비흡연 여성에서 경구피임제을 안전하게 사용할 수 있다고 하였습니다. 다만 뇌졸중이나 심근경색과 같은 혈관질환의 위험인자 (흡연, 과체중, 고혈압, 고지혈증, 당뇨, 편두통)가 있는 35세 이상의 여성에서는 복합 경구피임제의 사용을 자제하고, 다른 종류의 피임법을 권장하고 있습니다. 흡연을 하지 않는 여성에서는 저용량 에스트로겐 요법의 사용이 동맥질환의 위험성을 높이는 데에는 매우 미미하다고 알려져 있습니다.

정맥 혈전색전증의 경우에는 복합 경구피임제을 복용하는 초기에 그 위험률이 증가하게 되고, 직계 1촌의 가족력, 과체중, 부동성 (immobility) 등의 위험인자가 있는 경우에는 복합 경구피임제의 사용을 신중히 고려해야 합니다.

유방암과의 연관성에 대해서는 많은 논란이 있습니다만 현재 피임제를 복용하거나 최근까지 복용한 적이 있는 경우에는 35세 이전에 발생하는 유방암에 있어 통계적으로 약 20% 가량 위험도가 증가하지만 병소가 국소적이고 실제 발병 환자 수의 증가는 미미한 것으로 알려져 있습니다. 35세 이상 64세 미만의 여성에서의 대규모 환자대조군 연구에서는 피임제 복용과 유방암과의 관련성이 없다고 확인되어 경구피임제 복용 자체가 유방암의 가족력이 있는 여성에서 유방암의 발생 위험도를 증가시키지는 않는 것으로 보고 있습니다 (문항 9-21 참조).

23-5 ▸▸ 폐경 주변기 여성에서 경구피임제 사용의 금기증은 무엇입니까?

35세 이상의 흡연여성, 고혈압, 혈전 색전증, 심한 편두통, 간기능 이상, 유방암 등이 있는 경우에는 경구피임제 사용을 금하는 것이 좋습니다.

폐경 주변기에 저용량 경구피임제를 복용함으로써 높은 피임효과 뿐만 아니라, 불규칙한 무배란성 자궁출혈을 조절하며, 월경주기를 조절하고, 폐경 이행기에 나타나는 안면홍조 등의 폐경기 증상을 완화시켜주며, 폐경 주변기부터 골밀도의 소실을 예방하여 폐경후의 골다공증의 예방에 도움이 됩니다. 이렇게 저용량 경구 피임제가 안전하며 피임 이외에 부수적인 이점이 많다는 보고에도 불구하고 많은 중년여성들은 경구피임제 사용을 꺼려하고, 의사들도 건강한 비흡연 중년여성들에게 경구피임제 처방을 망설이므로 이들의 경구피임제 사용은 저조한 실정입니다. 구미에서 40세 이상의 여성에서 경구피임제 사용률은 독일 19%, 프랑스 10%, 영국 3%, 미국 3~16%로 보고되고 있습니다.

경구피임제는 35세 이상의 흡연여성, 고혈압, 혈전 색전증, 심한 편두통, 간기능 이상, 유방암 등이 있는 경우에는 사용을 금하는 것이 좋습니다. 그러므로 정기적으로 부인과 검진과, 혈압 측정, 유방암 검진 등을 하면서 건강한 비흡연 여성에서 잘 사용한다면 폐경 이행기 여성들이 갖게 되는 여러 가지 문제점을 해결하는데 많은 도움이 될 수도 있습니다.

23-6 ▸▸ 경구피임제의 이점은 무엇입니까?

피임작용 이외에 폐경 주변기에 나타나는 폐경 증상을 없애주며, 월경주기를 조절해주고, 난소암과 자궁내막암의 예방, 난소낭종 및 골반염의 예방, 월경통과 월경과다 등에 효과가 있습니다.

1990년 미국 식품의약품 안전청 (Food & Drug Administration: FDA)은 경구피임제의 약품 설명서에 40세 이상의 건강한, 비흡연 여성에서의 경구피임제 사용이 위험성보다는 이점이 더 많다는 것을 기재하도록 하였습니다. 경구피임제는 피임작용 이외에 항에스트로겐 효과, 배란억제 및 기타 작용 등 많은 이점이 있습니다.

40세 이후의 여성들은 월경을 규칙적으로 하더라도 폐경 증상과 비슷한 증상들을 종종 경험합니다. 특징적인 폐경 증상들인 안면홍조, 발한 및 질 건조감 등에서부터 비특징적인 증상인 긴장감, 피로감, 불안감, 우울증, 기억력 감퇴 등을 느끼게 됩니다. 이런 여성들에게 진정제나 항우울제가 도움이 되기도 하지만 호르몬 요법이 더 적합한 처방이 될 수 있습니다.

폐경 주변기에는 불규칙한 월경, 비정상적인 무배란성 출혈, 월경과다 등을 호소하여 이로 인한 부인과적 수술의 빈도가 증가합니다. 경구피임제를 사용함으로써 월경주기를 조절해주고, 월경의 양을 감소시켜 불필요한 수술을 줄일 수 있습니다.

경구피임제의 피임효과 이외의 또 다른 이점으로는 난소암과 자궁내막암의 예방이 있습니다. 난소암과 자궁내막암의 발생 빈도는 연령이 증가할수록 높아져 50대 후반 이후에 많아집니다. 이러한 경구피임제의 난소암과 자궁내막암에 대한 예방 효과는 복용 중단 후에도 최소 10년간 지속되므로 폐경 주변기의 경구피임제 사용은 이들의 예방차원에서 중요하다고 할 수 있습니다.

난소낭종 및 골반염의 예방, 월경통과 월경과다 등에도 효과가 있고, 폐경 주변기에 월경량이 많거나 자궁근종이 있는 여성에서 저용량 경구피임제를 사용하여 자궁근종의 크기 증가를 예방하고 월경량을 감소시켜 빈혈을 교정할 수도 있습니다.

경구피임제가 골다공증을 예방하는가에 대한 많은 논란이 있었으나 여성호르몬이 감소되는 폐경 이행기에서 경구피임제의 사용은 확실히 골밀도 소실을 예방하는 것으로 알려져 있습니다.

23-7 ▶▶ 폐경 이행기부터 경구피임제 대신에 폐경 후 호르몬 요법을 사용하는 것은 어떻습니까?

피임을 목적으로 한다면 폐경 이행기에도 경구피임제를 사용하는 것이 좋습니다. 하지만 월경 주기조절이나 폐경 이행기의 증상 조절을 위해 사용한다면 호르몬 요법을 고려할 수도 있습니다.

여성 호르몬의 용량을 정확히 비교하기는 힘드나 호르몬 요법 (conjugated equine etrogen 0.625 mg = ethinyl estradiol 5 μg)에는 저용량 경구피임제 (ethinyl estradiol 20~30 μg)에 비하여 대략 1/4~1/6의 적은 용량이 함유되어 있습니다. 호르몬 요법의 호르몬 양은 폐경기 이전의 여성에서 배란을 억제하기에는 불충분하며, 후반기에 투여되는 프로게스토겐 만으로는 피임제의 작용기전 중의 하나인 자궁경부 점액에서의 정자통과 저해 효과가 적습니다. 또한 경구피임제는 호르몬 요법에 비하여 월경조절 효과가 우월하므로 폐경 이행기에 피임을 목적으로 한다면 경구피임제를 사용하는 것이 바람직합니다.

폐경 이행기 때의 월경 주기조절이나 폐경 이행기의 증상 조절을 위해 호르몬 요법을 고려할 수도 있지만, 이 경우 자연폐경에 도달한 시점이 언제인지 알 수가 없습니다. 따라서 아직 폐경이 되지 않은 폐경 이행기 여성에서 증상 조절을 목적으로 호르몬 요법을 시작 한다면, 피임을 위해 자궁 내 장치나 차단피임법을 동시에 사용하는 것을 권장합니다.

23-8 ▸▸ 경구피임제를 복용하고 있는 폐경 주변기 여성에서 언제 폐경 후 호르몬 요법으로 바꾸어 주어야 합니까?

경구피임제를 복용하면 월경이 주기적으로 나오고, 이미 폐경이 되었어도 약 복용 기간 중에는 혈중 난포자극호르몬 수치가 상승하지 않으므로 언제 폐경이 되었는지 정확히 알 수가 없습니다. 그러므로 경구피임제를 21일간 복용하고 7일간 쉬는 시기 중의 제 6일째에 혈중 난포자극호르몬 (follicle stimulating hormone: FSH)을 측정하여 상승 (30–40 mIU/ml 이상)된 경우 폐경으로 간주합니다. 대개 50~51세부터 매년 정기 검진 때에 측정하는 것이 좋습니다. 또는 7일간 쉬는 시기에 안면홍조 등의 폐경기 증상이 생기면 폐경으로 간주하여 혈중 난포자극호르몬을 측정하고 상승되어 있으면 호르몬 요법으로 바꾸어 줍니다.

다른 의견으로는 혈중 난포자극호르몬 수치는 파동성이므로 피임제 중단기 6~7일째 한 번의 검사로는 확실히 신뢰할 수 없으므로 피임제 중단기 7일째의 혈중 난포자극호르몬/황체형성호르몬 비가 1 이상이고 혈중 에스트라디올 농도가 낮으면 (E2 〈 22 pg/ml) 폐경으로 간주하고, 대개 폐경이 48~52세이므로 50세에 처음 검사해보고 아직 폐경이 되지 않았으면 경구피임제를 계속 복용하도록 합니다.

23-9 ▸▸ 폐경 주변기 여성에서 프로게스토겐 단일 경구용 피임제 (미니필)의 사용은 어떻습니까?

피임 실패율은 복합 경구피임제에 비해서 높은 편이며 불규칙한 출혈이나 점상출혈의 빈도가 높습니다. 2007년 현재 우리나라에서는 시판되고 있지 않습니다.

미니필은 프로게스토겐 만으로 이뤄진 먹는 피임제로 아직 우리나라에는 없는 제품입니다. 작용기전은 소량의 프로게스토겐에 의해서 성샘자극호르몬이 충분히 억제되지 않으므로 약 60%에서만 배란이 억제되고, 나머지는 자궁 경관 점액이 정자가 통과하기 상태로 변하며, 자궁내막이 위축되어 수정란의 착상에 부적합하게 되어 피임효과를 얻게 됩니다. 복용방법은 월경 시작 첫날부터 휴약 기간 없이 매일 복용합니다. 복합 경구피임제 특히 에스트로겐에 의한 부작용이나 금기증이 있는 경우, 35세 이상의 흡연여성, 고혈압, 편두통, 당뇨병 및 수유 중에도 사용할 수 있고, 특히 폐경 주변기 여성에서 심혈관계 위험성을 증가시키지 않는다는 장점이 있습니다. 피임 실패율은 복합 경구피임제에 비해서 높은 편이나 폐경 주변기 여성에서는 가임력이 감소되고 약을 잊지 않고 잘 복용하므로 피임효과를 높여줄 수 있습니다. 그러나 폐경 주변기에는 불규칙한 출혈이나 점상출혈의 빈도가 높고, 안면홍조나 우울증 등의 폐경 증상 완화에는 복합 경구피임제에 비하여 효과적이지 못합니다.

23-10 ▶▶ 생리가 불규칙한 폐경 주변기 여성에서의 응급피임법의 효과는 어떻습니까?

임신의 가능성이 조금이라도 있을 경우에 사용하는 프로게스토겐 단독 제제 혹은 구리 자궁 내 장치를 이용한 응급피임법은 어느 나이까지 사용할 수 있다는 제한은 없습니다. 응급피임법이 필요하다고 생각되는 경우에는 레보노르게스트렐 (levonorgestrel) 단독 제제에 대한 설명 및 권유를 해야 하고, 보통 이 방법의 사용에 대한 내과적 금기증은 없습니다. 현재까지 로는 성관계 후 3일 이내에 레보노르게스트렐 1.5 mg를 한 번에 복용하는 방법이 가장 효율적이고, 두 번에 걸쳐 분복하는 것보다 약물 순응도를 높여 피임의 효과가 더 큰 것으로 알려져 있습니다. 3일 이상 5일 이내의 경우에는 레보노르게스트렐 단독 제제가 효과가 있다고는 하지만 공인되지 않은 결과라서 구리 자궁 내 장치와 같은 보다 확실한 방법을 함께 사용해야 합니다. 최근에는 프로게스토젠 길항제 (미페프리스톤; mifepristone) 10 mg을 사용하는 방법이 연구되고 있습니다.

2) 비경구 호르몬 피임방법

23-11 ▶▶ 폐경 주변기 여성에서 프로게스토겐 주사나 피하 이식제 [노플란트 (Norplant®), 임플라논 (Implanon®)]의 사용은 어떻습니까?

간편하고 효과적이긴 하나 점상 출혈이나 월경불순을 초래할 수도 있습니다.

생리시작 5일 이내에 프로게스토겐 주사제인 데포 프로베라 (데포메드록시프로게스테론 아세테이트: depot medroxyprogesterone acetate: DMPA) 150 mg을 3 개월에 한 번씩 근육 주사합니다. 주사용 피임제의 장점은 한 번 주사하면 장기간 피임할 수 있어 매일 약을 복용하기 힘든 여성에서도 사용 할 수 있으며, 심근경색, 고혈압, 혈전 색전증의 발생과 무관하며 당뇨병에도 거의 영향이 없어 에스트로겐 사용이 금기인 여성에서도 사용이 가능하다는 점입니다.

팔의 안쪽에 한번 이식하면 5 년간의 피임효과가 있는 레보노르게스트렐 (levonorgestrel) 피하이식제인 노플란트는 길이 34 mm, 외경 2.4 mm인 6 개의 실라스틱 관속에 각각 6 mg의 프로게스토겐인 레보노르게스트렐이 들어있습니다. 이 6 개의 관을 팔의 안쪽에 심어 놓으면 (그림 23-1) 1 년간은 레보노르게스트렐이 매일 40~50 μg 방출되고, 그 후 5 년까지는 매일 30~35 μg씩 방출되므로 피임효과를 나타내게 됩니다. 최근에는 1 개의 관에 에토노게스트렐 (etonorgestel) 68 mg이 들어있어 3 년간의 피임효과를 보이는 임플라논 (Implanon®)이 많이 사용되고 있습니다.

이런 제제들은 간편하고 효과적이긴 하지만 점상 출혈이나 월경불순을 초래할 수 있는 단점이 있습니다. 하지만 이러한 부작용은 주로 시술 후 3-6 개월 정도에서 일어나며 그 후에는 점상출혈 등의 부작용은 많이 사라집니다.

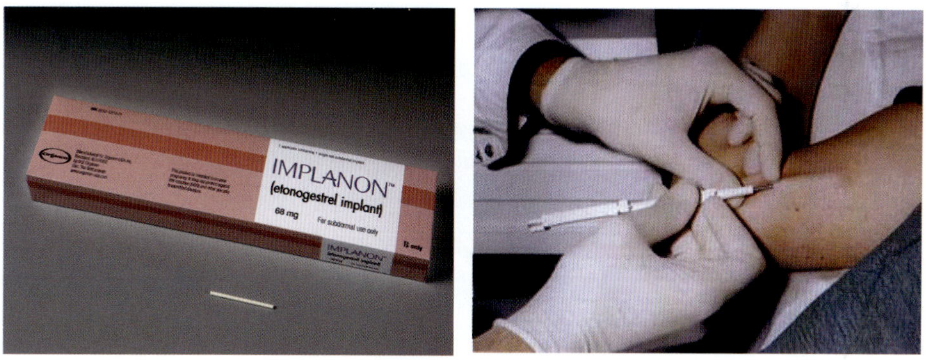

그림 23-1. 임플라논 (Implanon®) 시술 예

23-12 ▸▸ 나이든 여성의 피임법으로 구리 자궁 내 장치 (copper IUD)의 사용이 가능합니까?

가능합니다.

구리 자궁 내 장치는 35세 이상의 여성에서 피임을 위하여 영구불임수술 대신에 흔히 사용되고 있습니다. 구리 자궁 내 장치는 염증의 위험성이 증가하고 월경량이 많아지거나 월경 기간이 길어지는 단점은 있습니다. 그러나 폐경 주변기 여성에서는 구리 자궁 내 장치는 본인이나 배우자가 성병과 같은 질환에 감염될 기회가 적고, 젊었을 때와는 달리 수태능력이 떨어지기 때문에 피임 효과가 높아지며, 아이를 적어도 둘 이상

출산한 여성들이기 때문에 삽입이나 제거도 용이합니다. 또한 생리주기에 영향을 주지 않으므로 폐경이 된 것을 쉽게 알 수 있다는 이점이 있습니다. 간혹 나이든 여성에서 이미 월경과다증을 호소하는 경우에는 구리 자궁 내 장치는 사용하지 않는 것이 좋고, 대신에 프로게스토겐 함유 자궁 내 장치 (levonorgestrel-releasing intrauterine system; LNG-IUS; 미레나; Mirena®) 를 사용하면 월경량을 줄일 수 있습니다.

23-13 ▸▸ 호르몬을 분비하는 자궁 내 장치는 무엇입니까?

프로게스토겐 함유 자궁내 장치 (levonorgestrel-releasing intrauterine system: LNG-IUS)로 기존의 구리 자궁 내 장치의 구리 대신에 프로게스토겐인 레보노르게스트렐 (levonorgestrel) 52 mg을 함유하고 있는 실리콘이 들어있어 경구피임제의 장점과 자궁 내 장치의 장점을 합쳐놓은 피임기구입니다 (그림 23-2). LNG-IUS를 자궁강 내에 넣어두면 약 5년간 레보노르게스트렐이 매일 20 μg씩 유리되어 주로 자궁에만 작용하므로 전신적인 부작용이 없이 우수한 피임효과를 나타냅니다.

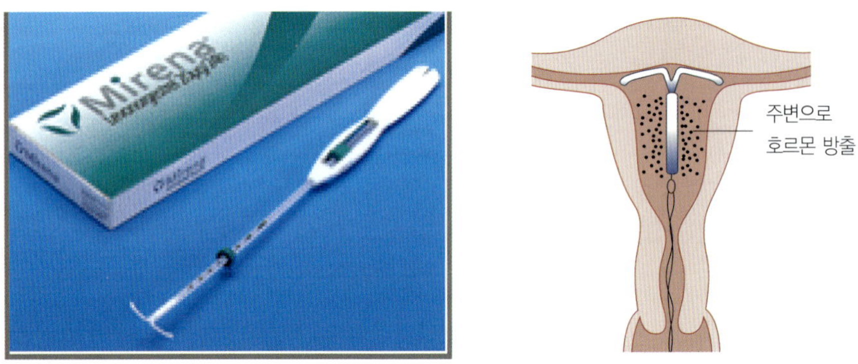

그림 23-2. 프로게스토겐 함유 자궁내 장치 (levonorgestrel-releasing intrauterine system: LNG-IUS)

23-14 ▸▸ 프로게스토겐 함유 자궁 내 장치 (levonorgestrel-releasing intrauterine system: LNG-IUS)의 피임효과 및 이점은 무엇입니까?

가역적인 피임방법이면서도 불임수술과 대등한 정도의 탁월한 피임효과 (실패율 0.1%)를 나타내는 LNG-IUS의 주요 작용기전은 자궁 내에 유리되는 프로게스토겐의 영향에 의하여 자궁경관 점액을 끈끈하게 하여 정자의 통과를 막고, 자궁내막을 얇고 불활성화 시켜 착상을 방지하는 것입니다. 또한 구리 자궁 내 장치의 단점은 월경량 및 생리 기간의 증가인데 비하여, LNG-IUS는 월경량과 생리 기간을 현저하게 감소시키는 장점이 있습니다.

현재까지 알려진 LNG-IUS의 이점은 다음과 같습니다.
① 가역적인 피임방법이며 피임효과가 좋다.
② 월경량을 현저히 줄여주며 월경통을 감소시킨다.
③ 철 결핍성 빈혈을 예방한다.
④ 혈중 레보노르게스트렐 (levonorgestrel)의 농도가 낮으므로 배란을 억제하지는 않으며 혈중 에스트라디올의 농도도 정상이다.
⑤ 제거 후 즉시 월경이 정상적으로 돌아오며, 수태능력의 회복이 빠르다.
⑥ 자궁외 임신의 예방효과가 높다.
⑦ 골반염을 예방한다.
⑧ 부작용이 적으며 있더라도 몇 개월 후에는 소실된다.
⑨ 월경전증후군을 줄여준다.
⑩ 여성호르몬의 금기나 수유 중에 사용할 수 있다.

23-15 ▸▸ 프로게스토겐 함유 자궁 내 장치 (levonorgestrel-releasing intrauterine system: LNG-IUS)를 피임목적 이외에 치료목적으로 이용할 수 있는 경우는 무엇입니까?

LNG-IUS는 월경과다증의 비수술적 치료목적이나 폐경 후 호르몬 요법에도 사용할 수 있습니다.

가) 월경과다증의 비수술적 치료

LNG-IUS를 자궁 내에 넣어두면 레보노르게스트렐 (levonorgestrel)의 영향으로 자궁내막이 위축되어 월경량을 현저히 감소시키고 월경량 과다로 인한 철 결핍성 빈혈을 회복시킵니다. 월경량은 LNG-IUS 사용 1~3개월 후부터 현저하게 감소하여 3~6개월이 되면 90%가 감소되며 1년 후에는 무월경이 되기도 합니다. 무월경이 되더라도 배란을 억제하지 않고 혈중 에스트라디올의 농도는 정상으로 유지되므로 폐경이 된 것은 아닙니다.

원인 불명성 월경과다증 환자에서 자궁의 크기가 정상 또는 약간 큰 경우 자궁내막

소작술이나 자궁절제술 대신에 비수술적인 방법으로 LNG-IUS를 사용하는 것도 치료의 한 방법입니다. 최근에는 자궁선근증에 의한 월경과다의 치료, 자궁근종의 치료 및 자궁내막증을 동반한 월경통의 감소에도 효과가 보고되고 있습니다.

나) 호르몬 요법에서 자궁내막 보호를 위한 보조제

레보노르게스트렐의 자궁내막암 예방효과는 폐경 후 호르몬 요법의 보조제로 사용할 수 있습니다. 폐경 전부터 LNG-IUS를 넣고 있던 여성은 폐경 후 그대로 에스트로겐만 보충하여 줍니다. 폐경이 이미 된 경우에도 프로게스토겐의 전신적인 부작용 없이 자궁내막암의 예방효과만을 필요로 하는 경우, 또는 출혈로 인하여 호르몬 요법을 중단하게 되는 경우에 LNG-IUS를 사용할 수 있습니다.

3) 비호르몬적 피임방법

23-16 ▸▸ 중년부부에서 난관수술이나 정관수술 등의 영구불임수술은 어떻습니까?

수술 전에 충분히 고려하여 시행해야 합니다.

아직까지는 나이든 부부에서 불임수술이 가장 많이 이용되는 피임방법입니다. 미국의 경우 1995년 조사에서 35~39세의 30%가 난관수술, 14%가 정관수술을 하였고, 40~44세의 36%가 난관수술, 15%가 정관수술을 하였다고 보고되었으며, 영국의 경우에도 40세가 넘는 부부의 40%가 피임을 목적으로 불임수술을 받았다고 합니다. 불임수술은 성병을 예방하지 못하고, 경구피임제와는 달리 폐경 증상을 완화시켜주지 못하므로 충분한 고려가 필요합니다.

23-17 ▸▸ 폐경 주변기 여성에서 차단피임법의 사용은 어떻습니까?

나이든 여성에서 콘돔 등의 사용은 젊은 여성에서와 마찬가지로 성병을 예방하는 데에 아주 좋습니다. 특히 질 건조증이 있는 경우 윤활의 효과가 있으므로 도움이 될 수도 있습니다. 35세 이후 수태능력이 떨어지고 사용 경험이 많아 실패율이 감소된다고는 하지만 차단피임법은 상대적으로 피임 실패율이 높은 방법입니다.

23-18 ▸▸ 자연피임법의 사용은 어떻습니까?

여성이 45세가 넘으면 월경이 불규칙해지고 무배란 주기의 빈도도 증가하므로 '달력주기법' 만을 사용하는 주기적 금욕법은 효과가 적으며, '기초체온법' 이나 '경관 점액관찰법' 을 동시에 사용하여야 합니다. 젊었을 때부터 자연피임법을 성공적으로 하였던 경우에는 주기의 변화가 생긴다는 것을 충분히 이해하고 계속 사용할 수도 있으나 나이가 들어서 새로이 이 방법을 사용하는 것은 적절하지 않습니다.

참고문헌

1. 피임의 중요성

Bhathena RK and Guillebaud J. Contraception for the older woman: an update. Climacteric 2006; 9: 264-76.

Faculty of Family Planning and Reproductive Health Care Clinical Effectiveness Unit. FFPRHC Guidance. First prescription of combined oral contraception. J Fam Plann Reprod Health Care 2003; 29: 209-23.

Faculty of Family Planning and Reproductive Health Care Clinical Effectiveness Unit. FFPRHC Guidance. The copper intrauterine device as long-term contraception. J Fam Plann Reprod Health Care 2004; 30: 29-42.

Faculty of Family Planning and Reproductive Health Care Clinical Effectiveness Unit. FFPRHC Guidance. Contraception for women aged over 40 years. J Fam Plann Reprod health Care 2005; 31: 51-64.

Faculty of Family Planning and Reproductive Health Care Clinical Effectiveness Unit. FFPRHC Guidance. The use of contraception outside the terms of the product licence. J Fam Plann Reprod Health Care 2005; 31: 225-42.

Faculty of Family Planning and Reproductive Health Care Clinical Effectiveness Unit. FFPRHC Guidance. Emergency contraception. J Fam Plann Reprod Health Care 2006; 32: 121-8.

2. 피임기간

Brooker C, Guillebaud J. Unanswered questions in contraceptive management: what do the experts do? J Fam Plann Reprod Health Care 2004; 30: 229-35.

Connell EB. Rational use of oral contraceptives in the perimenopausal woman. J Reprod Med 1993; 38: S1036-40.

Gebbie A. Contraception in the perimenopause. Br Menopause J 2003; 9: 123-8.

Kaeser L. Reconsidering the age limits on pill use. Fam Plann Perspect 1989; 21: 273-4.

Westhoff C. Contraception at age 35 years and older. Clinical Obstet Gynecol. 1998; 41: 951-7.

3. 피임방법

Andersson K, Batar I, Rybo G. Return to fertility after removal of a levonorgestrel-releasing intrauterine device and Nova-T. Contraception 1992; 46: 575-84.

Castracane VD, Gimpel T, Goldzieher JW. When is it safe to switch from oral contraceptives to hormonal replacement therapy? Contraception 1995; 52: 371-6.

Corson SL. Oral contraceptives for the prevention of osteoporosis. J Reprod Med 1993; 38: S1015-20.

Drife JO. The benefits and risks of oral contraceptives today. Parthenon Publishing Group Press; 1996. p.37.

Fathalla MF, Rosenfield A, Indriso C. Family planning ; The FIGO. Manual of human reproduction; 1990. p.38.

Fedele L, Portuese A, Bianchi S, Dorta M, Raffaelli R. Treatment of adenomyosis-associated menorrhagia with a levonorgestrel-releasing intrauterine device. Fertil Steril 1997:68:426-9.

Fong YF, Singh K. Effect of the levonorgestrel-releasing intrauterine system on uterine myomas in a renal transplant patient. Contraception 1999; 60: 51-3.

Friedman AJ, Thomas PP. Does low-dose combination oral contraceptive use affect uterine size or menstrual flow in premenopausal women with leiomyomas? Obstet Gynecol 1995; 85: 631-5.

Gray RH. Biological and social interactions in determination of late fertility. J Biosoc Sci 1979; Suppl 6: 97-115.

John Guillebaud. Contraception today. 3rd ed. London: Martin Dunitz Press; 1997. p.34.

Kailas NA, Sifakis S and Koumantakis E. Contraception during perimenopause. Eur J Contracept Reprod Health Care 2005; 10: 19-25.

Nilsson CG, Luukkainen T, Arko H. Endometrial morphology of women using a d-norgestrel-releasing intrauterine device. Fertil Steril 1978; 29: 397-401.

Odlind V. Contraceptive efficacy and side effects of levonorgestrel-releasing intrauterine system. Gynaecology Forum 1998; 3: 14.

Oloto E, Mascarenhas L. Subdermal contraceptive implants. Br J Fam Plann 2000; 26: 171-4.

Porter C, Rees MCP. Bleeding problems and progestogen-only contraception. J Fam Plann Reprod Health Care 2002; 28: 178-81.

Rybo G. Treatment of menorrhagia using intrauterine administration of levonorgestrel. Gynaecology Forum. 1998; 3: 20.

Schneider HPG. Hazards in perimenopausal contraception. Europian J Contraception and Reproductive Health Care. 1997; 2: 95-100.

Schwartz D, Mayaux MJ. Female fecundity as a function of age results of artificial insemination in 2193 nulliparous women with azoospermic husbands. Federation CECOS.. N Eng J Med 1982; 30: 404-6.

Shaaban MM. The perimenopause and contraception. Maturitas 1996; 23: 181-92.

Suvanto-Luukkonen E, Kauppila A. A levonorgestrel-releasing intrauterine system in menopausal hormone replacement therapy : five-year experience. Fertil Steril 1999; 72: 161-3.

Thorneycroft IH. Oral contraceptives during the menopausal transition. Menopause management 1998; 7: 23.

Vercellini P, Aimi G, Panazza S, de Giorgi O, Pesole A, Crosignani PG : A levonorgestrel-releasing intrauterine system for the treatment of dysmenorrhea associated with endometriosis : a pilot study. Fertil Steril 1999; 72: 505-8.

Von Hertzen H, Piaggio G, Ding J, et al. fot the World Health Organization Research Group on Post-ovulatory Methods of Fertility Regulation. Low dose mifepristone and two regimens of levonorgestrel for emergency contraception: a WHO multicentre randomised trial. Lancet 2002; 360: 1803-10.

Webb AM. Emergency conraception. Br Med J 2003; 326: 775-76.

World Health Organization (WHO). Medical Eligibility Criteria for Contraceptive Use, 3rd ed. Geneva: WHO; 2004. http://www.who.int/reproductive-health/publications/mec/mec.pdf

Chapter / 24

폐경 여성을 위한 보완대안요법 (Complementary and Alternative Medicine: CAM)과 식물화학물 (Phytochemicals)

요약 K.e.y.p.o.i.n.t

폐경 치료는 호르몬 요법을 근간으로 하는 고식적인 의학적 방법과 그에 대하는 보완대안요법 (complementary and alternative medicine: CAM)으로 구분할 수 있겠습니다. 최근 10년 동안 이런 보완대안의학에 대한 관심은 증가추세입니다. 폐경여성을 위한 보완대안요법(CAM)은 자연치료(natural therapy)나 약초의학(본초의학, herbal medicine) 등 모든 범위의 치료법 중에서 폐경 여성에게 해당될 수 있는 요법은 모두 포함될 수 있습니다. 보완대안요법(CAM)의 폐경 여성에 대한 효과에 대해서는 긍정적인 면이 많으나 결론을 내리기는 부족합니다. 그러나 기존의 호르몬요법을 받을 수 없는 여성의 경우 사용할 수도 있습니다.

식물화학물 (phytochemical)에 관한 연구는 그 역사가 짧아서 참고할 만한 임상연구는 더욱 적은 실정입니다. 따라서 식물화학물의 효과에 대해서 결론을 내리기에는 자료가 부족하므로 앞으로 더 많은 연구가 필요합니다. 그러나 현재까지의 연구결과를 종합할 때 열성홍조의 개선, 심혈관질환 예방, 질위축의 호전, 그리고 골다공증의 예방에 효과가 있을 가능성이 보입니다.

1. 보완대안요법 (complementary and alternative medicine: CAM)

1) 정의 및 빈도

24-1 ▸▸ 보완대안요법 (complementary and alternative medicine: CAM)이란 무엇입니까?

보완대안요법이란 전통 의학 (conventional medicine)에서 다루어지지 않았던 치료에 대한 이론이나, 접근 방법, 치료요법 등을 모두 포함하는 의학입니다.

보완대안요법은 다른 이름으로 이종 (allopathic) 의학으로 불리우며, 서구 (western)의학, 현대 (modern)의학, 주류 (mainstream) 의학에 반대되는 의미로써 생의학 (biomedicine)이라고도 불립니다. 보완대안요법은 크게 다섯 가지 종류로 그 범위를 분류하고 있습니다. 첫째, 동종요법 (homeopathic medicine), 자연요법 (naturopathic medicine), 전통 중국 의학 등을 포함하는 대안의학체계 (alternative medical systems), 둘째, 명상, 기도, 정신적 치유 등을 포함하는 심신중재요법 (mind-body interventions), 셋째, 영양보충이나 약초 (herb)를 이용하는 생물학적 기반 치료 (biologically based therapies), 넷째, 지압요법 (chiropractic therapy)이나 마사지 (massage) 등을 포함하는 수기 요법 (manipulative and body-based methods), 다섯째, 기공 같은 생체장치료 (biofield therapy)나 생체전자기치료 (bioelectromagnetic therapies) 등을 포함하는 에너지요법 (energy therapies) 등입니다. 이러한 종류의 보완대안요법 중에서 폐경 여성들이 가장 많이 사용하고 관심 있는 종류는 영양보충, 약초요법, 자연요법, 동종요법, 물리치료적요법 등입니다.

24-2 ▶▶ 세계적으로 보완대안요법 (complementary and alternative medicine: CAM)의 사용빈도는 얼마나 됩니까?

보완대안요법의 국내 혹은 국외에서 사용 빈도는 정확히 밝혀져 있지 않으나, 미국의 경우 한 해 성인의 약 40-50%가 사용하며, 사용자의 30-40% 정도만이 담당 의사에게 보완대안요법 사용을 고지하는 것으로 밝혀져 있습니다.

여러 연구를 종합하여 보면 일반적으로 보완대안요법의 사용은 남성보다는 여성, 백인, 중년, 교육정도와 수입이 보다 높으며, 만성질환이나 건강이 좋지 못한 경우에 더욱 많이 사용한다고 보고되어 있습니다.

보완대안요법 사용에 관한 미국 내 1차 조사 (1990)에서는 미국 성인의 30%가 그전 1년 동안 보완대안요법을 사용하였으며, 이러한 결과로 추정하여 볼 때 이는 일차 진료보다 보완대안요법을 더 많이 이용한 것으로 추정되었습니다. 보완대안요법은 사용 자 중 71.5%에서 의사에게 그 사용을 알리지 않았습니다. 7년 후에 재조사 (1997) 에서는 보다 많은 42.1%가 보완대안요법을 사용하였으며, 여성이 남성보다 더욱 많은 사용을 보였습니다. 약 39.8%만이 의사에게 보완대안요법 사용을 알림으로서 일차 조사와 비슷한 양상을 보였습니다. 미국에서 수행된 SWAN (Study of Women's Health Across the Nation) 연구에서는 여성의 약 1/2에서 생물학적 약초요법, 심신요법, 수기요법 등의 보완대안요법을 사용한 것으로 나타났습니다. 미국 중년 여성 (45-57세)

에서 보완대안요법의 사용에 대한 National Health Interview Survey (2002)보고에 의하면 1년 동안 중년 여성의 45%가 보완대안요법을 사용하였으며 생물학적 요법은 27.4%, 심신의학은 24.5%, 수기요법은 14.1%, 대체의학은 4.2%가 사용하였습니다. 보완대안요법을 사용한 가장 흔한 이유는 요통과 통증 때문이었습니다. 보완대안요법 사용자의 45%만이 의사에게 그 사용을 고지하였습니다.

2) 종류 및 폐경증상의 치료 효과

24-3 ▶▶ **폐경 여성에서 많이 쓰이는 보완대안요법 (complementary and alternative medicine: CAM)에는 어떠한 종류가 있습니까?**

① 영양보충 (dietary supplement)
② 약초요법 (herb medicine)
③ 동종요법 (homeopathic medicine)
④ 침술 (acupuncture), 전통 중국 의학 (한의학, traditional chinese medicine)
⑤ 기타

24-4 ▶▶ **영양보충 (dietary supplement) 방법에는 어떤 종류가 있으며 폐경증상 치료에 효과가 있습니까?**

보완대안요법에서 영양보충에 해당하는 범위는 약도 아니고 음식도 아닌 것으로서, 그 성상은 캡슐, 정, 액체 형으로 만들어지고, 비타민, 미네랄, 아미노산, 효소, 장기 조직, 약초 등의 식이성분이 포함되는 것을 의미합니다. 대개는 상품화 되어 있는데, 각각의 제품이 가지는 효능은 질환의 치료, 예방과 같은 - 예를 들어 심장병의 예방, 우울증의 치료 - 효과를 기재할 수는 없으며 그 제품이 가지는 구체적인 효능을 - 예를 들어 근육량의 증가와 같은 - 명시할 수 있습니다.

이른바 자연치료라 일컫는 대안 요법이라 할지라도 위험성이 없는 경우는 없습니다. 특히 다른 약제를 복용하는 경우라면 주의를 요합니다. 약초, 식이보충 등이 약제와의 상호작용에 대한 연구가 많이 시행되고 있기는 하지만 정확한 결과는 없습니다. 이뇨 작용이 있는 식이보충제나, 저혈당 작용이 있는 약초, 혈소판 응집을 막는 효과를 가지는 약초나 보충제 등이 있습니다. 그러므로 약제를 복용하는 환자의 경우는 복용하는 다른 영양제나 약초 등이 없는 지를 꼭 물어보아야 합니다. 특히 수술을 할 환자인 경우도 영양보충제나 약초 등의 복용을 7-10일전부터 중지해야 합니다. 대개 퇴원 후에는 복용을 다시 시작할 수 있습니다.

24-5 ▸▸ 약초 요법 (herb medicine) 에는 어떠한 종류가 있으며 폐경 증상 치료에 효과가 있습니까?

여러 약초에서 추출되어 만들어지는 경우나 약초 자체를 이용하는 경우는 상당히 많습니다. 대개 식물성 에스트로겐을 함유한 제제가 많으며 식물화학물 단락 (문항 24-15 ~ 문항 24-23)에 설명되어 있습니다.

24-6 ▸▸ 동종요법 (homeopathic therapy)은 폐경증상 치료에 효과가 있습니까?

아직 불확실합니다.

동종요법이란 "유사한 것이 유사한 것을 치료한다"라는 개념으로 18세기경 독일의 의사이자 화학자인 Samuel Hahnemann에 의해 제안되었으며, 같은 물질이 대량으로 존재할 때는 질환이나 증상을 일으키지만 소량으로 존재할 때는 치료가 가능하다는 의미를 가진 보완대안요법입니다. 소량의 물질들이 신체의 방어기전을 자극하여 질환이나 유발된 증상을 극복하여 치료할 수 있도록 하는 것입니다. 질병의 징후를 억제하는 대증요법과는 달리 병으로부터 신체를 보호하려는 시도로 봅니다. 미국을 비롯한 서양과 인도, 파키스탄 등지에서는 공식적인 치료법으로 인정받고 있습니다. 국내에서도 동종요법에 대한 연구와 치료가 시행되고 있습니다.

이러한 동종요법은 폐경여성의 신체적인 증상이나 정서반응에도 치료로서 제시되고 있습니다. 폐경 여성에게 쓰이는 동종요법으로는 남아메리카의 부시마스터 (bushmaster: 중남미 큰 독사의 일종)에서 추출한 라케시스 (lachesis), 야생화인 아네모네 풀사틸라 (anemone pulsatilla)에서 추출한 풀사틸라 (pulsatilla), 뼈오징어 (cuttlefish) 먹물 (ink)에서 추출한 세피아 (sepia) 등이 가장 많이 쓰인다고 합니다. 이중맹검 위약대조 임상시험에서는 동종요법이 위험성은 없으나 위약보다 효과가 있지는 않았다고 보고 되었습니다. 그러나 일부 임상시험에서 동종요법을 사용한 환자들에 있어서 안면홍조의 정도와 빈도에 효과가 있었다는 연구 보고도 있습니다.

24-7 ▸▸ 침술 같은 물리 치료 방법이 폐경 증상 치료에 효과가 있습니까?

침술은 중국에서 2000년 전부터 사용했던 것으로써 세계적으로 많이 쓰이고 있는 방법이기도 합니다. 신체의 해부학적인 구조에서 특정 부위에 여러 가지 방법으로 자극을 가하는 모든 방법들이 속하게 됩니다. 안전성에 대해서는 미국 식품 의약품 안전청에서 1996년도에 자격자에 한해서 침술을 행하는 것에 대해서 승인을 했습니다. 침술에 사용되는 바늘은 무균, 비독성이어야 하며 일회용이어야 합니다. 다양한 연구에서 여러 분야에 대한 침술의 효과를 보고하고 있습니다. 하지만 연구방법이나 연구 디자인, 크기 등이 다양해서 결과 또한 다양하게 보고되고 있습니다. 폐경 여성에 대한 최근 연구들을 보면 대개 3개월에서 6개월 정도의 치료와 추적관찰을 하였는데 침술에 의해 안면홍조 및 기타 신체적 증상들이 통계적으로 유의하게 감소하였음을 보고하고 있고, 한 연구에서는 3개월 후에 다시 비교하였을 때도 유의하게 효과가 있었음을 보고하고 있습니다. 침술의 방법적인 면에서는 전기자극침 (electrostimulated)과 표준침 (superficial needle position)을 비교한 연구에서 안면홍조 완화 효과에는 차이가 없으나, 치료 후 3개월 이후의 재발률 및 쿠퍼만지표 (Kupperman Index)의 감소는 전기자극침이 우수한 것으로 보고되었습니다.

24-8 ▸▸ 자연요법 (naturopathic therapy)이 폐경증상 치료에 효과가 있습니까?

자료가 부족합니다.

자연요법이라고 하는 것은 질환을 신체가 자연적으로 치유하게 하는 것으로 질환을 치료한다기 보다는 건강상태로 되돌리는 것을 강조하는 치료입니다. 주로 식이, 운동, 공기, 일광 등에 의해 자연 치유를 유도하는 치료법이라고 볼 수 있습니다. 여러 보완대안요법이 서로 내용상 중복되는 것이 많은데, 자연요법에 해당하는 것에는 식이조절, 동종요법, 침술, 약초요법, 수치료 (hydrotherapy), 마사지, 전기자극이나 초음파, 광선을 이용한 물리치료, 치료적 상담, 약물학 등이 있습니다. 자연요법치료사는 앞서 소개한대로 상당히 여러 분야에서 독특한 서비스를 제공하는데 통합의료에서 생활양식변화에 이르기까지 다양합니다. 미국에서는 American Association of Naturopathic Physicians (AANP)에서 진료지침 등을 만들어서 관리하고 있습니다.

24-9 ▸▸ 지압요법 (chiropractic) 또는 마사지가 폐경증상 치료에 효과가 있습니까?

수기 요법은 동통의 완화와 스트레스를 감소시킴으로서 간접적으로 불면증에도 효과가 있습니다. 그러나 폐경증상의 완화에는 별다른 효과가 없을 것으로 추정됩니다.

이들은 수기요법 (manipulative & body-based methods)의 한 분야로서 수기조작이나 운동에 기초를 둔 요법으로서 척추조정요법, 정골의학, 안마 등이 있습니다. 이들의 기본 원리는 구조 (일차적으로 척추)와 기능과의 관련성에 초점을 맞추어 수기 조작이나 운동 등을 통해 이들 조직을 정상화 함으로써 신체의 기능을 개선시키고자 합니다.

수기 요법은 혈액 순환과 림프의 흐름을 개선시키고, 근육을 이완시키고, 긴장을 감소시키며, 신경계를 자극하여 동통을 제거하고 스트레스를 감소시켜 두통과 요통, 또는 불면증의 치료도 가능하다고 합니다. Williamson 등의 소규모의 단기간의 연구에서 발반사 요법은 폐경여성의 열성 홍조와 정신적 증상에 대조군과 차이를 보이지 않았습니다.

24-10 ▸▸ 최면 (hypnosis) 또는 명상 (meditation)이 폐경 치료에 효과가 있습니까?

이들은 심신 중재 의학의 한 분야로서 심신중재를 통해 이완 처치 (relexation management)을 함으로써 즉 명상, 요가 등을 통해 열성 홍조를 감소시킬 수가 있다는 무대조 임상연구 결과가 있습니다.

폐경 증상 시 행동중재요법의 하나로 분당 6-8회 정도의 심호흡을 계속 하는 호흡법 (paced respiration)을 아침과 저녁 그리고 열성홍조의 전조시 시행할 수 있습니다. 이 방법을 사용시 열성홍조를 50~60% 경감시킬 수 있으며 이는 아마도 중추교감신경의 활성감소에 의한 작용으로 추정됩니다.

24-11 ▸▸ 생체동등호르몬 (bioidentical hormone)이 폐경 증상 치료에 효과가 있습니까?

어떠한 호르몬도 인간 생체호르몬과 동일하게 만들어 질 수 있으나 이 용어는 흔히 에스트로겐, 프로게스테론 ,안드로겐을 함유한 제제를 기술하는데 사용됩니다. 생체호르몬은 2가지 방법으로 환자들에 의해 사용되는데 하나는 미국 식품 의약품 안전청의 허가 제제로서 이들 제제는 식품 의약품 안전청의 감독 하에 놓여 있는 반면 다른 하나는 조제회사에 의해 주로 의사의 지시에 의한 개인적 주문 (individual customization)으로 조제되며 식약청의 감시와 조절을 받지 않고 있습니다. 흔히 이들 제제는 다양한 역가를 가진 다른 형태의 호르몬을 복합하여 조제되는데 구성성분의 질, 순도의 일관성에 대한 감시가 없으므로 주의를 요합니다. 그럼에도 불구하고 생체동등호르몬이 흔히 비의료계의 종사자들에 의해 전통 호르몬 요법보다 안전하고, 보다 효과적인 대체제로서 광고되고 있으나 이를 지지할만한 의학적 증거는 없습니다. 생체동등호르몬 사용 시에는 침내 호르몬 (salivary hormone)농도에 기초를 두고 있으나 이것은 임상적 유용성이 없다고 지적되고 있습니다.

가) 생체동등 에스트로겐

보완대안요법 시에는 에스트리올은 호르몬 요법의 모든 유익성을 보이나 위험성은 전혀 없는 이상적인 에스트로겐으로서 간주되어 천연대체제로서 추천되고 있습니다.

경구용 에스트리올은 폐경증상을 완화시키며 유방과 자궁내막에 대해서는 에스트라디올보다 자극이 약하고, 골과 지질대사에 대해서는 약간의 유익한 효과가 있습니다. 동물연구에서 항암활성을 보인다는 보고가 있으나 인간 유방에 대한 임상적 중재연구는 없습니다. 미국의 경우 트리-에스트 (Tri-est)와 바이-에스트 (Bi-est) 등이 대체요법에서 사용되는데 두 제품 모두 에스트리올이 80%, 에스트론과 에스트라디올이 20%를 차지합니다. 그러나 이러한 구성은 인체 내 정상 호르몬비율이 아니며 상당량의 에스트론과 에스트라디올을 함유하고 있고 이들이 다른 호르몬요법보다 유익하다는 보고는 없습니다.

나) 생체동등 프로게스토겐

경피 프로게스트겐 크림과 야생얌 크림이 사용되는데 야생얌 크림에서는 스테로이드성 사포닌인 디오스게닌 (diosgenin)을 함유하는 반면, 프로게스테론 크림은 온스당 2 mg이하로부터 700 mg의 프로게스테론을 함유합니다.

야생얌 크림은 폐경증상에 거의 효과가 없는 반면, 경피 프로게스테론 크림은 1일 1/4 티스푼인 20 mg을 1년간 사용 시 열성홍조의 유의한 감소가 관찰되었습니다. 프로게스테론과 얌크림 모두 에스트로겐을 복용하는 여성에서 자궁내막을 보호하기에는 적합하지 않습니다.

24-12 ▸▸ 기타 폐경 여성에서 쓸 수 있는 보완대안요법 (Complementary and Alternative Medicine: CAM)에는 어떤 것들이 있습니까?

기타 사용되고 있거나 폐경 여성들에게 사용되고 있는 CAM은 그 종류가 많고 다양합니다. 폐경 여성들에게 안면홍조를 경감시키기 위해 사용되고 연구되고 있는 방법 중에서 자기 (magnet) 치료와 반사학 (reflexology), 아유르베다 (ayurveda) 등은 다음과 같습니다.

가) 자기 (magnet) 치료

폐경 증상을 겪고 있는 여성들에게 자기장치 (magnetic device)를 압점 (acupressor site)에 3일 동안 거치를 하고 안면홍조 등의 증상에 대한 설문을 거치 전과 거치 후에 작성하도록 하였고 위약군에서는 자기장치가 들어있지 않은 장치를 거치하고 동일하게 진행하였을 때, 위약군에 비해서 안면홍조의 정도에 유의한 차이를 보이지 않았습니다.

나) 반사학 (reflexology)

반사학은 발이 인체 모든 장기의 축소판으로 72,000 여개의 반사구가 존재하여, 이 반사구마다 그에 상응하는 기관, 근육, 신경, 샘 등이 반사효과를 나타낸다고 설명합니다. 반사학은 이러한 기전을 이용하여 질환상태나 증상 등을 경감시키려는 치료행위입니다. 폐경 증상 등에 있어서 일반적인 발 마사지와 발반사학을 비교해 본 연구에서는 안면홍조의 정도나 빈도의 경감에 있어서 유의한 차이를 나타내지 못하였으나 증상은 두 군에서 모두 좋아지는 양상을 나타내었습니다.

다) 아유르베다 (ayurveda)

아유르베다는 인도의 전통의학으로, 인도의 전통적 삶의 지침에는 요가, 탄트라, 아유르베다가 있습니다. 요가는 신성 즉 진리와의 결합을 가르치며, 탄트라는 에너지 조절에 대한 가장 직접적 방법을 제시하고, 아유르베다는 생활의 과학이라 말할 수 있습니다. 아유르베다 의학과 한의학이 지니는 공통점은 '인간은 소우주이다' 라는 점과 '질서는 건강이고 무질서는 병이다' 라는 점이지만 차이점도 많습니다.

아유르베다 의학에서는 우주를 공간 (ether), 땅 (地), 물 (水), 불 (火), 바람 (風)의 다섯 가지 요소로 해석하고 체질을 바타 (vata), 피타 (pitta), 카파 (kapha)의 세 가지 타입으로 구분, 여러 가지 분야에서 치유를 도모하고 있습니다. 주로 마사지 요법이 많이 쓰이고, 그 외에 향, 기름, 약초 증기탕 등의 방법이 각기 증상이나 질환에 맞게 적용되고 있습니다. 폐경여성의 증상에 대한 효과와 안전성에 대해서는 아직 연구된 바가 없습니다.

라) 생활습관 교정과 운동 등

생활습관 교정이나 운동 등이 폐경 여성의 증상, 특히 혈관운동 증상에 어떤 효과가 있는지에 대해서는 많은 연구가 시행되고 있습니다. 음주, 흡연, 신체적 운동 등이 폐경증상, 특히 혈관운동성증상에 미치는 영향이 주 연구대상이며, 체질량지수와의 관련성도 많이 연구되고 있습니다.

음주의 경우, 소량 (하루에 한잔이하) 인 경우는 혈관운동 증상에 큰 영향은 없었고, 대량 섭취하는 경우에 혈관운동 증상이 발생하는가에 대해서는 아직 밝혀져 있지 않습니다.

대부분의 연구에서는 흡연이 혈관운동성증상의 위험성을 증가시킨다고 알려져 있습니다. 최근 SWAN (Study of Women's Health Across the Nation) 연구에서는 직접 흡연은 상관없으며, 간접흡연의 경우에 더 연관성이 있음을 보고하기도 하였습니다. 흡연 후 혈관운동 증상이 일어나는 기전으로는 에스트로겐 퇴축, 에스트로겐 농도의 변화, 낮은 에스트로겐 농도 등 다양하지만 확실하지는 않습니다.

신체적 운동의 경우는 시상하부의 베타 엔돌핀 (β-endorphin) 시스템에 상대적인 효과를 주어 베타 엔돌핀을 증가시킴으로써 혈관운동 증상을 줄일 수 있다는 가설이 있습니다. 이것은 베타 엔돌핀의 저하가 혈관운동 증상을 일으키는 기전의 하나로 생각되기 때문입니다. 반대 가설로는, 운동 후 체온이 상승하기 때문에 체온조절의 정상범위가 좁은 여성의 경우는 오히려 혈관운동 증상을 일으키지 않겠냐는 연구도 있습니다. 그러나 연구들 자체가 표본크기가 작고 연구 자체 내에서 안면홍조가 일어난 횟수가 적어서 더 많은 연구가 필요하겠습니다.

체질량지수와 혈관운동성증상을 연구한 6개의 연구 중, 5개의 연구에서 체질량지수가 높을수록 혈관운동성증상이 증가한다는 연구결과를 보고하였습니다. 그 기전은 정확치 않으나 비만도가 높을수록 외부 온도와의 절연 상태가 되어 온도평형구역 (thermoneutral zone)이 좁아지게 되는 결과로 안면홍조가 더 많이 나타나게 된다고 사료되고 있습니다.

24-13 ▸▸ 보완대안요법 (complementary and Alternative Medicine: CAM)은 조기폐경 여성에게도 효과가 있습니까?

일부 치료법들이 효과가 있는 것으로 알려져 있으나 의학적인 근거는 약합니다.

유방암을 가진 젊은 여성에서는 난소기능 소실로 인한 후유증 치료에 에스트로겐 요법 대신에 보완대안요법 (CAM)이 흔히 권장되고 있습니다. 그러나 비호르몬 치료에 관한 과학적인 자료의 부족으로 특히, 효과 및 안전성이라는 관점에서 이들 치료방법들 (다른 호르몬 혹은 비호르몬 약제들, 동종치료 및 비 약물 치료법들)의 사용은 제한적일 수밖에 없습니다. 그럼에도 일부 치료법들이 골다공증 예방 및 치료에 효과가 있는 것으로 알려져 있습니다. 체중을 실은 운동, 카페인 및 알콜 섭취의 제한, 고칼슘-저단백 식이, 금연 등이 골격 통합 유지에 도움이 되는 것으로 보고되고 있습니다.

24-14 ▸▸ 보완대안요법 (complementary and alternative medicine: CAM)을 폐경여성에게 추천할 때 주의할 점은 무엇입니까?

폐경 증상들을 치료하기 위한 보완대안요법으로 식이 혹은 약초요법이 자연산이라는 이유로 그 치료가 안전한 것으로 쉽게 생각해서는 안 됩니다. 비처방용 약제들을 포함하여 모든 치료제들은 위험 가능성이 있음을 명심해야 합니다. 폐경 여성들에게 직접적인 문제는 아니지만, 발달 중에 있는 설치류가 다량의 식물성 에스트로겐에 노출되면 뇌분화 및 생식기능 발달에 좋지 않은 영향을 끼칠 수 있다는 연구결과가 있습니다. 더욱이 이들 제품들은 통상적으로 약이 아닌 식품으로 분류되므로, 미국에서도 식품 의약품 안전청의 조정을 받지 않아, 흔히 입증되지 않은 건강효능을 가지고 소비자들에게 판매됩니다. 때로 제조과정에서 일어나는 오염은 물론, 내용 및 용량의 불균질성이 문제가 되기도 합니다. 일반적으로 미국에서는 규제가 덜한 것에 반하여 독일에서는 이에 대한 안전성 및 효과에 관한 조사가 잘 이루어지는 것으로 알려져 있습니다.

2. 식물화학물 (phytochemicals)

24-15 ▸▸ 식물화학물 (phytochemicals)이란 무엇입니까?

자연의 식물, 과일, 야채, 그리고 곡류 등에 있는 색소로 단백질, 탄수화물, 지방, 미네랄, 비타민과 같은 필수 영양소를 제외한 건강과 관련된 효과가 있는 물질들입니다.

식물화학물 (phytochemicals, phyto-식물을 뜻하는 그리스어)은 자연의 식물, 과일, 야채, 그리고 곡류 등에 있는 색소로 약 5,000 가지 이상 알려져 있습니다. 식물에서 생성되는 모든 화학 물질을 의미로 쓰이기도 하지만, 단백질, 탄수화물, 지방, 미네랄, 비타민과 같은 필수 영양소를 제외한 건강과 관련된 효과가 있는 물질들입니다 (그림 24-1).

1926년에 처음으로 식물의 추출물이 에스트로겐과 비슷한 작용을 한다는 것이 알려지기 시작했으며, 1946년 Bennetts 등은 붉은 클로버종을 먹은 양들의 불임이 30% 이상 증가되는 일명 '클로버 질환 (clover disease)'이라 불리는 이 불임의 원인이 식물에 함유된 에스트로겐과 유사한 성분 (이소플라본류)이라는 것을 밝혀내고 이름을 식물성 에스트로겐으로 명명하게 되었습니다.

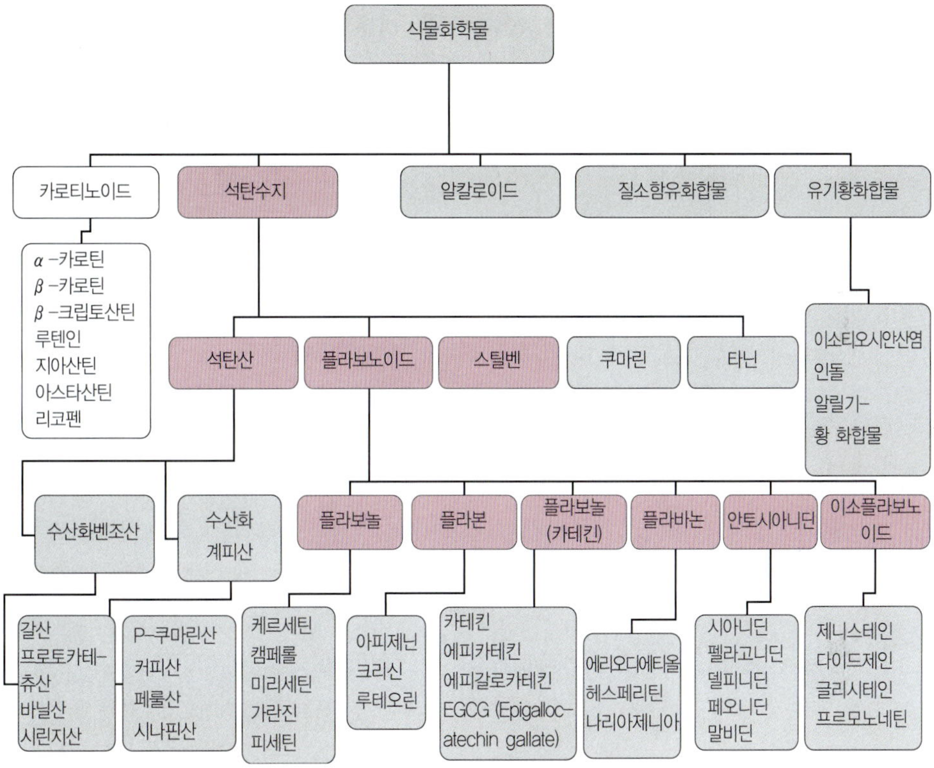

그림 24-1. 식이 식물화학물의 분류

24-16 ▸▸ 식물화학물의 구조와 작용기전은 무엇입니까?

가) 구조

식물화학물은 스테로이드 (steroidal), 터페노이드 (terpenoid), 사포닌 (saponin), 페놀 식물성 에스트로겐 (phenolic phytoestrogen)으로 구분되는데 (그림 24-1) 이중 페놀 식물성 에스트로겐은 인간의 음식물 중에서 가장 주된 형태입니다. 페놀 식물성 에스트로겐은 크게 이소플라본 (isoflavone), 쿠메스탄 (coumestan), 리그난 (lignan) 등으로 나누어지며 한 종류의 식물이 여러 종류의 식물화학물을 함유하기도 합니다. 이소플라본 (Isoflavone)은 식물 내에서는 바이오카닌 (biochanin) A와 포모노네틴 (formononetin)의 비활성형 글리코시드로서 존재하며, 사람의 체내로 흡수되면서 장내에 존재하는 글리코시다제 (glucosidase)에 의해 각각 제니스테인 (genistein)과 다이드제인 (daidzein)으로 변환되어 에스트로겐의 성질을 갖게 됩니다. 리그난인 엔테로디올 (enterodiol)과 엔테로락톤 (enterolactone) 역시 식물 내에서는 세코이솔라리시레시놀 (secoisolariciresinol)과 마타이레시놀 (matairesinol)로 존재합니다. 식물성 에스트로겐들은 주로 식물의 발아나 개화와 같은 번식 행위에 연관되어 있는데 인체 내에 흡수되어 대사 과정을 거치면 호르몬 효과, 항암 효과 및 항산화 효과를 나타낸다고 알려지고 있습니다. 에스트로겐 효과는 인체 내에서만 존재하며 식물 내에서는 없습니다.

나) 작용기전

식물화학물의 작용기전에 대해서는 많은 연구보고가 있었고 현재에도 새로운 결과들이 발견되고 있습니다. 식물화학물의 작용기전은 주로 제니스테인 (genistein)에 대한 연구로 국한되어 왔는데, 현재까지 밝혀진 바로는 에스트로겐 수용체에 결합하여 작용하는 방법과 에스트로겐 수용체와 무관한 방법으로 나뉘는 것으로 보입니다. 에스트로겐 수용체에 결합하여 작용하는 방법은 작용제나 길항제로서의 역할로 나타나는데, 동물실험이나 체외배양실험결과를 보면 에스트로겐 농도가 생리적 용량에 못 미치면 식물성 에스트로겐이 약한 에스트로겐으로 작용하나, 에스트라디올과 동시에 투여할 때는 항 에스트로겐으로 작용하게 됩니다. 에스트로겐 수용체에 대한 제니스테인 (genistein), 다이드제인 (daidzein), 그리고 이퀄 (equol)의 결합력은 에스트라디올의 1/100내지 1/1,000 정도인 것으로 나타나고 있습니다.

24-17 ▸▸ 식물화학물의 음식 공급원은 무엇입니까?

인간의 식물성 에스트로겐 섭취량은 식습관과 생활 문화의 차이 등으로 인하여 지역 별로 차이를 보이며, 이로 인해 지역별로 폐경 여성의 폐경 증상이나 골다공증의 빈도가 차이를 보이는 것으로 생각됩니다. 주로 한국이나 일본, 대만 같은 아시아 지역에서 소비가 많아 이소플라본 (isoflavone) 20~150 mg/일 정도를 섭취하게 되며, 두부, 템페 (Theempeh, 콩을 곰팡이의 일종에 발효시킨 인도네시아 음식)나 된장 등이 주공급원이 됩니다. 식물성 에스트로겐의 종류에 따른 공급원은 표 24-1과 같습니다.

표 24-1. 식물화학물의 식이 원천

Isoflavone	콩과 식물 대두 식품	대두, 렌즈콩, 콩, 병아리콩 된장, 대두분, 콩가루, 두부, 두유, 소맥, 맥아, 대맥, 홉, 호밀, 쌀, 겨, 귀리
Lignans	곡류 과일, 채소, 씨 알코올 물질	버찌, 사과, 서양배, 아마씨, 양파, 마늘, 야채 기름 홉 추출 맥주, 옥수수 추출 버번
Coumestan	콩나물류 잡초	자주개자리, 콩나물 토끼풀

24-18 ▸▸ 식물화학물은 신체에 어떤 영향이 있습니까?

가) 안면홍조

서구 여성의 70-80%가 안면홍조 증상을 호소하는 것에 비해 식물성 에스트로겐의 섭취가 많은 동양 여성들은 단지 10-40% 정도에서 홍조 등의 폐경 증상을 호소하는 것으로 알려져 있습니다. 또한 식물성 에스트로겐을 섭취한 여성에 있어서 질세포가 에스트로겐의 효과와 비슷한 변화를 보이며 안면 홍조가 감소한다고 보고되어 있으나 연구 결과마다 차이가 심해 정확히 어느 정도의 용량을 복용하면 어느 정도의 증상 감소와 관련이 있는지에 대해서는 아직까지 합의를 이룰만한 결과가 없는 상태입니다. 2004년 7월 북미 폐경학회 (North American Menopause Society: NAMS)에서는 열성홍조의 치료에 있어 식물성 에스트로겐의 효과와 역할에 대한 임상적 지침을 발표하였습니다. 경증의 열성홍조에 대해서는 대두 음식이나 이소플라본 제제의 사용이 무방할 것으로 보인다고 하였습니다. 결론적으로 식물성 에스트로겐이 일부 여성에서는 분명히 폐경 증상을 완화시키는데 효과가 있으나 그 목적으로 제제나 용량을 결정하는 데는 아직까지 어려움이 있는 듯합니다.

나) 비뇨생식기계

일부 비처방 약물들이 단기적으로 폐경 관련 증상 혹은 변화들을 완화시킬 수 있음을 많은 여성들이 경험적으로 알고 있습니다. 심한 질의 위축이나 건조감은 에스트로겐 질좌제를 사용하는 것이 최선이지만, 어느 정도의 질 건조감은 질 윤활제나 습윤제를 사용할 수도 있습니다.

방광에는 에스트로겐 수용체가 분포되어 있으며 에스트로겐에 의하여 방광과 요도의 상피세포의 증식이 증가될 뿐만 아니라 다양한 방광 기능 또한 에스트로겐의 영향을 받습니다. 승마 (black cohosh, Cimicifuga racemosa)에서 추출된 성분을 난소를 제거한 쥐에 투여한 실험에서 식염수를 쥐의 방광에 투입하면서 측정한 방광내 압력은 에스트로겐을 보충한 쥐에서 가장 높게 나타났으며, 대조군에 비해 승마 추출 성분을 투여한 쥐에서도 유의하게 높게 나타났습니다.

폐경 후 여성의 10-40%가 비뇨생식기계의 위축을 경험하며, 주 증상으로는 건조감, 소양증, 작열감 등이 있습니다. 짚신 나물 (Agrimony), 구주좀목형 (chaste tree), 당귀 (dong quai), 위치 헤이즐 (witch hazel: 풍년화) 등이 비처방 약물로 사용되기도 하지만 의학적인 근거는 부족한 실정입니다. 콩, 아마씨, 혹은 승마의 섭취가 질벽 상피세포의 성숙을 증가시킨다는 보고가 있는가 하면, 유의한 효과가 없다는 보고도 있습니다. 당귀도 질벽 세포 성숙효과는 없고, 인삼도 최음제 효과가 있는 것으로 일부 알려져 있으나, 질벽 세포에 특이한 효과가 증명되지 않았습니다.

채식을 주로 하는 여성은 그렇지 않은 여성에 비하여 생리주기가 불규칙적인 것으로 알려져 왔는데, 그 이유는 식물성 에스트로겐이 여성의 생리주기에 영향을 주기 때문인 것으로 밝혀지고 있습니다. 실제로 정상적인 생리주기를 갖고 있는 여성에게 식물성 에스트로겐의 섭취량을 늘리게 하면 생리주기가 1-5일 길어지며 (주로 난포기), 그것은 난포자극호르몬 (follicle stimulating hormone: FSH)과 황체형성호르몬 (luteinizing hormone: LH)의 '주기 중간 폭발 (midcycle surge)' 의 억제와 관련이 있을 것으로 여겨지고 있습니다.

다) 뇌기능

기억감퇴는 폐경 여성에서 빈번한 증상입니다. 많은 연구에서 에스트로겐 요법이 기억력을 향상시키고 치매의 발병률을 줄인다고 하나 WHI (Women's Health Initiative)의 연구에서는 반대의 결과가 제시되기도 하여 아직 논란이 되고 있습니다. 많지는 않지만 식물성 에스트로겐을 포함한 콩의 섭취와 뇌의 기능에 관한 연구에서는, 사고의 유연성 및 계획 수립 능력을 포함한 전두엽 기능 향상 및 단기 기억력의 향상을 가져왔다고 보고하였습니다. 그러나 장기적인 기억력, 집중력 등에서는 효과를 보이지 않았다고 하였습니다.

라) 뼈

식이 및 콩류에 함유된 식물성 에스트로겐이 골다공증 예방에 관한 효과는 확실치 않습니다. 현재로서는 그에 관한 자료가 절대 부족한 실정이지만 식물성 에스트로겐의 골보호 가능성을 시사한 보고가 있습니다.

중국, 일본, 그리고 한국 여성을 대상으로 한 많은 역학연구에서 식물성 에스트로겐이 골소실 예방 효과가 있었음이 보고되었고, 미국 여성을 대상으로 시행한 Study of Women's Health Across the Nation (SWAN)과 Soy Health Effect (SHE) 연구에서도 식물성 에스트로겐의 골소실 예방 가능성을 언급하였습니다. 그리고 근래의 이중맹검 위약대조군 연구에서도 식물성 에스트로겐이 골소실 예방에 효과가 있는 것으로 보고되고 있습니다. 그러나 반대의 연구보고도 있어 식물성 에스트로겐이 골다공증 예방에 효과가 있다고 결론을 내리기에는 장기적인 연구가 요구됩니다.

마) 심혈관계

원숭이를 대상으로 한 연구에 의하면 식물성 에스트로겐 투여군에서 대조군에 비하여 저밀도 콜레스테롤은 30-40% 낮고, 고밀도 콜레스테롤은 50% 높은 것으로 보고되고 있습니다. 여성을 대상으로 한 연구에서도, 한국이나 일본 등의 동양인이나 채식주의자들이 심혈관계질환의 빈도가 낮은 것은 이미 잘 알려져 있습니다. 폐경 여성에서 식물성 에스트로겐은 투여 방법에 따라 총 콜레스테롤을 9.3-22%, 저밀도 콜레스테롤을 11.3-12.9%, 중성지방을 10.5% 감소시키며, 고밀도 콜레스테롤을 22% 증가시키는 것으로 알려져, 식물성 에스트로겐이 혈액내 지질대사를 개선하고 관상동맥의 경화 현상에 좋은 영향을 주는 것으로 나타났습니다.

24-19 ▸▸ 식물화학물 중 이소플라본은 신체에 어떤 영향이 있습니까?

식물성 에스트로겐 이소플라본의 임상효과를 요약하면 표 24-2와 같습니다.

표 24-2. 이소플라본의 효과

안면홍조	비유의한 혹은 유의한 약한 양성효과
심혈관질환	약한 양성효과
골	효과없음~약한 양성효과
인지기능	잘 밝혀져 있지 않음
유방	잠정적 양성 예방 효과
자궁내막	영향 없음
질	영향 없음

24-20 ▸▸ 식물화학물을 복용하면 암의 위험이 있습니까?

일반적으로는 안전하나 일부 관련있다는 보고도 있습니다.

유방암에 미치는 영향에 관한 연구를 보면 아시아에서 미국으로 이주한 경우 식습관을 유지하면 유방암의 위험도가 증가하지 않으나 서구식으로 식생활을 바꾸면 위험도가 증가함이 알려졌습니다. 아시아에서 시행된 많은 연구에서도 대두의 섭취가 많을수록 유방암으로부터 보호하는 효과가 있으며 특히 폐경 여성에서 그 효과가 크다고 하였습니다. 호주에서 수행된 증례-대조군 연구에서는 혈청과 요중 식물성 에스트로겐 분비가 많은 경우 유방암 발생이 낮았습니다. 최근에 화란 여성 15,555명을 대상으로 식물성 에스트로겐의 섭취와 유방암의 관계를 조사한 대규모 전향적연구에서 고용량의 식물성 에스트로겐 섭취가 유방암과 무관함이 보고되었습니다.

그러나 근래에 식물성 에스트로겐의 사용이 유방암을 증가시킨다는 상반된 연구결과가 발표되고 있고, 또한 MCF-7 유방암 세포주 (breast cancer cell line)의 경우 제니스테인 (genistein)이 높은 (10^{-4}–10^{-5}M) 농도에서는 세포성장을 억제하나 낮은 (10^{-5}–10^{-8}M) 농도에서는 자극한다는 보고가 있습니다. 따라서 식물성 에스트로겐의 사용이 유방암 발생과 무관하다고 결론을 내리거나 혹은 유방암환자에게 식물성 에스트로겐을 사용하려는 시도는 시기상조이고 위험한 발상일수가 있다는 의견이 대두되고 있습니다.

자궁내막암은 대부분의 학자들이 현재 사용 정도의 용량으로는 자궁내막암 발병을 증가시키지 않을 것으로 생각하고 있으나 결론을 내리기에는 자료가 부족하며, 대장암도 식물성 에스트로겐이 풍부한 콩 제품을 많이 섭취할 경우 발생률이 낮아진다고 보고한 연구도 있지만 연관성을 보이지 않은 연구들도 있어 확실한 결론을 내리기에는 아직 시기상조입니다.

24-21 ▸▸ 식물화학물을 복용하면 어떤 부작용이 있습니까?

가장 흔한 부작용은 약간의 위장관 장애입니다. 그러나 콩류에 알러지가 있는 사람은 과민반응을 보일 수 있어 특히, 천식이 있거나 심한 땅콩 알러지를 가진 사람은 과민증의 위험이 큰 것으로 알려져 있습니다.

최근에 식물성 에스트로겐의 독성을 연구하기 위하여 폐경여성을 대상으로 고용량을 30일간 투여한 연구에서 독성 작용은 거의 없는 것으로 보고 되었습니다. 이와 같이 식물성 에스트로겐이 인간에서 특별한 독성작용을 나타내는 예는 발견되지 않았으나, 고용량을 장기간 사용했을 때 나타날 수 있는 영향에 대한 연구결과도 아직 없습니다.

24-22 ▸▸ 식물화학물에 관한 연구결과는 일관성이 없는데 그 이유는 무엇입니까?

첫째, 아형 (subtype)등을 포함하여 종류가 너무 많고 다양하며, 둘째, 섭취하는 식품에서 식물성 에스트로겐 함량에 대한 정확한 정보가 없고, 셋째, 측정하는 것이 까다로우며, 넷째, 일정량의 식물성 에스트로겐을 투여하여도 장에서의 대사, 혈중농도, 그리고 소변의 배설양이 개인차이가 심하고, 마지막으로 목표 조직에 따라 혹은 내인성 호르몬이나 식물성 에스트로겐의 자체 농도에 따라 작용기전이 다르기 때문입니다.

24-23 ▶▶ 그 외 폐경 여성들에게 사용되는 식물화학물에는 어떤 것들이 있습니까?

가) 승마 (black cohosh-cimicifugae racemosa)

독일에서 50년 넘게 사용해온 식물로서 임상시험들은 승마물질이 안면홍조에 효과적이라고 보고하였습니다. 독일에서 폐경 증상치료에 대해 인증 받았으며 최근의 임상시험에서 하루에 2회 투여량으로 복용 개시 이후 4주 후에 56%에서 증상의 감소를 보였고, 8주 후에는 65%에서 감소를, 12주 후에는 70%에서의 감소를 보였습니다. 유방암 환자를 대상으로 한 연구에서 2개월 동안 승마를 복용시켰더니 유방암 재발의 위험을 증가시킬 수 있는 호르몬 농도는 변하지 않았고 발한 증세는 위약투여군에 비해 현저히 호전되었습니다. 실험적으로는 승마가 자궁과 뇌하수체의 에스트로겐 수용체에는 결합하지만 유방세포의 에스트로겐 수용체에는 작용하지 않아 유방암 환자에서도 안전하게 사용될 수 있을 것으로 생각되지만 대규모 임상 연구가 더 필요합니다.

국내의 단기간 임상연구에서도 중등도-중증 열성 홍조를 가진 여성에서 질 상피세포의 호전 효과는 관찰되지 않았으나, 열성홍조의 유의한 감소 효과를 보였습니다.

나) 당귀 (dong quai)

폐경기의 여러 증상들을 호전 시킨다고 알려져 있는 대표적인 식물로 안면홍조를 감소시키는 효과가 있다는 보고도 있지만 최근의 위약대조군 연구에서는 효과가 없는 것으로 알려져 있습니다. 쿠마딘 (coumadin)과 유사한 성능의 물질을 포함하므로 출혈 위험성을 증가시키며, 광감작 위험성을 갖는 소랄렌 (psoralens)이 들어있어 광선 피부염의 발생 보고가 있습니다.

다) 인삼 (ginseng, panax ginseng)

폐경 여성에서 우울증을 호전시키고 안녕감 (well-being sense)을 준다고 알려져 있고 일부 연구자들은 안면홍조에도 다소 효과가 있는 것으로 보고하고 있습니다. 인삼이 자궁을 비롯한 여러 장기들에서 에스트로겐 작용을 나타내는 증거는 없으나, 한 임상 보고에서 인삼 성분을 갖는 안면크림과 질출혈과의 연관성이 제기되었습니다. 또한, 폐경증상 완화 및 최음제 (aphrodisiac)효과가 있는 것으로 알려져 있으나. 실제로 혈관운동 증상에 특기할 효과를 발견할 수 없는 반면, 유방통, 불면증, 초조 및 와파린 (wafarin)의 항 응고작용을 방해하고, 혈압 상승의 부작용이 보고되기도 하였습니다.

라) 붉은 클로버 (red clover, trifolium patense)

다량의 붉은 클로버를 뜯는 양들에서 발정주기 (estrous cycles)가 깨지고 불임이 되는 것이 발견됨으로써, 붉은 클로버가 에스트로겐 작용을 갖는 것으로 생각하였으나. 그것이 붉은 클로버 내에 다량 함유된 이소플라본에 의한 것으로 알려졌습니다. 붉은 클로버를 사용한 대표적인 제품인 프로멘실 (promensil: NovogenTM, Stamford, CT)은 1일 500 mg 1정에 40 mg의 이소플라본을 함유하며, 한 임상시험 결과 약 54%에서 안면 홍조가 감소한 것으로 보고 되었습니다.

마) 톱야자 (saw palmetto, serenoa repens)

이 식물의 추출물은 에스트라디올의 1/10,000 정도로 매우 약한 에스트로겐 작용을 갖지만, 순수 β-시토스테롤 (sitosterol)은 에스트라디올 작용의 1/10정도에 달하는 에스트로겐 효능을 갖습니다. 약한 항-에스트로겐 작용을 이용하여 양성 전립선비대의 치료제로, 또는 폐경여성에서 성욕 증강 목적으로 처방되기도 합니다.

바) 감초 (licorice, glcyrrhiza glabra)

약한 에스트로겐 작용을 갖는 것으로 알려졌으며, 부작용으로 가성 알도스테로니즘 (pseudoaldosteronism)의 위험성이 있으며, 실제로 이 물질이 애디슨 씨 병 (Addison 's disease)의 치료제로 사용되기도 하였습니다. 기타 부작용으로는 짧은 호흡, 피로, 두통, 울혈성 심부전 등을 들 수 있고, 횡문근융해증 (rhabdomyolysis)이 1예 보고 되었습니다. 미국에서 시판되는 감초사탕은 감초가 아니고, 아니스 (anese oil) 향입니다.

사) 달맞이꽃 종자유 (evening primrose oil: EPO)

프로스타글란딘 (prostaglandin)-I 및 프로스타글란딘-II 계 (series)의 원료성분으로 안면홍조에 효과적이라는 보고와 효과가 없다는 보고가 있으나 논란이 있습니다.

아) 아마씨 (flexeed)

아마씨가 안면홍조의 완화효과를 갖는 것으로 보고되고 있습니다. 아마씨는 리그난의 주된 식품으로 아마씨 음식이나 분말은 g 당 약 0.5-0.7 mg의 리그난 (lignan)을 포함합니다.

자) 기타 생약 제제들

자주개자리 (medicago sativa: 알파파 alfalfa)나 살비아 (salvia officinalis), 세이지 (sage) 잎의 추출물이 폐경증상들에 유효하며, 호로파 (fenugreek, 콩과 식물), 사르사 파릴라 (sarsaparilla, 나리과 식물) 등도 에스트로겐 작용을 갖는 것으로 알려져 있습니다. 그러나, 폐경증상의 완화 목적으로 흔히 처방되는 쥐오줌풀 (valerian)의 뿌리, 익모초 (쑥, motherwort) 및 우바우르시 (uva ursi)와 같은 식물들은 실제로는 작용이 없는 것으로 알려져 있습니다.

3. 기타

24-24 ▸▸ SAM-e (S-adenosylmethionine) 는 무엇입니까?

자연적으로 생산되는 생리적 물질인 S 아데노실메싸이오신 (S-adenosylmethionine)을 포함한 비약초성 식품 (nonherbal supplement)으로 일차적으로 우울증, 골관절염, 간 질환의 완화를 촉진합니다.

몇몇 유럽 국가들에서는 SAM-e가 처방약으로 분류되고 있으며, 미국과 캐나다에서는 건강 보조식품으로 되어 있습니다. SAM-e는 오심과 소화기관 장애와 같은 부작용이 있기는 하지만 대부분 잘 견딥니다.

가) SAM-e의 우울증에 대한 효과

우울증치료에서 위약과 비교하여 SAM-e로 3 개월간 치료하였을 경우 해밀톤 지수 (Hamilton rating scale) 점수가 유의하게 호전되었습니다. 고식적으로 사용되는 우울증 치료제와 비교했을 경우에도, SAM-e는 통계학적으로 비슷한 결과를 얻었습니다.

나) SAM-e의 골관절염에 대한 효과

위약 투여 군과 비교하여 SAM-e를 투여했을 경우에 골관절염의 통증 감소에 더 효과적이었습니다. SAM-e와 비스테로이드 항염제 (nonsteroidal antiinflammatory drugs: NSAIDs)와 비교했을 경우에는 비슷한 결과를 얻었습니다.

다) SAM-e의 간 질환에 대한 효과

위약 투여 군과 비교하여 SAM-e를 투여 했을 경우 간내 쓸개즙정체 (intrahepatic cholestasis)에 의한 가려움증을 감소시켰습니다. 또한 SAM-e는 임신했을 때 쓸개즙

정체에의한 가려움증과 혈청 빌리루빈 치를 감소시켰습니다. 하지만 고식적으로 사용되는 우르소디옥시콜린산 (ursodeoxycholic acid)이 가려움증 치료에 더 효과가 있었지만, 혈청 빌리루빈 치에 대한 연구 결론은 불충분하였습니다.

참고문헌

1. 보완대안요법

Bachmann GA. Nonhormonal alternatives for the management of early menopause in younger women with breast cancer. J Natl Cancer Inst Monogr 1994; 16: 161-7.

Barbara KA. Alternative therapies for menopause. Clinc Obstet Gynecol 2000; 43: 162-83.

Carpenter JS, Neal JG. Other complementary and alternative medicine modalities: acupuncture, magnets, reflexology, and homeopathy. Am J med 2005; 118: 109-17.

Chez RA, Jonas WB. Complementary and alternative medicine. Part II: Clinical studies in gynecology. Obstet Gynecol Surv 1997; 52: 709-16.

Deborah J. Toobert DJ, Glasgow RE, Stryker LA, Barrera JR. M, Radcliffe JL, et al. Biologic and Quality-of-Life Outcomes From the Mediterranean Lifestyle Program : A randomized clinical trial. Diabetes Care 2006; 26: 2288-93.

File SE. Hartley DE, Elsabagh S, Duffy R, Wiseman H. Cognitive improvement after 6 weeks of soy supplements in postmenopausal women is limited to frontal lobe function. Menopaus. 2005; 12: 193-201.

Gainford MC, Simmons C, Nguyen H, Verma S, Clemons M. A practical guide to the management of menopausal symptoms in breast cancer patients. Support Care Cancer 2005; 13: 573-8.

Goldberg B. Alternative Medicine: The Definitive Guide. Tiburon, Caligonia: Future Medicine Publishing Press; 1999. p.773-81.

Hirata JD, Swiersz LM, Zell B. Does dong qui have estrogenic effects in postmenopausal women? a double-blind, placebo-controlled trial. Fertil Steril 1997; 68: 605-13.

Hudson, T. Women's Encyclopedia of natural Medicine: Alternative Therapies and Integrative medicine. Los Angeles: Keats publishing Press; 1999. p.193-216.

Huntley AL, Ernst E. A systematic review of herbal medicinal products for the treatment of menopausal symptoms. J Nor Am Menopause Society 2003; 10: 465-76.

Israel D, Youngkin Y. Herbal therapies for perimenopausal and menopausal complaints. Pharmacother 1997; 17: 970-84.

Kang HJ, Ansbacher R, Hammoud MM. Use of alternative and complementary medicine in menopause. Int J Gynecol Obstet 2002; 79: 195-207.

Kass-Annese B. Alternative Therapies for menopause. Clin Obstet Gynecol 2000; 43: 162-83.

Kessel B. Alternatives to estrogen for menopausal women. Proc Soc Exp Biol Med 1998; 217: 38-44.

Kessel B, Kronenberg F. The role of complementary and alternative medicine in management of menopausal symptoms. Endocrinol Metab Clin North Am 2004; 33: 717-39.

Krebs EE, Ensrud KE, MacDonald R, Wilt TJ. Phytoestrogens for treatment of menopausal symptoms: a systematic review. Obstet Gynecol 2004; 104: 824-36.

Kronenberg F. Hot flushes. In: Lobo RA, editor. Treatment of the postmenopausal women. 2nd ed. Philadelphia : Williams & Wilkins Press; 1999.

Lucero MA, McCloskey WW. Alternatives to estrogen for the treatment of hot flushes [editorial]. Ann

Pharmacother 1997; 31: 915-7.

Masumi U, Mikio T. Effects of exercise experienced in the life stage on climateric symptoms for females. J physiolo anthrop app human science 2001; 19: 181-9.

Nelson HD, Vesco KK, Haney E, Nedrow A, Miller J, Nicolaidis C, et al. Nonhormonal therapies for menopausal hot flashes: systematic review and meta-analysis. JAMA 2006; 295: 2057-71.

Pressman AH, Shelley D. Integrative Medicine. New York: St. Martin's press; 2000. p.422-5.

The North American Menopause Society. Treatment of menopause-associated vasomotor symptoms: position statement of The North American Menopause Society. Menopause 2002; 11: 11-33.

Toriizuka K, Okumura M, Iijima K, Haruyama K, Cyong JC. Acupuncture inhibits the decrease in brain catecholamine contents and the impairment of passive avoidance task in ovariectomized mice. Acupunct Electrother Res 1999; 24: 45-57.

Willhite LA, O'Connell MB. Urogenital atrophy: prevention and treatment. Pharmacotherapy 2001; 21: 464-80.

Wuttke W, Seidlova-Wuttke D, Gorkow C.. The Climicifuga preparation BNO 1055 vs. conjugated estrogens in a double-blind placebo-controlled study :effects on menopause symptoms and bone markers. Maturitas 2003; 44: 67-72.

2. 식물화학물 (phytochemicals)

Bloedon L, Jeffcoat AR, Lopaczynski W, Schell MJ, Black TM, Dix KJ, et al. Safety and pharmacokinetics of purified soy isoyflavones: single-dose administration to postmenopausal women. Am J Clin Nutr 2002; 76: 1126-31.

Candy T, Pharm D. Clinical effects of Phytoestrogen. Clinical Obstet and Gynecol 2001: 44: 836-42.

Eisenberg DM, Davis RB, Ettinger SL, Appel S, Wilkey S, Van Rompay M, et al. Trends in alternative medicine use in the United States, JAMA 1998; 280: 1569-75.

Greendale GA, FitzGerald G, Huang MH, Sternfeld B, Gold E, Seeman T, et al. Dietary Soy Isoflavone and Bone Mineral Density: Results from the Study of Women's Health Across the Nation. Am J Epidemiol 2002; 155: 746-50.

Keinan-Boker L, van Der Schouw YT, Grobbee DE, Peeters PH.. Dietary phytoestrogen and breast cancer risk. Am J Clin Nutr 2004; 79: 282-7.

Kritz-Silverstein D, Goodman-Gruen DL. Usual dietary isoflavone intake, bone mineral density, and bone metabolism in postmenopausal women. J women Health Gend based Med 2002; 11: 69.

Liu RH. Potential synergy of phytochemicals in cancer prevention: Mechanism of action. J Nutr 2004; 134: S3479-85.

Morabito N, Crisafulli A, Vergara C, Gaudio A, Lasco A, Frisina N, et al. Effect of genistein and hormone-replacement therapy on bone loss in early postmenopausal women: a randomized double-blind placebo-controlled study. J Bone Miner Res 2002; 7: 1904-12.

Neff MJ. NAMS releases position statement on the treatment of vasomotor symptoms associated with menopause. Am Fam Physician 2004; 70: 393-9.

3. 기타

김흥열, 심한 폐경기 증상의 비호르몬 치료. 대한골다공증학회지. 2003; 37-45.

AACE Menopause Guidelines Revision Task Force. American Association of Clinical Endocrinologists meidical guidelines for clinical practice for the diagnosis and treatment of menopause. Endocr Pract. 2006; 12: 315-37.

S-Adenosyl-L-Methionine for Treatment of Depression, Osteoarthritis, and Liver Disease. Summary, Evidence Report/Technology Assessment: Number 64. AHRQ Publication No. 02-E033, August 2002. Agency for Healthcare Research and Quality, Rockville, MD. http://www.ahrq.gov/clinic/epcsums/samesum.htm

Caruso I, Pietrogrande V. Italian double-blind multicenter study comparing s-adenosylmethionine, naproxen, and placebo in the treatment of degenerative joint disease. Am J Med 1997; 83: S665-715.

Kagan BL, Sultzer DL, Rosenlicht N, Gerner RH. Oral S-adenosylmethionine in depression: a randomized, double-blind, placebo-controlled trial. Am J Psychiatry 1990; 147: 591-5.

Lawson BR, Belkowski SM, Whitesides JF, Davis P, Lawson JW. Immunomodulation of murine collagen-induced arthritis by N, N-dimethylglycine and a preparation of Perna canaliculus. BMC Complement Altern Med 2007; 7: 20.

North American Menopause Society. Treatment of menopause-associated vasomotor symptoms: position statement of the North American Menopause Society. Menopause 2004; 11: 11-33.

Chapter / 25

폐경 클리닉의 운영

요약 K.e.y.p.o.i.n.t

폐경 클리닉이란 폐경 전후 여성에서 발생하는 건강상의 문제뿐만 아니라 삶의 질을 전반적으로 관리하여 노환으로 인해 발생할 수 있는 불편함이나 질병을 예방하는 클리닉입니다. 폐경 클리닉은 폐경 여성에 대한 1차 건강 진단센터의 역할을 하여야 하며 각 개인에게 맞는 맞춤 진료를 제공해야 합니다. 여성호르몬 결핍과 골다공증, 요실금을 비롯한 비뇨부인과 질환 등 산부인과 영역의 관리가 1차적으로 요구되겠지만, 이 외에 고혈압, 고지혈증, 당뇨병, 관절염, 유방질환, 비만 등 산부인과 관련 질병에 대한 선별 검사와 건강 교육 역시 빠져서는 안될 것입니다. 따라서 폐경 클리닉은 능력을 갖춘 의사와 간호사 등의 인적 요소를 갖추는 것이 가장 중요하며, 폐경 전반 및 폐경 여성에서 필요한 생활 습관의 변경, 영양, 금연, 운동, 정신건강, 성생활 등에 관한 건강 지침을 설명, 상담하여 줄 수 있는 전문가가 필요합니다.

25-1 ▸▸ 폐경 클리닉이란 무엇입니까?

폐경기를 건강하게 보내기 위해 삶의 질을 관리하는 클리닉이라고 생각하면 됩니다.

건강한 여성들의 인생의 1/3을 차지하는 폐경 후의 건강한 삶을 위한 클리닉으로 폐경이후 여성 건강의 예방적인 차원을 지원하는 것입니다. 따라서 폐경 전후의 노화의 징후를 분석하고 그 현상을 파악하여 미래를 대비해 주는 분야 즉, 미래의 삶의 질을 관리하여 노환으로 인한 불편함 혹은 질환을 예방하는 클리닉입니다.

25-2 ▸▸ 폐경 의학은 무엇입니까?

폐경기에 발생하는 건강상의 여러 문제를 다루는 분야입니다.

폐경 전후에는 건강에 대한 위험인자가 변화하기 때문에 건강한 생활 습관, 질환에 대한 선별검사, 호르몬 요법 등에 대한 환자 교육에 대한 노력이 필요한 시기입니다.

골다공증, 심장질환, 악성 종양, 뇌혈관 질환, 간경화, 사고, 자살 등에 대한 위험이 증가하는 40세–65세 사이의 여성에서 폐경 전후의 월경 불순, 혈관운동성 증상, 정신적인 증상, 비뇨기 장애, 위축성 질염 등이 진료 대상이 될 수 있습니다.

55세–65세 사이의 폐경 여성에서는 골다공증, 심혈관 질환 등 교육, 생활습관의 개선, 질환에 대한 조기 진단 및 치료 등이 필요한 여러 가지 질환이 증가하게 되며, 요실금 증상에 대한 진료의 필요성도 증가하기 시작합니다.

25–3 ▸▸ 폐경 클리닉의 진료 범위 및 목표는 무엇입니까?

가) 진료 범위

폐경 클리닉의 진료 범위는 산부인과 질환에만 국한되지 않습니다. 폐경 클리닉은 1차 건강 진단센터의 역할을 하여야 하며 폐경 여성에 대한 개별화된 진료를 해야 합니다. 여성호르몬 결핍, 골다공증, 고혈압, 고지혈증, 당뇨병, 요실금을 포함한 비뇨부인과 질환, 관절염, 유방 질환, 비만 등이 주 진료 대상으로, 이들 질환에 대한 선별 검사와 건강 교육 및 노화 관리가 주된 진료 범위입니다. 한마디로 중년 여성을 위한 종합 건강 클리닉 (well–woman's clinic)이라 이해하면 되겠습니다.

현존하는 질환 혹은 선별 검사를 통하여 진단된 질환에 대한 정밀 검사 및 치료를 위하여 타과 전문가에 의뢰하는 협진도 중요하며 이러한 경우에 부인과 전문의는 협진을 위한 코디네이터의 역할을 하게 되어 폐경 클리닉이 폐경 여성의 건강관리 센터로서 역할을 하게 되며 폐경 여성 건강을 위한 일관된 원–스톱 서비스 (one–stop service)를 제공하게 됩니다.

나) 폐경 클리닉의 목표

① 폐경 증상 및 폐경 연관 건강에 대한 의학 정보 제공 및 교육

② 일상 생활에 영향을 주는 폐경 증상의 개선

③ 폐경 여성에 대한 포괄적인 진료

25–4 ▸▸ 폐경 클리닉 개설에 필요한 단계는 무엇입니까?

① 진료요원의 확보와 교육

② 나이와 성별에 따른 환자 목록 비치
③ 기구 및 진료실 배치
④ 진료 시간대 조정 (클리닉을 여는 요일 및 시간대 확정)
⑤ 폐경 진료 지침의 확정
⑥ 진료기록 체계 및 적절한 추적검사 계획을 확정
⑦ 폐경 환자 교육을 위한 문헌 및 동영상 확보
⑧ 폐경 환자 모집 (진료 소개서, 일반 검진 시의 폐경 클리닉 방문 권유, 클리닉 방문 초대장 등 이용)
⑨ 자동응답 전화 설치
⑩ 통신망 설치: 폐경 여성 개개인을 위한 인터넷 카페 설치

25-5 ▶▶ 폐경 클리닉에 어떤 사람이 필요합니까?

열성적인 의사와 간호사가 기본적인 인적요소입니다.

폐경 클리닉 담당 부인과 전문의는 폐경 의학에 대한 충분한 지식과 경험이 있어야 하며 (예; 폐경전문의사 인증 자격증 소지자 등) 폐경 여성을 동반자로 생각하여 환자의 상황 혹은 생각에 공감하고 개개인의 건강에서의 문제점을 차근차근하게 풀어나가는 태도가 중요합니다.

폐경 전반 및 폐경 여성에서 필요한 생활 습관의 변경, 영양, 금연, 운동, 정신생활, 성생활 등에 관한 건강 지침을 설명, 상담하여 줄 수 있는 폐경 클리닉 전문 간호사의 도움이 필요합니다.

이러한 경우에는 개별 상담도 중요하지만 폐경 여성들을 위한 폐경 클럽의 운영도 도움이 될 것으로 생각됩니다. 폐경 클리닉의 전문 간호사는 타과와의 협진을 위한 진료 계획에 대한 자세한 설명을 하여 주는 것도 중요한 기능일 것으로 생각됩니다.

25-6 ▶▶ 폐경 클리닉에 필요한 장비는 무엇입니까?

통상적인 산부인과 진료시설 이외에 특별히 요구되는 사항은 없습니다.

진료 대기실, 상담실, 진찰 및 처치실 등이 갖추어져 있으면 충분합니다. 혈액검사, 유방촬영, 골밀도 측정 등이 가능하면 좋지만 그렇지 못할 경우에는 가까운 병원이나 전문 검사 시설에 의뢰하여도 됩니다.

폐경 전반, 폐경 증상 및 질환에 대한 안내 책자와 이에 수반되는 검사에 대한 자세한 설명서를 비치하고 폐경 여성이 읽을 수 있는 도서를 폐경 클리닉에 비치하는 것이 도움이 되며 폐경여성이 진료에 적극적으로 응할 수 있는 편안한 분위기의 인테리어 설계도 중요합니다.

25-7 ▸▸ 폐경 클리닉에서 시행하여야 할 검진은 무엇입니까? (문항 3-2 참조)

폐경 클리닉에서 시행해야 할 검사는 표 25-1과 같습니다.

표 25-1. 폐경 클리닉에서 시행하여야 할 검진

병력 청취	가족력 ; 골다공증, 유방암, 고혈압, 심혈관 질환, 악성 종양, 당뇨병 등 산부인과 수술력, 피임방법, 월경력, 폐경 증상, 폐경 후 질출혈, 기존 혹은 현재의 내과적 질환, 수술 병력, 식생활 습관
신체검진	혈압, 체중, 키, 심장과 폐의 청진, 유방검진, 피부질환, 두피나 모발 상태 검사, 체지방 검사
진단검사 및 심전도 검사	일반혈액검사, 여성 호르몬 검사, 혈중 지질 검사, 일반화학검사 변잠혈 검사, 소변 검사, 심전도 기타) 골대사표지자 검사, 혈중 비타민 D 검사, 갑상선 호르몬 검사, 부갑상선 호르몬 검사 등을 필요에 따라 추가함.
방사선 검사	흉부, 유방 X-선검사, 유방 초음파 검사, 갑상선 초음파 검사 무릎 및 흉요추 X-선검사
산부인과 영상진단	골반초음파 검사
자궁내막 조직 검사	부정 자궁출혈이 있을 때
골다공증 검사	골밀도 검사
자궁경부암 검사	자궁암 세포진 검사, 인유두종 바이러스 검사
운동능력 검사	운동 처방을 위해 실시
기타	필요시 질환에 따른 정밀 검사를 추가함.

25-8 ▸▸ 폐경 클리닉의 프로토콜은 어떻게 작성되어야 합니까?

① 부인과 전문의와 간호사의 업무와 책임을 명확히 명시합니다.

② 체계적인 진료계획이 수립되어 있어서 항상 최상의 조언, 평가, 검사, 치료 및 추적 검사가 일정하게 수행될 수 있도록 해야 합니다.

③ 초진시의 병력청취 및 선별검사는 간호사에 의해 수행될 수도 있습니다. 이때 환자의 과거병력, 현증상 그리고 가족력 등은 설문지에 작성하도록 합니다.
④ 담당의사는 호소하는 폐경 증상의 청취, 전신 신체검사, 유방 및 골반진찰 등 최초평가를 실시합니다.
⑤ 호르몬 요법 이전의 진찰 시에는 폐경 여성에서 일반적으로 행하여지는 선별 검사를 하게 됩니다.
⑥ 일반적으로 질환에 대한 위험인자가 있는 환자에게는 이에 따른 추가 검사 및 진료계획을 설정하게 됩니다.
⑦ 진료의사, 진찰소견, 진료경과와 추적검사 등을 자세히 기록할 수 있는 진료 기록지를 비치하여야 합니다.
⑧ 초진 이후의 추적방문은 1개월 치료 후 시행하고, 그 다음부터 적어도 매 3개월 마다 규칙적으로 방문하면 됩니다.
⑨ 자세한 조언이 필요하면 언제나 폐경 전문 의사 또는 간호사와 상담하도록 권유합니다.

참고로 다음에 (p. 489-492) 폐경 클리닉의 프로토콜 1예를 제시하였습니다.

25-9 ▸▸ 어떻게 환자들이 폐경 클리닉을 방문하게 됩니까?

① 폐경 클리닉을 담당하는 전문 의료진 안내문, 진료시간, 진료 절차 등이 소개된 폐경 클리닉 안내 책자를 통한 동기 부여로 폐경 클리닉을 자발적으로 방문합니다.
② 다른 건강의 문제로 병원을 방문하여 검진 중 폐경 클리닉으로 소개되어 오기도 합니다.
③ 진료 소개서, 방문 초대장 등을 보고 검진을 위해 방문합니다.
④ 병의원 내의 환자 대기실 및 처치실의 포스터를 보고 방문합니다.
⑤ 주위의 소문을 듣고 방문합니다.
⑥ 대한폐경학회 홈페이지 등 인터넷 정보를 통하여 방문합니다.

폐경 안내 책자, 병원 내 교육 시설을 이용한 병원 방문자를 대상으로 하는 클리닉 홍보가 중요하며 대중 전달매체를 이용하여 폐경 클리닉 방문을 유도하는 것이 바람직할 것입니다.

25-10 ▸▸ 폐경여성에서 폐경 클리닉 방문을 권고해야하는 이유는 무엇입니까?

① 폐경 이후의 건강 문제에 대한 정보를 얻기 위하여 방문하거나 호르몬요법 투여 후의 효능 및 경과 관찰을 위한 진료가 필요합니다.

② 에스트로겐 결핍에 의한 여러 증상의 개선을 위한 방법을 상담 받을 필요가 있습니다.

③ 에스트로겐 결핍과 연관되는 것으로 믿어지는 증상으로 폐경을 확인할 필요가 있습니다.

④ 폐경 증상이 없는 환자는 골다공증을 포함한 폐경과 관련된 질환에 대해 조언을 얻기 위해서입니다.

⑤ 폐경 여성의 전반적인 건강 관리 (total health care)에 대한 정보 제공을 받기 위해서입니다.

참고문헌

Hamburger S. The value of the menopause clinic, a personal opinion. Maturitas 1990;12:315-317.

Notelovitz M. Is there a need for menopause clinics? Ann NY Acad Sci 1990;592:239-241.

Utian WH. Why menopause clinics? Menopause Management. 1991;4(1):13-15.

폐경기 클리닉 차트 (MENOPAUSE CLINIC CHART)

IDENTIFICATION	Name	Age	Registration No.	
Patient			Chart No.	
Husband			Date of Regist.	

ID No.	Private Dr.	Referred Dr.
Permanent Address		호주

Presrnt Address

Telephone [관계] : ( ) - [ ] ; ( ) - [ ]

Telephone [관계] : ( ) - [ ] ; ( ) - [ ]

HISTORY

Social History

Education ☐ none ☐ primary ☐ middle ☐ high ☐ college

Economic Status ☐ low ☐ middle ☐ high

Occupation + / - : Social Activity + / - :

Smoking + / - : pack / day Alcohol + / - :

Regular Exercise + / - :

Diet

Others

Gynecologic History

Para Menarche Yo, Mens. cycles : reg, irreg :

LMP / / Time elapsed since menopause Yrs Mo.

Marital Status ☐ single ☐ married ☐ separated ☐ divorced ☐ widowed

Empty Nest + / - : History of Infertility + / - :

Past Medical History

HRT Hx, + / - : ☐ EP ☐ E ☐ P

Duration :

Drug :

Med. Hx. + / - : ☐ glucocorticoid ☐ sedative ☐ others

(specify :)

Op Hx. + / - : ☐ hysterectomy ☐ castration ☐ others

(specify :)

Practure Hx. + / - :

Present Illness

Family History : ☐ HT ☐ CVA ☐ Cancer ☐ Osteoporosis

Dr's sign

SYMPTOMS (　　/　　/　　)

1. Vasomotor Sx (　　mos)	2. MP Syndrome , (　　mos)	3. Vag. Atrophy (　　mos)	4. Urinary Sx (　　mos)	5. Others (　　mos)
☐ Flush	☐ Fatigue	☐ Dryness	☐ Frequency	☐ Lumbago
☐ Sweating	☐ Nervousness	☐ Itching(V-V)	☐ Incontinence	
☐ Palpitation	☐ Headache	☐ Burning(V-V)	☐ Urgency	
☐ Insominia	☐ Arthralgia	☐ Dyspareunia	☐ Dysuria	
	☐ Myalgia	☐ Discharge		
	☐ Vertigo	☐ Pelvic Heaviness		
	☐ Paresthesia	☐ Falling out		
	☐ Formication			
	☐ Difficulty in making Decision			
	☐ Difficulty in Concentration			
	☐ Loss of Confidence			
	☐ Feeling of Unworthiness			

PHYSICAL EXAMINATION (　　/　　/　　)

1. Body weight　　kg	3. Pelvic Exam : Uterus
Height (present)　　cm	Adnexa
(maximal)　　cm	Cervix
BP　　/　　mmHg	V/D
2. Breast Exam.	☐ Cystocele　☐ Rectocele　☐ Uterine Prolapse
	(specify :　　　　)

PRE-TREATMENT EVALUATION

Date	Test	Result	Date	Test	Result
/ /	SGOT/SGPT	/ IU/l	/ /	P-WDB	+ / -
/ /	Serum Calcium	/ mg/dl	/ /	FSH/LH	/ mIU/ml
	Serum Phosphate	/ mg/dl	/ /	E2/PRL	/ pg/ng/ml
	Alk Phosphatase	/ IU/l	/ /	Osteocalcin	ng/ml
/ /	Cholesterol	/ mg/dl	/ /	GH	ng/ml
	Triglyceride	/ mg/dl	/ /	PTH	pg/ml
	HDL	/ mg/dl	/ /	Calutonin	pg/ml
/ /	Apoprotein	/ mg/dl	/ /	SHBH	g/dl
/ /	Urine Ca/Cr	/ mg/dl	/ /	CBS	
/ /	MI(P/I/S)	/ mg/dl	/ /	ABO/Rh	
		/ / %	/ /	HBsAg/Ab	
/ /	☐ DEXA ☐ DPA		/ /	PT/aPTT/BT	
	Spine(all)		/ /	PBS	
	Spine(L2)		/ /	U/A	
	Femur Neck		/ /	Urine Cult.	
	Words		/ /	Pap smear	
	Trochanter			D/C/B	
/ /	☐ SPA : Both Hand			Ches PA	
				EKG	
/ /	Mammography			USG	
/ /	Others				

IMPRESSION

1. Menopause　☐ Natural　☐ Castrated　☐ Natural + Castrated　☐ Premature : Age :　　Yo.
2.
3.
4.

MANAGEMENT

1. ☐ Therapeutics
   - (1) ☐ Vasomotor Sx　　(2) ☐ Urinary Sx
   - (3) ☐ Menopausal Syndrome　　(4) ☐ Symptomatic Osteoporosis
   - (5) ☐ Vaginal Atrophy　　(6) ☐ Others

2. Regimen

(1) Hormone and Calcium

* Date of HRT Start :　　/　　/

Est.	Premarin	mg/dx	day
	Patch(β, TTS)	ug/dx	day
Pro	Provera	mg/dx	day
	Duphaston	mg/dx	day
Car	CaCO3	mg/dx	day

(2) Regular Exercise　☐ Yes　☐ No

(3) Well Balanced　☐ Yes　☐ No

(4) Calcitonin
- Date of Start　　/　　/
- Name
- Dose　　IU/wk

(5) Othe

증상 및 징후 변화관찰 F/U Sx & Sign 병록번호 (NO) : 성명 (NAME):

Profile :				* Date of HRT Start : / /			
	Basal / /	1M / /	2M / /	3M / /	6M / /	9M / /	12M / /
Est Premarin (mg)							
Est Patch(TTS) (μg)							
Pro Provera (mg)							
Pro Duphaston (mg)							
Ca. $CaCo_3$ (gm)							
Vasomotor Sx							
Flush							
Sweating							
Palpitation							
Insomnia							
Mp. Syndrome							
Fatgue							
Nervousness							
Melancholia							
Headache							
Arthralgia/Myalgia							
Vertigo							
Vaginal Atrophy							
Dryness							
Itching(V-V)							
Dyspareunia							
( ) Urinary Sx. Freguency Incontinence Urgency							
Other Symptoms							
( )							
( )							
Symptom Score (0 : Absent, 1 : Mild, 2 : Moderate, 3 : Severe)							
Drug S/E Nausea	+ / - E P B	+ / - E P B	+ / - E P B	+ / - E P B	+ / - E P B	+ / - E P B	+ / - E P B
Flatulance							
Headache							
Mastodynia							
Fl. retention							
Others							
Patch Complaint Detatchment							
Irritation							
Redness/Rash							
( )							
WDB Onset	+ / -	+ / -	+ / -	+ / -	+ / -	+ / -	+ / -
Duration(days)							
Amount Dysmenorrhea Others	S M P + / -	S M P + / -	S M P + / -	S M P + / -	S M P + / -	S M P + / -	S M P + / -
BTB Onset	+ / -	+ / -	+ / -	+ / -	+ / -	+ / -	+ / -
Duration(days)							
Amount	S M P	S M P	S M P	S M P	S M P	S M P	S M P

cf. E : Estrogen, P : Progestogen, B : Both, S : Scanty, M : Moderate, P : Profuse

검사소견 변화 관찰 F/U Sx & Sign 병록번호 (NO) : 성명 (NAME):

Profile :				* Date fo HRT Start : / /		
(방문일자)		Basal / /	3M / /	6M / /	9M / /	12M / /
Est.	Premarin (mg)					
	Patch(TTS) (μg)					
Pro.	Provera (mg)					
	Duphaston (mg)					
Ca.	$CaCO_3$ (gm)					
B/Wt(kg)						
Height(cm)						
BP(mmHg)		/	/	/	/	/
MI(P/I/s)(%)		/ /	/ /	/ /	/ /	/ /
FSH/LH/E_2/PRL		/ / /		X	X	X
(검사일)		(/ /)	(/ /)	(/ /)	(/ /)	(/ /)
Cholesterol (mg/dl)						
TG (mg/dl)						
HDL (mg/dl)						
Apoprotein (mg/dl)						
Urine Ca/Cr (mg/dl)						
Calcium (mg/dl)						
Phosphate (mg/dl)						
Alk. P'ase (mg/dl)						
Osteocalcin (mg/dl)						
PTH (mg/dl)		/	/	/	/	/
검사일 ☐ DEXA ☐ DPA Spine(L-2~L4) Femur Neck Wards Trochanter		/ / ☐ DX ☐ DP ( ) ( ) ( ) ( )	/ / X X X X X	/ / ☐ DX ☐ DP ( ) ( ) ( ) ( )	/ / X X X X X	/ / ☐ DX ☐ DP ( ) ( ) ( ) ( )
PAP smear			X	X	X	
Mammography			X	X	X	
Others						

》부록

I. 폐경 관련 학회 주소

대한폐경학회

서울시 종로구 연건동 28번지 서울대학교병원 산부인과
경기도 성남시 분당구 구미동 300번지 분당서울대학교병원 산부인과 內
(Tel) 02-2072-2388 (Fax) 02-762-3599
e-mail: ksm1992@empal.com
Homepage: http://www.koreanmenopause.or.kr

대한골다공증학회

서울특별시 성동구 행당동 17번지 한양대학교 의과대학 본관 312호
(Tel) 02-2296-9897 (Fax) 02-2298-9896
work@koreanosteoporosis.or.kr
Homepage: http://www.koreanosteoporosis.or.kr

대한산부인과학회

서울특별시 강남구 논현동 55-5번지 4층 대한산부인과학회 사무국
(Tel) 02-3445-2262 (Fax) 02-3445-2440
Homepage: http://www.ksog.org

NAMS (The North American Menopause Society)

Location: 5900 Landerbrook Drive, Suite 390 Mayfield Heights, OH 44124
Mail Address: Post Office Box 94527 Cleveland, OH 44101
(Tel) 440-442-7550 (Fax) 440-442-2660
e-Mail: info@menopause.org
Homepage: http://www.menopause.org

IMS (International Menopause Society)

PO Box 687 Wray Lancaster LA2 8WY UK
(Tel) +44-15242-21190 (Fax) +44-15242-22596
e-mail: jwright.ims@btopenworld.com
Homepage: http://www.imsociety.org/

EMAS (European Menopause and Andropause Society)

1-3, rue de Chantepoulet, P.O.Box 1726 CH-1211, Geneva 1, Switzerland
(Tel) +41 22 906 91 74 (Fax) +41 22 732 2607
e-mail: info@emasonline.org
Homepage: http://www.emasonline.org/

APMF (Asia Pacific Menopause Federation)

Dept of Obstetrics and Gynaecology. The Prince of Wales Hospital Shatin, NT Hong Kong SAR China
(Tel) 852-26322800 (Fax) 852-26360008
e-mail: info@apmf.net
Homepage: http://www.apmf.net/

ASBMR (The American Society for Bone and Mineral Research)

2025 M Street, NW, Suite 800 Washington, DC 20036-3309, USA
(Tel) 202-367-1161 (Fax) 202-367-2161
e-Mail: asbmr@asbmr.org
Homepage: http://www.asbmr.org/

IBMS (International Bone and Mineral Society)

2025 M Street, NW, Suite 800 - Washington, DC 20036-3309 USA
(Tel) 202-367-1121 (Fax) 202-367-2121
e-mail: info@ibmsonline.org
Homepage: http://www.ibmsonline.org/

NOF (National Osteoporosis Foundation)

1232 22nd Street N.W. Washington, D.C. 20037-1202 USA
(Tel) 202-223-2226 (Fax) 800-231-4222
e-mail: webmaster@nof.org
Homepage: http://www.nof.org/

IOF (International Osteoporosis Foundation)

9, rue Juste-Olivier, CH-1260 Nyon, Switzerland
(Tel) +41 22 994 0100 (Fax) +41 22 994 0101
Homepage: http://www.iofbonehealth.org/

ASRM (American Society for Reproductive Medicine)

1209 Montgomery Highway, Birmingham, Alabama 35216-2809
(Tel) 205-978-5000 (Fax) 205-978-5005
e-mail: asrm@asrm.org
Homepage: http://www.asrm.org

ESHRE (European Society of Human Reproduction & Embryology)

Meerstraat 60, B-1852 Grimbergen (Beigem), Belgium
(Tel) +32 (0)2 269 09 69 (Fax) +32 (0)2 269 56 00
e-mail: info@eshre.com
Homepage: http://www.eshre.com

ACOG (The Amerian College of Obstetricians and Gynecologists)

409 12th St., S.W., PO Box 96920 Washington, D.C. 20090-6920
(Tel) 202-638-5577
e-mail: resources@acog.org
Homepage: http://www.acog.com

II. 폐경 관련 약제 및 의료 재료 정보

1. 호르몬 치료 제제

루테닐 정 –삼일제약

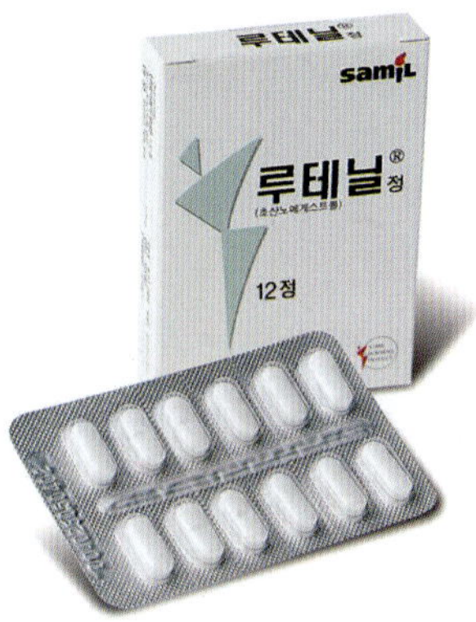

1) 성분 및 함량

nomegestrol acetate..5mg/tab

2) 효능 및 효과

황체기능부전으로 인한 부인과적 장해
- 월경 또는 주기장해 : 2차성 무월경, 과소월경, 월경통
  특히 폐경기 시기의 기능성 자궁 출혈
- 자궁내막비후 –월경전 증후군 –월경곤란증 –유방통
- 폐경기후 치료 (estrogen병용하여 그 작용의 균형을 유지할 목적으로 사용)

3) 용법 및 용량

1일 평균용량은 5mg으로 통상 매주기의 16일째부터 25일까지 10일간 투여. 그러나 용량 및 치료기간은 증상과 환자의 반응에 따라 변경 가능.

4) 특징

Nomegestrol은 19–nor progesterone 유도체로서 경구 투여시에도 활성이 높음.

Androgenic activity가 없어 태아 남성화 등의 부작용이 없으며 지질과 당의 대사에도 영향 없음.

Glucocorticoid activity가 없어 부신위축, 부종 등의 부작용이없으며, sodium balance에도 영향 없음.

반감기가 길고 생체내 이용률이 높아 1일 1회 복용이 가능.

리브론정 – 명문제약(주)

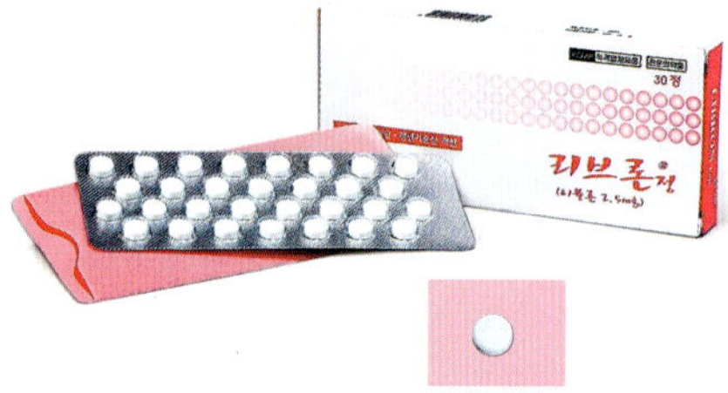

1) 성분 및 함량

1정중 Tibolone (티볼론) 2.5mg , 백색의 원형정제

2) 효능 및 효과

① 자연적인 또는 수술에 의한 폐경 이후의 다음 증상 : 홍조, 야간 발한
② 골절되기 쉬운 폐경 이후의 골다공증

3) 용법 및 용량

티볼론으로써 1일 1회 2.5mg을 일정한 시간에 경구 투여. 일반적으로 수주 이내에 증상이 완화되나 만족스런 결과를 얻기 위해서는 적어도 3개월간 복용.

4) 특징

- **Gonadomimetic steroid**
  리브론정은 Estrogen, Progestogen, androgen의 특징을 종합한 Gonadomimetic steroid제제임.
- **Safe Use**
  리브론정은 자궁내막과 유방을 자극하지 않으면서 갱년기 증상 및 골다공증을 예방, 치료. 다른 호르몬 대체요법제에 비해 부작용이 낮아 폐경 후 여성의 일차선택약제.
- **Low Vaginal Bleeding**
  리브론정은 타 제제에 비해 출혈빈도가 낮고 3개월 이후 약 90%에서 출혈이 사라짐.
- **Improved Mood and Libido**
  리브론정은 Androgen receptor에 작용하여 무드와 리비도를 개선.

리비알 (Livial) 정 – 한국오가논

1) 성분 및 함량

1정 (100mg) 중 티볼론 (tibolone) 2.5mg

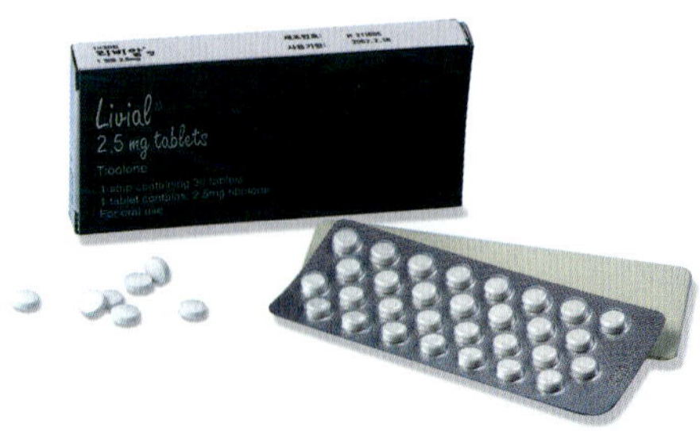

2) 효능 및 효과

① 자연적인 또는 수술에 의한 폐경 이후의 다음 증상: 홍조, 야간 발한
② 골절되기 쉬운 폐경 이후의 골다공증

3) 용법 및 용량

티볼론으로서 1일 1회 2.5mg을 일정한 시간에 경구 투여.

4) 특징

① 리비알 정의 티볼론은 조직 선택적인 에스트로겐 활성 조절제 (Selective Tissue Estrogenic Activity Regulator; STEAR)로 뇌, 골조직 그리고 질과 같은 조직에서는 에스트로겐 작용을 보이고 자궁내막과 유방과 같이 에스트로겐 효과가 바람직 하지 않은 곳에서는 에스트로겐 작용을 나타내지 않음.

② 리비알 정은 에스트로겐성 작용으로 혈관 운동성 증상과 질위축증에 효과가 있으며, 폐경후 여성의 골손실을 예방.

③ 리비알 정은 안드로겐성 그리고 에스트로겐성 작용으로 무드와 성적 웰빙의 개선에 효과. 자궁내막과 유방조직에서는 증식을 자극하지 않음.

④ 리비알 정은 1988년에 네덜란드에서 처음으로 시판되었으며 현재 전세계 90 여개 국가에서 사용.

미레나®20마이크로그람/일(레보노르게스트렐)-바이엘 쉐링

1) 성분 및 함량

1세트(약 355mg)중 레보노르게스트렐 (Levonorgetrel) 52mg

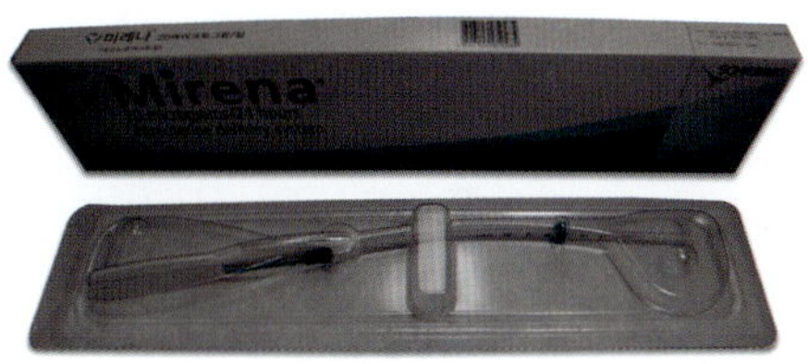

2) 효능 및 효과

① 피임

② 월경과다증

③ 월경곤란증

④ 에스트로겐 대체요법시 프로게스틴의 국소적용

3) 용법 및 용량

월경기간이나 월경시작 7일 이내에 자궁내에 삽입. 삽입후 5년간 유효하며, 이미 삽입된 본 제제를 새 것으로 교환할 경우에는 월경이 시작될 때까지 기다릴 필요가 없음.

4) 특징

① 미레나는 강력한 자궁내막 증식 억제 작용으로 월경혈액 손실량 (MBL)을 뛰어나게 감소시킴. 평균월경량을 객관적으로 측정한 결과, 삽입후 1년동안 월경과다증 여성의 혈액손실량은 급격히 감소.

② 미레나는 그 자궁내막증식 억제 작용으로 인하여 에스트로겐을 복용하는 폐경전후 여성

의 자궁내막을 보호할 목적으로 사용.

③ 미레나는 자궁내막 과다증식을 보이는 일부여성에게 성공적으로 사용되었으며 월경 중 통증을 경감시킨다는 것이 임상시험에서 관찰됨.

안젤릭 (Angeliq) 정 - 바이엘 쉐링

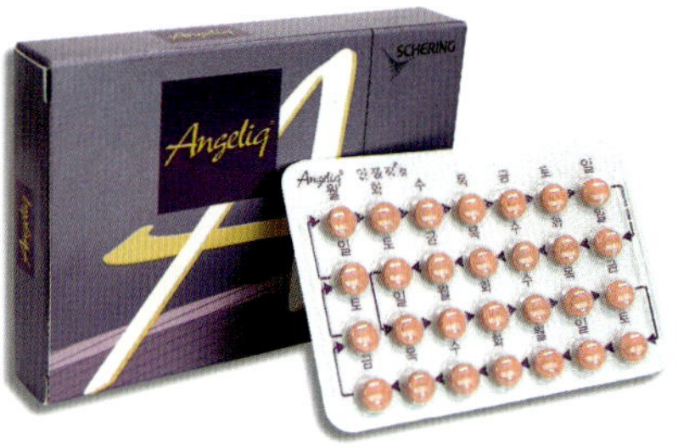

1) 성분 및 함량

Estradiol hemihydrate 1mg, Drospirenone 2mg

2) 효능 및 효과

① 폐경 후 일년이 지난 폐경기 이후 여성의 에스트로겐 결핍증에 대한 호르몬 대체 요법.

② 골다공증 예방으로 허가받은 다른 약제에 불내성이거나 금기이고 골절 가능의 위험성이 증가된 폐경기 이후 여성의 골다공증의 예방.

3) 용법 및 용량

- 이 약은 중단 없이 1일 1정씩 경구투여.
- 호르몬 대체 요법을 하지 않던 여성 또는 다른 연속 복합 제제로부터 이 약으로 바꾸는 여성의 경우는 언제든지 복용 시작 가능.
- 주기 요법으로 호르몬 요법 치료를 받던 여성은 이전의 치료법이 완전히 끝난 다음 날부터 이 약의 복용을 시작.
- 가급적 매일 같은 시간에 복용. 복용하는 것을 잊은 경우에는 가능한 빨리 복용.
- 복용을 잊은지 24시간 이상이 지났다 하더라도 추가로 이 약을 복용할 필요는 없음.
- 며칠간 복용을 하지 않았을 경우에는 질 출혈 가능.
- 폐경기 이후의 증상을 치료하기 위해서 최소 유효량을 사용.
- 65세가 넘은 여성에게는 임상경험은 제한적.

4) 특징

① 내인성 사람 에스트라디올과 화학적 및 생물학적으로 동일한 17β-에스트라디올과 합성 프로게스토겐인 드로스피레논을 포함.

② 드로스피레논은 레닌-안지오텐신-알도스테론 계에 영향을 미쳐서 항미네랄로코르티코이드 활성 (프로게스테론 및 스피로노락톤과 유사한)을 나타냄. 따라서. 알도스테론 길항 효과로 인해 나트륨과 수분의 배설이 증가.

액티벨 (Activelle) 정 - 노보 노디스크 (녹십자)

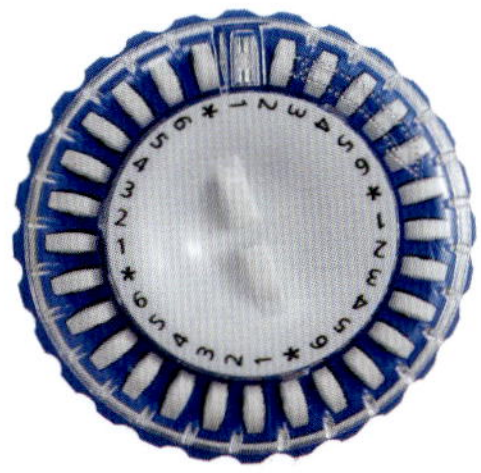

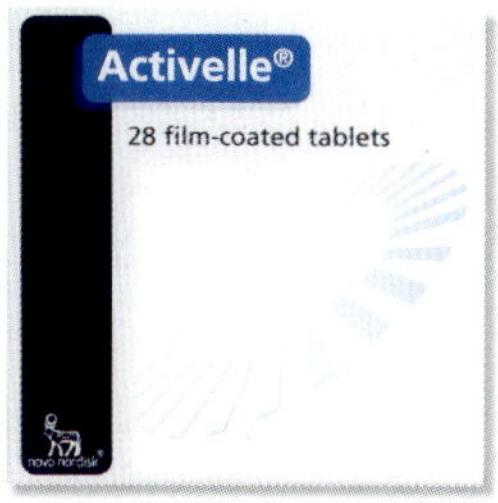

1) 성분 및 함량

에스트라디올 반수화물 (17B-stradiol) -1.0mg 초산노르에티스테론(Norethisteron Acetate) - 0.5mg

2) 효능 및 효과

폐경 후 1년 이상된 여성의 에스트로겐 결핍증상에 대한 호르몬 대체 요법,폐경후 여성의 골다공증 예방.

3) 용법 및 용량

1일 1회 경구 투여하며, 중지 없이 가능한 같은 시간에 투여,초기투여 및 기존에 무월경의 호르몬 치료를 받았다면 언제든지 시작이 가능, 주기적 용법의 호르몬 치료를 받은 사람의 경우, 출혈이 멈춘후 투여시작

4) 특징

저용량 호르몬 대체제, 열성홍조를 완화, 무월경을 유도,자궁 적출 수술을 하지 않은 여성에 대한 연속 호르몬 대체요법제, 인체에서 분비되는 호르몬과 유사한 단일 에스트로겐 사용, 칼렌다식 다이얼 팩으로 사용이 편리.

에스젠 질크림 (ESGEN Vaginal Cream) - 명문제약(주)

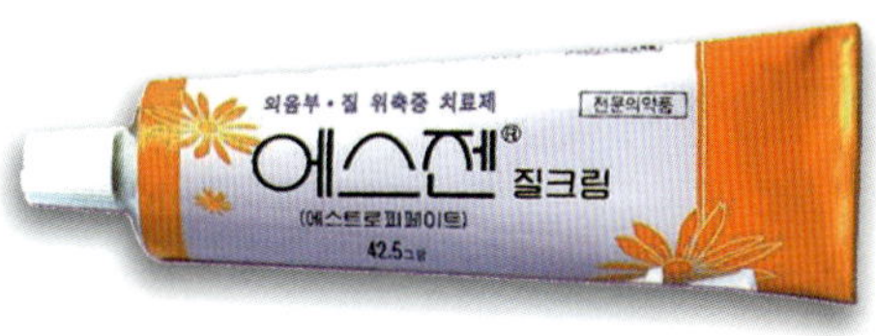

1) 성분 및 함량

Estropipate 1.5mg

2) 효능 및 효과

외음부 및 질 위축증의 치료

3) 용법 및 용량

증상의 정도에 따라 1일 2~4g을 질내 국소 적용

4) 특징

천연식물성에스트로겐 제제로 여성호르몬부족으로 인한 하부 비뇨생식기 위축 특히, 성교통증, 질 건조감 및 가려움증 등의 질 증상 치료, 질 및 하부 요로의 재발성 감염 예방, 배뇨증상 (빈뇨 및 배뇨곤란 등)과 같은 경증 요실금의 치료에 효과적임.

에스트레바 겔-삼일제약

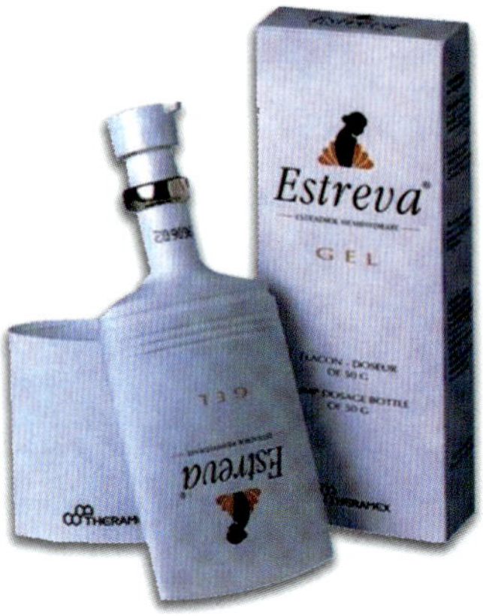

1) 성분 및 함량

Estradiol hemihydrate 1mg/g

2) 효능 및 효과

폐경기 여성에 대한 천연에스트로겐 대체 요법
- 폐경기 여성에 대한 에스트로겐 대체요법(ERT)은 비뇨생식기계 위축, 안면홍조, 정신적 불안 등 갱년기증상을 완화시켜 주며, 골다공증을 예방

3) 용법 및 용량

1회 누를 때마다 겔 0.5 g, 에스트라디올로서 0.5mg.
통상 1일 1.5 g (3회 누름)을 연속적으로 사용.
용량은 잔류 에스트로겐 제품과 특이한 개인의 약동력 등 필요에 따라 증감.

4) 특징

에스트로겐을 경구투여할 경우 위장관 흡수와 간장초회효과에 의해 대부분이 에스트론(E1)으로 전환되어, 방광질환증가, 안티트롬빈 Ⅲ 농도의 감소, 요소Ⅶ의 증가와 혈전생성의 변화, 간세포 암과 심혈관계 등의 부작용이 있음. 따라서, 에스트레바 겔은 피부에 적용함으로써 17b-에스트라디올이 경피를 통해 흡수되도록 만든 겔 제제임.
이러한 경피 흡수를 통해 E2의 일정한 혈중농도를 유지하여 효과가 우수.
이는 경구투여와 비교하여 간장초회효과를 피할 수 있으므로, 에스트론으로의 대사를 감소시켜 안전성이 높음. 일정 용량씩 분출되는 펌프가 부착된 용기를 사용함으로써, 처방용량의 조절이나 변경이 용이. 사용방법이 간편하고 용기의 외관 및휴대성이 좋아 환자의 순응도가 매우 우수.

에스트로펨 (Estrofem) 정 - 노보 노디스크 (녹십자)

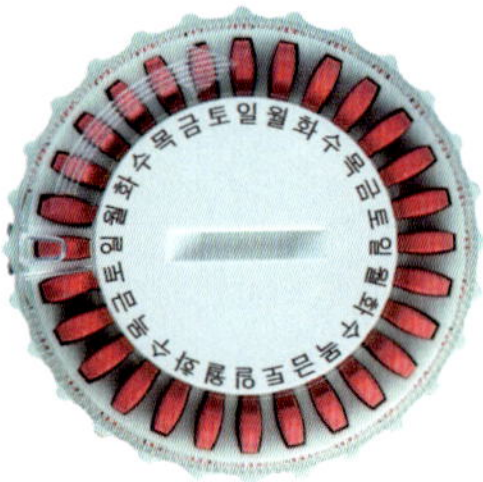

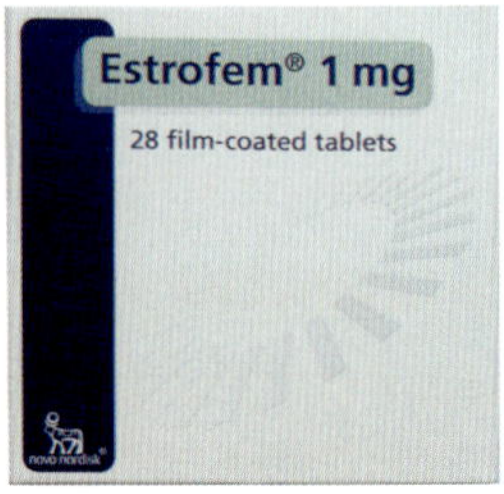

1) 성분 및 함량

에스트로펨1mg : 에스트라디올 반수화물 (17B-stradiol) 1.0mg

2) 효능 및 효과

에스트로겐 결핍증상(폐경기 증

후군)의 증상 완화 및 골절을 일으키기 쉬운 폐경후 여성의 골다공증

3) 용법 및 용량

1일 1회 경구로 중단없이 투여, 자궁적출을 받은 여성과 폐경 후 여성은 편리한 날 어느때라도 실시.

4) 특징

① 자궁 적출을 받은 여성의 폐경 증상 (열성 홍조 및 식은 땀 등)치료에 투여
② 인체에서 분비되는 호르몬과 유사한 단일 에스트로겐 사용
③ 칼렌다식 다이얼 팩으로 사용이 편리.

에스티마 (Estima) 연질 캡슐 - 다림양행 (주)

1) 성분 및 함량

미분화프로게스테론100mg

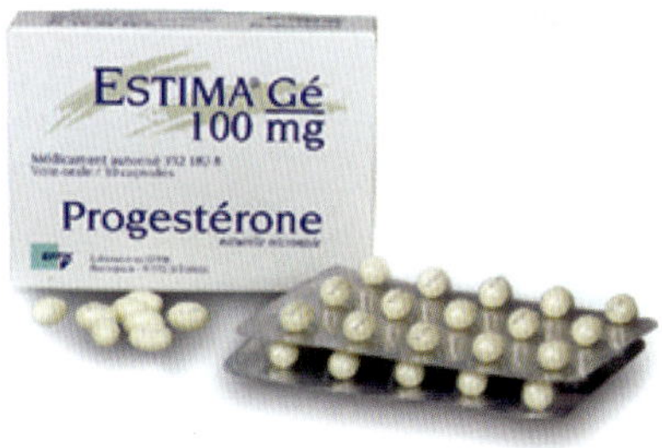

2) 효능 및 효과

① 프로게스테론 결핍으로 인한 장애 : 월경전 증후군, 배란 곤란 또는 무배란으로 인한 월경불순, 양성유선병증, 전폐경기
② 폐경기후 에스트로겐 요법의 보조

3) 용법 및 용량

보통 미분화프로게스테론으로서 1일 100-300mg 을 2회로 분할하여 아침 100mg, 취침시 100-200mg을 경구투여.

① 프로게스테론 결핍에 인한 장해
- 매 월경주기의 17일 부터 26일 까지 10일간 1일 200-300mg을 투여.
② 폐경기후 에스트로겐 요법의 보조
- 에스트로겐 요법 매 주기의 마지막 2주간 또는 매달 10-12일간 1일 200mg을 투여.

4) 특징

① 미분화프로게스테론은 난소에서 분비되는 천연 프로게스테론과 동일하며, 프로게스테론을 미분화하고, Oil에 현탁시킴으로써 경구투여시 생체이용율을 증가시킨 제품.
② 폐경 후 에스트로겐 투여시 자궁내막증식을 억제하기 위해 병용 투여되며, 불규칙한 생리주기 및 PMS (생리전 증후군)을 개선하는 호르몬 요법 제제.

오베스틴 질좌제- 한국 오가논

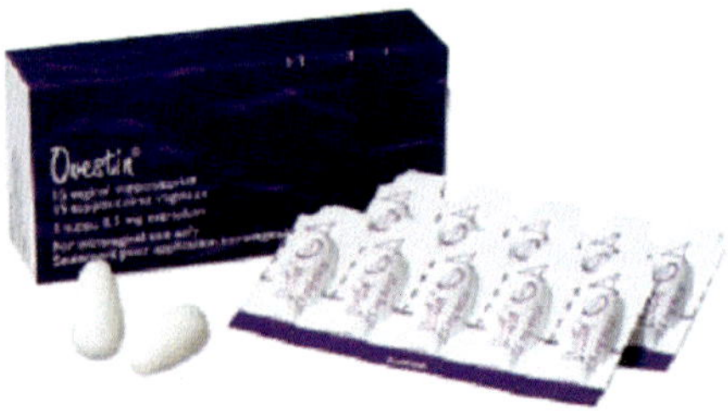

1) 성분 및 함량

이 약 1 좌제 (2.5mg) 중 에스트리올 0.5mg

2) 효능 및 효과

갱년기와 폐경이후 또는 난소적출술후
에스트로겐 결핍으로 인한 외음질 질환 및 증상: 위축성 질염, 외음부 가려움, 성교불쾌감

3) 용법 및 용량

에스트리올로서 1일 1회 0.5mg을 증상이 완화될 때까지 보통 3주 취침 시 질 내 깊숙이 삽입. 유지요법은 1주 2회, 1회 1개를 투여하는 것이 바람직함. 이 약은 가능한 최소기간, 최소량을 투여하고 단, 유지요법 실시 시 계속 투여 여부를 판단하기 위해 매 2-3개월마다 4주간 약물투여를 중지.

4) 특징

- Natural hormone인 에스트리올 제제로서 특히 Urogenital complaints에 효과적임.
- 단시간 작용형이며 다른 에스트로겐류와 달리 자궁내막 증식작용이 없으므로 progestogen의 병용투여가 필요치 않으며, 따라서 소퇴성 출혈이 일어나지 않음.

유트로게스탄 연질캡슐 (Utrogestan) - 한화제약

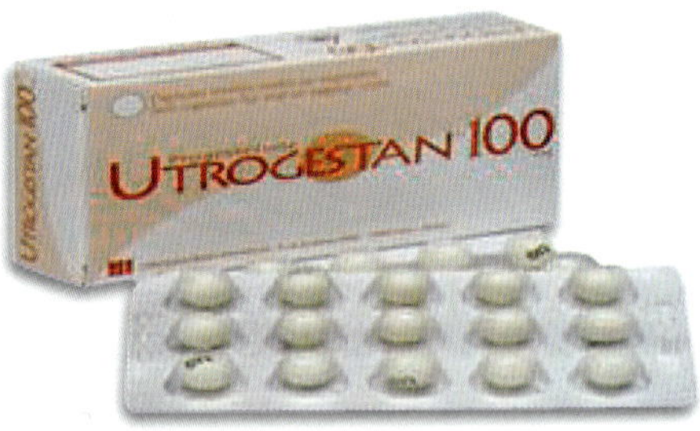

1) 성분 및 함량

1 캡슐 중 천연 미분화 프로게스테론 (Natural micronized progesterone) 100mg

2) 효능 및 효과

① 프로게스테론 결핍으로 인한 장애: 월경 전 증후군, 배란 곤란 또는 무배란으로 인한 월경불순, 양성유선병증, 전폐경기
② 폐경 후 에스트로겐 요법의 보조

3) 용법 및 용량

보통 미분화프로게스테론으로서 1일 200mg~300mg을 2회로 분할하여 아침 100mg, 취

침시 100~200mg을 경구 투여.

① 프로게스테론 결핍에 의한 장애: 매 월경주기 (월경시작일 = 월경주기 1일)의 제 17일부터 제 26일까지 10일간 1일 200~300mg을 투여.

② 폐경 후 에스트로겐 요법의 보조: 에스트로겐 요법 매 주기의 마지막 2주간 또는 매달 10~12일간 1일 200mg을 투여.

4) 특징

유트로게스탄 연질캡슐은 유일한 natural oral progesterone제로서 합성황체호르몬제(예:medroxy progesterone acetate, norgestrel)와 달리

① HDL -Cholesterol 저하 작용이 없음

② 약하지만 유의성이 있는 혈압저하 효과.

③ 항안드로겐성으로 지루, 체중증가와 같은 단백 동화 작용이 없음.

④ 심리적으로 안정화 효과.

지노플러스 (GYNO-plus) 정 - 진양제약

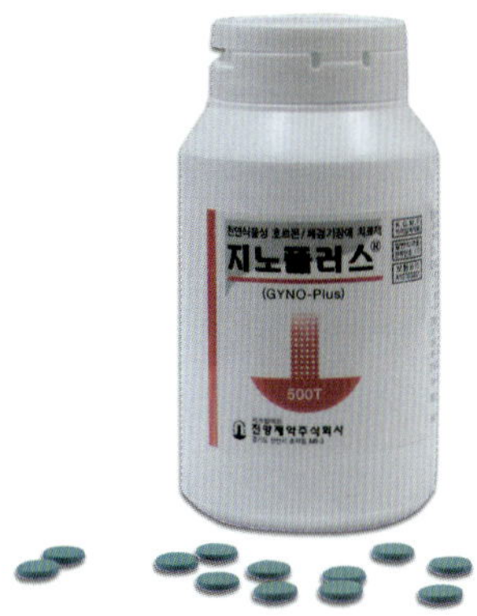

1) 성분 및 함량

1정 중

① 승마추출액 0.0364ml

② 히페리시 80% 메탄올 건조엑스 84mg

2) 효능 및 효과

폐경기의 다음 증상

① 홍조, 발한, 의욕저하

② 의기소침, 정신적 긴장, 신경과민, 집중력 부족, 불면, 불안 또는 불쾌감 등의 자율신경장해

③ 생리전의 불수의적 이상증상

3) 용법 및 용량

1회 1정씩 1일 2회, 필요 시 1회 2정씩 1일 2회

아침, 저녁에 씹지 않고 물과 함께 복용.

4) 특징

① 지노플러스정은 폐경기장애치료제인 승마추출물과 신경안정제인 히페리시 복합제로서 두성분의 상승작용으로, 폐경기에 나타나는 육체적 및 정신적 증상을 효과적으로 치료.

② 지노플러스정은 부작용이 거의 없는 생약성분 의약품으로서, 국내에서 진양제약이 최초

로 개발한 제품임.

③ 1998년 개최된 제1차 아시아-유럽 폐경기학회에서 발표된 임상으로 그 효과와 안전성이 세계적으로 입증된 약품임.

④ 2004년 북미폐경기학회 (NAMS)는 지노플러스의 주성분인 승마추출물을 폐경과 관련된 경증의 혈관확장증상을 완화하는데 1차적으로 사용할 수 있다고 권고.

콜맥스 연질캡슐- 삼일제약

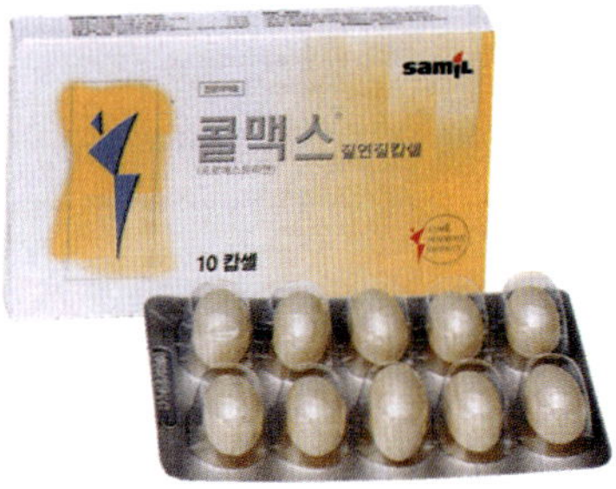

1) 성분 및 함량

Promestriene…10mg/cap

2) 효능 및 효과

에스트로겐성 호르몬 유도체인 Promestriene을 함유하여, 폐경기 이후 혹은 난소 절제술 등으로 인해 발생되기 쉬운 질 점막의 위축상태를 개선하고 이에 수반되는 자각증상을 신속히 소실시킨다.

3) 용법 및 용량

1일 1캅셀을 질내로 깊숙이 삽입하여 20일간 연속 투여한다.

4) 특징

① 외음부와 질내 위축상태 개선한다.

② 질내병소의 치유를 촉진한다.

③ 질점막 영양상태를 개선한다.

④ Doerlein bacilli의 부활시킨다.

⑤ 전신적인 호르몬성 부작용이 나타나지 않는다..

콜맥스 질크림-삼일제약

1) 성분 및 함량

Promestriene…10mg/g

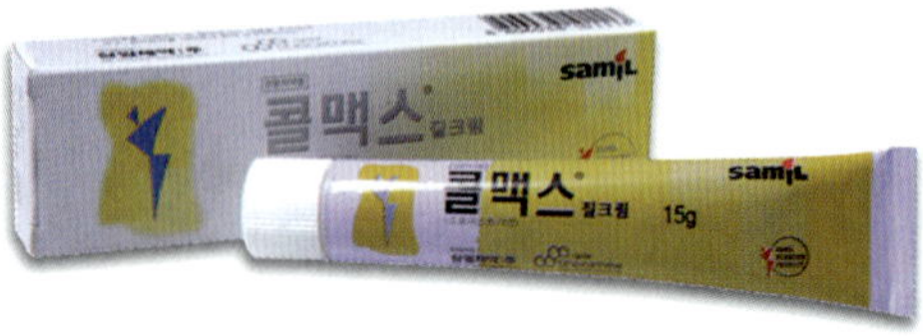

2) 효능 및 효과

에스트로겐성 호르몬 유도체인 Promestriene을 함유하여, 폐경기 이후 혹은 난소 절제술 등으로 인해 발생되기 쉬운 질 점막의 위축상태를 개선하고 이에 수반되는 자각증상을 신속히 소실시킴.

3) 용법 및 용량

1일 1~2회 혹은 이틀에 한번씩 환부에 얇게 도포하여 가볍게 맛사지함.

4) 특징

① 외음부와 질내 위축상태 개선.
② 질내병소의 치유를 촉진.
③ 질점막 영양상태를 개선.
④ Doerlein bacilli의 부활시킴.
⑤ 전신적인 호르몬성 부작용이 나타나지 않음..

콤비트란 0.2 패취- 한독약품 (주)

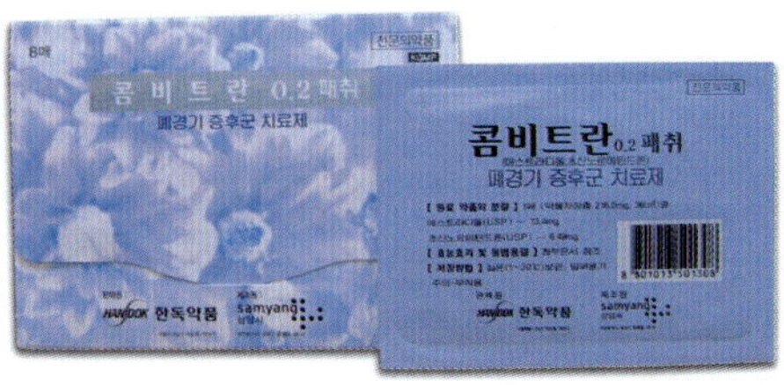

1) 성분 및 함량

초산노르에친드론 6.49밀리그램
에스트라디올 13.4밀리그램

2) 효능 및 효과

자궁을 가진 여성의 폐경으로 인한 에스트로겐의 결핍증상의 치료 : 안면홍조,수면장애,비뇨생식기의 위축,정서변화, 폐경후의 급속한 골소실의 예방

3) 용법 및 용량

이 약은 자궁을 가진 여성에게 지속적으로 에스트로겐과 프로게스테론을 공급.
에스트로겐 패취 0.05mg/day (환자의 증상에 따라 적절히 증감 가능)을 2주간 적용한 후 이 약을 주 2회 3~4일에 한번씩 부착.

4) 특징

① 콤비트란 패취 한 장으로 호르몬 요법을 간편하게 할 수 있음. 한 장에 에스트로겐과 프로게스테론이 함께 함유되어 호르몬 요법을 간편하게 할 수 있어 환자순응도가 높음.
② 콤비트란은 효과는 최대로, 부작용은 최소화. 경구제와 달리 최소 유효 혈중농도를 일정하게 지속적으로 유지시켜줌으로써 효과는 최대, 부작용은 최소화.
③ 콤비트란은 피부자극이 극히 적음. 알코올을 함유하지 않아 피부자극이 극히 적으며 얇고 투명하여 착용감이 우수함.

클리오제스트 (Kliogest) 정 – 노보 노디스크 (녹십자)

1) 성분 및 함량

에스트라디올 반수화물 (17B-stradiol) 2.0mg,
초산노르에티스테론(Norethisteron Acetate) 1mg

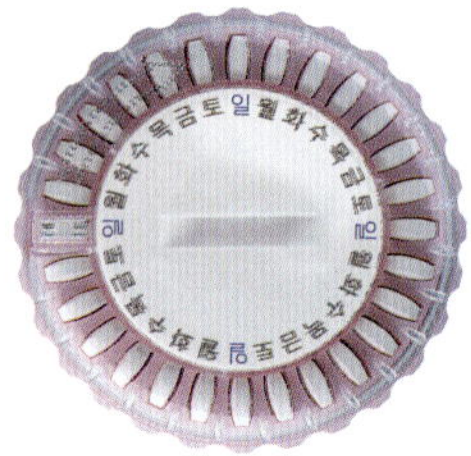

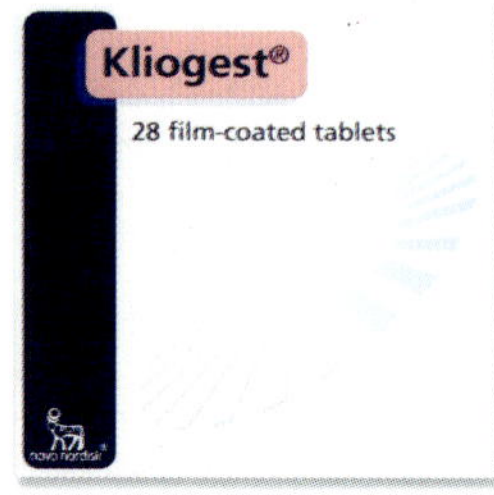

2) 효능 및 효과

① 폐경 후 1년 이상된 여성의 에스트로겐 결핍증상에 대한 호르몬 대체 요법
② 폐경후 여성의 골다공증 예방.

3) 용법 및 용량

① 1일 1회 경구 투여하며, 중지 없이 가능한 같은 시간에 투여
② 초기투여 및 기존에 무월경의 호르몬 치료를 받았다면 언제든지 시작이 가능
③ 주기적 용법의 호르몬 치료를 받은 사람의 경우, 출혈이 멈춘후 투여시작

4) 특징

① 정상용량의 호르몬 대체제
② 열성홍조를 완화
③ 무월경을 유도
④ 자궁 적출 수술을 하지 않은 여성에 대한 연속 호르몬 대체요법제
⑤ 칼렌다식 다이얼 팩으로 사용이 편리

트리시퀸스 (Trisequens) 정 – 노보 노디스크 (녹십자)

1) 성분 및 함량

파란색 : 에스트라디올 반수화물 (17B-stradiol) 2mg
흰색 : 에스트라디올 반수화물 (17B-stradiol) 2mg
초산노르에티스테론(Norethisteron Acetate) 1mg
빨간색 : 에스트라디올 반수화물 (17B-stradiol) 1mg

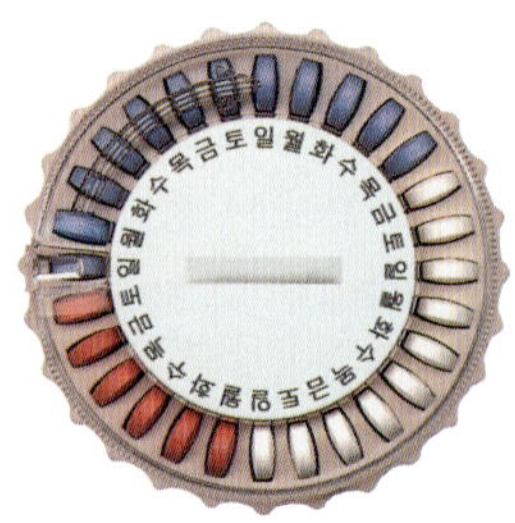

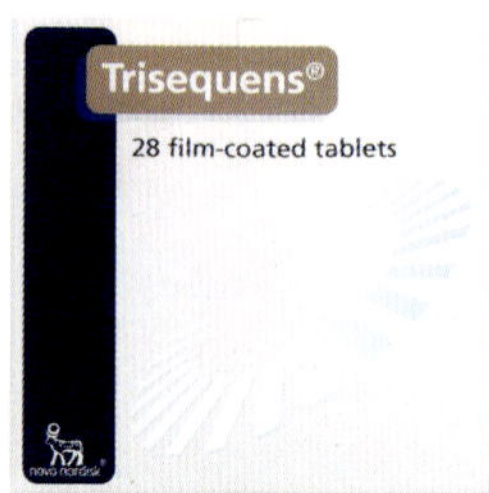

2) 효능 및 효과

폐경전후 여성의 에스트로겐 결핍에 의한 갱년기 장애, 골절을 일으키기 쉬운 폐경 후 여성의 골다공증

3) 용법 및 용량

주기적 호르몬 요법제, 1일 1회 경구 투여

① 청색정을 12일간 투여

② 백색정을 계속해서 10일간투여

③ 적색정을 6일간투여하며 이때 생리를 함

4) 특징

① 열성홍조 완화, 월경을 유도하는 제품

② 매주기마다 10일간의 프로게스토겐이 투여되는 3단계의 주기적 호르몬 대체요법

③ 칼렌다식 다이얼 팩으로 사용이 편리.

페모스톤® 1/10 (Femoston® 1/10) - 중외제약

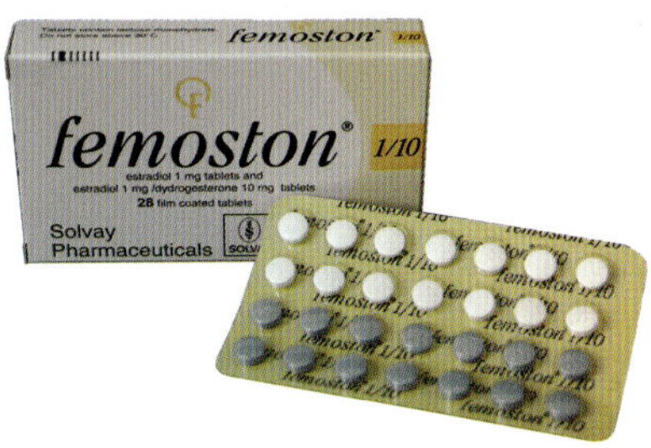

1) 성분 및 함량

백색정(14정) 1정 중 17(-estradiol 1mg

회색정(14정) 1정 중 17(-estradiol 1mg + Dydrogesterone 10mg

2) 효능 및 효과

자궁을 가진 여성의 호르몬대체요법으로서,

에스트로겐 결핍에 의한 자연적이거나 또는 원인성인 폐경 후 증후군의 치료, 자궁을 가진 여성의 에스트로겐 결핍으로 인한 골다공증의 예방

3) 용법 및 용량

- 페모스톤® 1/10 : 생리 시작일로부터 5일 이내 복용시작. 28일 주기 동안 첫 14일간은 백색정을, 다음 14일간은 회색정을 1일 1회 1정씩 복용

4) 특징

- 체내 progesterone과 가장 유사한 dydrogesterone 성분과 식물에서 추출한 17β-estradiol 성분을 함유.
- 17β-estradiol을 1mg 함유하고 있는 저용량 제제 등 환자의 특성에 따라 처방이 가능한 다양한 제제 보유.

• 유방 압통 및 체중감소로 내약성 우수.
• 유방암 세포를 억제하는 Dydrogesterone 성분으로 유방암 억제.
• 여드름, 다모증 등의 증상을 동반하는 androgenic effect를 가지지 않고, 당내성 손상이 일어나지 않음.
• 장기적으로 복용하였을 때 골다공증의 예방 및 지단백질에 긍정적인 효과 나타냄.

페모스톤® 2/10 (Femoston® 2/10) - 중외제약

1) 성분 및 함량

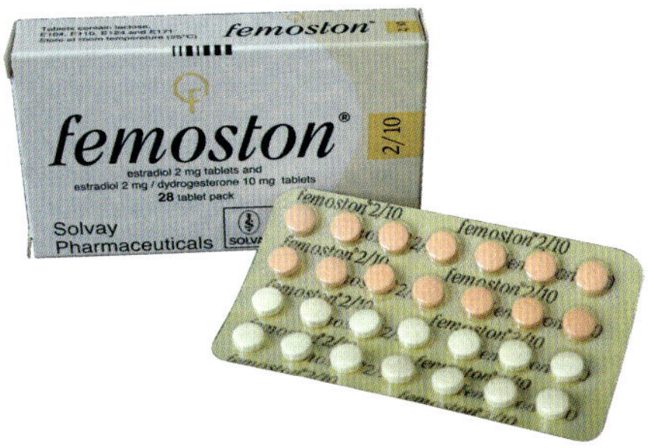

주황색정(14정) 1정 중 17(-estradiol 2mg
노란색정(14정) 1정 중 17(-estradiol 2mg + Dydrogesterone 10mg

2) 효능 및 효과

사궁을 가신 여성의 호르몬대체요법 으로서, 에스트로겐 결핍에 의한 자연적이거나 또는 원인성인 폐경 후 증후군의 치료, 자궁을 가진 여성의 에스트로겐 결핍으로 인한 골다공증의 예방

3) 용법 및 용량

• 페모스톤® 2/10 : 생리 시작일로부터 5일 이내 복용시작. 28일 주기 동안 첫 14일간은 주황색정을, 다음 14일간은 노란색정을 1일 1회 1정씩 복용

4) 특징

• 체내 progesterone과 가장 유사한 dydrogesterone 성분과 식물에서 추출한 17β-estradiol 성분을 함유.
• 17β-estradiol을 1mg 함유하고 있는 저용량 제제 등 환자의 특성에 따라 처방이 가능한 다양한 제제 보유.
• 유방 압통 및 체중감소로 내약성 우수.
• 유방암 세포를 억제하는 Dydrogesterone 성분으로 유방암 억제.
• 여드름, 다모증 등의 증상을 동반하는 androgenic effect를 가지지 않고, 당내성 손상이 일어나지 않음.
• 장기적으로 복용하였을 때 골다공증의 예방 및 지단백질에 긍정적인 효과 나타냄.

페모스톤® 콘티 (Femoston® conti) – 중외제약

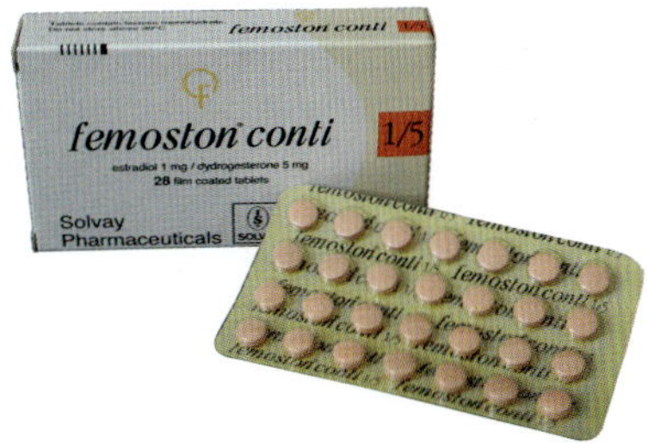

1) 성분 및 함량

살색정(28정) 1정 중 17β-estradiol 1mg + Dydrogesterone 5mg

2) 효능 및 효과

자궁을 가진 여성의 호르몬대체요법으로서, 에스트로겐 결핍에 의한 자연적이거나 또는 원인성인 폐경 후 증후군의 치료, 자궁을 가진 여성의 에스트로겐 결핍으로 인한 골다공증의 예방

3) 용법 및 용량

- 페모스톤® 콘티 : 1일 1회 1정을 식사와 관계없이 복용. 휴약 없이 연속 복용

4) 특징

- 체내 progesterone과 가장 유사한 dydrogesterone 성분과 식물에서 추출한 17β-estradiol 성분을 함유.
- 17β-estradiol을 1mg 함유하고 있는 저용량 제제 등 환자의 특성에 따라 처방이 가능한 다양한 제제 보유.
- 유방 압통 및 체중감소로 내약성 우수.
- 유방암 세포를 억제하는 Dydrogesterone 성분으로 유방암 억제.
- 여드름, 다모증 등의 증상을 동반하는 androgenic effect를 가지지 않고, 당내성 손상이 일어나지 않음.
- 장기적으로 복용하였을 때 골다공증의 예방 및 지단백질에 긍정적인 효과 나타냄.

프로기노바 정 1mg, 2mg –바이엘 쉐링

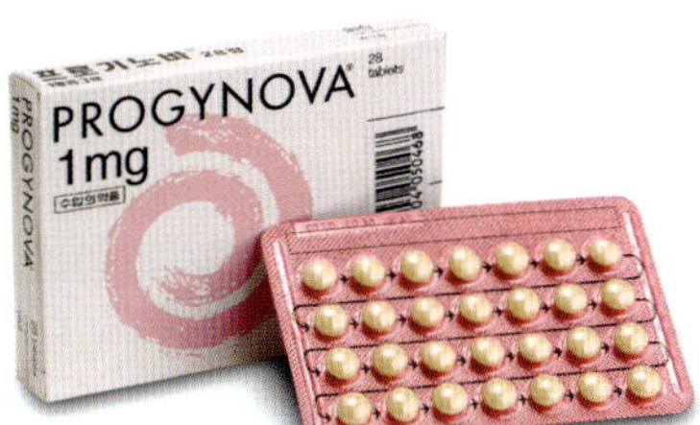

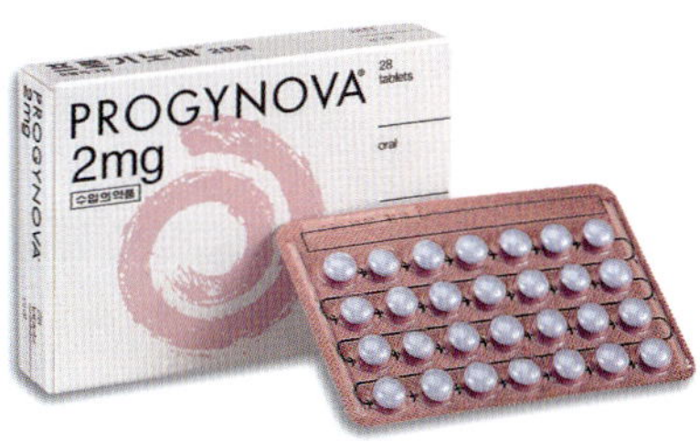

1) 성분 및 함량

Estradiol hemihydrate 1mg, 2mg

2) 효능 및 효과

갱년기장애, 난소적출 환자, 골절을 일으키기 쉬운 여성의 골다공증 방지

3) 용법 및 용량

- 갱년기장애, 난소적출 환자

  길초산에스트라디올로서 1일 1 또는 2mg을 식후에 경구투여. 21일간 투여 후 최소한 1주간 휴약. 치료경과에 따라 적절히 증감.

- 골다공증

  이 약으로서 1일 2mg을 경구투여.

보험 코드 : 프로기노바정 1mg E03090141
프로기노바정 2mg E03090231

4) 특징

Estradiol valerate는 인체 내에서 전량 생리학적, 약물학적 활성도가 가장 높은 천연형의 순수한 17β-estradiol (human physiological hormone로 전환되며, 이는 갱년기 증상의 원인이 되는 내인성 호르몬 ESTRADIOL 과 동일한 물질이고, 추출의 근원은 콩으로부터 추출한 시물성 천연형이며, 복용 이후의 대사와 배설이 같은 경로를 거치므로 갱년기증상을 보다 빠르고 효과적으로 치료함.

2. 골다공증 예방 및 치료 제제

글라케이 (Glakay) 연질캅셀 – 한국 에자이

1) 성분 및 함량

1정 중 menatetrenone 15mg

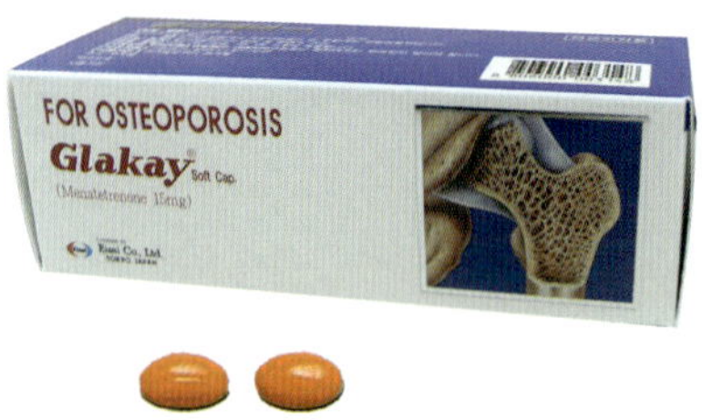

2) 효능 및 효과

골다공증에서의 골량 및 통증의 개선

3) 용법 및 용량

1회 1캅셀, 1일 3회 식후 복용

4) 특징

① 글라케이는 국내 유일한 골형성 촉진제로서 폐경기후 골다공증뿐만 아니라 2차성 골다공증과 골통에도 처방가능. 또한 최근에는 간세포암의 예방에 대한 효과가 밝혀지고 있음.

② 글라케이는 BMD를 유지 또는 증가시킬 뿐만 아니라 골절 감소에 우수한 효과.
③ Bisphosphonates, SERMs, Active Vit D 제제들과 달리 장기간 처방시에 골교체율이나 미세구조 등 골질을 향상시켜 주고 위장관 장애 등 부작용이 적어 안심하고 처방 할 수 있으며 복용후에도 자유로운 활동이 가능해 환자의 복약순응도가 더욱 높음.

디카맥스1000 정 – 다림양행(주)

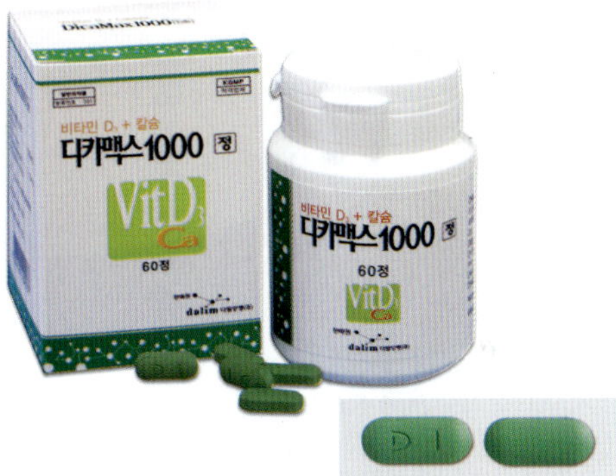

1) 성분 및 함량

1정 중 탄산칼슘(USP)……1250mg (칼슘으로서 500mg)
콜레칼시페롤농축분말(EP)……10mg
(비타민D_3로서 1000IU)

2) 효능 및 효과

① 다음 경우의 Vitamin D의 보급
– 임신 · 수유부, 발육기, 노년기
– 이 약에 함유된 비타민 등의 효능 · 효과는 다음과 같다
  • 뼈, 이의 발육불량
  • 구루병의 예방
② 칼슘 결핍 및 기타 칼슘 보급

3) 용법 및 용량

성인 및 12세 이상 어린이: 1일 1회 1정을 복용

4) 특징

① 국내 최대의 비타민D3 함유 칼슘제.
② 하루 1~2정으로 간편하게 적정 비타민D3 고용량(2000IU)과 칼슘 투여가 가능.

맥스마빌 정 – ㈜유유

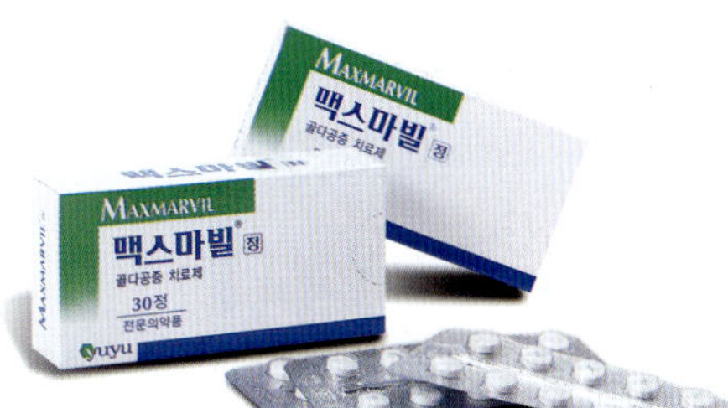

1) 성분 및 함량

1정 중
알렌드론산나트륨(별규)……………………6.53mg
(알렌드론산…………………………5mg)
칼시트리올(BP)……………………………0.5μg

2) 효능 및 효과

골다공증

3) 용법 및 용량

1일 1회 1정을 아침에 음식물 또는 음료수 섭취 최소한 30분 전에 충분한 양의 물(170~230 밀리리터)과 함께 복용. 광천수를 포함한 다른 음료나 음식, 약물은 알렌드로네이트의 흡수를 저하시킬 수 있음. 또한 30분 이내 동시에 복용하면 체내흡수가 저하되어 효과가 감소할 수 있음.

4) 특징

- 우수한 효과 및 복용순응도 개선

  맥스마빌은 세계 최초로 Alendronate에 Calcitriol (활성형 비타민D)을 복합하여 치료 효과를 향상시킴. 따라서 비타민D와 칼슘을 추가적으로 매일 따로 복용할 필요 없이 1일 1회 1정 복용으로 환자의 복용 순응도를 개선.

5) 복용상의 불편함 해소

- 맥스마빌은 복용 후 적어도 30분간 똑바로 서있어야 한다는 불편함이 없이 누워도 됨(2006년 1월 13일 허가사항 변경). 경구용 비스포스포네이트 계열의 약물은 식도부작용의 위험이 있어 복용 후 적어도 30분 동안 똑바로 서있는 자세를 유지해야 하는 불편함이 있으나, 맥스마빌은 특수장용코팅정 (pH 5.5 Sensitive Enteric Coated Tablet)으로 이러한 복용상의 불편함을 해소함.

본비바 (Bonviva) 정, 주 - 글락소스미스클라인

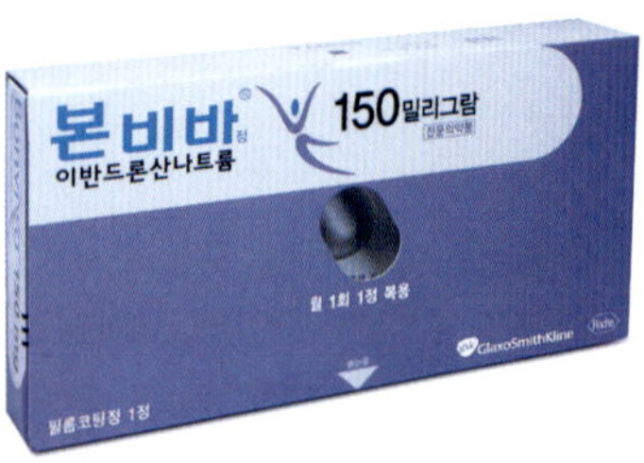

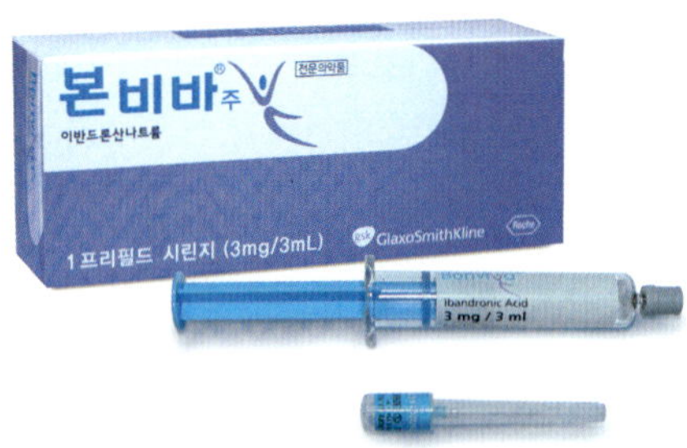

1) 성분 및 함량

본비바 정 (Ibandronate 150mg), 본비바 주 (Ibandronate 3mg)

2) 효능 및 효과

폐경 후 여성의 골다공증 치료

3) 용법 및 용량

① 본비바 정 : 월 1회 1정을 정기적으로 매월 같은 날 아침에 음식물, 음료수(물 제외) 또는 다른 경구 약물이나 식품 보조제 (칼슘 포함) 등을 섭취하기 최소 1시간 전에 충분한 양의 물과 함께 복용. 이 약은 서 있거나 똑바로 앉아있는 자세에서 충분한 양 (180-240ml)의 물로 삼켜야 하며, 복용 후 60분 간 누워서는 안됨.

② 본비바 주 : 3mg을 3개월에 한번씩 15 - 30초 간 정맥주사.
환자들은 보조적으로 칼슘과 비타민 D를 섭취.
정기 투약일에 투약을 잊었을 경우 가능한 빨리 주사하고, 이로부터 3개월 간격으로 정기적으로 투약.

4) 특징

① 본비바 정 : 본비바 정은 월 1회 복용하는 비스포스포네이트 (Bisphosphonate)계열의 골다공증 치료제로써, 기존의 치료요법에 비하여 복용의 편리함을 높이고 복약시간을 단축하여 환자의 순응도를 향상시킨 새로운 골다공증 치료제.

② 본비바 주 : 본비바 주는 프리필드 시린지 (pre-filled syringe)의 형태로 공급되며, 3개월에 한 번씩 연 4회 15~30초 간 정맥 주사하는 편리한 방법의 골다공증 치료제.

아클라스타 주사액 5밀리그람/100밀리리터 (졸레드론산)-한국 노바티스

1) 성분 및 함량

졸레드론산 (5mg/100mL)

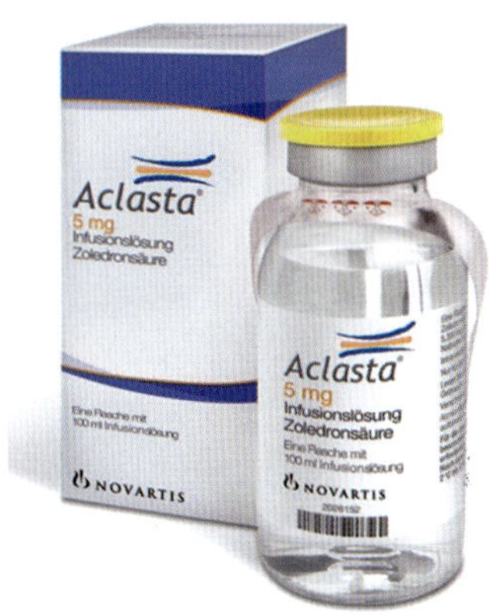

2) 효능 및 효과

① 폐경후 여성의 골다공증 치료: 대퇴골, 척추 및 비척추 골다공증성 골절의 발생율 감소

② 골파제트 병의 치료

3) 용법 및 용량

이 약 투여는 vented infusion line을 통해 일정한 속도로 정맥 주입. 주입 시간은 15분 이상. 이 약 투여 전후 환자에게 충분히 수분 공급. 이는 이뇨제를 투여 받고 있는 환자의 경우 특히 중요함.

① 폐경후 여성의 골다공증 치료

- 권장용량은 1년 1회, 이 약 5mg을 15분 이상 정맥 주입
- 음식물로부터 칼슘 및 비타민 D 섭취가 불충분할 경우 보충제를 복용. 폐경후 여성은 1일 평균 1,200mg의 칼슘과 400-800 IU의 비타민 D가 요구됨.

② 골파제트병의 치료
- 권장용량은 이 약 5mg을 15분이상 단회 정맥주입.

4) 특징

아클라스타는 골다공증 치료제로서는 최초이자 유일하게 1년에 단 한번, 15분간의 정맥 주사 투여로 1년 동안 효과를 볼 수 있는 치료제로써 매일, 매주 또는 매월 복용하는 기존치료제와는 달리 1년에 한번 투여하면 최소 1년 동안은 치료 순응도에 대한 걱정 없이 모든 주요 부위의 골다공증 골절에 효과를 볼 수 있다는 점에서 골다공증 치료에 새로운 전기를 마련할 것으로 기대되는 약물임.

악토넬 (Actonel) 정-한국 사노피 아벤티스

1) 성분 및 함량

1정 중 리세드론산 나트륨 5mg, 35mg

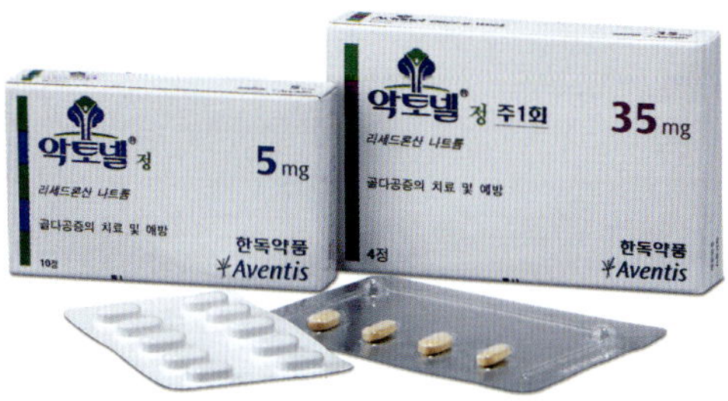

2) 효능 및 효과

① 폐경 후 여성의 골다공증 치료와 예방
② 남성의 골다공증 치료

3) 용법 및 용량

① 5mg 정제를 매일 1회 경구 투여, 35mg 정제를 매주 1회 경구 투여
② 음식물은 이 약의 흡수를 방해하기 때문에 충분한 흡수를 위해 다음과 같이 복용.
- 아침식사 최소 30전에 복용하거나
- 또는 하루 중 어떤 때라도 음식물이나 음료수의 섭취 전후로 최소 2시간 떨어져서 복용.
- 이 약이 위를 쉽게 전달되도록 똑바른 자세로 순수한 물 한 컵과 함께 복용. 그리고 환자는 복용 후 최소 30분 동안 눕지 말아야 함.
- 그 다음 복용은 기존에 정해진 복용일에 다시 복용. 같은 날 2정을 복용해서는 안됨.

4) 특징

① Fast protection
- 악토넬은 6개월 만에 척추골절, 비척추 골절 감소 효과를 보이는 유일한 비스포스포

네이트 제제.

② Multi-site protection :

- 투여 1년째 65% 척추골절 발생율 감소, 74% 비척추골절 발생율 감소시킴.
- 최초의 전향적 연구인 HIP 스터디를 통해 고관절 골절 감소 효과 또한 입증.

③ Effective protection:

- 5년 이상의 장기간에 걸친 지속적인 척추, 비척추 골절 감소효과.
- 남성 골다공증에의 효과가 입증됨.

④ GI tolerability, 기타 :

- Alendronate 에 비해 낮은 위궤양 발생률.
- 뼈의 미세구조 유지 효과 (Bone Microarchitecture).

에비스타 (Evista)정-한국 릴리

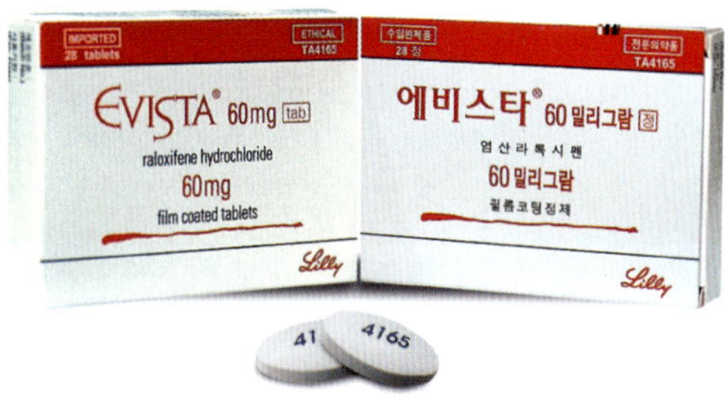

1) 성분 및 함량

Raloxifene hydrochloride 60mg

2) 효능 및 효과

폐경후 여성의 골다공증 치료 및 예방

3) 용법 및 용량

1일 1회 60밀리그람

4) 특징

랄록시펜은 선택적 에스트로겐 수용체 조절제(Selective Estrogen Receoptor Modulator:이하 SERM)중 2세대 SERM으로써, 호르몬제는 아니지만, 에스트로겐 수용체에 결합하여 골에서는 에스트로겐 작용을 하며 자궁내막과 유방에는 에스트로겐 길항작용을 함. Raloxifene은 SERM 제제 중 유일하게 폐경여성의 골다공증의 예방과 치료제로서 사용되고 있음.

*** 골밀도의 변화**

- 건강한 폐경 여성을 대상으로 골소실의 예방효과를 관찰한 연구에서 랄록시펜 1일 60mg을 3년간 사용시 골밀도는 2-2.5% 증가하며, 이는 호르몬 요법이나 비스포스포네이트 사용시에 약 절반 정도임. 2년을 연장하여 총 5년간 치료시 골감소증이나 골다공증으로 진행될 위험성이 유의하게 감소됨이 증명됨.
- 골다공증 여성을 대상으로 한 MORE (Multiple Outcomes of Raloxifene Evaluation) 연구에서는 4년 동안 랄록시펜을 사용시 위약군에 비해 척추 골밀도는 2.5%, 대퇴경부 골밀도는 2.1% 증가함.

최근 연구에 의하면 75세 이상의 고령의 폐경후 여성에서도 젊은 폐경후 여성과 동일한 골 보호 효과를 가지며, 동양인에서도 서구인과 같은 골 보호 효과를 가짐이 증명됨.

원알파 (One alfa) – 일성신약

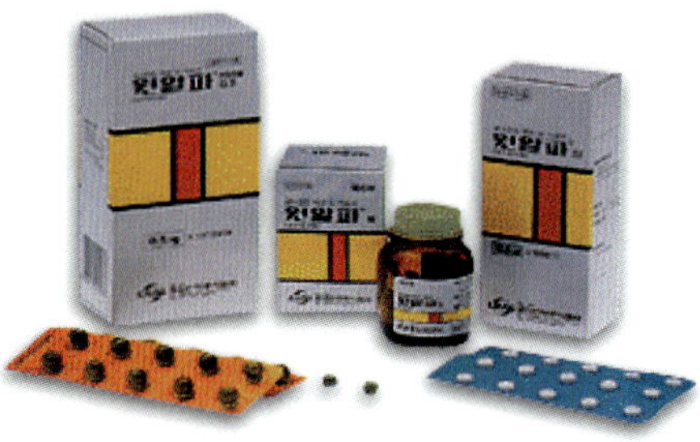

1) 성분 및 함량

1정 또는 1캅셀 중 알파칼시돌 0.5㎍

2) 효능 및 효과

다음 질환에 의한 비타민 D 대사 이상에 수반한 제증상 (저칼슘혈증, 테타니, 뼈의 통증, 골병변 등)의 개선

① 골다공증
② 만성신부전
③ 부갑상선 기능 저하증
④ 비타민 D 저항성 구루병, 골연화증

3) 용법 및 용량

① 만성신부전, 골다공증의 경우: 보통 성인 1일 1회 알파칼시돌로서 0.5~1.0 ㎍
② 부갑상선 기능 저하증, 기타 비타민 D 대사 이상에 수반하는 질환의 경우: 보통 성인 1일 1회 알파칼시돌로서 1.0~4.0 ㎍

4) 특징

장관에서의 칼슘 흡수 촉진

① 골대사활성에 의한 골형성
② 골다공증에 의한 요통 개선
③ 장기 연속 투여 시에도 내성 또는 습관성 없음
④ 정제의 경우 필요에 따라 분말화 사용가능, 유당에 의한 희석 가능 (소아나 노인에게 투여 가능)

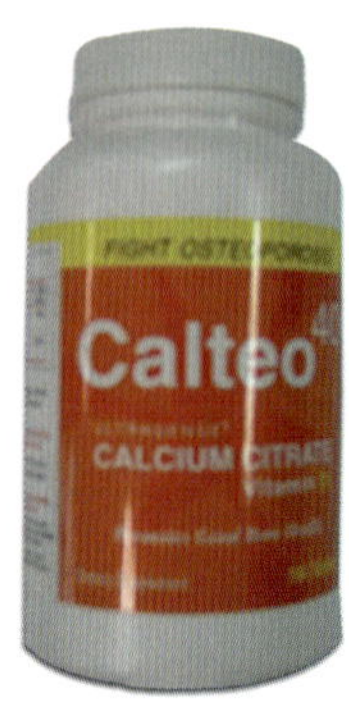

칼테오 40 정 – 메츠코리아

1) 성분 및 함량

Calcium Citrate 750mg
Cholecalciferol 10㎍ (Vitamin D3로서 400IU)

2) 효능 및 효과

- 칼슘 결핍 및 칼슘의 보급
- 뼈,이의 발육 불량, 구루병의 예방
- 비타민 D의 보급: 임신, 수유기, 발육기, 노년기

3) 용법 및 용량

1일 1회 2정을 복용.

4) 특징

- 비타민 D3를 함유한 Calcium Citrate (구연산 칼슘).
- 수용성 칼슘으로 탄산칼슘보다 생체 이용률이 2.5배 높음.
- 흡수 시 위산의 영향을 받지 않으므로 식사와 관계없이 투여가 가능. (위산 분비가 저하된 고령자에게 유용)
- 탄산칼슘제의 부작용으로 나타나는 신결석, 변비, 복부 팽만감 등의 발생위험이 적으며 특히 위장장애가 적음.
- 철분의 흡수를 방해하지 않음.
- 콜레스테롤 저하작용으로 폐경 이후 여성의 심혈관 질환 예방에 도움.

파노린 (Panorin) 주 – 한림제약

1) 성분 및 함량

1앰플 (1mL) 중 Disodium pamidronate 15mg

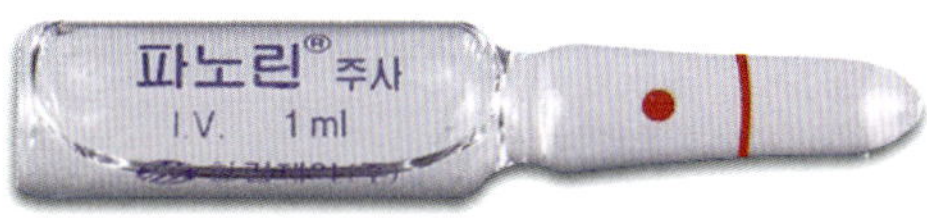

2) 효능 및 효과

① 골칼슘 함량의 부(負)균형에 기인한 T값이 ~2.5이하의 하기 골대사 질환의 치료: 골다공증
② 악성종양으로 인한 과칼슘혈증
③ 유방암으로 인한 용해성 골전이
④ 다발성골수종에 의한 골연화
⑤ 파제트골염
⑥ 골형성부전증 (보험인정적응증)

3) 용법 및 용량

① 골다공증: 3개월마다 30mg 투여
② 악성종양으로 인한 과칼슘혈증: 30~60mg (최대 90mg)을 단회 또는 2~4일에 걸쳐 분

할 투여. 재발될 경우 반복 투여

③ 유방암으로 인한 용해성 골전이: 4주마다 1회 90mg 투여

④ 다발성골수종에 의한 골연화: 4주마다 1회 90mg 투여

⑤ 파제트골염: 1회 15~45mg (최대 90mg) 투여, 6주 동안 총 200mg 투여

4) 특징

① 3개월에 한번 투여로 골다공증 치료가 가능.

② 경구제와 달리 위장관계 질환이나 식도직립이 불가능한 환자에게도 투여가 가능.

③ 비스포스포네이트의 낮은 경구 흡수율과 상관없이 신속한 약효.

④ 경구 비스포스포네이트제와 달리 골다공증성 골절로 인한 요통 (back pain)에 통증감소효과.

⑤ 환자의 능동적인 복약 순응도를 기대해야 하는 경구 투여와 달리 적극적인 골다공증 치료 가능.

포사맥스 플러스 (Fosamax plus) - 한국 MSD

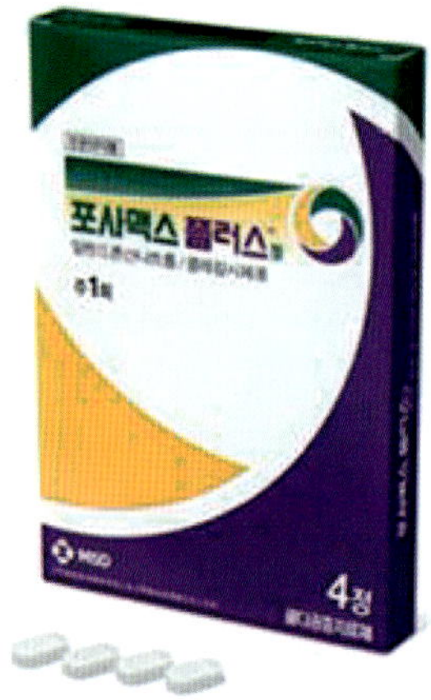

1) 성분 및 함량

1정 (약325mg)중

① 알렌드론산나트륨 91.37mg (알렌드론산으로서 70mg)

② 농축콜레칼시페롤(분말형) 26.67mg (비타민 D_3로서 2800 IU)

2) 효능 및 효과

① 폐경후 여성의 골다공증 치료

② 남성의 골다공증 치료

3) 용법 및 용량

1주 1회 1정을 아침에 음식물, 음료수 또는 다른 약물 섭취 최소한 30분전에 충분한 양의 물과 함께 복용

4) 특징

① 포사맥스 플러스™는 비스포스포네이트 제제인 알렌드론산나트륨의 포사맥스와 콜레칼시페롤 (비타민 D_3)를 함유.

② 포사맥스 플러스™는 포사맥스 700mg 정과 콜레칼시페롤 (비타민 D_3)를 함유한 최초의 주 1회 복합제로서 골다공증성 골절의 위험을 감소시킴과 동시에 일주일 용량의 비타민 D를 간편하게 섭취할 수 있는 유일한 약물임.

포사퀸정 70mg (Fosaqueen Tab. 70mg) - 종근당

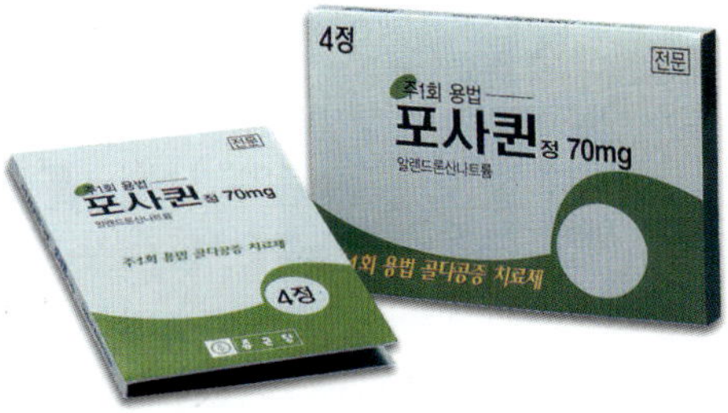

1) 성분 및 함량

매 정당 Alendronate 70mg

2) 효능 및 효과

폐경후 여성의 골다공증 치료, 남성의 골다공증 치료

3) 용법 및 용량

① 1주 1회 1정 (알렌드론산으로써 70mg)을 아침에 음식물, 음료수 또는 다른 약물 섭취 최소한 30분전에 충분한 양의 물과 함께 복용

② 광천수, 보리차를 포함한 다른 음료나 음식, 약물은 이 약의 흡수를 저하시킬 수 있음.

4) 특징

① Disintegration Test

포사퀸정 70mg은 최적의 붕해속도로 이상반응은 최소화하고 약효는 최적화.

② Dissolution Test

포사퀸정 70mg은 모든 pH조건의 매질에서 동등한 용출률.

③ Efficacy of Alendronate

알렌드론산 나트륨은 측정된 모든 골다공증 부위에서 골밀도를 증가시키는 우수성이 입증됨.

④ Bioequivalent Study-Pharmacokinetic parameter

포사퀸정 70mg은 국내 최대 피험자수의 생동성 시험을 통한 완벽한 생물학적 동등성이 입증됨.

하드칼 츄어블정 - 부광약품

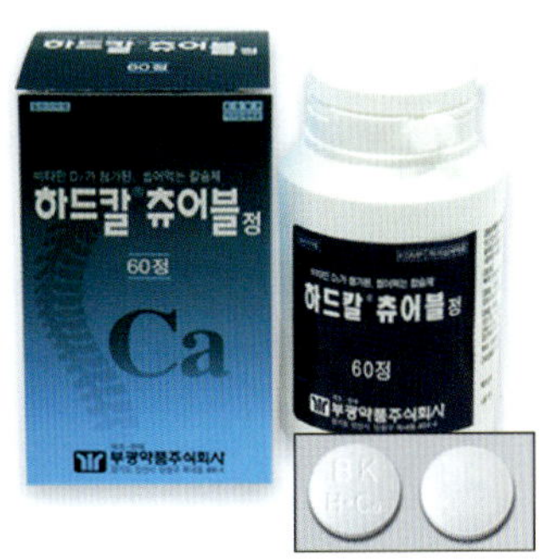

1) 성분 및 함량

1정 (2,240mg)중

탄산칼슘(EP): 1,500mg, 콜레칼시페롤농축분말 (EP) 4mg (콜레칼시페롤로서 400IU)

2) 효능 및 효과

칼슘결핍 및 기타 칼슘보급을 필요로 하는 경우

3) 용법 및 용량

성인 및 12세 이상 소아 : 1일 1회 1 – 2정
3–12세 : 1일 1회 1/2 – 1정
입안에서 녹이거나 씹어서 복용

4) 특징

① 하드칼 츄어블정은 Ca의 장관흡수를 촉진하는 Vit. D3가 이상적인 배합비율로 처방되어 Ca의 처방비율을 높여주므로, 골연화증, 골다공증을 예방하고, Ca의 결핍증상에 효과적으로 Ca을 보급하는 제제.

② 비타민 D는 소장으로부터 Ca과 Phosphate의 능동 흡수를 증가시켜 혈중칼슘 및 인산염의 농도를 증가시킴.. 또한 비타민 D는 신세뇨관에서 Ca과 Phosphate의 재흡수를 촉진하고 PTH와 함께 골무기질의 형성–재흡수 과정의 반전속도를 증가시킴.

3. 고지혈증 치료 제제

리바로 (LIVALO)–㈜중외제약

1) 성분 및 함량

1정 (127mg) 중 주성분으로 pitavastatin calcium 2mg

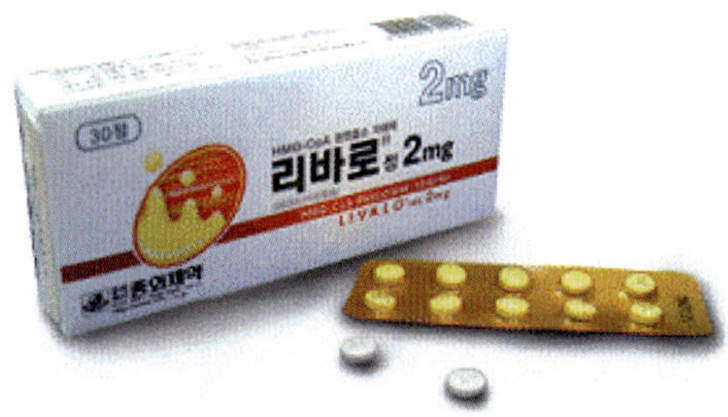

2) 효능 및 효과

– 원발성 고콜레스테롤혈증 (이형접합 가족형 및 비가족형, Fredrickson type IIa) 및 혼합형 이상지질혈증환자 (Fredrickson type IIb)의 상승된 총 콜레스테롤, LDL–콜레스테롤, 아포–B 단백 및 Triglyceride수치를 감소시키고 HDL–콜레스테롤을 증가시키는 식이요법의 보조제

3) 용법 및 용량

– 1회 2mg을 1일 1회 복용, 환자 상태에 따라 최대 4mg까지 증량 가능.

4) 특징

– 리바로는 42%에 이르는 LDL–C감소율과 22~30%의 TG감소율, 평균11%의 HDL–C상승율과 40미만의 저 HDL–C환자군에 있어 더 큰 효과를 보이며 최대21%의 HDL–C 상승율을 나타내 강력한 지질개선효과
– 내피세포 기능 개선, 신증 개선등 에도 효과적인 statin임을 임상결과로 입증

- CYP450에 의한 대사를 거의 하지 않아 CYP대사를 하는 타 약물과 병용투여시 근육계 간계 부작용등 에서 안전성. atorvastatin, simvastatin등 타 statin들과의 비교임상과 아시아인 2만명을 대상으로한 LIVES study등의 결과가 이를 뒷받침 함.
- 반감기 11시간으로 양호하여 하루 중 어느 때나 투여 가능하기 때문에 복약순응도가 높음
- 1일 보험약가는 1068원 (2mg/정)

4. 수술 관련 의료 재료

INTERCEED (인터시드) – 존슨앤드존슨메디칼

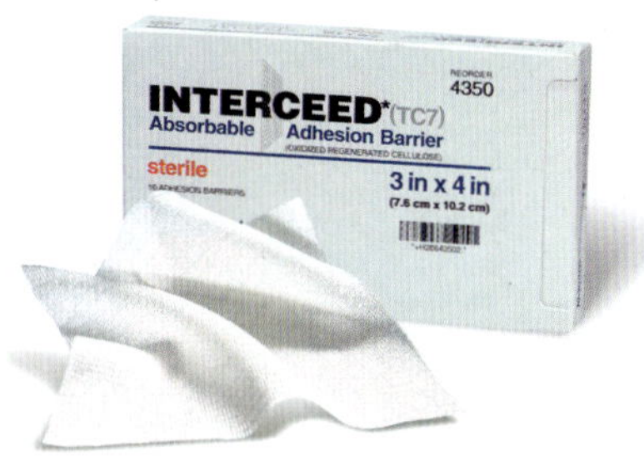

1) 성분

산화재생 셀룰로즈 (Oxidized Regenerated Cellulose)

2) Indication (적응증) 및 효과 :

Adhesiolysis, Ovarian cystectomy, Fimbrioplasty, Ectopic Pregnancy, Endometriosis, Myomectomy, Total hysterectomy, Cesarean Section

산부인과 외과적 수술 후 발생할 수 있는 유착을 방지

3) 사용법

① 사용전에 수술부위에 지혈을 시켜야 함.
② 수술중에 주입되었던 cavity 내의 용액을 suction을 이용하여 제거함.
③ 상처받은 부위를 충분히 덮을 수 있는 크기로 자름.
④ 용액에 젖지 않은 한장을 사용.
⑤ 수술 부위를 인터시드로 감쌀 때 인접 장기조직과 함께 덮지 않아야 함.
⑥ 수술부위를 인터시드로 감싼 후 Saline 1 or 2ml of 정도 뿌려줌.
⑦ 인터시드를 붙인 후 Suture나 staple을 사용할 필요는 없음.

4) 특징

① 타 유착 방지 제품과 달리 수십 년간의 clinical data를 가지고 있는 검증된 제품
② Laparotomy 뿐만 아니라 Laparoscopic surgery에도 사용가능
③ suture나 stable 없이 saline 도포 만으로 수술부위에 정확히 부착

티수콜 듀오퀵 (Tissucol Duo Quick) - 다림양행(주)

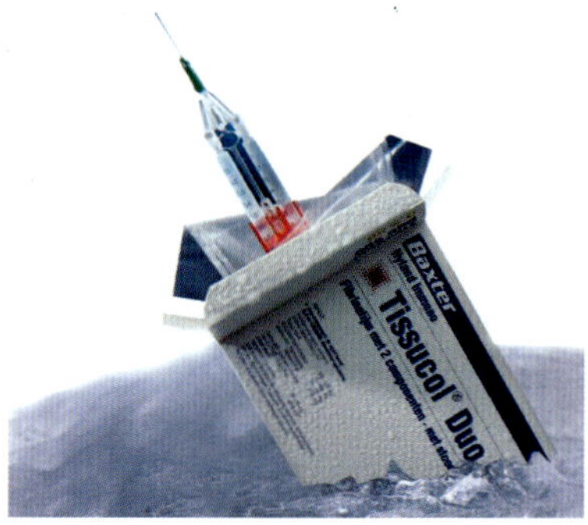

1) 성분 및 함량

Fibrinogen 110~130g + Aprotinin 3,000KIU/ml
Thrombin 500IU/ml + Calcium Chloride
5.88mg

2) 효능 및 효과

지혈, 봉합, 조직고정, 상처치유보조

3) 용법 및 용량

① 용량 : 용량은 적용할 상처표면의 면적 또는 채워야 할 결손부위에 따라 달라 결정하나 보통 접착이 필요한 조직의 표면적에 따라 다음과 같이 사용함.

5㎠ 까지 : 티수콜듀오퀵 0.5ml
10㎠ 까지 : 티수콜듀오퀵 1.0ml
20㎠ 까지 : 티수콜듀오퀵 2.0ml
50㎠ 까지 : 티수콜듀오퀵 5.0ml

② 용법 : 분무보조장치 (듀플로젝트)시스템의 시린지 클립은 프리필드 실린지 2개를 고정하고 있으며, 2중 플라스틱백에 봉합되어 있고 내부 플라스틱 백의 내 · 외부는 모두 멸균상태임.

- 이 약을 실온에서 해동시키기 위해 20분간 방치.
- 수분 내에 해동시키기 위해서는 2개의 백을 제거하고, 이 약을 멸균된 수욕상에 데워서 사용 (단 37℃를 넘기지 않아야 함)
- 적용하기 직전까지는 시린지의 보호캡을 제거하지 않음.
- 이 약의 티수콜 용액이 해동된 수 꿀과 같은 정도로 점성이 일정하게 유지되었을 때 사용 (듀플로젝트 시스템을 기울이거나 거꾸로 뒤집었을 때 티수콜 용액 실린지 내의 공기 방울이 천천히 올라옴.)
- 이 약은 해동 후 48시간 내에 사용해야 함. 해동 후 냉장고에 저장하지 않음.

4) 특징

① 티수콜듀오퀵은 "Two component sealant"로서 체내에서 생화학적 혈액 응고반응을 통해 지혈, 봉합, 조직접합 및 상처치유 효과를 발현.

② 프리필드형 (prefilled type)의 티수콜듀오퀵은 여러 바이알을 합해서 조제 · 적용하는 기존제제와는 달리 신속한 조제 · 적용이 가능하므로 편리성 및 안전성이 뛰어나면서도, 정확한 조제가 가능한 제제.

③ 각종 수술시 편의성을 위해 고안된 다양한 길이의 카테터와 넓은 부분을 균일하게 도포할 수 있는 스프레이 세트가 구비되어 있음.

5. 패드

나트라케어 팬티라이너 - 일동제약(주)

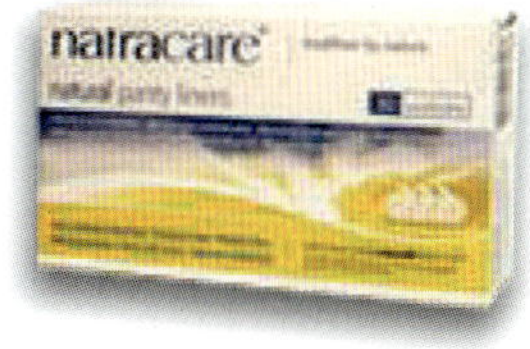

1) 성분 및 함량

100% 천연 펄프흡수제, 무 염소표백제품의 팬티라이너

2) 효능 및 효과

① 플라스틱 커버를 사용하지 않고 천연펄프커버를 사용하여 피부 짓무름이나 트러블이 없음

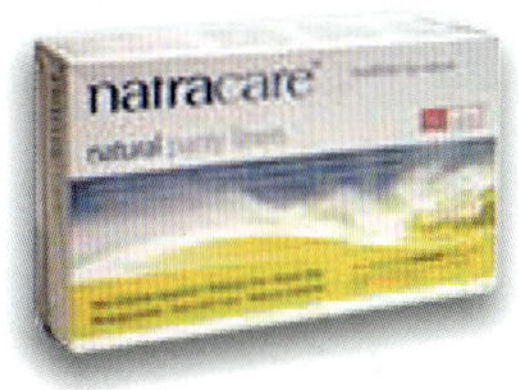

② 속옷에 붙이는 접착제 까지도 천연녹말성분을 사용하여 여성의 몸에 닿는 부분까지 생각함

③ 바이오 플라스틱 방수층을 사용하여 통기성이 더욱 좋으며, 사용후 자연상태에서 생 분해되어 환경오염을 유발하지 않음

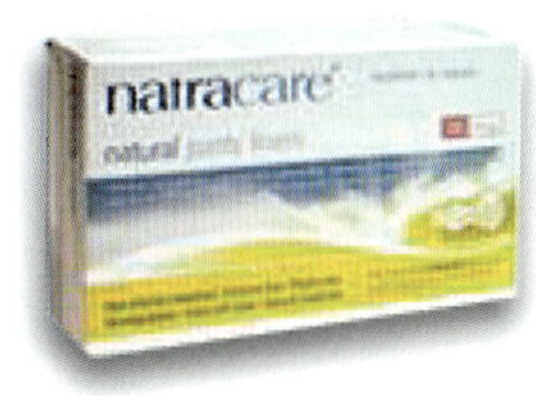

④ 100% 천연펄프만을 사용하여 안전

3) 특징

① 플라스틱 커버를 사용하지 않고 천연펄프커버를 사용하여 피부 짓무름이나 트러블이 없음

② 유해 성분인 염소 표백과정을 하지 않아 안심하고 사용 할 수 있음

③ 화학 고분자 흡수체를 사용하지 않고 천연 성분 흡수체 (압축펄프)만을 사용하여 안전함

④ 바이오 플라스틱 방수층을 사용해 통기성이 더욱 좋으며 사용 후 자연 상태에서 생분해되어 환경 오염을 유발하지 않음

⑤ 인공향이나 첨가제를 넣지 않고 자연 소재만으로 생리혈을 흡수하여 역겨운 냄새를 유발하지 않음

⑥ 속옷에 붙이는 접착제까지도 천연 녹말 성분을 사용해 여성의 몸에 닿는 작은 부분까지 생각함

6. 기타

세이미정 - 다림양행(주)

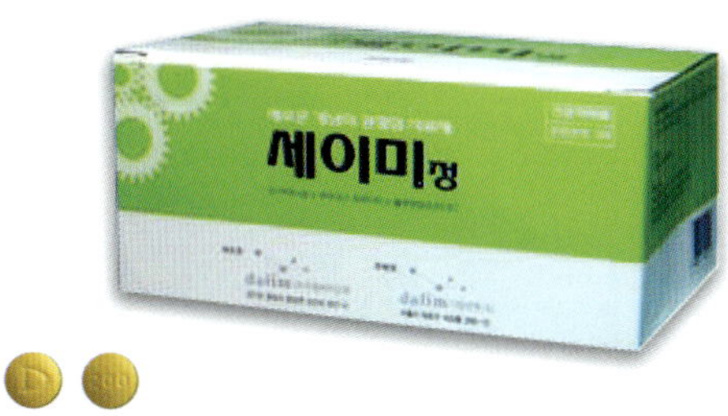

1) 성분 및 함량

S-Adenosyl-L-methionine 200mg

2) 효능 및 효과

활동성 퇴행성 관절증

3) 용법 및 용량

S-Adenosyl-L-methionine 으로서 1회 200mg 1일 2회 식전 30분 경구투여하며, 이 약으로서 1회 400mg 1일 3회까지 투여가능.

4) 특징

- 세이미정은 S-Adenosyl-L-methionine의 연골 생성 촉진 및 연골보호효과로 인해 골관절염을 근원적으로 치료.
- 세이미정은 NSAIDs와 비교해 동등 이상의 골관절염 개선 효과를 가지며, 임상 개선 효과도 더 오랫동안 지속.
- 세이미정의 주성분인 S-Adenosyl-L-methionine은 인체에 존재하는 물질로 NSAIDs에서 나타나기 쉬운 위장장애, 신장장애 등의 부작용이 거의 없음.

문항목차 Contents

제1장_ 폐경의 정의와 의의

제2장_ 폐경 이행기 및 폐경의 내분비학적 변화

제3장_ 폐경 이행기에서의 건강 관리

1. 폐경 이행기에 있어서의 건강 관리

2. 폐경 이행기의 출혈

제4장_ 폐경 증상

1. 급성 폐경 증상

1) 종류

2) 혈관운동증상

2) 심혈관 질환

3) 골다공증

4) 치매

제5장_ 폐경의 진단

제6장_ 호르몬 요법의 적응증

1. 증상이 있는 폐경 여성

2. 증상이 없는 폐경 여성

1) 골다공증

3. 만성 후유증의 예방

1) 골다공증의 예방 및 치료

2) 심혈관 질환의 예방

3) 인지기능

제8장_ 호르몬 제제 및 호르몬 치료의 유형

3) 투여용량

4) 투여방법

3. 에스트로겐-프로게스토겐 복합제제

4. 에스트로겐-프로게스토겐 병합요법

5. 티볼론 (Tibolone)

6. 국내에서 판매되는 여성 호르몬제제

제9장_ 호르몬 요법의 부작용과 위험성

1. 에스트로겐에 의한 부작용

2. 프로게스토겐에 의한 부작용

3. 호르몬 요법의 위험성

1) 뇌졸중

2) 암

(1) 유방암

제12장_ 호르몬 요법 중의 문제점과 해결방안

3. 기타

1) 월경전 증후군

2) 유방의 동통 및 종괴

3) 에스트로겐과 관련된 수분정체

4) 두통

5) 황달

6) 수술과 호르몬요법

제13장_ 호르몬 요법의 기간

1. 투여 기간 결정인자

2. 폐경 여성의 성기능 장애

3. 성클리닉 운영

제17장_ 폐경과 운동

1. 운동의 필요성 및 주의사항

2. 운동의 종류 및 방법

3. 운동이 폐경 증상에 미치는 영향

4. 골다공증과 운동

제18장_ 폐경 여성의 피부관리

1. 노화 및 폐경에 따른 피부변화

2. 호르몬 치료가 피부에 미치는 영향

제20장_ 폐경 여성의 비뇨부인과적 관리

1. 생식기계 관리

2. 비뇨기계 관리

1) 요실금의 진단

2) 요실금의 치료

3) 기타

제21장_ 폐경 후 유방관리

1. 폐경과 유방암

2. 유방암의 역학

3. 유방암의 진단

3. 폐경과 고지혈증

4. 폐경 여성에서의 연부조직의 변화와 그 예방책

5. 폐경여성에서의 골관절염 (osteoarthritis)

1) 원인인자

2) 임상증상 및 진단

제24장_ 폐경 여성을 위한 보완대안요법 (Complementary and Alternative Medicine: CAM)과 식물화학물 (Phytochemicals)

1. 보완대안요법 (complementary and alternative medicine: CAM)

제25장_ 폐경 클리닉의 운영

편집후기

여성의 평균 수명이 늘어남에 따라 폐경 여성의 건강은 중요한 사회적 문제로 대두되고 있으며 선진국에서는 이에 대한 중요성을 인식하고 각종 연구와 진료가 행해지고 있습니다. 우리나라에서도 1980년대 후반부터 일부 의사들이 관심을 가지고 노력하여 1992년 대한폐경학회가 창립되었고 폐경 및 폐경 후 생길 수 있는 질환에 대해 연구하고 있습니다.

지난 1994년과 2001년 발행된 폐경 클리닉 지침서 '폐경기 여성의 관리' 는 실제 임상에서 환자를 보시는 개원의 및 임상의에게 많은 도움을 주었다고 자부합니다. 그러나 의학의 발전은 그 속도가 매우 빨라 항상 새로운 연구 결과가 발표되고 있으며 폐경학 분야에 있어서도 예외는 아니어서 최근 WHI 이후 폐경 여성의 치료에 관해 많은 부분에서 변화가 있었고, 혼란의 시기가 있었습니다. 이와 같이 다양한 의견과 변화는 일선에서 환자를 진료할 때 어려움을 야기하는 경우도 있으며, 우리 나라의 실정에 맞지 않는 내용도 상당수 있는 것이 사실입니다. 이에 대한폐경학회에서는 여러 다양한 이론을 정리하고 폐경학 분야의 전문 교수님들의 경험과 최신 지견을 종합하여 새로운 내용으로 '폐경기 여성의 관리' 셋째판을 발간하기로 결정하였습니다.

본 책자는 폐경 여성을 직접 진료하는 폐경 클리닉 지침서로서 폐경의 정의 및 일반적인 건강관리, 폐경의 증상 및 진단, 호르몬 치료의 적응증과 이점 및 유형, 호르몬 치료의 부작용과 위험성 및 금기증, 호르몬 치료 중의 문제점과 해결 방안에 대한 내용을 정리하였습니다. 또한 호르몬 치료뿐만 아니라 폐경증상의 그 외의 치료방법, 골다공증의 치료, 성의학, 운동, 피부 및 비만 관리, 비뇨부인과적 문제와 유방 관리, 폐경 여성들에게 흔히 동반되는 대사성 질환과 피임, 보완대안요법에 이르기까지 폐경학 전 분야에 걸쳐 직접 환자를 진료하실 때의 궁금증을 손쉽게 해결할 수 있도록 문답식으로 구성하였습니다. 또한 부록으로 국내에서 시판되고 있는 약제에 대해 일목요연하게 정리하여 쉽게 참고하실 수 있도록 하였습니다.

많은 전문가들의 의견을 모아 정리를 하고 새로운 책을 펴낸다는 것은 쉬운 일은 아니었습니다. 셋째판을 발간하면서도 여전히 부족하고 미숙한 점은 눈에 띄어 부끄럽기 짝이 없습니다. 그러나 앞으로도 계속 보완하고 보다 나은 책자를 위한 노력을 하겠습니다.

항상 눈코뜰새 없는 병원 생활에서도 책자 발간을 위해 불철주야 애써주신 서울대학교병원 산부인과 촉탁의 한상훈 선생님, 전임의 이정렬, 김용진, 김훈, 박경아, 장혜진, 채수진 선생님, 그리고 의국 전공의 선생님들께 진심으로 감사의 말씀을 드립니다.